Richter/Lierse

# Radiologische
# Anatomie
# des
# Neugeborenen

Ernst Richter
Werner Lierse

# Radiologische Anatomie des Neugeborenen

für Röntgen, Sonographie, CT, MRI

Mit 535 Zeichnungen und Fotos

Urban & Schwarzenberg   München · Wien · Baltimore

Autorenanschriften:

Prof. Dr. med. *Ernst Richter*
Direktor der Röntgenabteilung
der Universitäts-Kinderklinik und -Poliklinik
Martinistraße 52

2000 Hamburg 20


Prof. Dr. med. *Werner Lierse*
Gf. Direktor des Anatomischen Instituts
Univ.-Krankenhaus Eppendorf
Martinistraße 52

2000 Hamburg 20

CIP-Kurztitelaufnahme der Deutschen Bibliothek

**Richter, Ernst:** Radiologische Anatomie des Neugeborenen : für Röntgen,
Sonographie, CT, MRI / Ernst Richter ; Werner Lierse. –
München ; Wien ; Baltimore : Urban u. Schwarzenberg, 1990
ISBN 3-541-13141-1
NE: Lierse, Werner:


Lektorat und Planung: Dr. med. Rainer Broll, München; PD Dr. med. Silke Dabelstein, München
Redaktion: Dr. med. Susanne Hinke, München; Dr. med. Günther Wangerin, München
Herstellung: Jürgen Bischoff, Au/Hallertau
Zeichnungen: Marianne Lück, Hamburg; Roland Helmus, Hamburg

Einbandgestaltung: Dieter Vollendorf, München

Reproduktionen: Reprotechnik, Kempten. Satz, Druck: Kastner & Callwey, München
Printed in Germany
© Urban & Schwarzenberg 1990
ISBN 3-541-13141-1

*Herrn Prof. M. A. Lassrich
und Herrn Dr. W. Holthusen
in Dankbarkeit gewidmet.*

# Geleitwort

Die überaus glückliche und ungewöhnlich enge Zusammenarbeit eines pädiatrischen Radiologen mit einem Anatomen trägt in diesem Buche reiche Früchte. Wie ergiebig, aber auch wie notwendig solch eine Verbindung ist, wird dem Leser im wahrsten Sinne des Wortes vor den Augen ausgebreitet.

Lange Zeit wurde die Pathologie des Früh- und Neugeborenen mit ihren vielfältigen und oft schwierig diagnostizierbaren Erkrankungen nur wenig beachtet. Erst durch die erheblich verbesserten Pflegemöglichkeiten und die Behandlungserfolge der modernen Intensivtherapie ist diese Aufgabe zu einem außerordentlich umfangreichen Arbeits- und Forschungsgebiet geworden. Damit hat sich die Sorge um diese Kinder von einem relativ passiven Verhalten zu einer schnellen und subtilen Diagnostik und Therapie hingewendet. Die dramatische Reduktion der Mortalität ist eng damit verknüpft.

Die Kenntnis der dem jeweiligen Alter und Reifegrad entsprechenden Anatomie und Pathologie beansprucht daher heute großes klinisches Interesse. Eine präzise Diagnostik kann jetzt mit verschiedenen bildgebenden Verfahren durchgeführt werden, deren Ziel die Klärung der anatomischen Situation ist. Weil sehr unreife Frühgeborene noch viele Besonderheiten des Feten aufweisen, wird in diesem Buche sinnvollerweise die pränatale Anatomie und Physiologie so weit in die Darstellung einbezogen, wie es zum Verständnis der Pathologie der Perinatalperiode notwendig ist.

Durch die komprimierte und sehr klare Darstellung der jeweiligen anatomischen Situation sowie eine große Zahl hervorragender Abbildungen wird eine wichtige Grundlage für die Interpretation von Röntgenaufnahmen, Ultraschallbildern, von CT-Schnitten und MRI-Untersuchungen aller Organsysteme gelegt. Der Anatom definiert dabei die morphologische Norm, während der Radiologe durch die Untersuchungen einer großen Zahl von Kindern die anatomischen Varianten leichter erfassen kann. Zudem ist er in der einzigartigen Lage, das lebende Organ in seiner Topographie sowie in der normalen und gestörten Funktion zu beobachten. Diese Tatsachen haben hier ihren Niederschlag gefunden und tragen den heutigen, sehr detaillierten diagnostischen und therapeutischen Aufgaben Rechnung, die sich weitgehend auf bildgebende Verfahren stützen.

Das Buch wird sowohl durch seinen Text und seine Tabellen mit einer Fülle anatomischer Fakten als auch durch ausgezeichnete, oft zweifarbige Schemata und Zeichnungen sehr nützlich sein und begeistern. Hinzu kommt, daß Röntgenaufnahmen und Ultraschallbilder von ungewöhnlicher Qualität sowie postmortale Röntgenuntersuchungen der anatomischen Situation außerordentlich anschaulich gegenübergestellt werden. Der pädiatrische Radiologe wird damit in die Lage versetzt, seinem Untersuchungsbefund das anatomische Substrat besser zuzuordnen.

Die für das Überleben der Früh- und Neugeborenen besonders wichtigen Organsysteme, nämlich das Gehirn mit seinen Gefäßen, der Respirationstrakt und das Herz-Kreislauf-System erhalten eine eingehende Darstellung. Es wird auch aufgezeigt, daß die Ultraschalluntersuchung des Gehirns mit ihrer verfeinerten Technik heute einen erstaunlichen diagnostischen Zugang darstellt, um die anatomische Situation, vor allem auch Mißbildungen und Läsionen zu erkennen, die manchmal für das Kind schicksalhaft werden.

Während der letzten Jahre sind die Kenntnisse der Anatomie und der Pathologie, der Physiologie und der Pathophysiologie von Neugeborenen und Säuglingen ungemein stark angewachsen. Das Buch kann dazu beitragen, dieses Wissen zu verbreiten. Es wird auch neues Interesse für diese Altersstufe wecken und eine große Hilfe bei der schwierigen Diagnostik leisten. Es ebnet die Wege zu einem rationellen Einsatz der verschiedenen bildgebenden Verfahren, die heute für eine präzise Diagnostik zur Verfügung stehen.

Hamburg, im Dezember 1989
Arnold Lassrich

# Vorwort

Die Anatomie stellt die Grundlage für die Diagnostik mit bildgebenden Verfahren dar. Die anatomischen Verhältnisse des Neugeborenen unterscheiden sich wesentlich von denen des späteren Kindesalters und des Erwachsenen. Der Satz „Das Kind ist kein kleiner Erwachsener" trifft ganz besonders für das Neugeborenenalter zu. Die topographischen Beziehungen und die Proportionen sind anders, damit zum Teil auch die Nomenklatur. Deshalb sind Atlanten des Erwachsenenalters, welche Anatomie und diagnostische Bildgebung korrelieren [266, 481, 529, 694, 773, 804], nur sehr bedingt auf das Neugeborenenalter anwendbar. Röntgenanatomische Untersuchungen des Skeletts des Feten und des Neugeborenen wurden schon bald nach Entdeckung der Röntgenstrahlen durchgeführt [11, 452, 841]. Bisher gibt es nur wenige Atlanten und Monographien über die Anatomie des Feten und Neugeborenen, zum Teil beschränken sich diese auf bestimmte Organsysteme [80, 147, 309, 381, 406, 615, 746]. Von diesen nehmen nur einige Bezug auf die Röntgendiagnostik, die Sonographie und andere bildgebende Verfahren.

In diesem Buch soll die Anatomie des Frühgeborenen und des reifen Neugeborenen umfassend dargestellt werden, jedoch ohne Anspruch auf Vollständigkeit im Sinne einer systematischen Anatomie. Klinische Gesichtspunkte sollen im Vordergrund stehen. Für den Kliniker ist dieses Buch geschrieben, als Hilfe für die bildgebende Diagnostik und für die Überwachung der Neugeborenenintensivbehandlung. Dementsprechend erfolgt die Gliederung in klinisch wichtige topographische Regionen. Anatomische Präparationen und Schnittbilder richten sich nach den klinischen Untersuchungstechniken (z. B. schräggeführte Sonographieschnitte). Entsprechend der klinischen Bedeutung für die Neugeborenenperiode wurde auf die *Sonographie* und die konventionelle *Röntgendiagnostik* das Hauptgewicht gelegt. Für die Computertomographie (CT) und die Kernspintomographie (MRI) wird eine anatomische Grundlage geboten, ohne daß diese Methoden detailliert dargestellt werden.

Die Organe des unreifen Frühgeborenen und auch des reifen Neugeborenen befinden sich in rasch progre-

dienter Entwicklung. Die Geburt ist nur ein sehr variabler Zeitpunkt dieses Entwicklungsprozesses. Mit unseren Untersuchungsmethoden angefertigte Bilder des Frühgeborenen und des reifen Neugeborenen sind vergleichbar mit Momentaufnahmen eines erstaunlich schnell ablaufenden und sehr spannenden Filmes. Die Entwicklung wird durch die Geburt nicht unterbrochen, sondern schreitet extrauterin weiter voran.

Um diese Entwicklungsprozesse und auch die vielfältigen Fehlentwicklungen verständlich zu machen, werden die wesentlichen Vorgänge der Embryonal- und Fetalentwicklung berücksichtigt.

Heute werden in der Intensivstation einer Kinderklinik auch sehr unreife Frühgeborene behandelt; eine Diagnostik und Überwachung mit Hilfe radiologischer und sonographischer Methoden ist unabdingbar. Auch hierfür soll dieses Buch eine Grundlage schaffen.

In der Übersicht auf der vorhergehenden Seite über die Entwicklungsperioden der Embryonal- und der Fetalzeit soll der Begriff der *Unreife* veranschaulicht werden. Zunächst werden

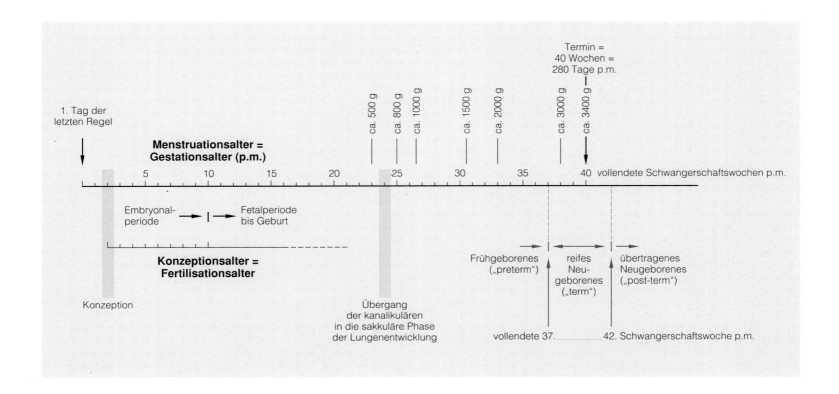

die wichtigsten Begriffe definiert. In der Klinik (Gynäkologie, Geburtshilfe, Pädiatrie) wird nicht der Begriff des Konzeptionsalters (= Fertilisations-alter) benutzt, sondern des *Menstruationsalters* (= Gestationsalter), d. h. vollendete Schwangerschaftswoche nach dem ersten Tag der letzten Regel (p.m. = post menstruationem).

Das Menstruationsalter eines *reifen Neugeborenen* („term neonate") liegt zwischen der vollendeten 37. und der vollendeten 42. Schwangerschaftswoche (SSW p.m.). Als *Frühgeborene* werden diejenigen Kinder bezeichnet, deren Geburt vor Vollendung der 37. SSW p.m. erfolgt. Liegt die Geburt nach der vollendeten 42. Schwangerschaftswoche, so handelt es sich um ein *übertragenes Neugeborenes*.

Diese Übersicht verdeutlicht, welch hochgradig unreife Frühgeborene durch die heutigen Möglichkeiten der Neugeborenenintensivbehandlung noch lebensfähig sind. So können z. B. Frühgeborene mit einem Geburtsgewicht von ca. 700 g oder darunter (ca. 24. SSW p.m.) mit Hilfe der künstlichen Beatmung am Leben erhalten werden, obwohl die Lunge noch extrem unreif ist. Die Lungenentwicklung befindet sich erst am Übergang von der kanalikulären zur sakkulären Phase. Es bilden sich zu dieser Zeit die ersten primitiven alveolenähnlichen Strukturen aus. Die Möglichkeit eines Gasaustausches bahnt sich gerade eben erst an. In diesem frühen Entwick-lungsstadium sind außer der Lunge auch die übrigen Organe, wie z. B. das Gehirn und die Nieren, noch extrem unreif und entsprechend vulnerabel.

Die *Zeichnungen* und die *Schemata* wurden nach anatomischen Präparaten und Schnitten von menschlichen Feten und Neugeborenen angefertigt, deren Eltern zugestimmt haben. *Postmortale Arterio- und Venogramme* ermöglichen anschauliche Darstellungen des Gefäß-systems. Durch *postmortale Kontrastierungen* werden anatomische Regionen und Systeme wie z. B. seröse Hohl-räume (Pleuraraum, Perikard- und Peritonealhöhle, Gelenkhöhlen, Rachenraum und Oesophagus, Tracheobronchialbaum, Endokranial-fläche der Schädelbasis etc.) auf dem Röntgenbild sichtbar gemacht. Diese röntgenanatomischen Darstellungen können wegen der Strahlenbelastung nur postmortal durchgeführt werden.

Die bildgebenden Methoden werden sich im Laufe der Zeit weiterentwik-keln, wandeln und ihren Stellenwert verändern. Neue Verfahren werden genauere Informationen über die Anatomie, die Pathologie und die Funktion der Organe des lebenden Menschen liefern. Im Rahmen dieses Entwicklungsprozesses der diagnostischen Möglichkeiten möge dieses Buch für das Neugeborenenalter eine Grundlage bieten. Es möge den jüngeren Kolleginnen und Kollegen, die sich zukünftig mit der Kinder-radiologie beschäftigen werden, als Anregung dienen.

Einer Gruppe von „Kinderradio-logen der ersten Stunde", welche das Fach der Pädiatrischen Radiologie in den deutschsprachigen Ländern begründet und ständig gefördert haben, möchten wir für ihre Hilfe, ihre Ratschläge und ihre Kritik besonders danken: Prof. Kl.-D. Ebel, Dr. H. Fendel, Prof. A. Giedion, Dr. W. Holthusen, Prof. H. Kauf-mann, Prof. M. A. Lassrich, Prof. E. Willich. Frau Dr. E. Schaefer sei für ihre Unterstützung, Prof. J. A. Kirk-patrick jr. und Frau Prof. R. L. Teele für viele Anregungen herzlich gedankt. Viele haben mit Engagement und Sachkenntnis ihren Beitrag zum Gelingen dieses Buches geleistet: Frau M. Lück und Herr R. Helmus für die Zeichnungen und Schemata, Herr R. Franck mit stetiger Hilfsbereit-schaft, Frau R. Völz, Frau E. Böhm und Frau S. Feldhaus für die fotografischen und Frau J. Tanau für die Schreibarbeiten. Allen Mitarbeitern des Verlages Urban & Schwarzenberg sind wir für die sorgfältige Bear-beitung und Herstellung dieses Buches zu großem Dank verpflichtet. Erfreulicherweise hat Herr Prof. A. E. Oestreich als kompetenter Kinderradiologe die Übersetzung ins Englische übernommen.

E. RICHTER
W. LIERSE

# Inhalt

# Kapitel I

# Schädel und Gehirn mit Blutversorgung

## 1. Schädel

### Röntgenaufnahmen des normalen Neugeborenenschädels

Die Röntgenaufnahmen des normalen Neugeborenenschädels unterscheiden sich in mehrfacher Hinsicht von denen des älteren Kindes. Beim Neugeborenen ist die Kalotte dünn, die Konturen der noch breiten Schädelnähte und Fontanellen sind unscharf. Der Gesichtsschädel ist niedrig und klein im Vergleich zum Hirnschädel (Abb. 1-1).

### Normale Schädelbasis

Die durch enchondrale Ossifikation entstehende Schädelbasis ist zu einem großen Teil noch knorpelig [56, 80, 808]. Auf dem Röntgenbild sehen wir nur die verknöcherten Anteile. Die Synchondrosen sind breit. Schnecke und Bogengänge des Innenohres sind bereits auffällig groß und weit ausdifferenziert.

Durch anatomische Präparation und Kontrastmittelmarkierung können Konturen und Grenzflächen röntgenologisch sichtbar gemacht werden. Dadurch läßt sich deutlich machen, wie wenig wir beim Neugeborenen zum Beispiel von der Sellaregion auf der Röntgenübersichtsaufnahme erkennen können (Abb. 1-2). Der hintere oder basale Kern der Anlage des Keilbeinkörpers ist das Basisphenoid (= Postsphenoid). Es ist oben eingedellt (Abb. 1-2a und 1-3a). Diese Delle entspricht jedoch nicht dem

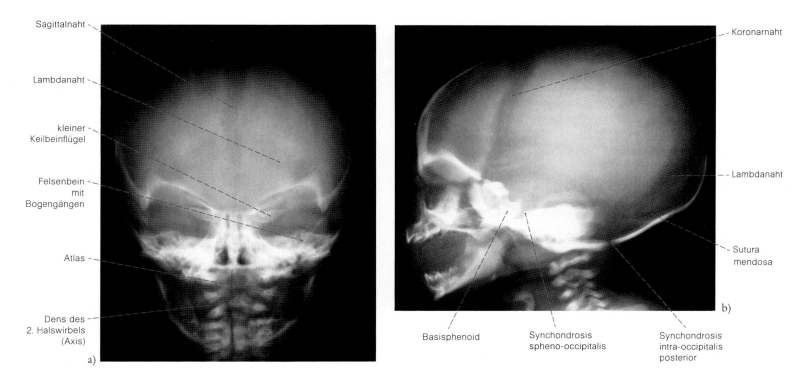

Abb. 1-1  Röntgenaufnahmen des Schädels eines reifen Neugeborenen. 2. Lebenstag. Normalbefund. Die Schädelnähte sind noch wenig verknöchert und erscheinen deshalb breit. Auch die Schädelbasis ist zum Teil noch knorpelig.
a) sagittal;  b) seitlich.

Boden der Fossa hypophysialis und die hintere Kante dieses knöchernen Kernes nicht dem Dorsum sellae. Dies wird deutlich nach Präparation und Auftragen eines medianen Kontraststreifens (Aufschwemmung von Tantal-Pulver auf die Endokranialfläche und Kontrastierung der Hypophysengrube, Abb. 1-2b und 1-3b). Das noch knorpelige Dorsum sellae ist bereits überraschend groß, die Grube

schon tief ausgeformt. Nicht nur beim reifen Neugeborenen, sondern auch bereits beim Feten ist die Fossa hypophysialis tief und breit, während die paarige Knochenkernanlage im Basisphenoid noch klein ist (siehe Abb. 1-11 und 1-12). Tiefe, Breite und Länge der Hypophysengrube nehmen vom Feten bis zum reifen Neugeborenen gleichmäßig zu. Beim Feten des 4. Monats ist die Sellagrube durch-

schnittlich 1 mm tief, 3 mm breit und 2 mm lang, beim reifen Neugeborenen durchschnittlich 3,5 mm tief, 9 mm breit und 5,5 mm lang.

Die Hypophyse selbst kann aus der Fossa weit nach oben hinausragen. Gleich geformte und gleich große Hypophysengruben können sehr verschieden große Drüsen enthalten. Die Volumina der Fossa hypophysialis und der dazugehörigen Hypophyse korrelieren also nicht immer.

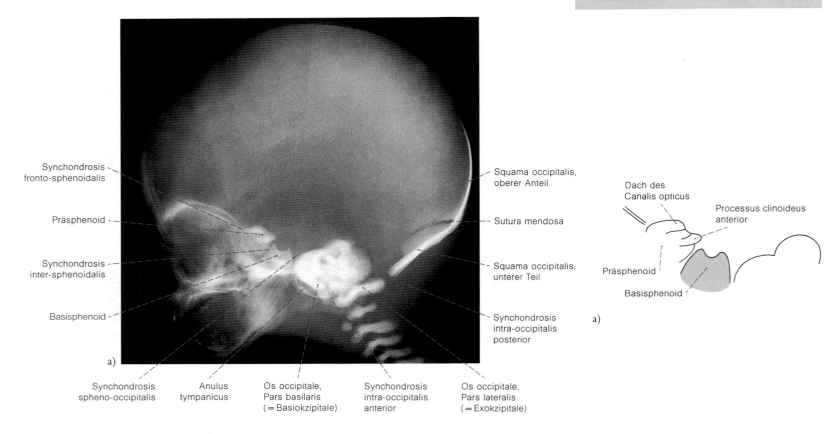

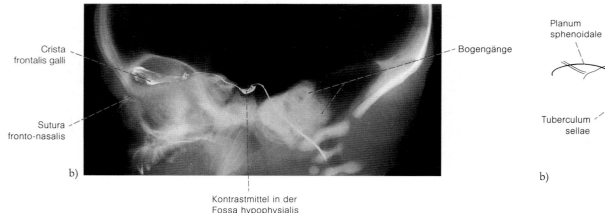

*Abb. 1-2* Seitliches Schädelbild eines normalen Frühgeborenen der 33. SSW p.m. Postmortale Untersuchung.
a) Röntgenbild nativ; b) Schädelbasis nach Präparation und Kontrastmittelmarkierung median auf der Endokranialfläche, der Crista frontalis galli und in der Fossa hypophysialis.

*Abb. 1-3* Schemata entsprechend Abbildung 1-2.
a) nativ; b) nach Kontrastierung der Endokranialfläche und der Hypophysengrube.

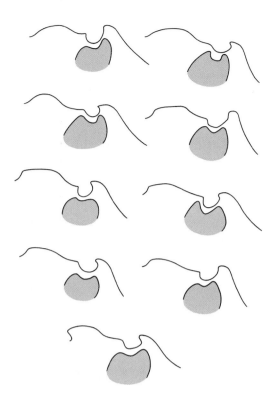

*Abb. 1-4* Schemata der Sellaregion bei neun reifen Neugeborenen nach Präparation und Kontrastmittelmarkierung. Die normale Variationsbreite sowohl der knöchernen als auch der knorpeligen Anteile ist groß.

Quantitative Untersuchungen der Sella turcica wurden von Acheson [6], Silverman [718], DiChiro und Nelson [175], Fisher und DiChiro [238], McLachlan et al. [523], Underwood et al. [800] durchgeführt.

Durch die Kontrastierung der Endokranialfläche wird auf den Abbildungen 1-2 bis 1-5 die *Schädelbasisknikkung* gut erkennbar. Als Maß kann der Winkel zwischen einer Verbindungslinie vom Nasion (Mitte der Sutura nasofrontalis) zum tiefsten Punkt der Fossa hypophysialis einerseits und der Klivushinterfläche andererseits dienen. Dieser Winkel ist relativ variabel. Er zeigte an unserem Material vom 4. Fetalmonat bis zur Geburt keine signifikante Änderung.

In der Literatur finden sich hierzu unterschiedliche Angaben [57, 62, 163, 356, 434, 445, 469, 692, 783].

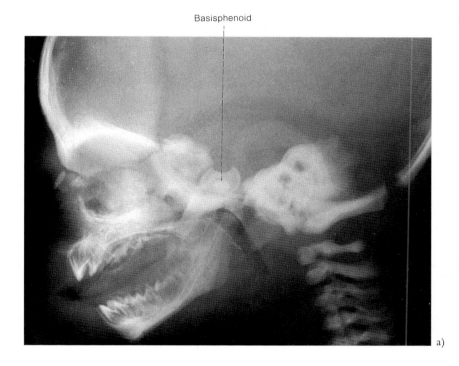

Basisphenoid

a)

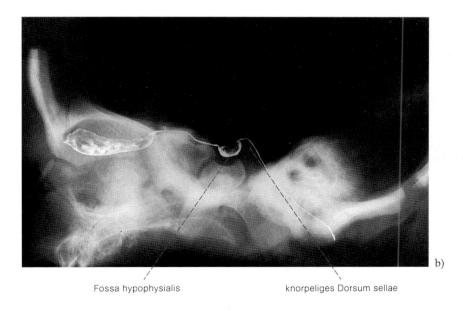

b)

Fossa hypophysialis        knorpeliges Dorsum sellae

*Abb. 1-5* Die Sellaregion eines normalen reifen Neugeborenen. Postmortale Untersuchung.
a) nativ;  b) nach Kontrastmittelmarkierung der Endokranialfläche und der Hypophysengrube.

## Beispiele pathologischer Veränderungen der Schädelbasis

Im pathologischen Falle kann das noch knorpelige Dorsum sellae stark abgeflacht sein, ohne daß dies auf der Übersichtsaufnahme des Schädels erkennbar ist (Abb. 1-6 und 1-7). Bei dem Beispiel einer *Arnold-Chiarischen Fehlbildung* (Chiari II) erscheint der röntgenologisch sichtbare Knochenkern im Basisphenoid normal geformt.

Die Fossa hypophysialis ist jedoch flach, das Dorsum sellae fehlt fast vollständig. Die Arnold-Chiarische Fehlbildung (Abb. 1-9) ist eine umfassende Mißbildung des Gehirns und des Schädels. Die Schädelbasis ist ausgewalzt [544]. Hirnstamm und basale Kleinhirnanteile sind kaudalwärts verlagert. Die Felsenbeine sind verformt; die Bogengänge treten prominenter hervor. Der Klivus ist verstärkt konkav (vergleiche [856]). Die Falx bildet nur einen schmalen Saum. Das normalerweise weit nach kranial hinaufragende Tentorium ist bei der Arnold-Chiarischen Fehlbildung hypoplastisch. Der Tentoriumschlitz ist basalwärts verlagert (vergleiche Abb. 1-8 und 1-10 mit der Abb. 1-9). So wird verständlich, daß trotz der Kaudalverlagerung Teile des Hirnstammes und des Kleinhirns über den Tentoriumschlitz nach kranial hinaufragen können. Im Sonogramm sowie im CCT und MRI können dadurch tumorartig wirkende Bilder entstehen [569, 570, 572, 863].

Basisphenoid

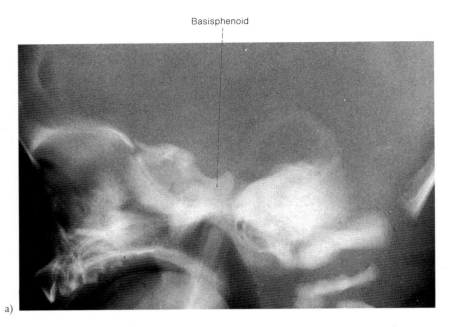

a)

Fossa hypophysialis          knorpeliges Dorsum sellae

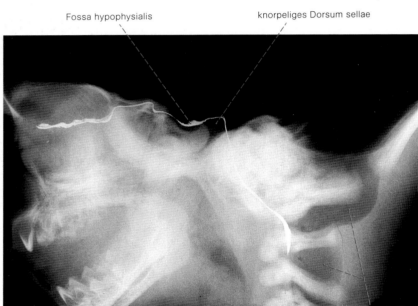

b)

Raum für kaudalverlagerte
Kleinhirn- und Hirnstammanteile

*Abb. 1-6*  Sellaregion eines Neugeborenen mit einer Chiari-II-Fehlbildung. Postmortale Untersuchung.
a) nativ;  b) kontrastiert
Im Vergleich mit den Abbildungen 1-5 wirkt das Basisphenoid bei beiden Kindern im Nativbild gleich. Erst nach Kontrastierung sieht man die hochgradige Deformierung des Dorsum sellae bei der Chiari-II-Malformation.

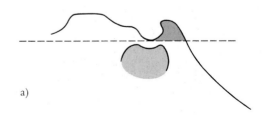

a)

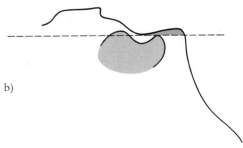

b)

*Abb. 1-7*  Schemata zum Vergleich der normalen Sellaregion (a entsprechend Abb. 1-5b) mit den pathologischen Verhältnissen bei einer Chiari-II-Fehlbildung (b entsprechend der Abb. 1-6b). Im pathologischen Falle ist der Knochenkern im Basisphenoid ungefähr normal geformt, während der noch knorpelige Teil des Dorsum sellae (rot) fast vollständig fehlt.

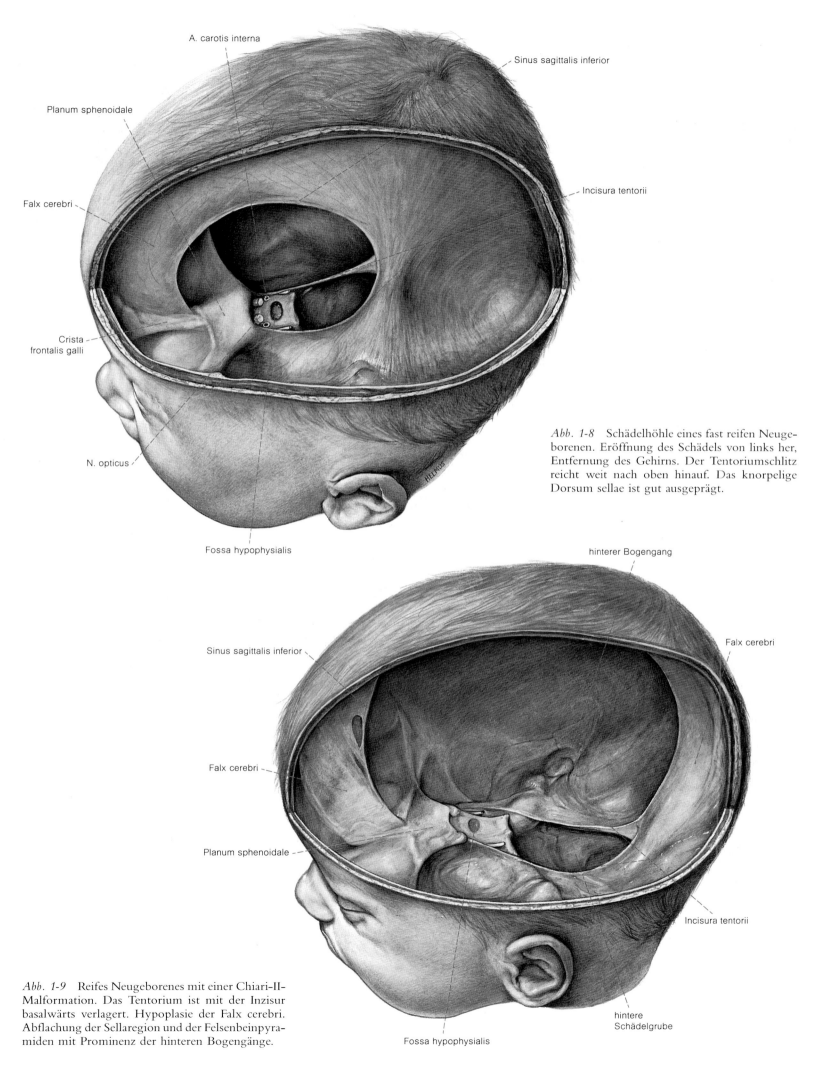

A. carotis interna

Sinus sagittalis inferior

Planum sphenoidale

Incisura tentorii

Falx cerebri

Crista frontalis galli

N. opticus

*Abb. 1-8* Schädelhöhle eines fast reifen Neugeborenen. Eröffnung des Schädels von links her, Entfernung des Gehirns. Der Tentoriumschlitz reicht weit nach oben hinauf. Das knorpelige Dorsum sellae ist gut ausgeprägt.

Fossa hypophysialis

hinterer Bogengang

Sinus sagittalis inferior

Falx cerebri

Falx cerebri

Planum sphenoidale

Incisura tentorii

hintere Schädelgrube

*Abb. 1-9* Reifes Neugeborenes mit einer Chiari-II-Malformation. Das Tentorium ist mit der Inzisur basalwärts verlagert. Hypoplasie der Falx cerebri. Abflachung der Sellaregion und der Felsenbeinpyramiden mit Prominenz der hinteren Bogengänge.

Fossa hypophysialis

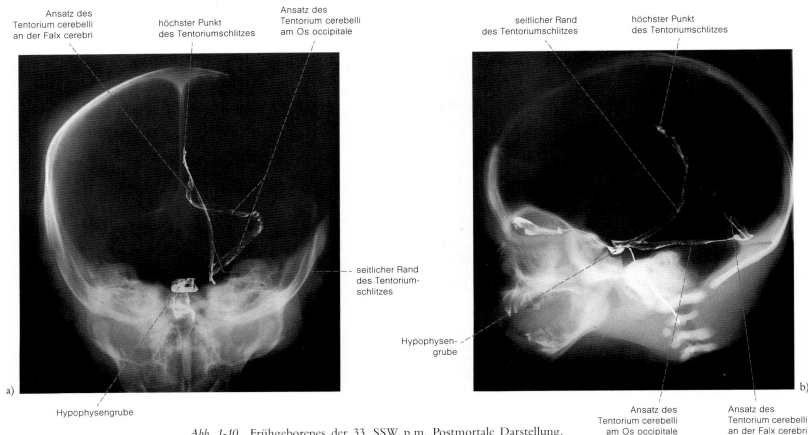

Ansatz des
Tentorium cerebelli
an der Falx cerebri

höchster Punkt
des Tentoriumschlitzes

Ansatz des
Tentorium cerebelli
am Os occipitale

seitlicher Rand
des Tentoriumschlitzes

höchster Punkt
des Tentoriumschlitzes

seitlicher Rand
des Tentorium-
schlitzes

Hypophysen-
grube

Hypophysengrube

Ansatz des
Tentorium cerebelli
am Os occipitale

Ansatz des
Tentorium cerebelli
an der Falx cerebri

a)                                                                                                    b)

*Abb. 1-10*  Frühgeborenes der 33. SSW p.m. Postmortale Darstellung. Normalbefund. Derselbe Fall wie in Abbildung 1-2, zusätzliche Kontrastierung des Tentoriumschlitzes und -ansatzes an der Falx und am Hinterhauptbein. Die Incisura tentorii reicht normalerweise weit nach oben hinauf, im Gegensatz zu der Chiari-II-Fehlbildung (vergleiche Abb. 1-8 und 1-9).
a) sagittal;   b) seitlich.

Die Pathogenese eines *persistierenden Canalis cranio-pharyngeus* wird von der Entwicklung her verständlich (Abb. 1-13 bis 1-16). Der Keilbeinkörper entsteht aus paarigen knorpeligen, dann verknöchernden Anlagen des Prä- und Basisphenoids. Der Knochenkern im Basisphenoid wird im 4. intrauterinen Monat röntgenologisch erkennbar. Knorpelig ist die Fossa hypophysialis bereits mit sechs Wochen ausgeformt [39, 497, 618, 743, 783]. Die mediane Fusion der beiden knöchernen Anlagehälften erfolgt im Verlaufe des 6. Schwangerschaftsmonats. Schließlich ist am Ende des 6. Monats nur noch eine kleine zentrale Lücke übrig, die der Lokalisation des früheren, inzwischen längst obliterierten Canalis cranio-pharyngeus entspricht. Störungen können zu Spaltbildungen oder zum persistierenden Canalis cranio-pharyngeus führen, eventuell mit spheno-pharyn-

Fossa hypophysialis

1-12a)

gealer Meningoenzephalozele [202, 659, 666].

Eine spheno-pharyngeale Cele ruft eine Verschattung am Epipharynxdach hervor. Diese darf nicht als adenoide Wucherungen fehlgedeutet werden,

die beim Neugeborenen und jungen Säugling nicht vorkommen [119].

Bei einer *extremen Fehlbildung* wie bei einer *Anenzephalie* kann die Fossa hypophysialis noch relativ gut ausgebildet sein (Abb. 1-17).

Ala minor ossis sphenoidalis       Fossa hypophysialis

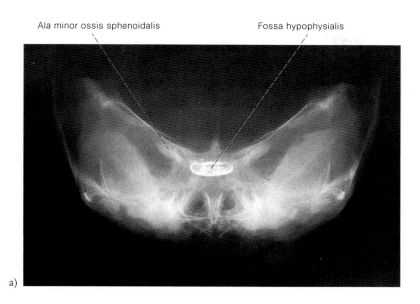

a)

Fossa hypophysialis       Basisphenoid

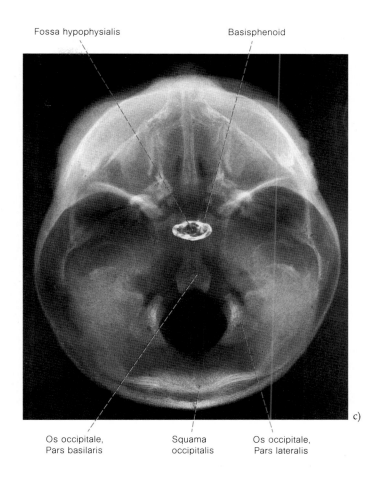

c)

Os occipitale,       Squama       Os occipitale,
Pars basilaris       occipitalis       Pars lateralis

Basisphenoid       Fossa hypophysialis       Squama occipitalis

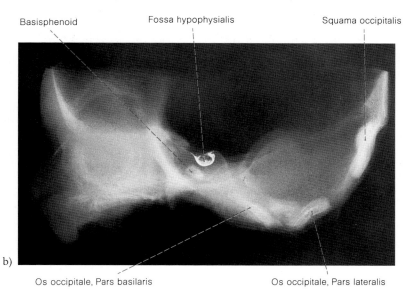

b)

Os occipitale, Pars basilaris       Os occipitale, Pars lateralis

*Abb. 1-11*  Fossa hypophysialis bei einem Feten der 17. SSW p.m., postmortal mit Kontrastmittel markiert. Die Schädelbasis ist noch weitgehend knorpelig, die Knochenkerne sind noch klein. Die Hypophysengrube ist innerhalb des knorpeligen Keilbeines bereits gut ausgeformt.
a) sagittal;   b) seitlich;   c) axial.

Präsphenoid       Fossa hypophysialis       Squama occipitalis

Os occipitale,       Fossa hypophysialis       Synchondrosis
Pars basilaris                                 intra-occipitalis anterior

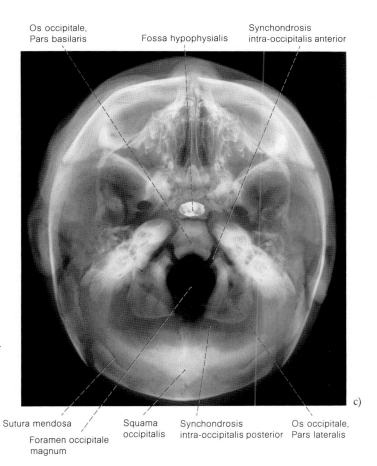

c)

b)

Synchondrosis       Basisphenoid       Os occipitale,       Synchondrosis
intersphenoidalis                       Pars lateralis       intra-occipitalis posterior

Sutura mendosa       Squama       Synchondrosis       Os occipitale,
                     occipitalis   intra-occipitalis posterior   Pars lateralis
Foramen occipitale
magnum

*Abb. 1-12*  Die Fossa hypophysialis bei einem reifen Neugeborenen. Postmortale Untersuchung. Normalbefund. Anordnung entsprechend Abbildung 1-11. Die Knochenkerne innerhalb der Schädelbasis sind inzwischen größer geworden und ausdifferenziert. Das Dorsum sellae ist noch knorpelig.
a) sagittal;   b) seitlich;   c) axial.

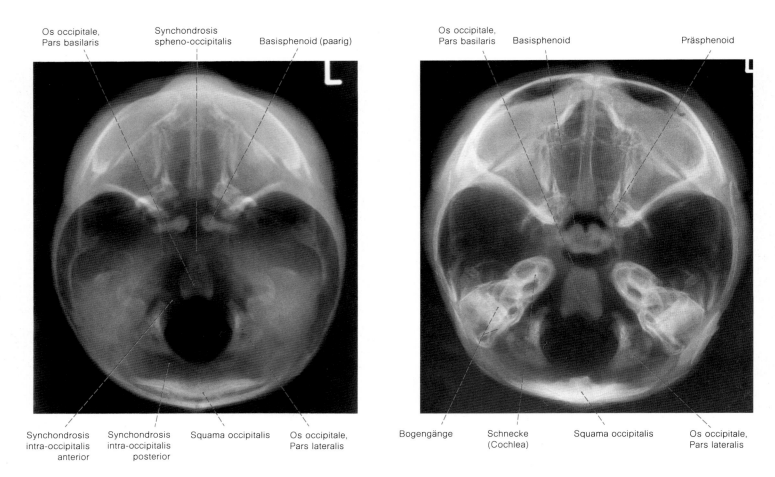

Os occipitale, Pars basilaris — Synchondrosis spheno-occipitalis — Basisphenoid (paarig)

Synchondrosis intra-occipitalis anterior — Synchondrosis intra-occipitalis posterior — Squama occipitalis — Os occipitale, Pars lateralis

Os occipitale, Pars basilaris — Basisphenoid — Präsphenoid

Bogengänge — Schnecke (Cochlea) — Squama occipitalis — Os occipitale, Pars lateralis

*Abb. 1-13* Axiale Aufnahme der Schädelbasis eines Feten der 17. SSW p.m. Postmortale Darstellung. Normale Entwicklung des Basisphenoids. In diesem frühen Stadium sind sowohl Basisphenoid als auch Präsphenoid noch paarig angelegt.

*Abb. 1-14* Normale Entwicklung des Basisphenoids bei einem Feten der 23. SSW p.m. Postmortale Darstellung. Die paarigen Knochenkerne im Basisphenoid sind zum Teil miteinander verschmolzen, ventral besteht noch eine Einkerbung.

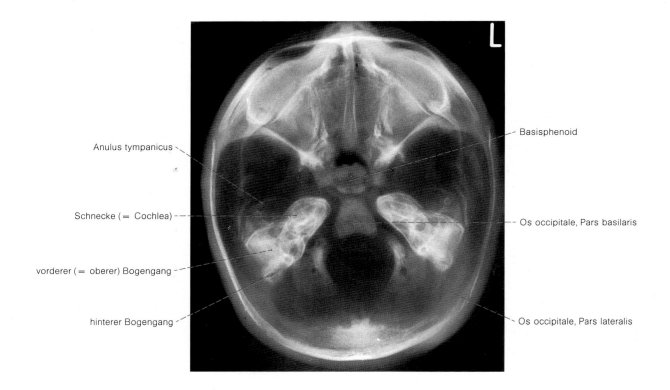

Anulus tympanicus — Basisphenoid

Schnecke (= Cochlea) — Os occipitale, Pars basilaris

vorderer (= oberer) Bogengang

hinterer Bogengang — Os occipitale, Pars lateralis

*Abb. 1-15* Weitere normale Entwicklung des Basisphenoids, 24. SSW p.m. Gegenüber der Abbildung 1-14 ist die Verschmelzung der beiden Hälften des Basisphenoids weiter fortgeschritten. Im Zentrum ist eine kleine Aufhellung erkennbar, die der Lokalisation des früher hier vorhandenen Canalis craniopharyngeus entspricht.

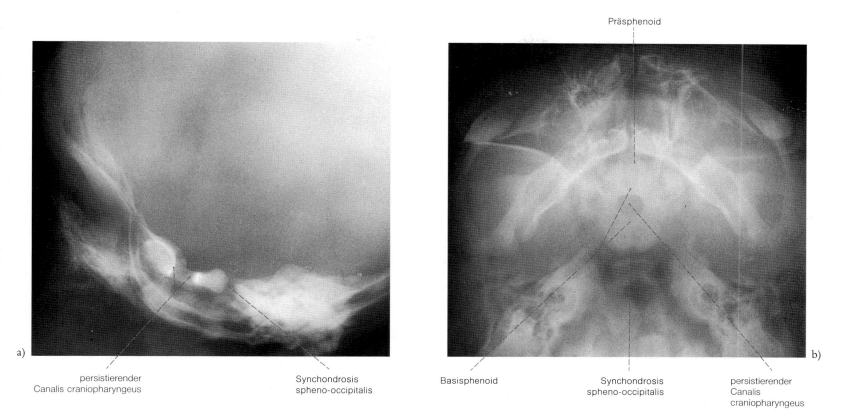

a)

b)

persistierender
Canalis craniopharyngeus

Synchondrosis
spheno-occipitalis

Präsphenoid

Basisphenoid

Synchondrosis
spheno-occipitalis

persistierender
Canalis
craniopharyngeus

*Abb. 1-16* Neugeborenes mit hochgradigen Fehlbildungen des Schädels und des Gehirns, unter anderem mit einem persistierenden Canalis craniopharyngeus, 1. Lebenstag.
a) seitlich; b) axial.

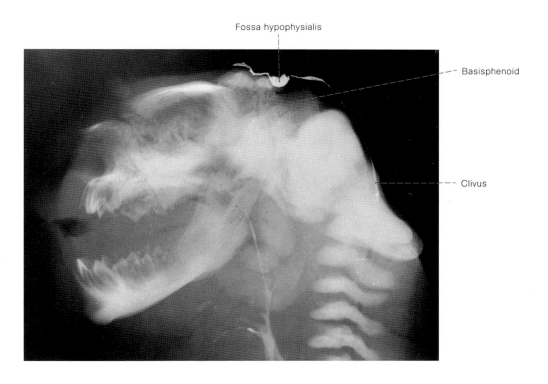

Fossa hypophysialis

Basisphenoid

Clivus

*Abb. 1-17* Anencephalus. Trotz der hochgradigen Fehlbildung ist die Hypophysengrube deutlich ausgeformt. Postmortale Kontrastierung.

# 2. Blutgefäße

## Zerebrale Arterien

Beim Frühgeborenen und bei reifen Neugeborenen zeigen die Hirnarterien einen anderen Verlauf als bei älteren Kindern und Erwachsenen. Die Entwicklungsbewegungen während der Fetalzeit können anhand von *postmortalen Arteriographien* verfolgt werden (Nachteile postmortaler Darstellungen, wie zum Beispiel Engstellung der Arterien, müssen berücksichtigt werden).

Die Anatomie der embryonalen und fetalen Hirnarterien wurde ausführlich von Retzius [655], Tandler [778], Mall [504], Streeter [761], Schmeidel [691], Padget [608, 609], Lindenberg [487], Ehlers [207], Jeanmart [384], Rickenbacher [670], Ford [248], Voigt und Stoeter [816] untersucht.

Von besonderem Interesse ist die Entwicklung des *Karotis- und des Vertebralis-Basilaris-Systems* mitsamt ihrer Verbindung, dem Circulus arteriosus Willisii (Abb. 1-18).

In der Tabelle 1-1 sind die jeweiligen embryonalen Anlagen dieser Gefäße aufgeführt.
Auf frühembryonalen Stufen sind die A. carotis interna und die A. basilaris bereits vor der Ausbildung der

A. communicans posterior verbunden. Diese embryonalen karotiko-basilären Verbindungen bilden sich normalerweise schon früh zurück, sie können jedoch in seltenen Fällen bestehenbleiben. Die häufigste dieser persistie-

*Tabelle 1-1*    Arterien des Kopf- und Halsbereiches

| fetal, neonatal, adult | embryonal |
|---|---|
| A. carotis communis | Ventrale Längsverbindung der Aortenbögen III und IV |
| A. carotis interna | Anfangsteil: Aortenbogen III<br>kranialer Teil: primitive<br>Aorta dorsalis |
| A. vertebralis | aus Longitudinalverbindungen (= "bilateral longitudinal neural artery" nach Padget): im Anfangsteil der intersegmentalen Arterien, im kranialen Teil der sogenannten präsegmentalen Arterien |
| A. basilaris | Fusion der Anlagen der Aa. vertebrales im kranialen Bereich |
| Circulus arteriosus Willisii | Ausbildung der A. communicans anterior und posterior beiderseits |
| A. carotis externa | Anfangsteil: ventrale Längsverbindungen der Aortenbögen I bis III |

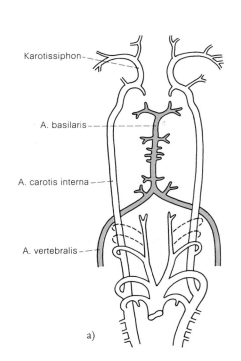

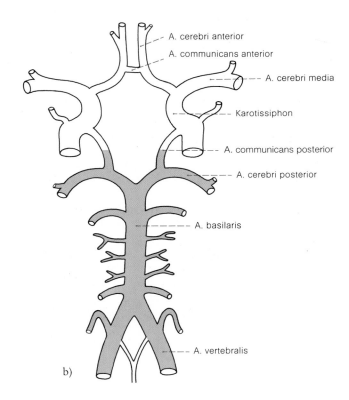

*Abb. 1-18*    Schemata der Entwicklung der zerebralen Arterien. Karotis-, Vertebralis-Basilaris-System (rot) und Circulus Willisii (verändert nach Patten [619]).
a) 5. Embryonalwoche;   b) fertig ausgebildeter Zustand.

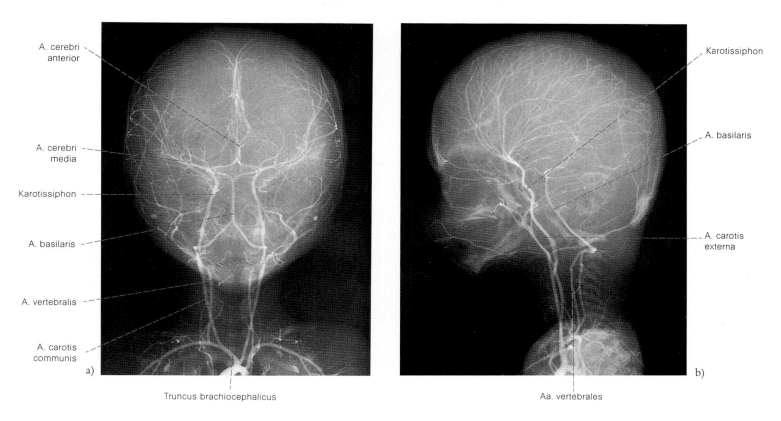

A. cerebri anterior

A. cerebri media

Karotissiphon

A. basilaris

A. vertebralis

A. carotis communis

a)

Truncus brachiocephalicus

Karotissiphon

A. basilaris

A. carotis externa

b)

Aa. vertebrales

Abb. 1-19 Fetus der 16. SSW p.m. Postmortale Arteriographie. Die Abbildungen 1-19 bis 1-26 zeigen die fetale Entwicklung der Arterien des Kopfes und Halses, besonders des Karotis- und Vertebralis–Basilaris–Systems und des Circulus arteriosus Willisii bis zum reifen Neugeborenen. a) sagittal;  b) seitlich

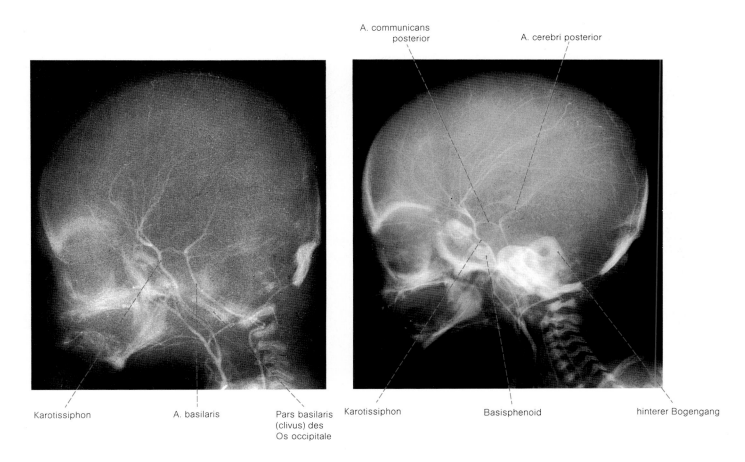

A. communicans posterior

A. cerebri posterior

Karotissiphon

A. basilaris

Pars basilaris (clivus) des Os occipitale

Karotissiphon

Basisphenoid

hinterer Bogengang

Abb. 1-20 Fetus der 17. SSW p.m. Postmortale Arteriographie. Seitenbild.

Abb. 1-21 Fetus der 22. SSW p.m., seitlich.

renden Anastomosen ist die primitive
Trigeminusarterie. Seltener werden die
A. primitiva acustica (= auditiva) und
die A. primitiva hypoglossica beobachtet (siehe [290, 442]).

Das Karotis- und das Vertebralis-
Basilaris-System sind schleifenartig
verbunden. Diese arterielle Schleife
reicht tief in die ventrale Furche
zwischen Diencephalon und Metencephalon hinein (Abb. 1-9 bis 1-27).
Den Scheitel der *karotiko-basilären
Schleife* bildet die A. communicans
posterior des Circulus arteriosus
Willisii.

Mit zunehmender Krümmung des
Hirnrohres bildet sich während der
Embryonalentwicklung ein Winkel
zwischen der A. basilaris und der
A. communicans posterior aus.
Während der Fetalentwicklung vom
4. Schwangerschaftsmonat bis zur
Geburt zeigt diese arterielle Schleife

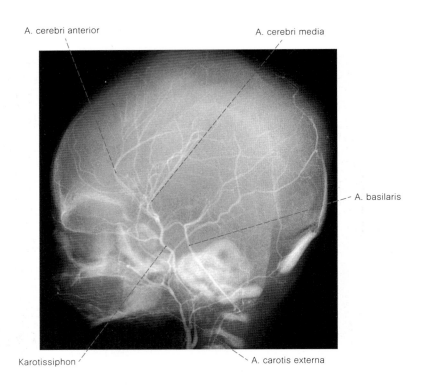

A. cerebri anterior          A. cerebri media

A. basilaris

Karotissiphon          A. carotis externa

*Abb. 1-22*   Fetus der 23. SSW p.m. Postmortale Arteriographie.

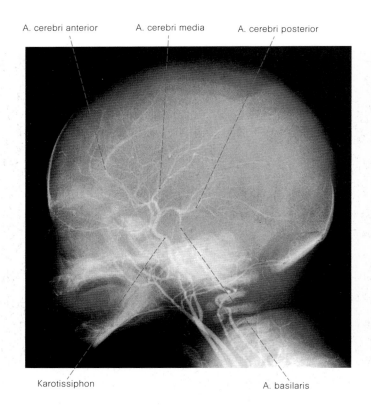

A. cerebri anterior   A. cerebri media   A. cerebri posterior

Karotissiphon          A. basilaris

*Abb. 1-23*   Fetus der 25. SSW p.m. Seitenbild

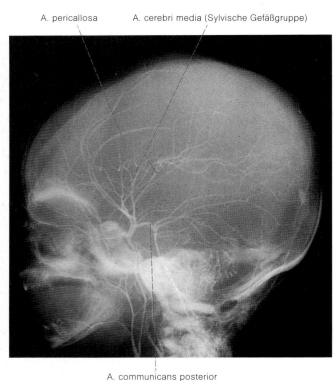

A. pericallosa   A. cerebri media (Sylvische Gefäßgruppe)

A. communicans posterior

*Abb. 1-24*   Fetus der 31. SSW p.m. Postmortale Arteriographie.

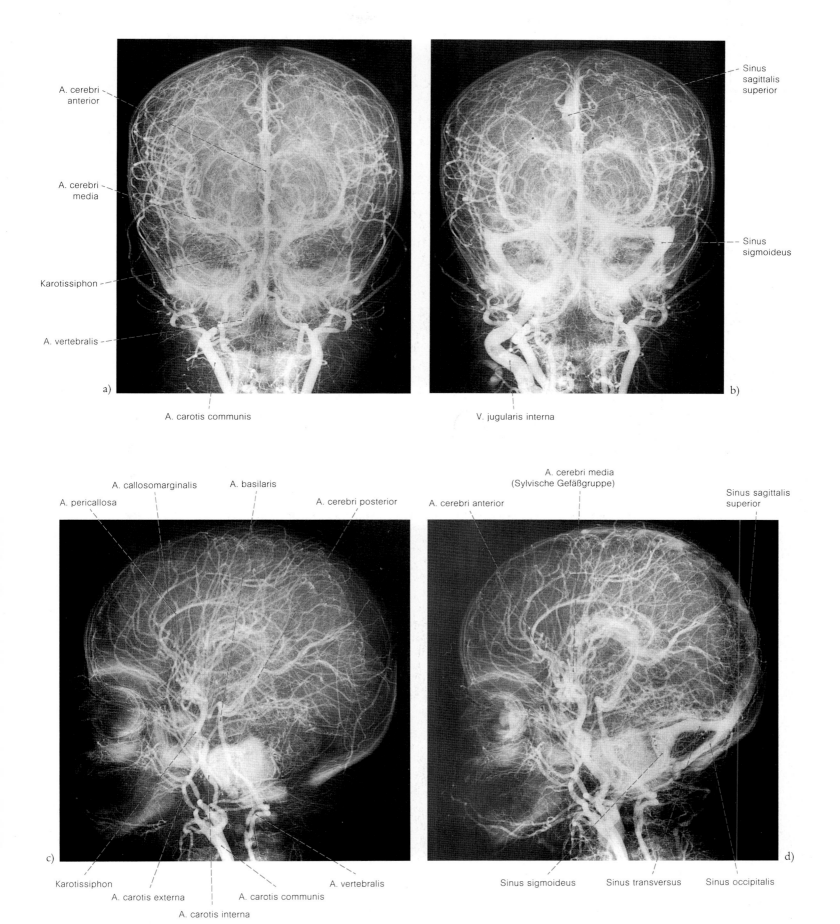

A. cerebri
anterior

A. cerebri
media

Karotissiphon

A. vertebralis

a)

A. carotis communis

Sinus
sagittalis
superior

Sinus
sigmoideus

b)

V. jugularis interna

A. pericallosa
A. callosomarginalis
A. basilaris
A. cerebri posterior

A. cerebri anterior
A. cerebri media
(Sylvische Gefäßgruppe)
Sinus sagittalis
superior

c)

Karotissiphon
A. carotis externa
A. carotis interna
A. carotis communis
A. vertebralis

d)

Sinus sigmoideus
Sinus transversus
Sinus occipitalis

*Abb. 1-25* Frühgeborenes der 35. SSW p.m. Postmortale Angiographie.
Verschiedengradige Füllung der Arterien, zum Teil auch der Venen.
a) und b) sagittal;  c) und d) seitlich.

jedoch kaum noch Veränderungen.
Die Lagebeziehung der karotiko-
basilären Schleife zu den einzelnen
Abschnitten der Schädelbasis (Sellaregion, Clivus, Basi- und Exokzipitale,
Porus acusticus externus) bleibt relativ
konstant (Abb. 1-27).

Die Formveränderung des *Karotis-
Siphon* ist auffällig. Wegen der Krümmungen der intrakavernösen und
supraklinoidalen Abschnitte der
A. carotis interna wird diese Gefäßstrecke Siphon genannt (Moniz [546];
Pars cavernosa). Es handelt sich um
den zwischen dem Eintritt ins Endo-
cranium aus dem Canalis caroticus und
dem Durchtritt durch die Dura
liegenden Gefäßabschnitt [734]. In
frühen Fetalmonaten (zum Beispiel
Mens IV, Abb. 1-27a) verläuft die
A. carotis interna noch fast gestreckt,
sie zeigt nur sehr flache Biegungen. Im
Laufe der Entwicklung werden die
Bögen verstärkt (vergleiche [170, 316,
383, 384, 385, 386, 609, 615, 632, 636,
670, 687, 734, 816, 822]). Beim Neugeborenen zeichnen sich die Krümmungen des Siphon schon relativ deutlich ab (Abb. 1-26).

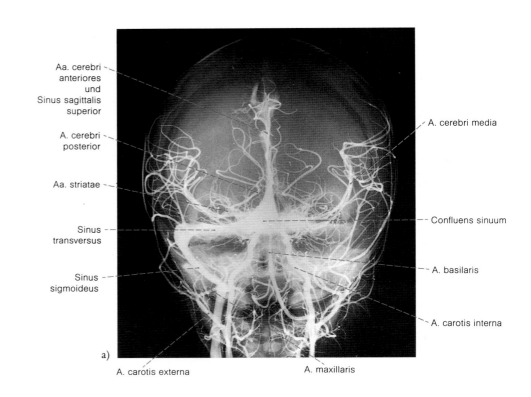

a)

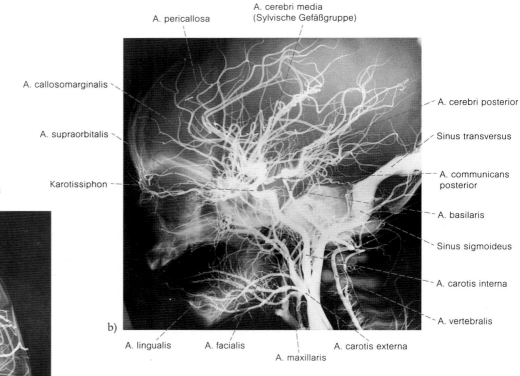

b)

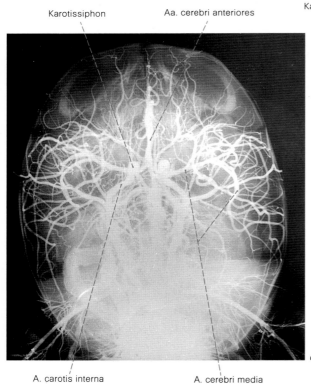

c)

*Abb. 1-26* Postmortale zerebrale Angiographie eines
reifen Neugeborenen.
a) sagittal;  b) seitlich;  c) axial.

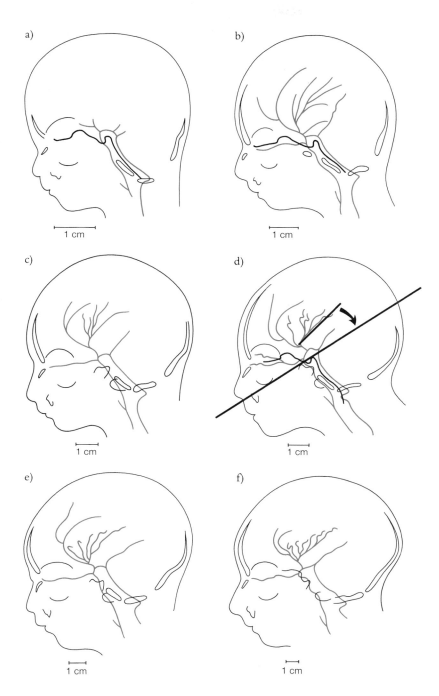

Aus den Schemata der Abbildungen 1-27 geht die relativ große Formvariabilität des Karotis-Siphon bei Feten und Neugeborenen hervor. Bei Kindern und Erwachsenen ist diese Variabilität bekannt [330].

Die A. carotis interna projiziert sich bei Feten und reifen Neugeborenen bei seitlichem Strahlengang auf den oralen, seltener auf den mittleren Anteil der Hypophysengrube; der Knochenkern des Basisphenoids liegt zum größten Teil oral der Arterie (Abb. 1-19 bis 1-27). Auf postmortalen Angiogrammen kommen manchmal sehr feine Äste der intrakavernösen A. carotis interna zur Darstellung, die sich intra vitam nur schwierig kontrastieren lassen, so zum Beispiel die A. tentorii (vergleiche Abb. 1-26b, siehe [307, 622, 639]).

Interessant sind die Beobachtungen von Meyer [531] und Meyer und Lind [533] sowie Walsh et al. [822], daß sich besonders im Karotisknie (= 4. Kurvatur) kurz oberhalb des Abganges der A. ophthalmica, also in einer hämodynamisch besonders belasteten Gefäßstrecke, bereits in früher Kindheit Wandverkalkungen finden. Die Autoren diskutieren, ob diese Kalkeinlagerungen bereits als erster Beginn eines pathologischen Prozesses anzusehen sind. Die *A. ophthalmica* verläuft

*Abb. 1-27* Schemata zur fetalen Entwicklung der zerebralen Arterien. Seitenansicht.
a) 15., b) 19., c) 22., d) 25., e) 32. SSW p.m.; f) reifes Neugeborenes.
In d) ist die Sylvische Furche (= unterer Schenkel des Sylvischen Dreiecks) eingezeichnet (A). Diese liegt in der Fetalzeit noch deutlich oberhalb der Siphon-Incisivum-Linie nach H. R. Richter (B). Im Rahmen der Rotation der Großhirnhemisphären (Spatz) dreht sich die Sylvische Gefäßgruppe basalwärts und nähert sich allmählich der Siphon-Incisivum-Linie.

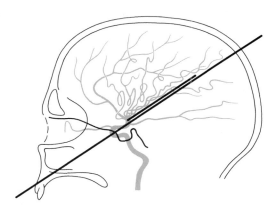

*Abb. 1-28* Beim Erwachsenen ist die Rotation der Sylvischen Gefäßgruppe abgeschlossen: diese in der Sylvischen Furche liegenden Äste der A. cerebri media entsprechen jetzt in ihrem Verlaufe der Siphon-Incisivum-Linie nach H. R. Richter (verändert nach Krayenbühl und Yasargil [442]). Vergleiche diese Abbildung mit Abbildung 1-27d.

am Boden des Optikuskanales; auf den Abbildungen 1-19 bis 1-26 ist erkennbar, daß sie vom Dach des Canalis opticus einen relativ weiten Abstand hat (vergleiche [324, 412, 413, 414, 674]).

Die *A. cerebri anterior* und ihre Fortsetzung, die *A. pericallosa* (Pars postcommunicalis), verlaufen in der frühen Fetalzeit fast gestreckt nach obenhinten. Mit zunehmender Ausbildung des Balkens nehmen diese Arterien einen bogenförmigen Verlauf an (Abb. 1-19 bis 1-26) (vergleiche [384, 386, 414]). Im 3. Schwangerschaftsmonat entstehen die ersten Balkenfasern dorsal der vorderen Kommissur; allmählich dehnt sich das Corpus callosum nach okzipital aus und bedeckt im 6. Monat den größten Teil des Zwischenhirns [355, 394].

> Der Bogen der A. pericallosa ist bei Feten und beim reifen Neugeborenen weiter gespannt als beim Erwachsenen; dieser Befund darf nicht als Zeichen einer Ventrikelerweiterung fehlgedeutet werden.

An der *A. cerebri media* und ihren Ästen (Sylvische Gefäßgruppe, Pars insularis) lassen sich die Umbildungsprozesse des Großhirns besonders deutlich erkennen. Die wesentlichen Formwandlungen finden während der Embryonalzeit, also bis zum 3. Monat, statt. Doch auch noch in der darauffolgenden Fetalperiode verändert sich das Gehirn. Die Rotation (Spatz) der sich stark entfaltenden Großhirnhemisphären schreitet weiter voran, die Insel wird operkularisiert, und allmählich wird die Hemisphärenoberfläche gyrifiziert (siehe Abb. 1-39). Diese Entwicklungsbewegungen wirken sich auch auf die Arterien aus (Abb. 1-30). Anfangs liegen diese gestreckt der noch glatten äußeren Hemisphärenwand an, später verlaufen sie bogig, geschlängelt und schließlich abgewinkelt entsprechend der Furchenbildung und der Ausbildung der Operkula.

Die A. cerebri media verläuft von der A. carotis interna aus nach lateral und teilt sich im Sulcus cerebri lateralis (Sylvische Furche) in mehrere Äste auf

(Sylvische Gefäßgruppe nach Moniz, siehe Abb. 1-27 und 1-28). Das Schema der Abb. 1-31 gibt eine Übersicht über ihre vier Abschnitte: die Pars sphenoidalis, insularis, opercularis und terminalis. Die Pars sphenoidalis (M₁ nach Fischer [237]) bildet das horizontale Anfangsstück und verläuft entlang dem kleinen Keilbeinflügel nach lateral (Abb. 1-31b). Die Pars insularis (M₂) wendet sich am sogenannten Knie der A. cerebri medialis nach dorso-okzipital und teilt sich dabei in die Aa. insulares (Sylvische Gefäßgruppe) auf.

Diese Gefäßabschnitte liegen bei Feten und Neugeborenen im Vergleich zu Erwachsenen relativ weit vorn oben, wie aus den Schemata der Abb. 1-27 und 1-28 hervorgeht.

Die Pars opercularis (M₃) bildet sich während der Fetalentwicklung im Verlaufe der Operkularisierung des Inselbereiches aus, die im 4. Schwangerschaftsmonat noch gering ausgeprägt ist und dann rasch voranschreitet (siehe Abb. 1-39). Entsprechend bildet sich im Arteriogramm im sagittalen Strahlengang eine zunehmende

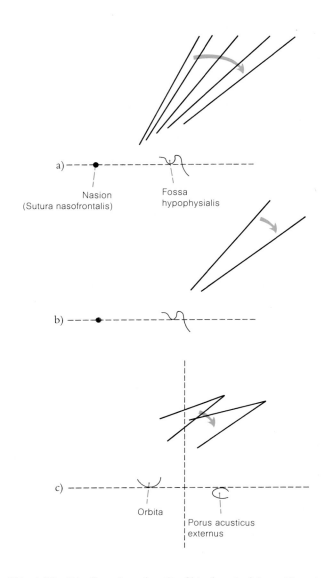

*Abb. 1-29* Die Rotation der Großhirnhemisphären (Spatz) wirkt sich auch auf die zerebralen Arterien aus. Während der Fetalentwicklung beschreiben die Äste der A. cerebri media und der A. cerebri posterior eine Rotationsbewegung nach okzipital (Pfeile). Als Orientierung dient die Verbindungslinie vom Nasion (Mitte der Sutura nasofrontalis) zum tiefsten Punkt der noch knorpeligen Hypophysengrube oder die Frankfurter Ebene und die MM'-Linie nach Vlahovitch.
a) Sylvische Gefäßgruppe (Äste der A. cerebri media);  b) A. cerebri posterior;  c) Sylvisches Dreieck (oberer und unterer Schenkel).

Abwinkelung zwischen der Pars insularis und der Pars opercularis aus. Da später die im sagittalen Strahlengang aufeinander projizierten Äste im Operkulumbereich an einen Kandelaber erinnern, werden sie auch als „Kandelaberarterien" bezeichnet.

Die Pars terminalis (M$_4$) entspricht den auf der Hirnoberfläche verlaufenden Endästen der A. cerebri media; die temporalen Äste führen nach unten, die parietalen nach oben (Abb. 1-28 und 1-30).

Im Laufe der Fetalentwicklung neigt

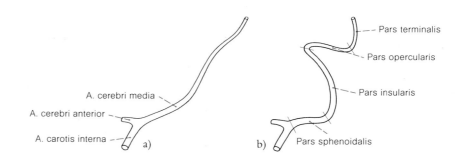

*Abb. 1-31* Zunehmende Krümmung der A. cerebri media im Verlaufe der Operkularisierung.
a) 4. Fetalmonat. Die A. cerebri media verläuft noch fast gestreckt;
b) beim Erwachsenen zeigt die A. cerebri media entsprechend der Veränderung der Hirnoberfläche mehrere Krümmungen.

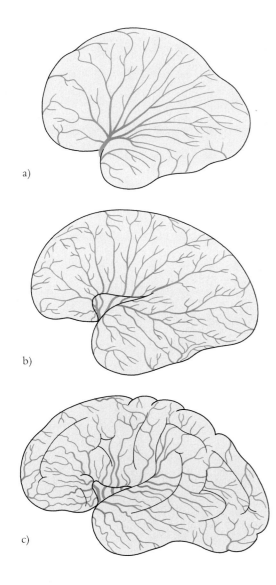

*Abb. 1-30* Schemata und Entwicklung der zerebralen Arterien an der Hirnoberfläche. Seitenansicht (verändert nach Ehlers [207]). Durch die Ausbildung der Operkula wird die Insel überlagert. Entsprechend bilden sich die Krümmungen der Äste der A. cerebri media aus. Zunehmende Gyrifizierung.
a) 4., b) 7. und c) 8. Fetalmonat.

sich die Sylvische Gefäßgruppe beziehungsweise das Sylvische Dreieck [690, 779] immer weiter okzipitalwärts (Abb. 1-29). Das Schema der Abbildung 1-29a zeigt, daß der Winkel zwischen der Hauptrichtung der Sʏʟᴠɪschen Gefäßgruppe gegenüber der Verbindungslinie zwischen dem Nasion und dem tiefsten Punkt der Sellagrube im Laufe der Entwicklung vom 5. Schwangerschaftsmonat bis zur Geburt kleiner wird, bedingt durch die Rotation der Großhirnhemisphären.

In dem Schema der Abbildung 1-29c wird die Topographie des Sylvischen Dreiecks von Feten des 6. Schwangerschaftsmonats und von reifen Neugeborenen miteinander verglichen. In dem Schema ist jeweils der obere und der untere Schenkel des Sylvischen Dreiecks zur Frankfurter Ebene und zur MM'-Linie nach Vlahovitch in Beziehung gesetzt. Dabei zeigt sich, daß sich das Sylvische Dreieck im Laufe der Fetalentwicklung nach hinten-unten dreht, also im Sinne der Rotation der Hemisphären.

Beim Erwachsenen liegt die Sylvische Gefäßgruppe ungefähr in Fortsetzung der „Siphon-Incisivum-Linie" nach H. R. Richter (siehe Abb. 1-28). Bei menschlichen Feten ab Mens IV bis zum reifen Neugeborenen dagegen liegen die Aa. cerebri posteriores in der Fortsetzung der „Siphon-Incisivum-Linie"; die Sylvische Gefäßgruppe liegt in diesem Stadium der Entwicklung noch weit frontoparietal (Abb. 1-27d). Entsprechend der Rotation der Großhirnhemisphären wird auch die

A. cerebri posterior nach basal verlagert ([372], Abb. 1-29b). Um Entwicklungsbewegungen verfolgen zu können, wurde als Bezugslinie die Verbindung vom Nasion zum tiefsten Punkt der Fossa hypophysialis gewählt. Beide Bezugspunkte dieser Linie sind bereits bei Feten des 4. Monats bestimmbar. Außerdem läßt sich auch bereits bei Feten die Frankfurter Ebene (Deutsche Horizontale, anthropologische Basislinie) als Verbindung vom infraorbitalen Punkt zum oberen Rand des äußeren Gehörganges relativ gut bestimmen. Die MM'-Linie [230, 276, 494, 671, 809, 810, 811] sowie die „Siphon-Incisivum-Linie" [441, 442] lassen sich auch bei Feten anwenden. Andere Orientierungspunkte und -linien sind bei Feten und Neugeborenen ungenau, da sie sich auf dem Röntgenbild wegen mangelnder Verknöcherung noch nicht deutlich genug darstellen oder eine zu große Variabilität aufweisen.

In den Abbildungen 1-19 bis 1-27 ist die *A. basilaris* in ihrer Beziehung zum Klivus und zum Dorsum sellae dargestellt. In der Fetalzeit zieht die A. basilaris geradlinig auf dem Klivus entlang, im Gegensatz zu dem geschlängelten Verlauf im Erwachsenenalter. Die Topographie des kranialen Anteiles der A. basilaris zur Sellalehne ist auch bei Feten relativ variabel.

Bezüglich der Anomalien der *A. vertebralis* siehe besonders Newton und Mani [579]. Tsai et al [795] beschrieben ein völliges Fehlen beider Aa. vertebrales.

## Zerebrale Venen und Sinus durae matris

Auch die Hirnvenen und Durasinus der Feten und Neugeborenen unterscheiden sich von denen älterer Kinder und Erwachsener.

Während der *Embryonalentwicklung* (siehe Tabelle 1-2) bilden sich diese Venenstämme aus den kranialen Zuflüssen der vorderen Kardinalvenen. Aus dem Halsbereich der vorderen Kardinalvene entsteht beiderseits die V. jugularis interna, die sich im Verlaufe des Descensus des Herzens verlängert. Beiderseits bildet das am weitesten kranial gelegene Endgebiet der V. praecardinalis die V. capitis prima (= primordiale Kopfvene = primärer Kopfsinus nach Padget [610, 611]). Diese erhält Zuflüsse aus einem vorderen (vom Prosencephalon und Mesencephalon), einem mittleren (vom Metencephalon) und einem hinteren cerebralen Venenplexus (vom Myelenzephalon). Dabei bilden sich jeweils oberflächliche und tiefe Venengeflechte aus. Die oberflächlichsten Venen drainieren später in das System der *V. jugularis externa*. In einer tieferen Schicht gelegene venöse Plexus münden in die späteren *Durasinus*. Aus den tiefsten Venengeflechten entstehen die pialen Vv. superficiales cerebri.

*Tabelle 1-2*  Zerebrale und zerebellare Venen und Sinus durae matris

| fetal, neonatal, adult | embryonal |
|---|---|
| zerebrale und zerebellare Venen und Sinus durae matris | zerebrale Venenplexus (Plexus anterior, medialis und posterior) → V. capitis prima (= primäre oder primordiale Kopfvene = primärer Kopfsinus nach Padget) → V. praecardinalis |
| Sinus sigmoideus | sekundäre supraotische Anastomose |
| Sinus transversus | sekundäre dorsale Anastomose zwischen dem Plexus anterior und medialis |
| Sinus sagittalis superior und inferior, Sinus rectus und V. magna cerebri (Galeni) | dorsale mediane Verbindungen zwischen den rechten und linken Plexus anteriores und mediales |
| Sinus cavernosus und Sinus petrosus superior | sinus prooticus (= primärer Stamm des Plexus medialis) |
| V. jugularis interna | kaudaler Anteil der V. praecardinalis |
| V. cerebri interna und V. basalis Rosenthal | tiefes Venensystem (= piaarachnoidale Venen) |

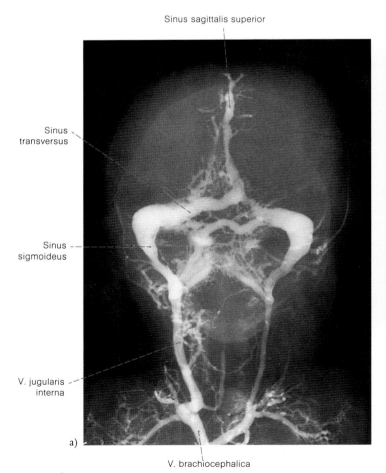

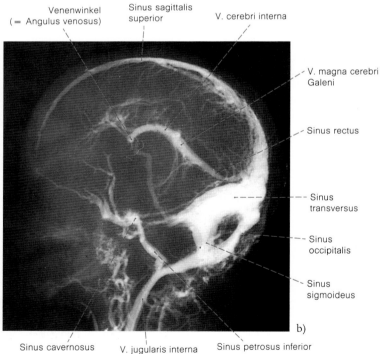

*Abb. 1-32*  Fetus der 16. SSW p.m. Postmortale Venographie. Die Abbildungen 1-32 bis 1-37 zeigen die Fetalentwicklung der Hirnvenen und der Durasinus. Die Sinus transversus und sigmoideus sind sehr geräumig. Die V. jugularis interna ist rechts kräftiger als links.
a) sagittal;  b) seitlich.

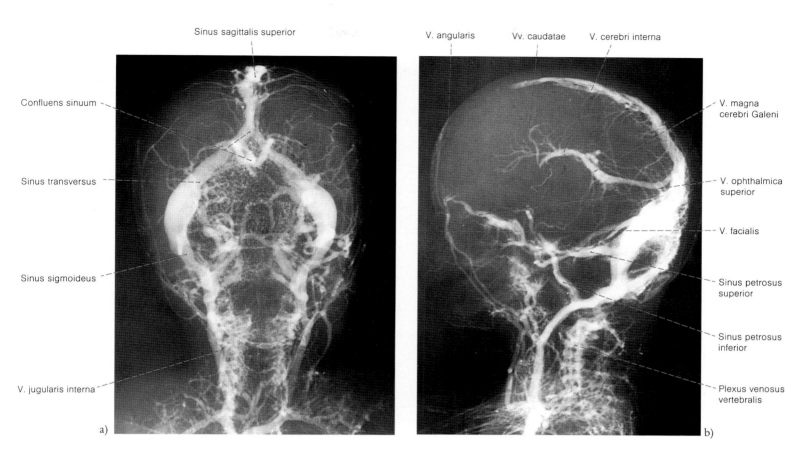

*Abb. 1-33* Fetus der 16. SSW p.m. Postmortale Venographie (vergleiche Abb. 1-32).
a) sagittal;  b) seitlich.

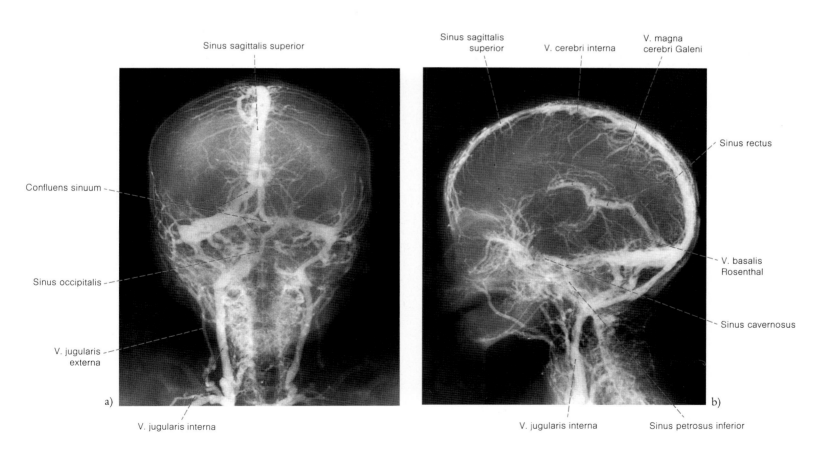

*Abb. 1-34* Fetus der 23. SSW p.m. Postmortale Darstellung entsprechend der Abbildung 1-32.

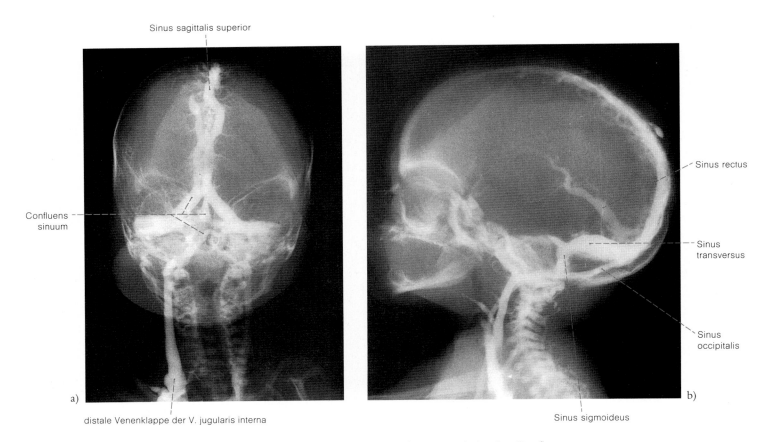

Sinus sagittalis superior

Confluens sinuum

Sinus rectus

Sinus transversus

Sinus occipitalis

distale Venenklappe der V. jugularis interna

Sinus sigmoideus

a)

b)

*Abb. 1-35* Fetus der 25. SSW p.m. Auch jetzt noch ist der Confluens sinuum weit verzweigt. Der venöse Abfluß über die V. jugularis interna erscheint rechts stärker als links,.

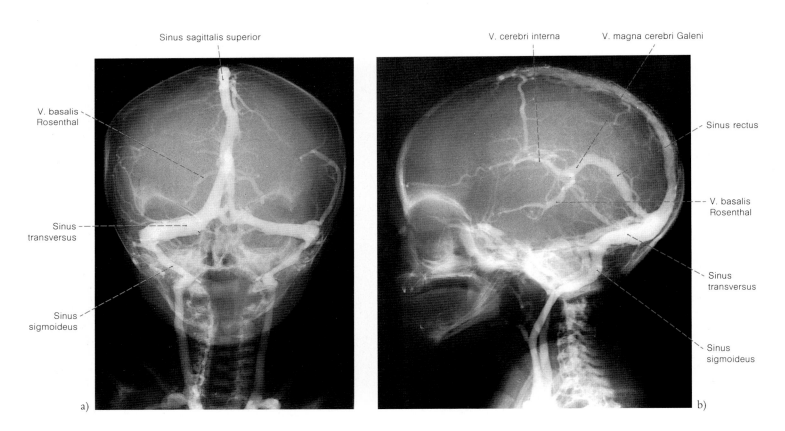

Sinus sagittalis superior

V. cerebri interna     V. magna cerebri Galeni

V. basalis Rosenthal

Sinus rectus

Sinus transversus

V. basalis Rosenthal

Sinus transversus

Sinus sigmoideus

Sinus sigmoideus

a)

b)

*Abb. 1-36* Fetus der 27. SSW p.m. Postmortale Venographie entsprechend der Abbildung 1-32. Mit zunehmender Ausdehnung des Splenium corporis callosi nach okzipital werden jetzt Sinus rectus, V. magna cerebri Galeni und V. cerebri interna stärker gegeneinander abgewinkelt als auf früheren Fetalstufen.

Ausführliche Untersuchungen der Embryonalentwicklung der kranialen Venen stammen von Mall [504], Streeter [761], Padget [610, 611], Butler [111], Lindenberg [487], Hartmann [315], Huang et al. [374], Stein et al. [748].

> Deutliche Veränderungen der kranialen Venen treten im Verlaufe der ontogenetischen Wachstumsverschiebungen des Gehirns, nämlich der Rotation der Großhirnhemisphären und der Intussuszeption des Zwischenhirns auf [355, 658, 729, 730, 731, 733]. Die starke Ausdehnung der Großhirnhemisphären stellt einen der wesentlichsten Faktoren für die Umbildungsprozesse der kranialen Gefäße dar.

Die primordiale Kopfvene liegt beiderseits ventral der gekrümmten Hirnanlage an. Der ventral des Ohrbläschens gelegene Teil dieses Gefäßes bildet sich zurück; dagegen wird dorsal eine longitudinale supraotische Anastomose gebildet, die sich zum Sinus sigmoideus ausformt. Der schon an der Wende des 2. zum 3. Schwangerschaftsmonat in seinen ersten Anlagen erkennbare Sinus transversus wird als sekundäre dorsale Anastomose zwischen dem mittleren und dem vorderen Venenplexus ausgebildet und liegt ebenso wie der Sinus sigmoideus zunächst hinter, später unter dem Großhirn. An diesem Vorgang läßt sich die Entfaltung der Großhirnhemisphären mit ihrer gleichzeitigen Rotation gut ablesen.

In der Medianebene entstehen dorsal aus den Verbindungsgebieten des rechten und linken vorderen und mittleren Venenplexus die Sinus sagittalis superior und inferior, der Sinus rectus und die V. magna cerebri Galeni. Angeborene arteriovenöse Fehlbildungen der V. magna cerebri können schon im Neugeborenenalter zu einer Hirnschädigung führen [581]. Der Sinus rectus drainiert im Bereich des Torcular mehr zum rechten Sinus transversus als zum linken [265, 340], bedingt durch die die rechte Seite begünstigende Asymmetrie im System

der oberen Hohlvene (Abb. 1-32 bis 1-37). Auch die rechte V. jugularis interna ist meist kräftiger als die linke. Auf eine dreieckige Lakune am rostralen Beginn des Sinus rectus wies Ferner [231] bei Erwachsenen hin; sie ist bereits bei Feten erkennbar.

Der Sinus cavernosus liegt beiderseits basal des Diencephalon neben der Sella turcica. Beim Embryo befindet er sich kaudal der Großhirnhemisphären, später rückt er im Zuge der Intussuszeption des Zwischenhirns (Spatz) nach innen und wird von den Großhirnhemisphären überlagert.

Die *zerebralen und zerebellaren Venen* verlaufen unabhängig von den Arterien. Tabelle 1-3 zeigt eine Übersicht des venösen Abflusses:
Die äußeren zerebralen Venen führen das Blut von der Hirnoberfläche zu den Durasinus bzw. der V. basalis Rosenthal. Die *Vv. cerebri superiores* münden in den Sinus sagittalis superior ein, zum Teil unter einem spitzen, eigentümlicherweise nach oral gegen den Blutstrom im Sinus gerichteten Winkel (Abb. 1-37).

Die *Vv. cerebri inferiores* sammeln das Blut von basaleren Anteilen der Großhirnoberfläche und führen es den Sinus transversus, petrosus superior und cavernosus sowie der V. basalis zu.

Die *V. cerebri media superficialis Sylvii* verläuft im Ramus posterior des Sulcus cerebri lateralis (Sylvische Furche). Die Vene leitet einen Teil ihres Blutes in den Sinus cavernosus und sphenoparietalis. Darüber hinaus

strömt das Blut über variabel ausgebildete venöse Anastomosen ab: über die *V. anastomotica superior Trolard* zum Sinus sagittalis superior und über die *V. anastomotica inferior Labbé* (= V. temporo-occipitalis) zum Sinus transversus.

Auch im Bereich der hinteren Schädelgrube sind die *äußeren zerebellaren Venen* variabel ausgebildet. Es lassen sich eine obere, eine vordere-untere und eine hintere Gruppe unterscheiden. Die obere zerebellare Venengruppe leitet das Blut über die V. mesencephalica posterior (= V. cerebellaris anterior magna) in das System der V. cerebri magna Galeni. Die V. mesencephalica posterior liegt im hinteren Teil der Cisterna ambiens direkt hinter der V. basilaris. Sie umgibt den Hirnstamm.

Die vordere untere zerebellare Venengruppe drainiert über die V. petrosa (= V. cerebellaris anterior inferior) in die Sinus petrosi.

Die hinteren Venen werden zur V. cerebelli posterior zusammengefaßt und münden in den Confluens sinuum oder in den Sinus rectus oder transversus.

Die *inneren zerebralen Venen* leiten das Blut besonders aus tiefliegenden Hirnbereichen ab, unter anderem aus den Hirnstammgebieten, und führen es hauptsächlich der V. cerebri magna Galeni zu (Abb. 1-32 bis 1-37).

Die rechte und die linke V. cerebri interna laufen nahe beieinander in der Tela chorioidea des Daches des

*Tabelle 1-3* Schema des venösen Abflusses aus dem Gehirn

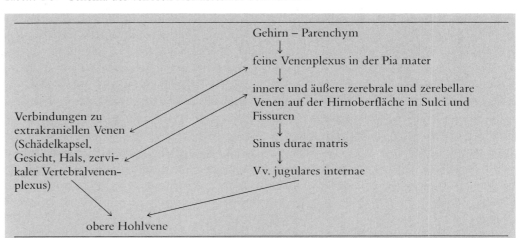

3. Ventrikels (Lamina tectoria). Sie entstehen beiderseits am „Venenwinkel" (Abb. 1-32b) durch die Vereinigung der von vorn kommenden Vv. septi pellucidi, der von dorso-lateral entlang der Stria terminalis heranziehenden V. thalamostriata und der V. chorioidea. Die Vv. septi pellucidi lassen sich beim Neugeborenen sonographisch darstellen [274].

Weiterhin zählen zu den inneren Hirnvenen die rechte und die linke V. basalis (= Rosenthalsche Vene). Die Vene verläuft beiderseits bogig um die Hirnschenkel herum (Abb. 1-36a) und mündet in die V. cerebri magna ein.

Die *Sinus durae matris* (venöse Blutleiter) stellen Duraduplikaturen dar; ihr Lumen ist in frühen Fetalstadien besonders im okzipitalen Bereich sehr groß (Abb. 1-32 bis 1-38).

> Der Sinus sagittalis superior verläuft median von der Crista frontalis galli bis zur Protuberantia occipitalis interna; sein Lumen wird von oral nach okzipital weiter (Abb. 1-32 bis 1-38).

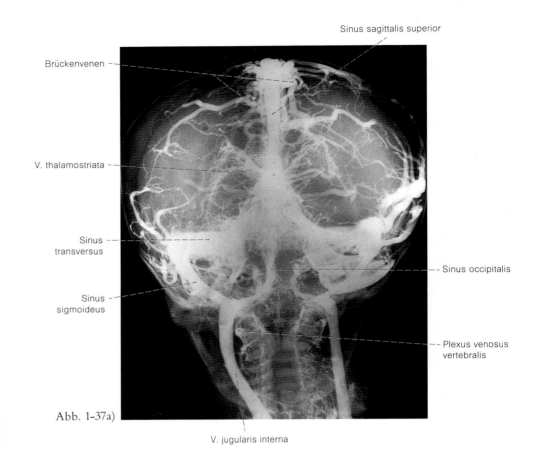

Brückenvenen

Sinus sagittalis superior

V. thalamostriata

Sinus transversus

Sinus sigmoideus

Sinus occipitalis

Plexus venosus vertebralis

Abb. 1-37a)

V. jugularis interna

Unten an der Falx cerebri befindet sich der Sinus sagittalis inferior; sein oraler Anteil verläuft nicht immer am unteren Rand der Hirnsichel, sondern gelegentlich weiter dorsal. Dieser untere Längsblutleiter vereinigt sich mit der V. magna cerebri Galeni zum Sinus rectus, welcher auf dem Kleinhirnzelt zum Confluens sinuum zieht. Der vor der Protuberantia occipitalis interna gelegene Confluens sinuum (= Torcular Herophili) sammelt das Blut des Sinus sagittalis superior und des Sinus rectus und leitet es weiter zu den Sinus transversus sinister et dexter und Sinus occipitalis (Abb. 1-32 bis 1-37). Der Confluens sinuum ist weitlumig und zeigt eine große Variabilität [610].

Der Sinus transversus und die V. jugularis interna sind auf der rechten Seite meist kräftiger ausgebildet als links. Der Sinus transversus verläuft beiderseits vom Confluens sinuum bis zum hinteren Felsenbeinrand, hier setzt der Sinus sich in den geschwungenen, zur V. jugularis interna ziehenden Sinus sigmoideus fort.

In dem relativ dünnen Sinus occipitalis fließt das Blut vom Confluens bis zum Foramen occipitale magnum, von dessen hinteren Rand aus nach links und rechts jeweils zum Bulbus superior der V. jugularis interna sowie zu einem Teil in die Plexus venosi vertebrales cervicales (Abb. 1-37a).

Der rechte und der linke Sinus cavernosus sammeln Blut besonders von der Hirnbasis; die beiden Sinus liegen seitlich neben der Sella turcica und erstrecken sich von der Fissura orbitalis superior bis zur Felsenbeinspitze. Sie sind miteinander durch die Sinus intercavernosi verbunden. Der Sinus cavernosus nimmt zahlreiche Verbindungen zu anderen Venengebieten auf, zum Beispiel über die V. ophthalmica superior zur V. facialis, über den auf dem Clivus liegenden Plexus basilaris zum Vertebralvenenplexus des Halses. Weiterhin ist der Sinus cavernosus mit dem Sinus petrosus superior und inferior (Abb. 1-32b, 1-33b und 1-34b) und dem Sinus sphenoparietalis verknüpft.

Zu dem an der hinteren Kante des

großen Keilbeinflügels liegenden Sinus sphenoparietalis ziehen Venen, die aus der Dura stammen. Der Sinus petrosus superior (Abb. 1-33b) verläuft vom Sinus cavernosus entlang der oberen Felsenbeinkante zum Sinus transversus oder zum oberen Teil des Sinus sigmoideus oder direkt zur V. jugularis interna.

Der Sinus petrosus inferior (Abb. 1-32b und 1-33b) zieht entlang der hinteren Felsenbeinunterkante meistens zum Foramen jugulare; hier bestehen viele Varianten. Zwischen dem rechten und dem linken Sinus petrosus inferior liegt auf dem Clivus intradural der Plexus basilaris.

Die Vv. ophthalmicae sind als wichtige Kollateralverbindungen hervorzuheben; sie besitzen keine Klappen. Die Blutströmung ist in beiden Richtungen möglich. Den stärksten Stamm der ophthalmischen Venen bildet die V. ophthalmica superior (Abb. 1-33b), die durch die Fissura orbitalis superior in die Augenhöhle eintritt. Die V. ophthalmica inferior ist dünner. Die ophthalmischen Venen haben nach

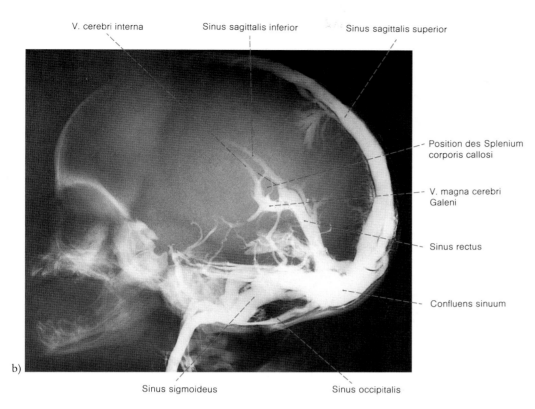

V. cerebri interna     Sinus sagittalis inferior     Sinus sagittalis superior

Position des Splenium corporis callosi

V. magna cerebri Galeni

Sinus rectus

Confluens sinuum

b)

Sinus sigmoideus     Sinus occipitalis

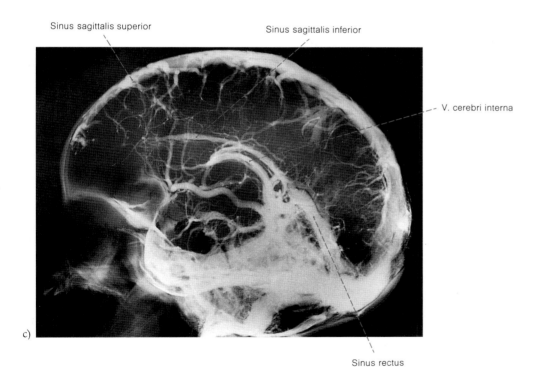

Sinus sagittalis superior     Sinus sagittalis inferior

V. cerebri interna

c)

Sinus rectus

*Abb. 1-37*   Reifes Neugeborenes. Postmortale Venographie.
a) sagittal;    b) seitlich, mit geringer Kontrastmittelfüllung;    c) seitlich mit stärkerer venöser Füllung, basal Kontrastmittelübertritt in den Subduralraum. Truncus und Splenium des Balkens liegen zwischen dem Sinus sagittalis superior und den Vv. cerebri internae.

vorn über die V. angularis Anschluß an die V. facialis. Nach unten besteht eine Verbindung zum Plexus pterygoideus, nach hinten zum Sinus cavernosus. Medial sind die rechten und linken ophthalmischen Venen durch die Vv. ethmoidales miteinander verknüpft.

Die Orbitalvenen sind mit den äußeren frontalen Schädelvenen verbunden (Abb. 1-33b). Beim Neugeborenen werden relativ häufig Schädelvenen an der Stirn für Injektionen oder Infusionen punktiert. Dabei ist zu bedenken, daß ein Teil der injizierten Substanz über die Orbitalvenen in Richtung zum Sinus cavernosus abströmt. Diese venösen Verbindungswege wurden bei der orbitalen Phlebographie dargestellt [34, 89, 90, 91, 92, 188, 317, 489, 490, 807].

In der Abbildung 1-37 sind die zum Sinus sagittalis superior ziehenden Brückenvenen kräftig gefüllt. Diese nehmen von lateral nach medial an Kaliber zu. Aus diesem Bild wird es verständlich, daß bei einer Fontanellenpunktion beim Neugeborenen oder Säugling die Nadel möglichst weit lateral eingeführt werden muß. Bei einer weit medial durchgeführten Punktion ist das Risiko groß, durch eine Verletzung einer Brückenvene eine Blutung zu verursachen.

Es ist unklar, warum bei Frühgeborenen und auch noch bei reifen Neugeborenen die okzipitalen Durasinus so groß und verzweigt sind, besonders im Bereiche des Confluens. In Rückenlage kann sich der noch weiche Schädel des Neugeborenen okzipital verformen mit Stufenbildungen im Bereich der Schädelnähte. Es ist denkbar, daß hierbei die auffällige Weite der Sinus im Konfluensbereich einen Schutz gegen Kompression und Abflußbehinderung bietet. Dennoch ist bei Neugeborenen bei okzipital aufliegendem Kopf eine Änderung des venösen Blutstromes nachweisbar. Newton und Gooding [578] zeigten, daß hierbei der Sinus sagittalis superior in Höhe des Lambda abgeknickt wird mit Verlangsamung der Blutströmung und Änderung im Bereiche vegetativer Funktionen. – Eine zu starke Kompression bei Maskenbeatmung kann zu zerebellären Blutungen führen [613, 614].

Ebenso wie auf die Arterien wirkt sich die Größenzunahme und Rotation der Großhirnhemisphären auch auf das Venensystem aus. Der Sinus rectus mündet anfangs hoch in den Sinus sagittalis superior ein (Abb. 1-38a), später liegt die Einmündung in den Torcular wesentlich weiter basal (Abb. 1-38b). Dabei dreht sich der Sinus rectus basalwärts. Auch die V. cerebri magna Galeni wird mitsamt der V. basilaris nach unten verlagert. Allmählich werden die anfangs sehr weiten Sinus kleiner.

Die V. cerebri magna Galeni winkelt sich gegenüber dem Sinus rectus ab (vergleiche Abb. 1-38a mit 1-38b). Dies hängt mit der Größenzunahme des Splenium des Balkens zusammen.

Die Kenntnis der Besonderheiten der Anatomie der fetalen und neonatalen Hirnarterien und -venen ist für die Sonographie der zerebralen Blutgefäße [338, 339, 547] und speziell für Doppler-Untersuchungen, mit deren Hilfe Veränderungen der Blutströmungsgeschwindigkeiten festgestellt werden können [392, 844], unabdingbar.

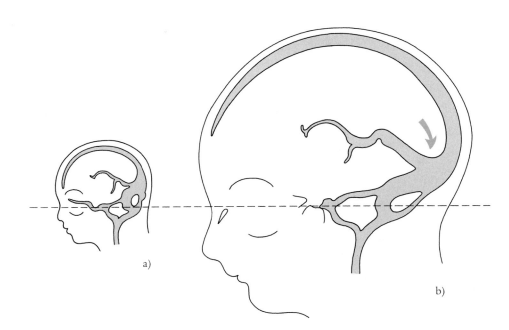

*Abb. 1-38* Schemata der Entwicklung der zerebralen Venen und Durasinus vom 4. (a) bis zum 8. Fetalmonat (b). In der frühen Fetalzeit sind die okzipitalen Durasinus (Sinus transversus und sigmoideus sowie Confluens sinuum) sehr groß und reichen relativ weit nach parietal hinauf. Später werden diese okzipitalen Sinus im Rahmen der Rotation der Großhirnhemisphären (Pfeil) weiter basalwärts verlagert. Dabei entsteht eine Abwinkelung zwischen dem Sinus rectus und der V. magna cerebri Galeni, bedingt durch die zunehmende Ausdehnung des Splenium corporis callosi.

# 3. Gehirn (Grundlagen für Sonographie, CCT und MRI)

## Zur Embryonal- und Fetalentwicklung

Nicht nur in der frühen Embryonalperiode, sondern auch noch in der späteren Fetalzeit finden am Gehirn tiefgreifende Wachstumsprozesse statt. Eine Darstellung des Gehirns eines Frühgeborenen oder eines reifen Neugeborenen mit einer der bildgebenden Methoden stellt lediglich eine Momentaufnahme eines dynamischen Vorganges dar. Während der fetalen und neonatalen Wachstums- und Reifeprozesse verändert sich die mikro- und auch die makroskopische Morphologie des Gehirns. So ist es verständlich, daß sich ein zerebrales Sonogramm eines sehr unreifen Frühgeborenen in vielerlei Hinsicht von dem eines reifen Neugeborenen unterscheidet. In der Periode von einem erstmals lebensfähigen Frühgeborenen bis zum reifen Neugeborenen lassen sich auch sonographisch eine Reihe von Entwicklungsvorgängen verfolgen. Die Gyrifizierung der Großhirnrinde nimmt zu. Die Operkularisierung der Insel schreitet voran. Die Ventrikel werden schmaler. Der Balken dehnt sich nach okzipital aus.

Der Kleinhirnwurm nimmt an Umfang zu.

Von der Embryonal- und Fetalentwicklung her werden Fehlbildungen verständlich. Einige Grundzüge der Ontogenese sollen hier erwähnt werden. Die Abbildung 1-39 zeigt schematisch, wie sich die *Großhirnhemisphären* vergrößern, sich durch die Rotation [382, 733, 735] nach hinten unten ausdehnen und das Zwischenhirn überlagern (Intussuszeption nach Spatz). Das Stirnhirn bildet sich aus, die Insel wird allmählich durch die Operkula überdeckt. Frontal-, Okzipital- und Temporallappen formen sich aus. Die Gyrifizierung nimmt zu. Die letztgenannten Entwicklungsprozesse sind bei Frühgeborenen noch nicht abgeschlossen; dies muß bei sonographischen Untersuchungen berücksichtigt werden. Diese Wachstumsveränderungen betreffen nicht nur die Großhirnhemisphären als Ganzes, sondern auch die *Seitenventrikel* (Abb. 1-40).

**Die anfangs sehr weiten, kugeligen Seitenventrikel verschmälern sich**

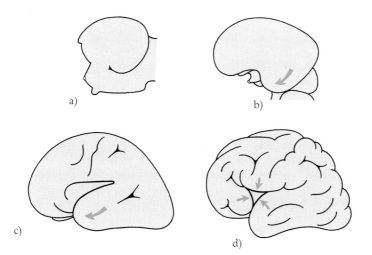

*Abb. 1-39* Schemata der Hirnentwicklung (verändert nach Kahle [394]). Rotation der Großhirnhemisphären, welche das Zwischenhirn überlagern. Das Stirnhirn formt sich aus. Durch die Operkula wird die Insel in die Tiefe verlagert. Zunehmende Ausbildung der Windungen und Furchen. a) 2. Hälfte Mens II;  b) 2. Hälfte Mens III;  c) Mens VI;  d) Mens VIII.

**allmählich und werden durch die Verdickung der medialen Hemisphärenwand, die Vorwölbung des Ganglienhügels und durch die Rotation der Hemisphären verformt.**

Dadurch wird das Temporalhorn des Seitenventrikels ausgebildet. Der Plexus choroideus nimmt an dieser temporalwärts gerichteten Entwicklungsbewegung teil. Vorder- und Hinterhorn entstehen sekundär, dementsprechend besitzen sie keinen Plexus choroideus. Das Vorderhorn entsteht durch aktives Wachstum der Ventrikelwand, unter anderem durch Massenzunahme des Kaudatumkopfes. Im Hinterhorn dagegen ist die Zellproliferation der Matrix nur gering und hört frühzeitig auf. Das Hinterhorn erleidet offenbar dadurch eine Verformung, daß das sich vergrößernde Kleinhirn der Rotation der Großhirnhemisphäre einen Widerstand entgegensetzt [394]. Möglicherweise hängt hiermit auch die Ausbildung der frühesten Furchung des Neopallium im 5. Fetalmonat zusammen, nämlich der Fissura calcarina und des Sulcus parieto-occipitalis. Abweichend von der üblichen Furchung wölben sich diese ersten Furchen in den Seitenventrikel hinein: die Fissura calcarina bedingt den Calcar avis, der Sulcus parieto-occipitalis eine ähnliche Vorbuckelung in den Seitenventrikel hinein. Bei Frühgeborenen sind sowohl im Sonogramm [184] als auch im CCT und MRI diese früh auftretenden tiefen Furchen an der okzipitalen medialen Hemisphärenoberfläche und ihre entsprechenden „tumorähnlichen" Vorwölbungen in den Hinterhörnern der Seitenventrikel nachzuweisen. Hierdurch können – besonders bei nicht ganz exakter Einstellung – Asymmetrien der Hinterhörner vorgetäuscht werden. Zu betonen ist jedoch, daß häufig auch normalerweise eine Asymmetrie vorkommt; meistens ist der linke Seitenventrikel größer als der

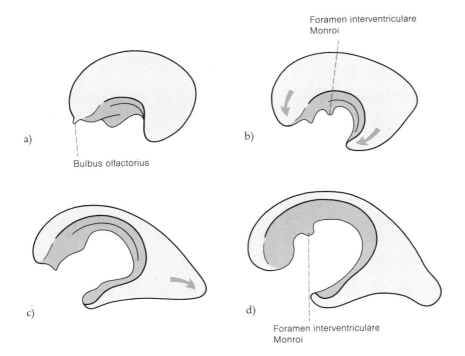

*Abb. 1-40* Schemata der Entwicklung der Seitenventrikel (verändert nach Kahle [394]). Die Wachstumsbewegungen (rote Pfeile) entsprechen denen der gesamten Hemisphäre (vergleiche Abb. 1-39). Das Okzipitalhorn ist geräumig. Die Impression durch den Nucleus caudatus prägt sich zunehmend aus.
a) 1. Hälfte Mens III;   b) 2. Hälfte Mens III;   c) Mens VI;   d) Mens VIII.

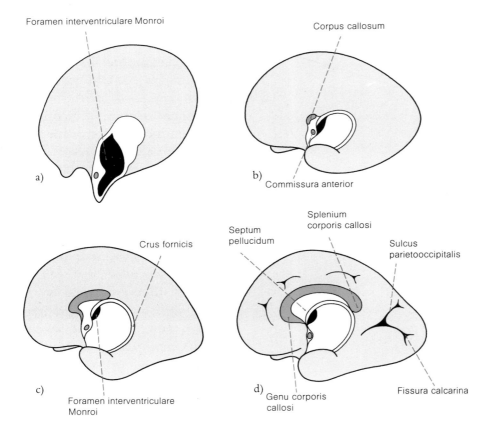

*Abb. 1-41* Schemata zur Entwicklung des Balkens, des Septum pellucidum und des Fornix sowie des Foramen Monroi (verändert nach Kahle [394]). Allmähliche Ausbildung der Windungen und Furchen an der medialen Hemisphärenwand.
a) Mens II;   b) Mens III;   c) Mens IV;   d) Mens VI. Auch in diesem Stadium ist das Wachstum des Balkens noch nicht abgeschlossen.
Rot: Corpus callosum und Commissura anterior. Schwarz: Foramen interventriculare Monroi.

rechte [370]. Das Okzipitalhorn bleibt auch beim reifen Neugeborenen sehr geräumig.

Noch im 3. Schwangerschaftsmonat stehen die Ventrikel des Zwischenhirns und der Endhirnhemisphären durch sehr weite Foramina interventricularia Monroi miteinander in Verbindung. Allmählich verkleinern sich diese Öffnungen (Abb. 1-41).

Die Kommissurensysteme zwischen den beiden Großhirnhemisphären bilden sich schon früh aus (Abb. 1-41). Erste Fasern der Commissura anterior lassen sich in der Mitte des 3. Schwangerschaftsmonats nachweisen. Ende des 3. Monats sind erste Anlagen der Fornixkommissur und des Balkens zu erkennen. Letzterer bildet sich zum größten Kommissurensystem des Gehirns aus. Während des 4. und 5. Fetalmonats schiebt sich das Splenium des Balkens nach hinten über das Dach des III. Ventrikels und senkt sich im 6. Monat nach kaudal hinab (Abb. 1-41 d). Somit folgt auch der Balken der Rotationsbewegung der Großhirnhemisphären.

Durch die zerebrale Sonographie sind extraventrikuläre, median gelegene Hohlraumbildungen ins Interesse gerückt: Cavum septi pellucidi, Cavum Vergae und Cavum veli interpositi.

Zwischen dem Balken und den Fornices entsteht das Septum pellucidum mit dem *Cavum septi pellucidi*, welches bei Frühgeborenen im Sonogramm regelmäßig nachgewiesen werden kann. Die Größe dieses Hohlraumes ist sehr variabel. Er kann sich weit nach hinten als Cavum Vergae fortsetzen. Diese normalen Hohlräume bilden sich von hinten nach vorn fortschreitend zurück. Bei Säuglingen im Alter von zwei Monaten ist das Cavum septi pellucidi in 85% der Fälle bereits obliteriert [710]. Es ist unklar, ob das Cavum septi pellucidi durch eine sekundäre Gewebsatrophie und Hohlraumbildung entsteht [355, 724] oder ob dieses Cavum durch ursprüngliche Wandflächen der Hemisphärenblasen eingeschlossen ist [647].

Sehr selten kann sich das Cavum septi pellucidi zu einer pathologischen Zyste vergrößern [10, 112, 146, 262].

Eine Einblutung in das Cavum septi pellucidi ist äußerst selten [112].

Vom Cavum Vergae als der kaudalen Fortsetzung des Cavum septi pellucidi ist das sogenannte *Cavum veli interpositi* zu unterscheiden, welches gelegentlich im Rahmen eines Hydrocephalus als „zystisch" wirkender Hohlraum beschrieben wird. Das „Velum interpositum" ist gleichbedeutend mit der Tela choroidea prosencephali. Von dieser Bindegewebsplatte wölben sich die Plexus choroidei in die Seitenventrikel und in den III. Ventrikel vor. Der mittlere Teil der Tela choroidea liegt über dem Dach des III. Ventrikels (Abb. 1-42). Somit liegt das Cavum veli interpositi in dem Spalt zwischen Corpus fornicis (oder, falls vorhanden, dem Cavum Vergae) einerseits und dem Dach des III. Ventrikels andererseits (Abb. 1-42b). Interessant ist, daß bei Feten hier normalerweise ein noch relativ großer liquorhaltiger Raum besteht, der nach dorsal in die Cisterna ambiens und quadri-gemina übergeht. Auch die Cisterna quadrigemina und der Liquorraum unterhalb des Splenium corporis callosi in der Umgebung der V. cerebri magna Galeni können bei Feten noch sehr geräumig sein (siehe Abb. 1-52). Dies ist dadurch zu erklären, daß in diesem Stadium die Großhirn- und entsprechend die Balkenentwicklung noch nicht abgeschlossen ist. Dadurch steht das Splenium des Balkens noch relativ hoch. Es tritt im Laufe der weiteren Entwicklung entsprechend der Rotation tiefer, der Liquorraum zwischen Splenium und Lamina quadrigemina wird kleiner.

An der *Grenze vom Zwischenhirn zum Endhirn* finden während der Embryonalperiode durch die gewaltige Größenzunahme der Großhirnhemisphären starke Wachstumsbewegungen statt (Abb. 1-42 und 1-43).

Zwischen- und Endhirn unterscheiden sich auch bezüglich ihrer Reifung. An der Ventrikelfläche treffen im Bereich der telo-dienzephalen Grenze zwei Areale mit sehr unterschiedlicher Matrixreifung aufeinander. Im Zwischenhirn und im Endhirn verläuft die Zellproduktion sehr heterochron. Die embryonale und fetale *Matrix* ist die mehrschichtige epitheliale Wandauskleidung der Ventrikel. Hier findet die Produktion des gesamten Zellmaterials statt. Die neugebildeten Zellen wandern in die darunterliegenden Schichten (Migration). Nach dem Aufbrauch (Exhaustion) der Matrix wandelt sich diese allmählich in das endgültige Ependym um. Von der Matrix zu unterscheiden ist das *Keimlager*. Hierbei handelt es sich um eine unter der Matrix liegende, wesentlich breitere Zone von undifferenziertem Zellmaterial.

Der Matrixaufbrauch (Spatz) setzt im Endhirn wesentlich später ein als im Hirnstamm inklusive des Zwischenhirns. Im Zwischenhirn beginnt der Matrixaufbrauch bereits während des 3. Schwangerschaftsmonats [394]. Im Endhirn dagegen ist im Vorderhornbereich die Migration der Zellen aus der Matrix sogar zur Zeit der Geburt noch nicht abgeschlossen.

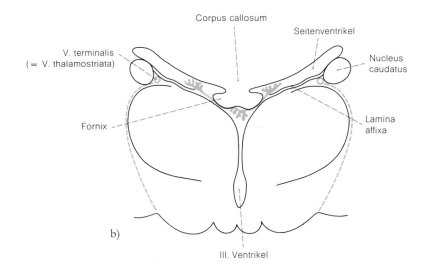

*Abb. 1-42* Schemata zur Entwicklung der telo-dienzephalen Grenzlinien und der Tela choroidea mit den Plexus choroidei (rot) (verändert nach Kahle, Leonhardt und Platzer [395]). Die V. terminalis (= V. thalamostriata, roter Kreis) verläuft an der telo-dienzephalen Grenze (rot-gestrichelte Linie). Zum Zwischenhirn gehört der Globus pallidus, zum Endhirn das Striatum (Nucleus caudatus und Putamen). Die Lamina affixa entsteht aus dem unteren Abschnitt der dünnen medialen Hemisphärenwand. Die Tela choroidea bildet eine gefäßführende Bindegewebsplatte, von welcher die Adergeflechte der Seitenventrikel und des III. Ventrikels ausgehen.
a) embryonales Gehirn, Frontalschnitt;   b) Frontalschnitt eines Gehirnes im reifen Zustand.

Hier nimmt die Zahl der Nerven- und Gliazellen auch noch nach der Geburt zu. In anderen Bereichen des Neopalliums, zum Beispiel in der Area striata, beginnt die Exhaustion der Matrix bereits im 6. Fetalmonat. Im Striatum besteht eine kaudo-orale Reifungsdifferenz: der Matrixaufbruch findet oral im Kaudatumkopf erst im 7. Fetalmonat statt, in kaudalen Anteilen des Putamens und im Kaudatumschwanz bereits Ende des 4. Fetalmonats [394]. So ist nicht nur zwischen dem Hirnstamm einerseits und dem Endhirn andererseits, sondern auch innerhalb des Endhirnes eine heterochrone Reifung (Spatz) nachzuweisen.

> In der *telo-dienzephalen Grenzzone*, nämlich in der Umgebung der V. terminalis zwischen dem Nucleus caudatus und dem Thalamus in der Nähe des Foramen interventriculare Monroi, treten bei Frühgeborenen besonders häufig subependymale Blutungen auf [107, 302, 416, 512, 709, 819].

Die subependymalen Blutungen liegen typischerweise in der Nähe des Foramen interventriculare Monroi, können sich jedoch entlang dem Nucleus caudatus bis in das Temporalhorn hinein erstrecken oder in diesem Bereich entstehen.

Die periventrikuläre Leukomalazie des Frühgeborenen soll durch Minderdurchblutungen besonders in Grenzzonen zwischen den arteriellen Versorgungsbereichen auftreten [171, 774, 835].

## Koronare Schnittserie (entsprechend der Sonographie)

Die zerebrale Sonographie stellt beim Neugeborenen und Säugling eine zuverlässige und häufig durchgeführte Untersuchungsmethode dar. Es liegen bereits eine Reihe von zusammenfassenden Darstellungen und Lehrbüchern vor [29, 70, 145, 185, 236, 286, 677], auch für die Gynäkologie und Geburtshilfe [309, 746].

Die Fontanellen werden als „Fenster" benutzt, da hier beim Neugeborenen und Säugling kein Knochen vorhanden ist und die das Hirn überlagernden Gewebsschichten dünn sind. Besonders wichtig ist die große (vordere) Fontanelle. Von hier aus werden koronare Schnittbilder unter verschiedener Winkelbildung beziehungsweise Neigung der Schallebene angefertigt. Entsprechend stellen die anatomischen Abbildungen 1-44 koronare Schnitte bei einem Frühgeborenen der 30. Schwangerschaftswoche p.m. dar. Diese Koronarschnitte sind von der großen Fontanelle aus zunächst oralwärts zum Frontalhirn geneigt (Abb. 1-44a), dann mehr senkrecht geführt und schließlich flach okzipital-wärts gerichtet (Abb. 1-44i). Die Ventrikel sind noch relativ weit. Auffällig ist das für dieses Alter noch normale Cavum septi pellucidi. Der Balken reicht zwar schon weit nach okzipital, bildet aber eine noch relativ dünne Kommissurenplatte. Im Sonogramm wirkt der Balken noch schmaler als im anatomischen Präparat; dies könnte möglicherweise durch die starken Echos der angrenzenden Gewebsschichten und -flächen bedingt sein. Die Abbildungen 1-45 bis 1-50 zeigen vergleichbare koronare Sonogramme verschiedener Altersstufen.

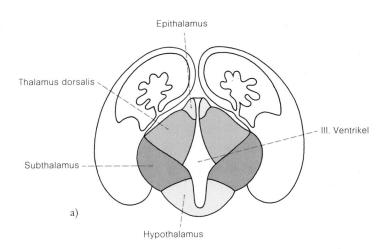

a)

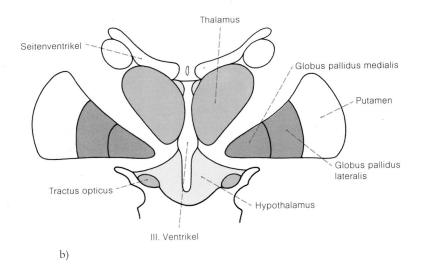

b)

*Abb. 1-43* Die Grenze zwischen Diencephalon und Telencephalon ist nur anhand der Ontogenese zu rekonstruieren (verändert nach Kahle, Leonhardt und Platzer [395]). Die Reifung ist heterochron: Zwischenhirnderivate reifen wesentlich früher als die Abkömmlinge des Endhirns. a) Frontalschnitt eines embryonalen Gehirnes (Mens III); b) Frontalschnitt im ausgereiften Zustand.

Abb. 1-44a–i Koronarschnitte durch das Gehirn eines Frühgeborenen der
30. SSW p.m., jeweils von vorn gesehen. Anordnung wie bei einer
Ultraschalluntersuchung von der großen Fontanelle aus; von a) (frontal)
bis i) (okzipital), entsprechend den nebenstehenden Schemata.

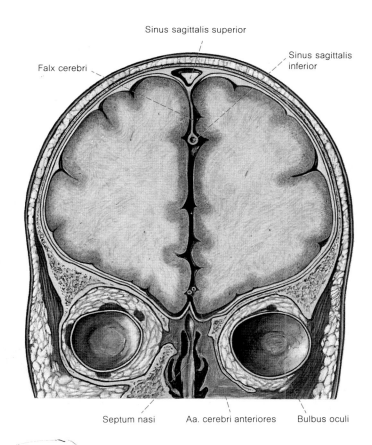

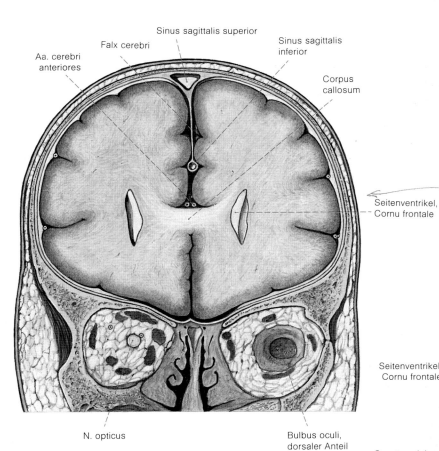

Abb. 1-44b Koronarschnitt durch die Frontalhörner der Seitenventrikel sowie durch das Genu corporis callosi.

obeure.

Abb. 1-44a Koronarschnitt noch frontal der Stirnhörner der Seitenventrikel.

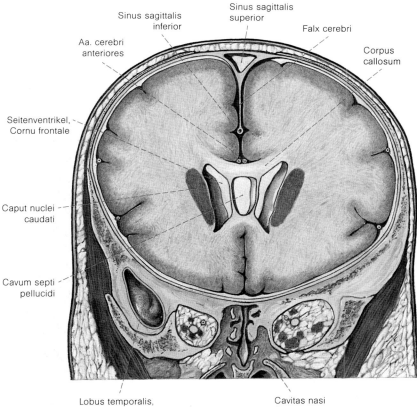

Abb. 1-44c Koronarschnitt frontal des Foramen interventriculare
Monroi gelegen. Getroffen sind das Cavum septi pellucidi, die
mittleren Anteile der Stirnhörner der Seitenventrikel sowie beiderseits das Caput nuclei caudati.

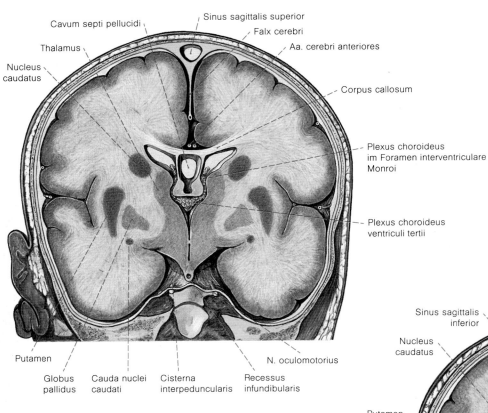

Cavum septi pellucidi
Sinus sagittalis superior
Falx cerebri
Thalamus
Aa. cerebri anteriores
Nucleus caudatus
Corpus callosum
Plexus choroideus im Foramen interventriculare Monroi
Plexus choroideus ventriculi tertii
Putamen
N. oculomotorius
Globus pallidus
Cauda nuclei caudati
Cisterna interpeduncularis
Recessus infundibularis

*Abb. 1-44d* Koronarschnitt durch das Foramen interventriculare Monroi. Der Truncus corporis callosi ist auf dieser frühen Entwicklungsstufe noch schmal. Die Tela choroidea ist mit den Plexus choroidei der Seitenventrikel und des III. Ventrikels getroffen.

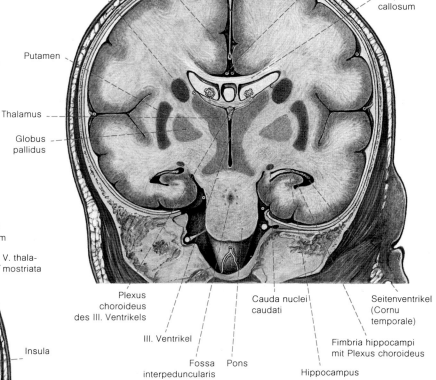

Falx cerebri
Sinus sagittalis superior
Sinus sagittalis inferior
Aa. cerebri anteriores
Nucleus caudatus
Corpus callosum
Putamen
Thalamus
Globus pallidus
Plexus choroideus des III. Ventrikels
Cauda nuclei caudati
Seitenventrikel (Cornu temporale)
III. Ventrikel
Fimbria hippocampi mit Plexus choroideus
Fossa interpeduncularis
Pons
Hippocampus

*Abb. 1-44f* Koronarschnitt mit dem Übergang zum Hirnstamm, von der großen Fontanelle aus ein wenig nach okzipital geführt.

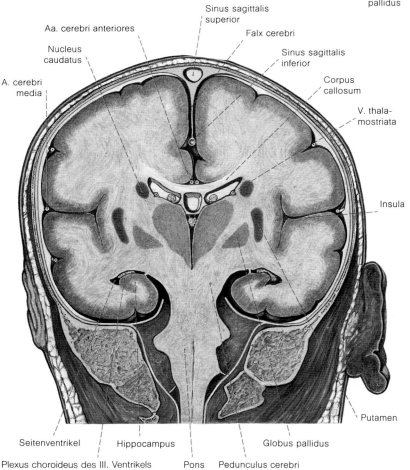

Aa. cerebri anteriores
Sinus sagittalis superior
Nucleus caudatus
Falx cerebri
Sinus sagittalis inferior
A. cerebri media
Corpus callosum
V. thalamostriata
Insula
Seitenventrikel
Hippocampus
Putamen
Globus pallidus
Plexus choroideus des III. Ventrikels
Pons
Pedunculus cerebri

*Abb. 1-44e* Koronarschnitt kurz hinter den Foramina interventricularia Monroi.

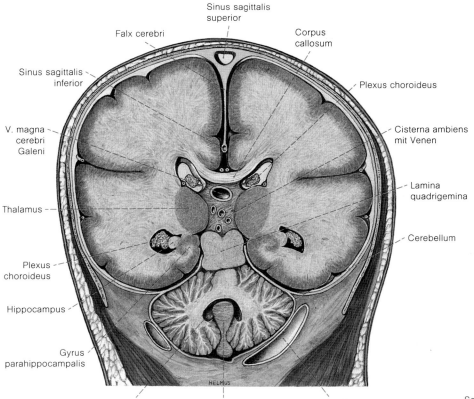

*Abb. 1-44g* Noch weiter okzipitalwärts geführter Koronarschnitt durch den Pulvinar thalami und das Kleinhirn. Das Mittelhirndach ist dorsal des Aquäduktes flach angeschnitten. Der IV. Ventrikel ist eröffnet. In der großen Cisterna ambiens liegt die relativ weite V. magna cerebri Galeni.

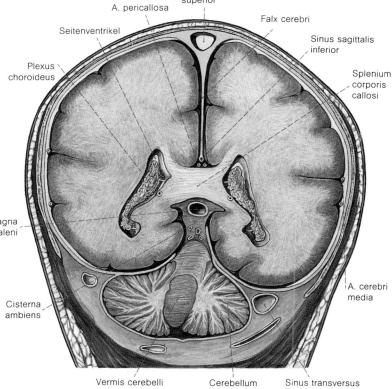

*Abb. 1-44h* Von der großen Fontanelle aus schräg nach okzipital geführter Koronarschnitt durch das Splenium des Balkens, dorsal vom Mittelhirn und vom IV. Ventrikel. Voluminöser Anteil des Plexus choroideus (Glomus choroideum) im Trigonumbereich des Seitenventrikels beiderseits.

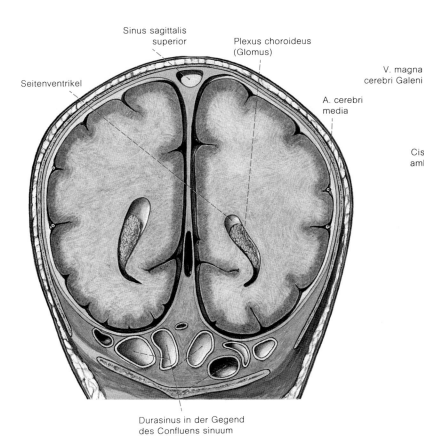

*Abb. 1-44i* Am weitesten okzipitalwärts geführter Koronarschnitt durch die Hinterhörner der Seitenventrikel. Die okzipital gelegenen Anteile der Durasinus sind in dieser frühen Entwicklungsstufe besonders geräumig.

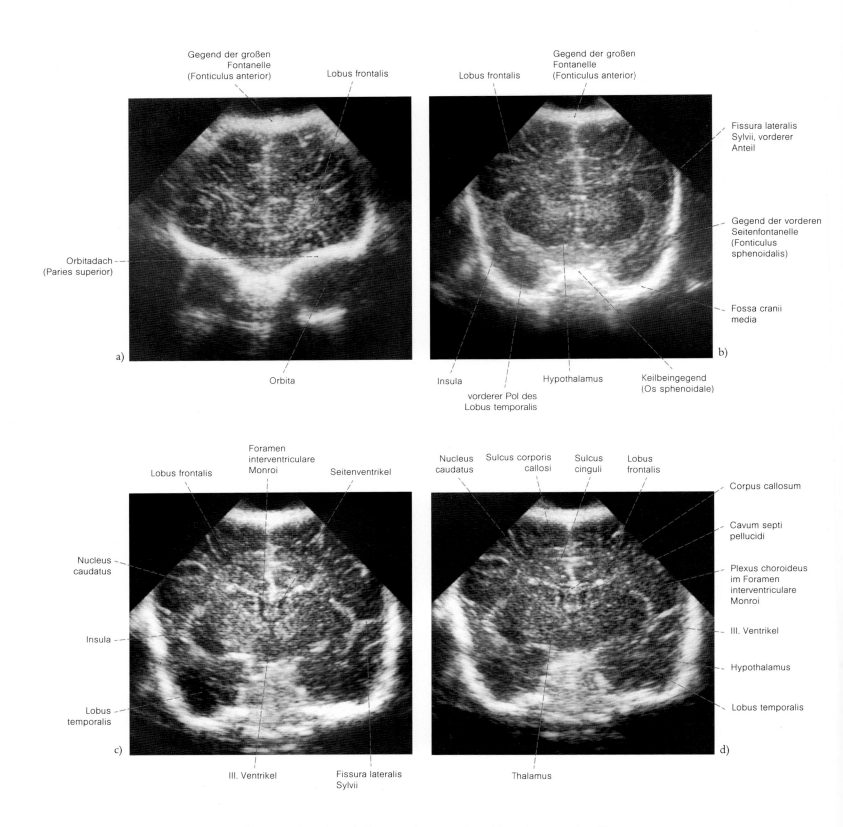

Gegend der großen
Fontanelle
(Fonticulus anterior)

Lobus frontalis

Orbitadach
(Paries superior)

a)

Orbita

Lobus frontalis

Gegend der großen
Fontanelle
(Fonticulus anterior)

Fissura lateralis
Sylvii, vorderer
Anteil

Gegend der vorderen
Seitenfontanelle
(Fonticulus
sphenoidalis)

Fossa cranii
media

b)

Insula

vorderer Pol des
Lobus temporalis

Hypothalamus

Keilbeingegend
(Os sphenoidale)

Foramen
interventriculare
Monroi

Lobus frontalis

Seitenventrikel

Nucleus
caudatus

Insula

Lobus
temporalis

c)

III. Ventrikel

Fissura lateralis
Sylvii

Nucleus
caudatus

Sulcus corporis
callosi

Sulcus
cinguli

Lobus
frontalis

Corpus callosum

Cavum septi
pellucidi

Plexus choroideus
im Foramen
interventriculare
Monroi

III. Ventrikel

Hypothalamus

Lobus temporalis

d)

Thalamus

*Abb. 1-45a–h*   Ultraschalluntersuchungen eines Neugeborenen der 37.
SSW p.m. Koronare Schnittserie von der großen Fontanelle aus.
a) bis h) von frontal nach okzipital angeordnet, jeweils von vorn gesehen.
Normalbefund. Ein Beispiel für ein relativ schmales Ventrikelsystem. Das
Cavum septi pellucidi ist in diesem Falle sehr klein.

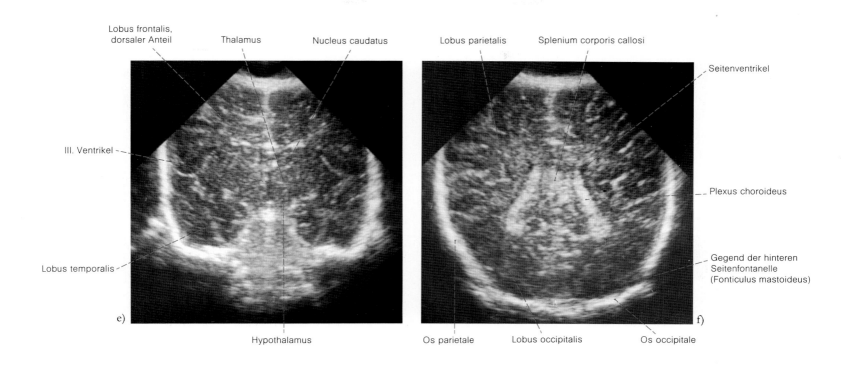

Lobus frontalis, dorsaler Anteil — Thalamus — Nucleus caudatus

III. Ventrikel

Lobus temporalis

e)

Hypothalamus

Lobus parietalis — Splenium corporis callosi

Seitenventrikel

Plexus choroideus

Gegend der hinteren Seitenfontanelle (Fonticulus mastoideus)

f)

Os parietale — Lobus occipitalis — Os occipitale

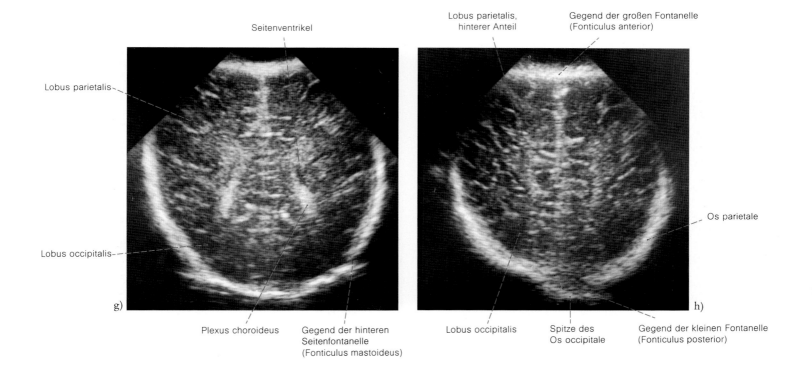

Seitenventrikel

Lobus parietalis

Lobus occipitalis

g)

Plexus choroideus — Gegend der hinteren Seitenfontanelle (Fonticulus mastoideus)

Lobus parietalis, hinterer Anteil — Gegend der großen Fontanelle (Fonticulus anterior)

Os parietale

h)

Lobus occipitalis — Spitze des Os occipitale — Gegend der kleinen Fontanelle (Fonticulus posterior)

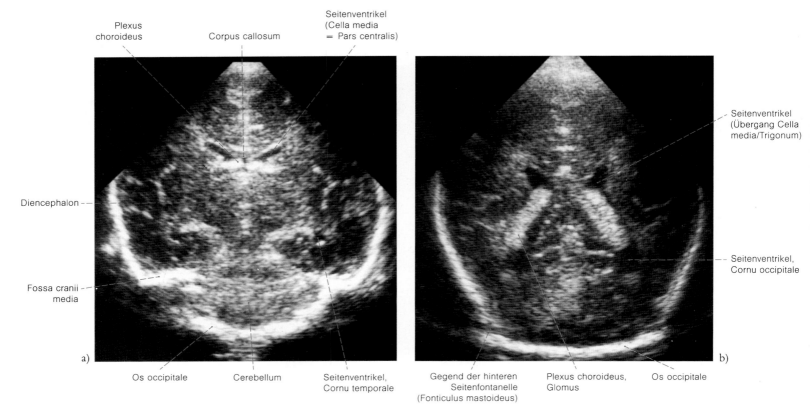

**Abb. 1-46** Koronare Ultraschallbilder eines Frühgeborenen der 34. SSW p.m. Die Seitenventrikel sind größer in dem Fall der Abbildung 1-45, jedoch für diese Altersstufe noch normal.
a) Koronarschnitt von der großen Fontanelle aus zum Hirnstamm und Kleinhirn gerichtet;   b) okzipitalwärts gerichteter Koronarschnitt durch die Hinterhörner.

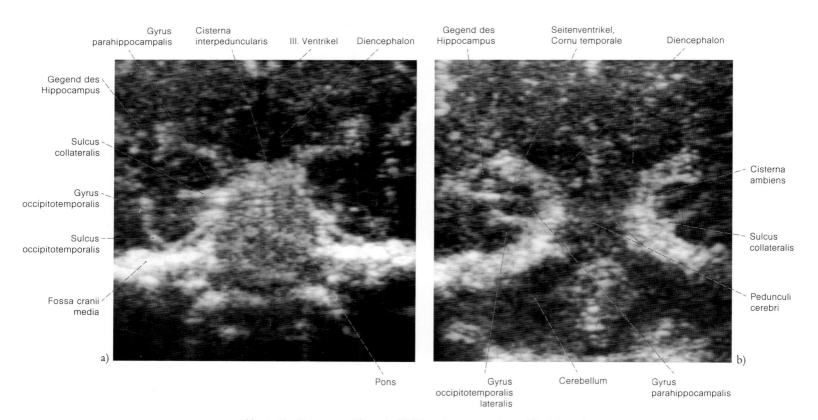

**Abb. 1-47** Koronare Ultraschallbilder eines gesunden reifen Neugeborenen. Detail: mediale Anteile des Temporallappens.
a) Koronarschnitt von der großen Fontanelle aus durch den III. Ventrikel, Hypothalamus und die Brücke:   b) etwas weiter okzipitalwärts geführter Koronarschnitt durch vordere Anteile der Hirnschenkel.

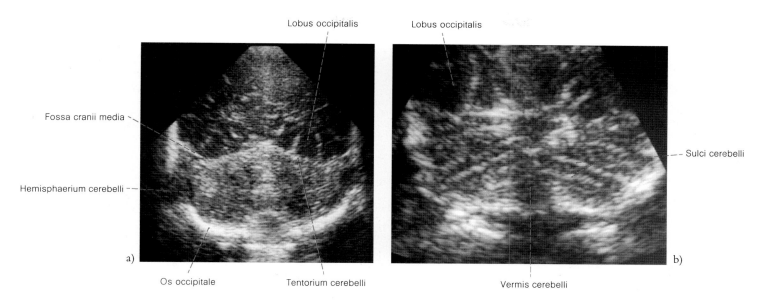

Lobus occipitalis

Lobus occipitalis

Fossa cranii media

Sulci cerebelli

Hemisphaerium cerebelli

a)

b)

Os occipitale

Tentorium cerebelli

Vermis cerebelli

*Abb. 1-48* Zerebrales Sonogramm eines gesunden reifen Neugeborenen. Koronarschnitt von der hinteren (kleinen) Fontanelle aus durch die Hinterhauptslappen und das Kleinhirn.
a) Übersicht;   b) Detail mit Darstellung der Kleinhirnwindungen.

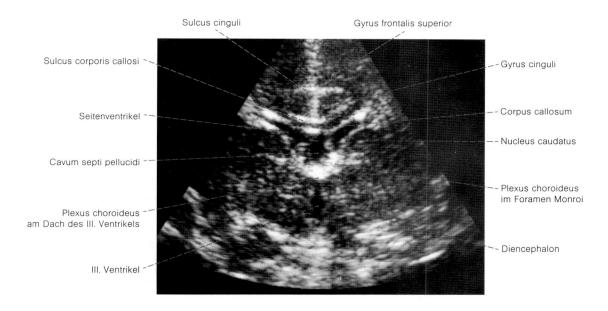

Sulcus cinguli

Gyrus frontalis superior

Sulcus corporis callosi

Gyrus cinguli

Seitenventrikel

Corpus callosum

Nucleus caudatus

Cavum septi pellucidi

Plexus choroideus im Foramen Monroi

Plexus choroideus am Dach des III. Ventrikels

Diencephalon

III. Ventrikel

*Abb. 1-49* Zerebrale Sonographie eines reifen Neugeborenen. Koronarschnitt. Detail: Balken, Seitenventrikel und III. Ventrikel, Cavum septi pellucidi. Die geringe Asymmetrie der Seitenventrikel ist nicht pathologisch.

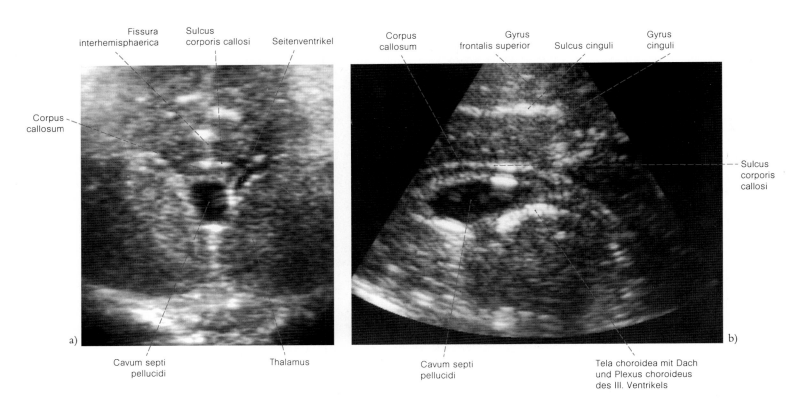

Fissura interhemisphaerica — Sulcus corporis callosi — Seitenventrikel

Corpus callosum

Corpus callosum — Gyrus frontalis superior — Sulcus cinguli — Gyrus cinguli

Sulcus corporis callosi

a)

b)

Cavum septi pellucidi — Thalamus

Cavum septi pellucidi — Tela choroidea mit Dach und Plexus choroideus des III. Ventrikels

*Abb. 1-50*  Relativ großes Cavum septi pellucidi bei einem gesunden Frühgeborenen der 35. SSW p.m. Asymmetrie der Seitenventrikel.
a) Koronarschnitt;  b) Medianschnitt.

## Medianschnitt

Weiterhin werden bei jeder Standard-Ultraschalluntersuchung des Gehirns ein Medianschnitt (Abb. 1-51 und 1-53 bis 1-56) sowie schräg geführte „Parasagittalschnitte" angefertigt (Abb. 1-57 bis 1-59). Die Abbildung 1-52 zeigt entsprechende anatomische Darstellungen eines Feten der 26. Schwangerschaftswoche p.m. Ein so unreifes Frühgeborenes (Geburtsgewicht 800 g) ist bereits lebensfähig. Das Gehirn ist noch wenig differenziert, die Gyrifizierung noch sehr gering. An der medialen Hemisphärenwand (Abb. 1-52a) sind erst die primären Furchen des Sulcus parietooccipitalis und der Fissura calcarina zu erkennen.

## Parasagittalschnitte (entsprechend der Sonographie)

Der anatomische Parasagittalschnitt der Abbildung 1-52b wurde entsprechend der sonographischen Schnittrichtung angefertigt, bei welcher die

größte Ausdehnung des Seitenventrikels getroffen ist. Innen an der Ventrikelwand bedingen der Sulcus parieto-

occipitalis und die Fissura calcarina eine fast tumorartig wirkende Vorwölbung.

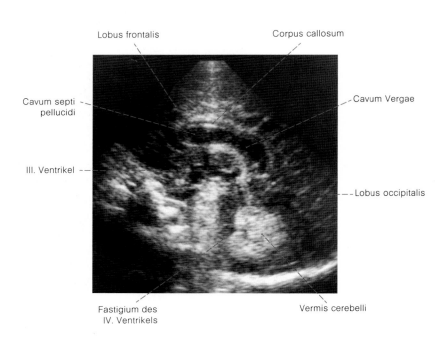

Lobus frontalis — Corpus callosum

Cavum septi pellucidi — Cavum Vergae

III. Ventrikel — Lobus occipitalis

Fastigium des IV. Ventrikels — Vermis cerebelli

*Abb. 1-51*  Zerebrales Sonogramm eines gesunden Frühgeborenen der 36. SSW p.m. Medianschnitt. Großes Cavum septi pellucidi, welches sich nach hinten in das Cavum Vergae fortsetzt.

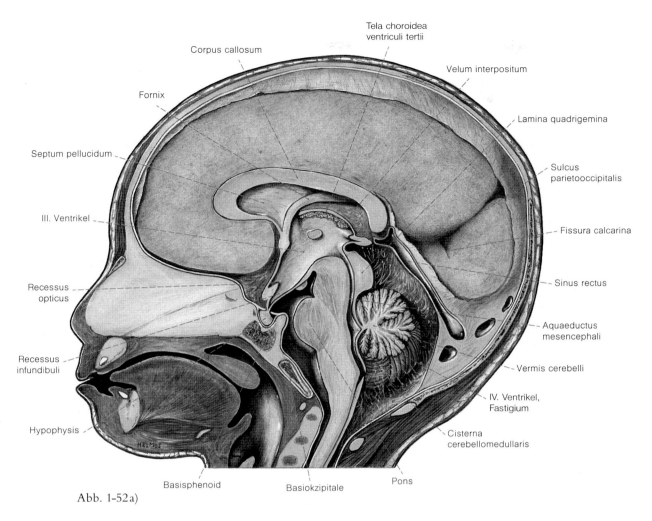

Tela choroidea
ventriculi tertii

Corpus callosum

Velum interpositum

Fornix

Lamina quadrigemina

Septum pellucidum

Sulcus
parietooccipitalis

III. Ventrikel

Fissura calcarina

Recessus
opticus

Sinus rectus

Aquaeductus
mesencephali

Recessus
infundibuli

Vermis cerebelli

IV. Ventrikel,
Fastigium

Hypophysis

Cisterna
cerebellomedullaris

Basisphenoid

Basiokzipitale

Pons

Abb. 1-52a)

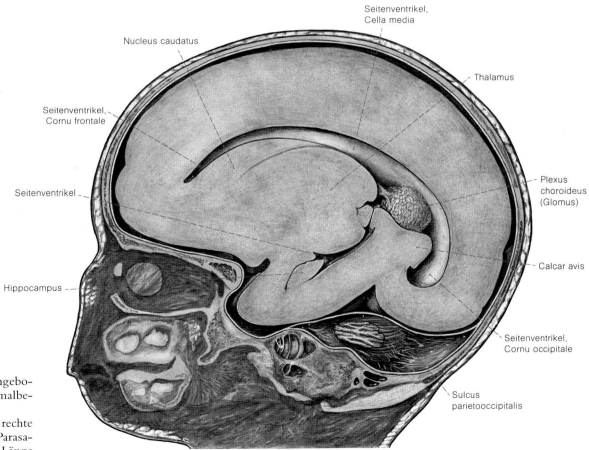

Seitenventrikel,
Cella media

Nucleus caudatus

Thalamus

Seitenventrikel,
Cornu frontale

Seitenventrikel

Plexus
choroideus
(Glomus)

Calcar avis

Hippocampus

Seitenventrikel,
Cornu occipitale

Sulcus
parietooccipitalis

*Abb. 1-52* Gehirn eines Frühgeborenen der 26. SSW p.m. Normalbefund.
a) Medianschnitt, Blick auf die rechte Hälfte;  b) schräg geführter Parasagittalschnitt durch die größte Länge des Seitenventrikels, entsprechend der sonographischen Schnittführung. Rechte Hemisphäre, Ansicht von medial her.

Abb. 1-52b)

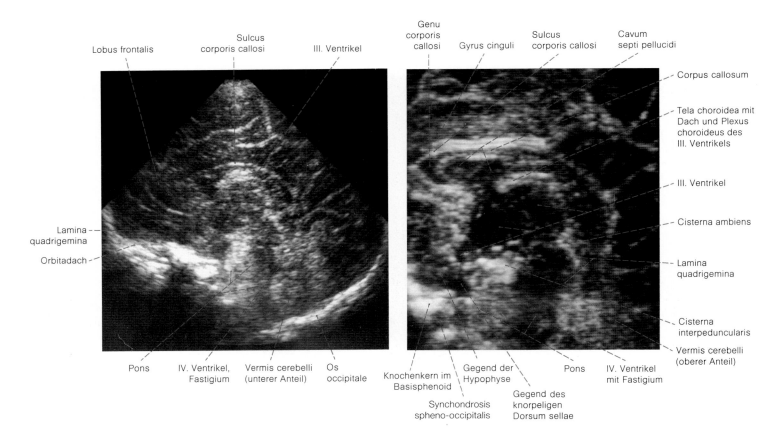

Abb. 1-53  Sonogramm eines gesunden, reifen Neugeborenen. Medianschnitt.

Abb. 1-54  Zerebrales Sonogramm eines gesunden reifen Neugeborenen (derselbe Fall wie in Abb. 1-53). Medianschnitt. Detail (vergleiche Abb. 1-52a).

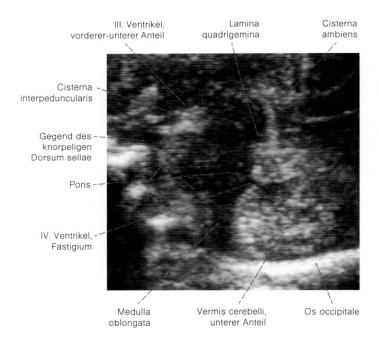

Abb. 1-55  Zerebrales Sonogramm eines reifen gesunden Neugeborenen. Medianschnitt. Detail des Hirnstammes.

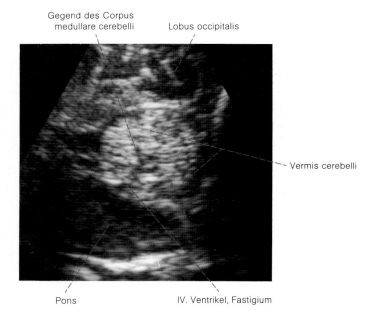

Abb. 1-56  Zerebrales Sonogramm eines gesunden reifen Neugeborenen. Medianschnitt von der hinteren (kleinen) Fontanelle aus geschallt. Detail: Kleinhirnwurm.

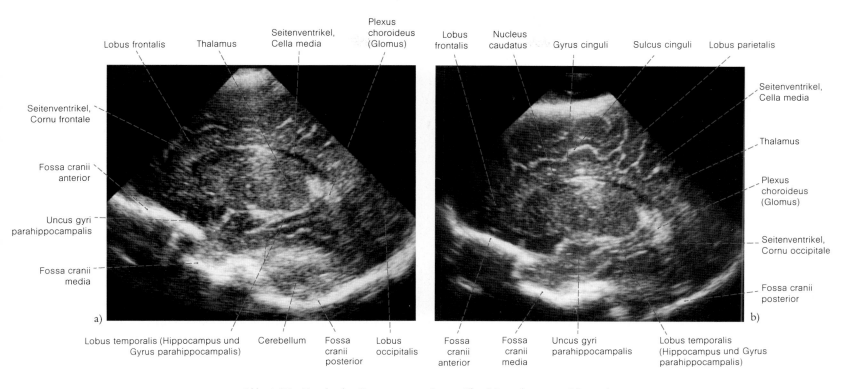

Lobus frontalis — Thalamus — Seitenventrikel, Cella media — Plexus choroideus (Glomus) — Lobus frontalis — Nucleus caudatus — Gyrus cinguli — Sulcus cinguli — Lobus parietalis

Seitenventrikel, Cornu frontale

Fossa cranii anterior

Uncus gyri parahippocampalis

Fossa cranii media

Seitenventrikel, Cella media

Thalamus

Plexus choroideus (Glomus)

Seitenventrikel, Cornu occipitale

Fossa cranii posterior

a) b)

Lobus temporalis (Hippocampus und Gyrus parahippocampalis) — Cerebellum — Fossa cranii posterior — Lobus occipitalis — Fossa cranii anterior — Fossa cranii media — Uncus gyri parahippocampalis — Lobus temporalis (Hippocampus und Gyrus parahippocampalis)

*Abb. 1-57* Zerebrales Sonogramm eines reifen Neugeborenen. Normalbefund. Parasagittalschnitte von der großen Fontanelle aus. Seitenventrikel relativ schmal.
a) etwas weiter medial als b).

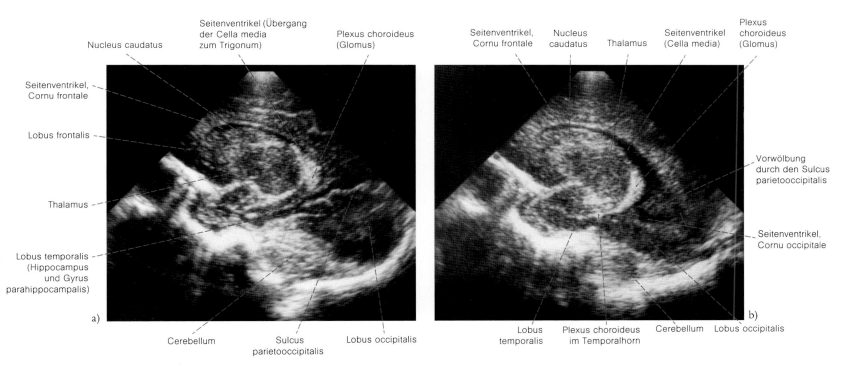

Nucleus caudatus — Seitenventrikel (Übergang der Cella media zum Trigonum) — Plexus choroideus (Glomus) — Seitenventrikel, Cornu frontale — Nucleus caudatus — Thalamus — Seitenventrikel (Cella media) — Plexus choroideus (Glomus)

Seitenventrikel, Cornu frontale

Lobus frontalis

Thalamus

Lobus temporalis (Hippocampus und Gyrus parahippocampalis)

Vorwölbung durch den Sulcus parietooccipitalis

Seitenventrikel, Cornu occipitale

a) b)

Cerebellum — Sulcus parietooccipitalis — Lobus occipitalis — Lobus temporalis — Plexus choroideus im Temporalhorn — Cerebellum — Lobus occipitalis

*Abb. 1-58* Zerebrale Sonographie eines Frühgeborenen der 36. SSW p.m. Parasagittalschnitte von der großen Fontanelle aus. Normalbefund.
a) etwas weiter medial als b).

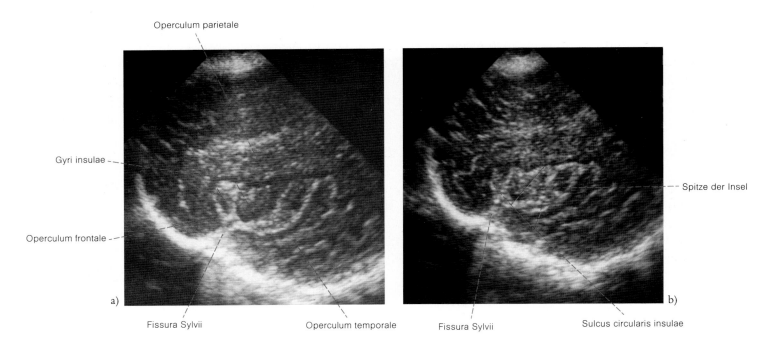

Operculum parietale

Gyri insulae

Operculum frontale

a)

Fissura Sylvii

Operculum temporale

Spitze der Insel

b)

Fissura Sylvii

Sulcus circularis insulae

*Abb. 1-59* Zerebrale Sonographie eines reifen Neugeborenen. Schräg nach lateral geführte Parasagittalschnitte durch die Insel und die Opercula. a) etwas weiter medial als b).

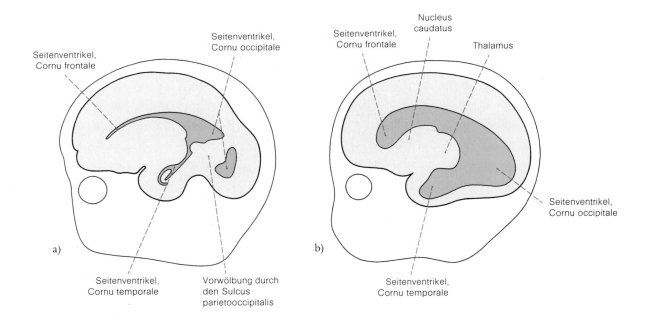

Seitenventrikel, Cornu frontale

Seitenventrikel, Cornu occipitale

Nucleus caudatus

Seitenventrikel, Cornu frontale

Thalamus

a)

Seitenventrikel, Cornu temporale

Vorwölbung durch den Sulcus parietooccipitalis

b)

Seitenventrikel, Cornu temporale

Seitenventrikel, Cornu occipitale

*Abb. 1-60* Schemata anatomischer Parasagittalschnitte entsprechend der sonographischen Schnittführung.
a) Fetus der 26. SSW p.m. (derselbe Fall wie in Abb. 1-52). Normalbefund. Relativ weit medial geführter Schnitt. Das Hinterhorn erscheint unterbrochen durch die Vorwölbung des Sulcus parietooccipitalis und der Fissura calcarina (Calcar avis);  b) Fetus der 27. SSW p.m. Hydrocephalus bei Ventrikelblutung. Auch das Hinterhorn des Seitenventrikels ist erweitert. Die Vorwölbung des Sulcus parietooccipitalis und der Fissura calcarina kommt bei dieser Ventrikelerweiterung nicht zur Darstellung.

Die Schemata der Abbildung 1-60 zeigen in dieser frühen Periode (26. bis 27. Schwangerschaftswoche p.m.) anatomische Parasagittalschnitte im Normalfall (Abb. 1-60a) und im pathologischen Falle: in der Abb. 1-60b ist der Seitenventrikel im Rahmen einer Blutung deutlich erweitert.

## Horizontalschnitte

Die Abbildung 1-62 zeigt Horizontalschnitte eines Frühgeborenen der 29. Schwangerschaftswoche p.m. Die Schnittführung entspricht ungefähr derjenigen bei einer CCT- oder MR-Untersuchung. Auch sonographisch lassen sich Horizontalschnitte anfertigen, entweder durch die Seitenfontanellen oder transkraniell durch die noch wenig verknöcherte Schläfenbeinschuppe (Abb. 1-61).

Durch gezielte sonographische Einstellungen können bestimmte Hirnregionen detailliert untersucht werden [69, 71, 125, 145, 236, 338, 339, 416, 432, 496, 565, 571, 635, 700, 701, 717, 720, 853].

Durch Verbesserungen der Ultraschalltechnik lassen sich Einzelheiten der Hirnanatomie und -pathologie bei Neugeborenen und Säuglingen exakt darstellen. Eine zerebrale Sonographie ist auch bei einem schwerkranken, maschinell beatmeten Neugeborenen im Inkubator ohne größere Belastung durchführbar.

Klassische anatomische Untersuchungen der *Myelogenese* während der Fetal-, Neugeborenen- und Säuglingszeit liegen von Vogt [813, 814], Flechsig [239, 240], Körney [435] und Kodama [433] vor. Intra vitam läßt sich die normale und pathologische Markreifung im *Kernspintomogramm* verfolgen [40, 140, 389, 513, 514, 515, 517, 518, 583].

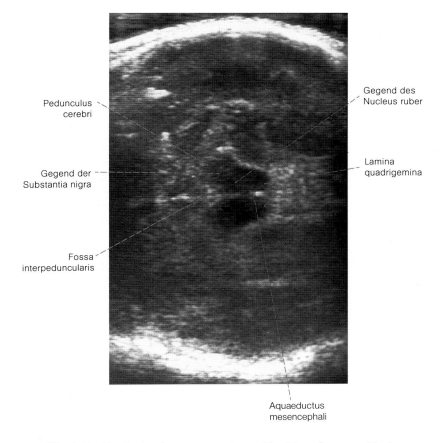

Pedunculus cerebri

Gegend der Substantia nigra

Fossa interpeduncularis

Gegend des Nucleus ruber

Lamina quadrigemina

Aquaeductus mesencephali

*Abb. 1-61*   Zerebrales Sonogramm eines reifen Neugeborenen. Horizontalschnitt. Normalbefund. Detail: Mittelhirn mit Hirnschenkeln.

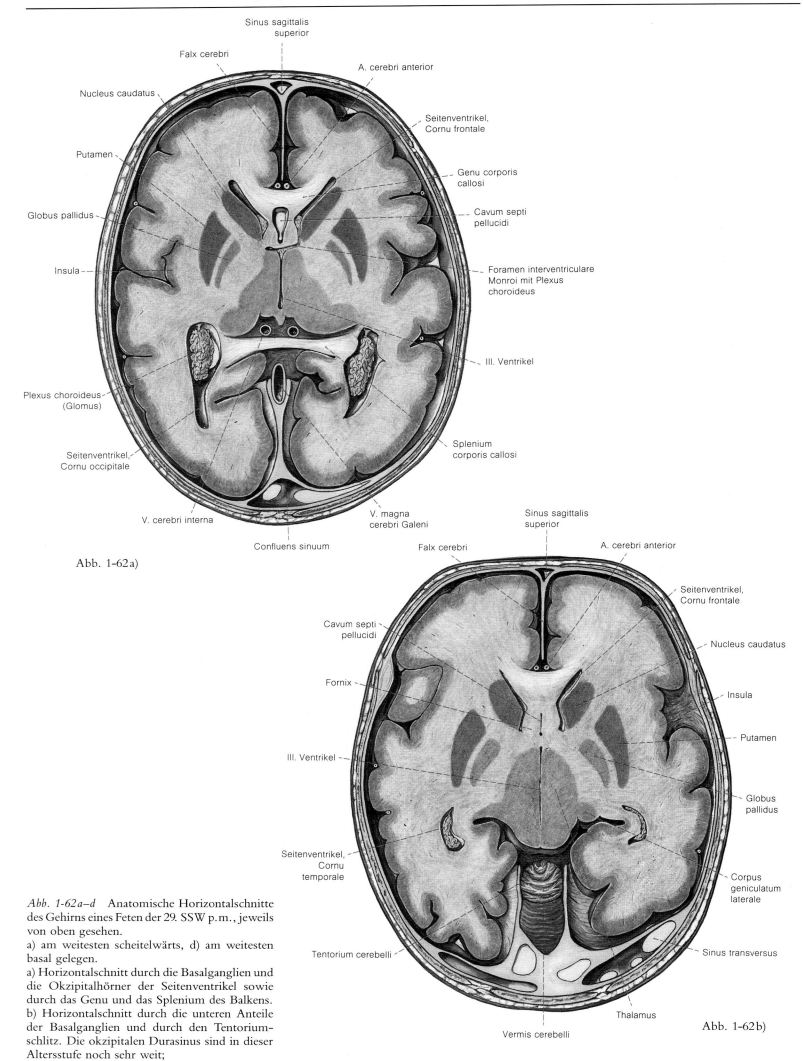

Sinus sagittalis superior

Falx cerebri

Nucleus caudatus

Putamen

Globus pallidus

Insula

Plexus choroideus (Glomus)

Seitenventrikel, Cornu occipitale

V. cerebri interna

Confluens sinuum

A. cerebri anterior

Seitenventrikel, Cornu frontale

Genu corporis callosi

Cavum septi pellucidi

Foramen interventriculare Monroi mit Plexus choroideus

III. Ventrikel

Splenium corporis callosi

V. magna cerebri Galeni

Abb. 1-62a)

Sinus sagittalis superior

Falx cerebri

Cavum septi pellucidi

Fornix

III. Ventrikel

Seitenventrikel, Cornu temporale

Tentorium cerebelli

Vermis cerebelli

A. cerebri anterior

Seitenventrikel, Cornu frontale

Nucleus caudatus

Insula

Putamen

Globus pallidus

Corpus geniculatum laterale

Sinus transversus

Thalamus

Abb. 1-62b)

*Abb. 1-62a–d* Anatomische Horizontalschnitte des Gehirns eines Feten der 29. SSW p.m., jeweils von oben gesehen.
a) am weitesten scheitelwärts, d) am weitesten basal gelegen.
a) Horizontalschnitt durch die Basalganglien und die Okzipitalhörner der Seitenventrikel sowie durch das Genu und das Splenium des Balkens.
b) Horizontalschnitt durch die unteren Anteile der Basalganglien und durch den Tentoriumschlitz. Die okzipitalen Durasinus sind in dieser Altersstufe noch sehr weit;

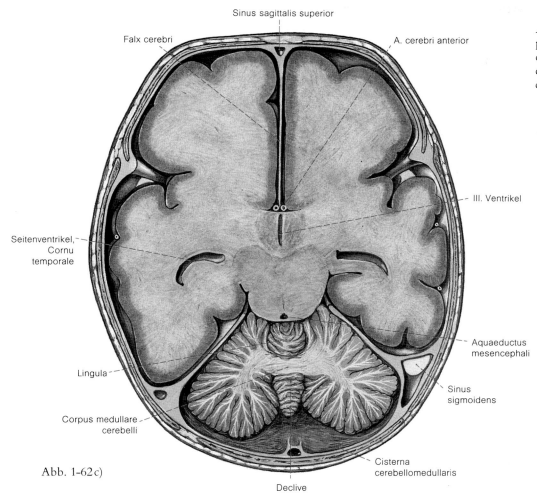

Falx cerebri

Sinus sagittalis superior

A. cerebri anterior

III. Ventrikel

Seitenventrikel, Cornu temporale

Lingula

Corpus medullare cerebelli

Aquaeductus mesencephali

Sinus sigmoidens

Cisterna cerebellomedullaris

Declive

*Abb. 1-62c)* Horizontalschnitt durch den Hypothalamus, das Mittelhirn und das Kleinhirn; d) Horizontalschnitt durch die basalen Anteile der Frontal- und Temporallappen, den Pons und das Kleinhirn.

Abb. 1-62c)

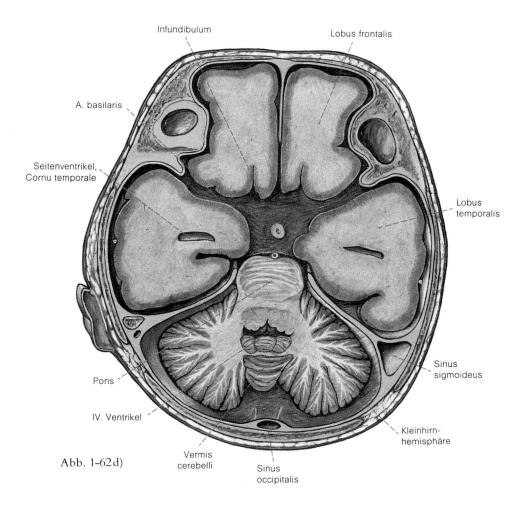

Infundibulum

Lobus frontalis

A. basilaris

Seitenventrikel, Cornu temporale

Lobus temporalis

Sinus sigmoideus

Pons

Kleinhirn-hemisphäre

IV. Ventrikel

Vermis cerebelli

Sinus occipitalis

Abb. 1-62d)

43

# Kapitel II

# Gesicht, Hals und Thorax

## Einleitung

### Organe der Atmung, des Kreislaufs und der Nahrungsaufnahme

*Atmung und Kreislauf* sind bei der Geburt extremen Belastungen und Umstellungen ausgesetzt. So werden zum Beispiel bei einem reifen Neugeborenen innerhalb von Sekunden ungefähr 2,8 qm Atemfläche der Lungen belüftet. Vor der Geburt strömten nur ungefähr 10% des Blutes aus dem rechten Ventrikel durch die Lungen, 90% durch den Ductus arteriosus. Nach der Geburt kehrt sich dieses Verhältnis schlagartig um: Jetzt fließen 90% durch die Lungenarterien.

Wir sollten uns nicht über die zahllosen möglichen Anpassungsstörungen und Erkrankungen wundern; das eigentlich Erstaunliche ist, daß die Organe des Neugeborenen in den meisten Fällen diesen Belastungen standhalten.

Der Weg der *Nahrungsaufnahme* überkreuzt den Luftweg, so daß hier äußerst komplizierte funktionelle Bewegungsabläufe erforderlich werden.

Die Organe der Atmung, des Kreislaufs und der Nahrungsaufnahme sind im Gesichts-, Hals- und Thoraxbereich so eng miteinander verknüpft (Abb. 2-1 und 2-2), daß diese anatomischen Regionen in diesem Kapitel als eine Einheit betrachtet werden. Die topographischen Verhältnisse beim Neugeborenen unterscheiden sich ganz wesentlich von denen des Erwachsenen. So ist zum Beispiel der Gesichtsschädel noch niedrig, der Hals kurz, die obere Thoraxapertur eng und der Thymus relativ groß.

Die postmortalen Röntgenaufnahmen der Abbildungen 2-3, 2-4 und 2-5 geben eine Übersicht über die Wege der Atmung und der Nahrungsaufnahme in verschiedenen Altersstufen bei Feten und Neugeborenen.

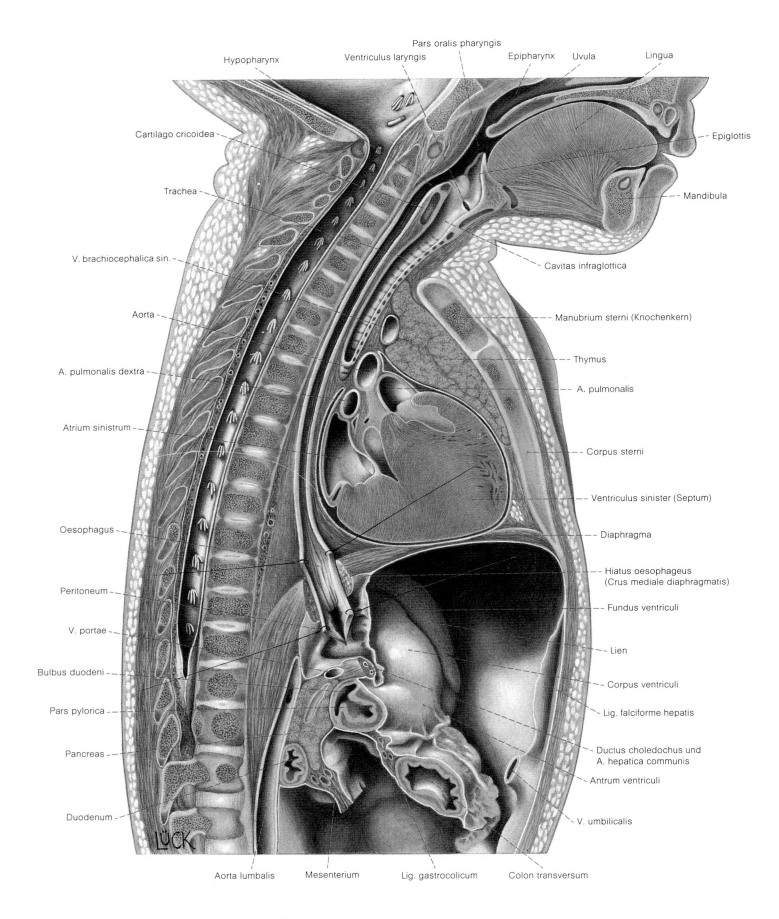

Hypopharynx

Pars oralis pharyngis

Ventriculus laryngis

Epipharynx   Uvula   Lingua

Cartilago cricoidea

Epiglottis

Trachea

Mandibula

V. brachiocephalica sin.

Cavitas infraglottica

Aorta

Manubrium sterni (Knochenkern)

Thymus

A. pulmonalis dextra

A. pulmonalis

Atrium sinistrum

Corpus sterni

Ventriculus sinister (Septum)

Oesophagus

Diaphragma

Hiatus oesophageus
(Crus mediale diaphragmatis)

Peritoneum

Fundus ventriculi

V. portae

Lien

Bulbus duodeni

Corpus ventriculi

Pars pylorica

Lig. falciforme hepatis

Pancreas

Ductus choledochus und
A. hepatica communis

Antrum ventriculi

Duodenum

V. umbilicalis

LÜCK

Aorta lumbalis   Mesenterium   Lig. gastrocolicum   Colon transversum

*Abb. 2-1*   Medianschnitt eines Frühgeborenen der 29. SSW p.m. Blick auf die linke Körperhälfte. Der Gesichtsschädel ist niedrig, der Hals kurz. In die enge obere Thoraxapertur ragt der Thymus zipfelartig hinein. Der Oesophagus ist der ganzen Länge nach dargestellt. Mageneingang und -ausgang sind gleichzeitig dargestellt.

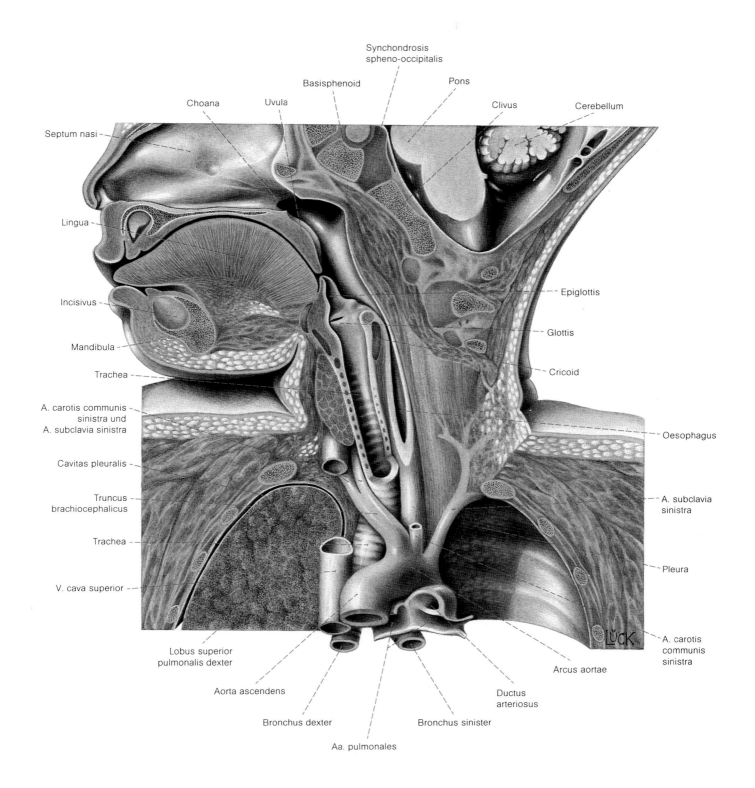

Septum nasi

Choana

Uvula

Basisphenoid

Synchondrosis
spheno-occipitalis

Pons

Clivus

Cerebellum

Lingua

Incisivus

Mandibula

Trachea

A. carotis communis
sinistra und
A. subclavia sinistra

Cavitas pleuralis

Truncus
brachiocephalicus

Trachea

V. cava superior

Epiglottis

Glottis

Cricoid

Oesophagus

A. subclavia
sinistra

Pleura

A. carotis
communis
sinistra

Arcus aortae

LÜCK

Lobus superior
pulmonalis dexter

Aorta ascendens

Bronchus dexter

Aa. pulmonales

Ductus
arteriosus

Bronchus sinister

*Abb. 2-2* Nasen- und Mundhöhle, Rachen, Hals und oberer Thorax bei
einem Frühgeborenen der 26. SSW p.m. Kopfwendung nach rechts. Der
Ductus arteriosus ist am Mediastinum links oben randbildend. Der
Truncus brachiocephalicus überquert vorn schräg die Trachea.

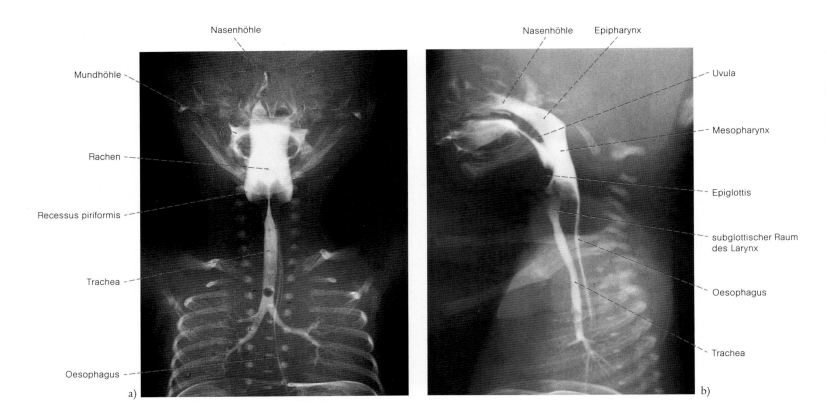

*Abb. 2-3*   Postmortale Kontrastierung der Mundhöhle, des Rachens, der
Trachea und des Oesophagus bei einem Feten der 15. SSW p.m. (außerdem
Kontrastdarstellung der Peritonealhöhle).
a) sagittal;   b) seitlich.

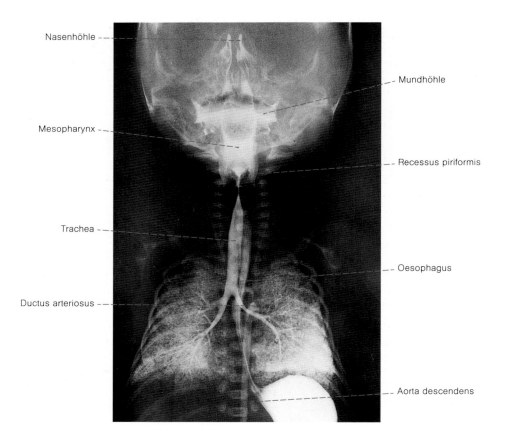

*Abb. 2-4*   Fetus der 20. SSW p.m. Postmortale Kontrastmittelfüllung der
Atmungsorgane und der Wege der Nahrungsaufnahme (zusätzliche Aortographie).

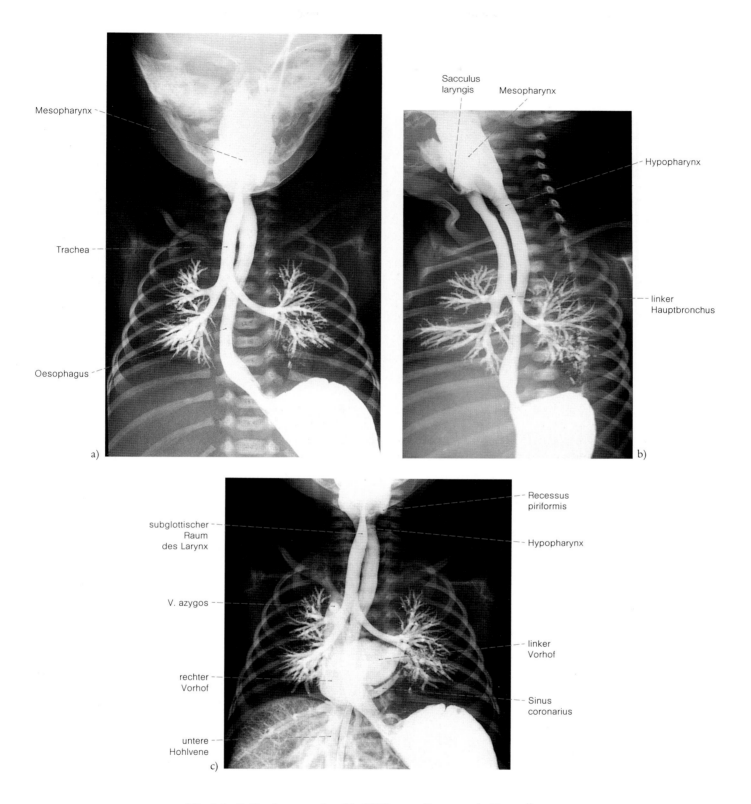

*Abb. 2-5* Frühgeborenes der 32. SSW p.m. Postmortale Darstellung: Mund, Rachen, Tracheobronchialbaum, Oesophagus und Magen.
a) sagittal;    b) Drehung in den 2. schrägen Durchmesser;    c) sagittal bei gleichzeitiger Füllung der Venen sowie des rechten und linken Vorhofes.

# 1. Gesicht

## Mundhöhle

Die Abbildungen 2-3 und 2-6 zeigen die Weichteile des Mundes im Röntgenbild: Lippen, Alveolarwülste, Gaumen und Zunge. Zähne sind beim Neugeborenen als Anlagen innerhalb der Zahnleisten (Alveolarwülste) zum Teil schon erkennbar (Abb. 2-6 und 2-7). Beim Embryo beginnt die Ausbildung der Zahnleiste in der 6. Woche. Ab der 10. Woche ist das Schmelzorgan der Milchzähne glockenförmig, die Anlagen der bleibenden Zähne als kleine Knospen gerade erkennbar. Ungefähr in der 24. bis 28. Schwangerschaftswoche beginnt die Dentin- und Schmelzbildung an den Spitzen der Kronen, zuerst an den Schneidezähnen. Erst mit zunehmender Kalziumeinlagerung werden diese Kappen aus Schmelz und Dentin röntgenologisch erkennbar. Die übrige Zahnanlage bleibt auf dem Röntgenbild noch lange transparent. Sie ist am Boden scharf konturiert und abgerundet, da hier die Zahnwurzel noch nicht ausgebildet ist.

Auf üblichen Röntgenaufnahmen ist die Schmelz-Dentin-Kappe beim 1. Milchmolaren vor dem Gestationsalter von 33 (34) Wochen noch nicht sichtbar, beim 2. Milchmolaren nicht vor der 36. (37.) Woche [444]. Durch postmortale Röntgenuntersuchungen mit feinzeichnenden Filmen werden die Schmelz-Dentin-Kappen schon früher sichtbar: an den Milchschneidezähnen schon vor der 20. und an den Milcheckzähnen bereits vor der 24. Gestationswoche, an den ersten Milchmolaren in der 24. bis 28. und an den zweiten Milchmolaren in der 30. bis 32. Woche beginnend. Die Variabilität ist groß. Ein vorzeitiger Zahndurchbruch schon beim Neugeborenen kommt ausnahmsweise als normale Variante oder im Rahmen seltener Syndrome vor. Unter- beziehungsweise Fehlentwicklungen der Zähne finden sich zum Beispiel bei der kleidokranialen Dysostose, der kongenitalen anhydrotischen ektodermalen Dysplasie [118], der Osteogenesis imperfecta und dem Aglossie-Adaktylie-Syndrom.

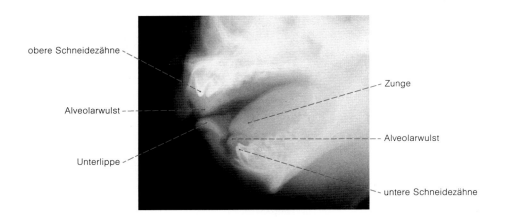

*Abb. 2-6*  Weichteile des Mundes bei einem Frühgeborenen. Die Zähne sind in den Alveolarwülsten verborgen.

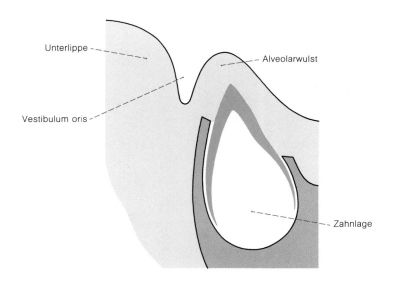

*Abb. 2-7*  Schema der Zahnanlage beim Neugeborenen. Die Kappe (rot) aus Schmelz und Dentin ist röntgenologisch sichtbar. Basal ist die Zahnanlage rundlich begrenzt, da die Zahnwurzel noch nicht ausgebildet ist.

## Ober- und Unterkiefer

Beim Neugeborenen sind die linken und rechten Unter- und Oberkieferhälften noch nicht knöchern verbunden. Median besteht noch ein knorpeliger Spalt (Abb. 2-8 und 2-9), am Unterkiefer mit kleinen Knocheninseln.

Größe, Form und Dynamik der Mundhöhle werden bestimmt durch

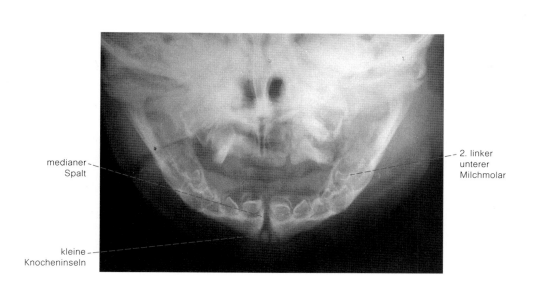

medianer Spalt

2. linker unterer Milchmolar

kleine Knocheninseln

*Abb. 2-8*  Reifes Neugeborenes. Postmortales Röntgenbild. Die beiden Mandibularhälften sind noch nicht knöchern verbunden. In dem medianen Spalt finden sich kleine Knocheninseln.

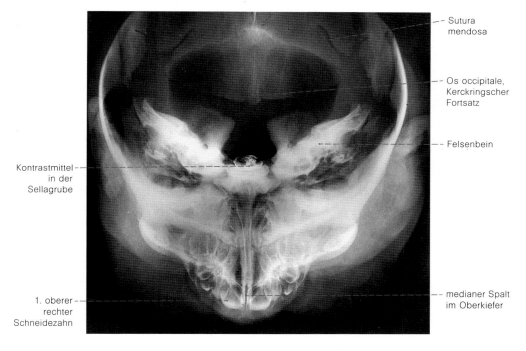

Sutura mendosa

Os occipitale, Kerckringscher Fortsatz

Felsenbein

Kontrastmittel in der Sellagrube

1. oberer rechter Schneidezahn

medianer Spalt im Oberkiefer

*Abb. 2-9*  Auch die Maxilla eines reifen Neugeborenen weist median noch einen Spalt auf.

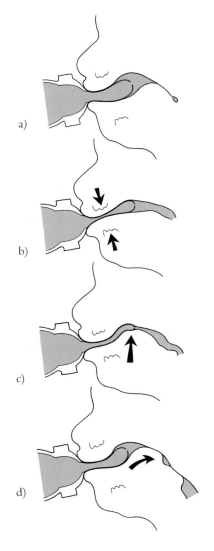

a)

b)

c)

d)

*Abb. 2-10* Trinken durch einen Sauger, vier Tage altes Neugeborenes. Schemata nach kinematographischen Untersuchungen von Lassrich [463].
a) Der Sauger ist gefüllt. Durch Saugen ist Kontrastmittel in die Mundhöhle geflossen;
b) durch eine Kaubewegung der Alveolarwülste und Drücken der Lippen und der Zungenspitze ist der mittlere Teil des Saugers entleert. Die Zunge liegt flach in der Mundhöhle;
c) die gewölbte Zunge preßt sich polsterartig gegen den Sauger und streicht dessen Spitze aus (Melkbewegung); d) die Wölbung des Zungenrückens ist walzenartig nach hinten gewandert und streicht die Mundhöhle nach hinten aus. Der Kontrastbrei wird weiter in den Rachen befördert. Gleichzeitig wird neues Kontrastmittel angesaugt.

Bewegungen der Kiefer, der Lippen und Wangen, der Zunge, des weichen Gaumens und der Gaumenbögen.

Die Nahrungsaufnahme wird durch ein fein abgestimmtes Zusammenspiel von saugenden, drückenden, kauenden und melkenden Bewegungen ermöglicht [198, 462, 463] (Abb. 2-10). Durch kauende Kieferbewegungen

drücken die Zahnleisten die Brustwarze oder den Schnuller aus, durch saugende und ausstreichende Wälzbewegungen der Zunge wird die Milch in die Mundhöhle und in den Rachen befördert. Die Schemata der Abbildung 2-10 zeigen die Phasen bei einem vier Tage alten Neugeborenen (gezeichnet nach kinematographischen

Röntgenuntersuchungen von Lassrich [462, 463]).

Beim schlafenden Neugeborenen sind Lippen und Kiefer leicht geöffnet. Die Zunge liegt jedoch dem weichen Gaumen an und verschließt so die Mundhöhle nach hinten [19]. Das Neugeborene atmet durch die Nase.

## Nasenhöhlen und Choanen

Die Nasenhöhlen stellen sagittal ausgerichtete schmale Räume dar, in welche sich von lateral her die Nasenmuscheln (Conchae nasales) vorwölben. Dorsal reichen die Nasenhöhlen weit nach oben (Abb. 2-11 bis 2-14 und 2-17). Die Lamina cribrosa bildet beiderseits ein sehr dünnes Dach als Abgrenzung zum Endokranialraum. An der Vorderfläche des Keilbeinkörpers ist die Anlage des Sinus sphenoidalis als winzige Grube gerade erkennbar [625, 683]. Diese ist bereits ab dem 6. Schwangerschaftsmonat nachweisbar.

> Die Choanen liegen hinten *basal*. Deshalb muß eine Magensonde oder ein Trachealtubus *flach* eingeführt werden. *Eine zu steil nach oben gerichtete Sonde verfängt sich hinten oben vor dem Keilbein (Abb. 2-14).*

Die Choanen sind beim Neugeborenen klein, entsprechend dem noch relativ niedrigen Gesichtsschädel. Sie stellen einen Engpaß zwischen den Nasenhöhlen und dem Epipharynx dar (Abb. 2-15 und 2-17) und sind schräg von vorn unten nach hinten oben orientiert. Die Choanen können sich nicht erweitern, da sie von Knorpel und Knochen fest umrahmt sind. Durch einen Nasotrachealtubus mit einem äußeren Durchmesser von nur 3 mm wird die Choane bei einem Frühgeborenen der 28. Schwangerschaftswoche p.m. fast vollständig verlegt (Abb. 2-15).

Später werden die Choanen nicht nur absolut, sondern auch relativ zur Nasenhöhle größer (Abb. 2-16). Mit zunehmendem Höhenwachstum des Gesichtes strecken sich auch die Choanen.

> Beim Neugeborenen macht die Höhe der Choanen nur ca. ein Siebtel bis ein Sechstel der Höhe der Nasenhöhlen aus, beim Erwachsenen mehr als die Hälfte.

Im adulten Zustand sind die Choanen über 2 cm hoch.

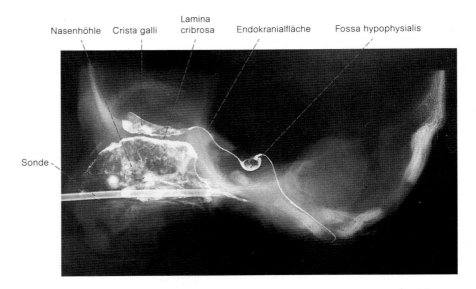

Abb. 2-11   Fet der 17. SSW p.m. Postmortale Kontrastierung der Nasenhöhle, in welche eine Sonde *flach* eingeführt wurde. Durch gleichzeitige Kontrastmittelmarkierung der Endokranialfläche wird die dünne Lamina cribrosa sichtbar.

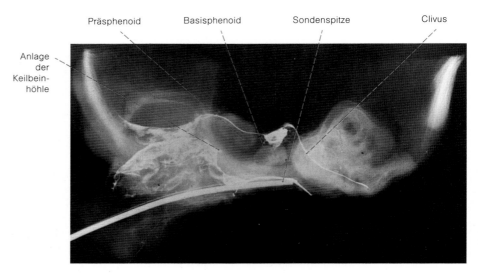

Abb. 2-12   Fetus der 23. SSW p.m. Postmortale Kontrastierung wie in Abbildung 2-11. Die Keilbeinhöhle ist als winzige Grube erkennbar. Die Sonde liegt mit der Spitze im Epipharynx.

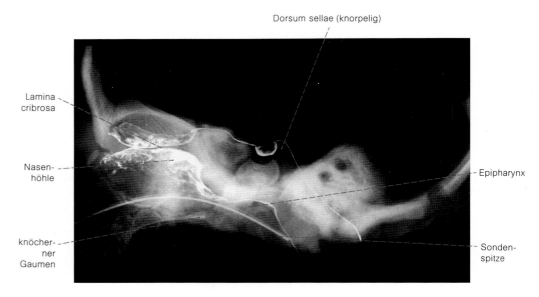

Abb. 2-13   Reifes Neugeborenes. Kontrastierung wie in Abbildungen 2-11 und 2-12. Die Nasensonde ist bis in den Oropharynx vorgeschoben.

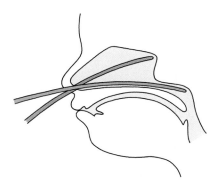

*Abb. 2-14* Einführen einer Nasensonde, schematische Darstellung. Eine nach oben gerichtete Sonde verfängt sich vor dem Keilbein. Eine flach eingeführte Sonde gleitet in den Epipharynx und weiter zum Oesophagus.

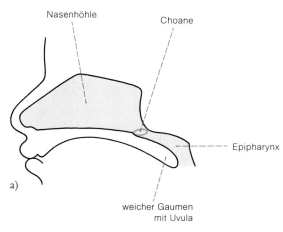

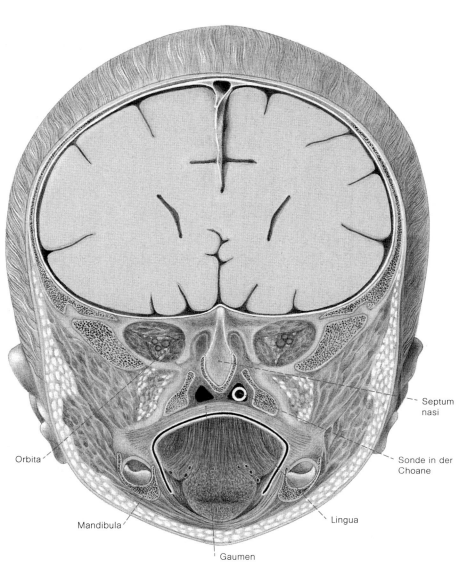

*Abb. 2-15* Frontalschnitt durch den Kopf eines Frühgeborenen der 28. SSW p.m. Eine Sonde mit einem äußeren Durchmesser von nur 3 mm verlegt die Choane fast vollständig.

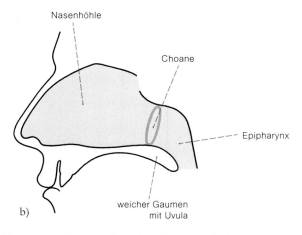

*Abb. 2-16* Schemata der Nasenhöhle und der Choane beim Neugeborenen (a) und beim Erwachsenen (b). Verschiedene Maßstäbe. Beim Neugeborenen stellt die Choane einen Engpaß des oberen Luftweges dar. Beim Erwachsenen ist der Gesichtsschädel höher und die Choane entsprechend größer geworden.

Von den definitiven sind die embryonalen primitiven Choanen zu unterscheiden. Letztere werden in der 7. Embryonalwoche durch Auflösung der Membrana bucconasalis gebildet und liegen weiter oralwärts [20]. Die definitiven Choanen entstehen ungefähr in der 9. Embryonalwoche weiter hinten während der Ausbildung des sekundären Gaumens.

*Das Neugeborene ist ein „obligater Nasenatmer". Die Mundatmung wird erst nach ungefähr einem Monat erlernt [857].*

Deshalb müssen nach der Geburt die Luftwege der Nasenhöhlen, der Choanen und des Epipharynx unbedingt frei sein. Sind sie verstopft oder zum Beispiel durch eine beidseitige Choanalatresie verlegt, so entsteht eine schwere Atemnot. Dabei bessert sich die Dyspnoe beim Schreien, da das Neugeborene dann kurzzeitig durch den Mund atmet.

Für eine exakte präoperative Analyse einer Choanalatresie wird ein CT empfohlen [721]. Eine Choanalatresie ist oft mit anderen Fehlbildungen kombiniert, zum Beispiel darf eine gleichzeitig bestehende Ösophagusatresie nicht übersehen werden. Der

Luftweg durch die Nasenhöhlen kann auch durch andere Fehlbildungen, Tumoren, Schleimhautverdickung oder Schleimpfropfbildung [424] verlegt werden.

Eine über längere Zeit bestehende Behinderung der Nasenatmung allein durch Schleim kann beim jungen Säugling sogar zu einer sekundären Herzvergrößerung führen [19], ebenso wie bei anderen oberen Luftwegobstruktionen [120]. Bei neurologischen Störungen kann durch eine Inkoordination des Schluckens Nahrung in die Nasenhöhlen gelangen und diese verstopfen.

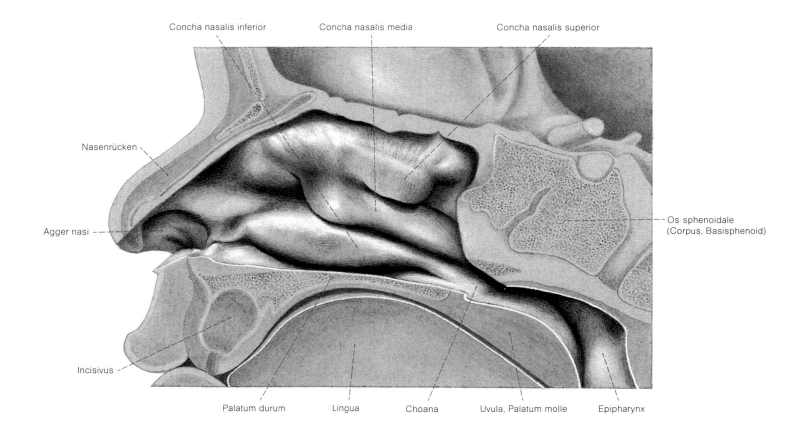

Abb. 2-17   Frühgeborenes der 32. SSW p.m. Medianschnitt. Derselbe Fall wie in Abbildung 2-18, nach Entfernung des Nasenseptums. Aufsicht auf die laterale Wand der rechten Nasenhöhle, die sich vor dem Keilbein weit nach oben erstreckt. Die noch sehr kleine Choane liegt basal.

# 2. Hals

## Rachen mit pharyngo-ösophagealem Übergang

Eine Einengung oder eine Motilitäts-störung des *Rachens* kann lebens-bedrohlich werden. Im Meso- und Hypopharynx kreuzen sich die Wege für die Atmung und die Nahrungsauf-

nahme (siehe Abb. 2-21). Die Choanen bilden den vorderen Eingang in den *Epipharynx* (= Nasopharynx). Die noch knorpelige Unterfläche des Keilbeinkörpers ist das feste, nicht verformbare Dach. Unten und hinten ist der Epipharynx durch Weichteile begrenzt: durch den weichen Gaumen

mit der Uvula sowie durch lockeres Bindegewebe unterhalb des Basiok-zipitale des Clivus. Dieses retroepipha-ryngeale Bindegewebe liegt größten-teils unterhalb der Schädelbasis (Abb. 2-18) und nicht prävertebral wie beim Erwachsenen. Nach hinten unten geht der Epipharynx in den Mesopha-

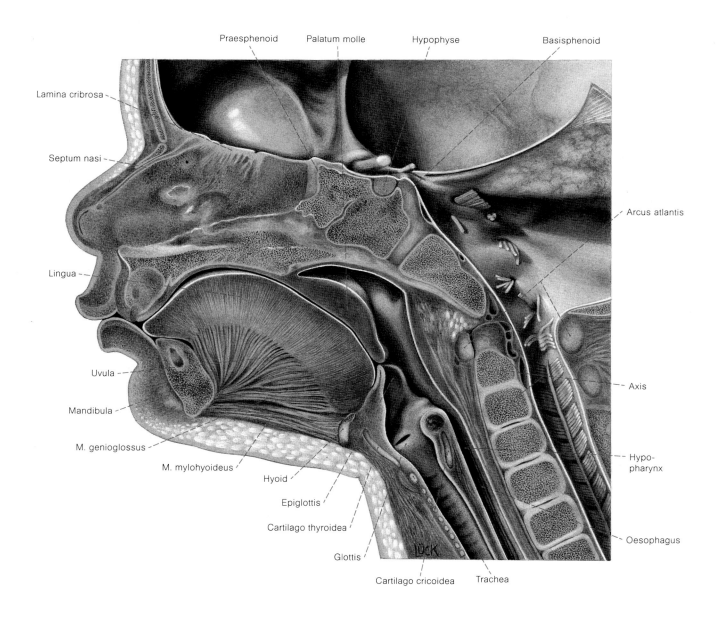

*Abb. 2-18* Derselbe Fall wie in Abbildung 2-17. Das Nasenseptum ist erhalten. Die Choane ist schräggestellt. Uvula und Epiglottis berühren sich im postmortalen Kontraktionszustand; sie entfernen sich jedoch voneinander je nach Schluck- und Atemphase. Die retro- und epipharyn-gealen Weichteile liegen noch nicht prävertebral, sondern unterhalb des Clivus der Schädelbasis (Gehirn und Rückenmark wurden entfernt).

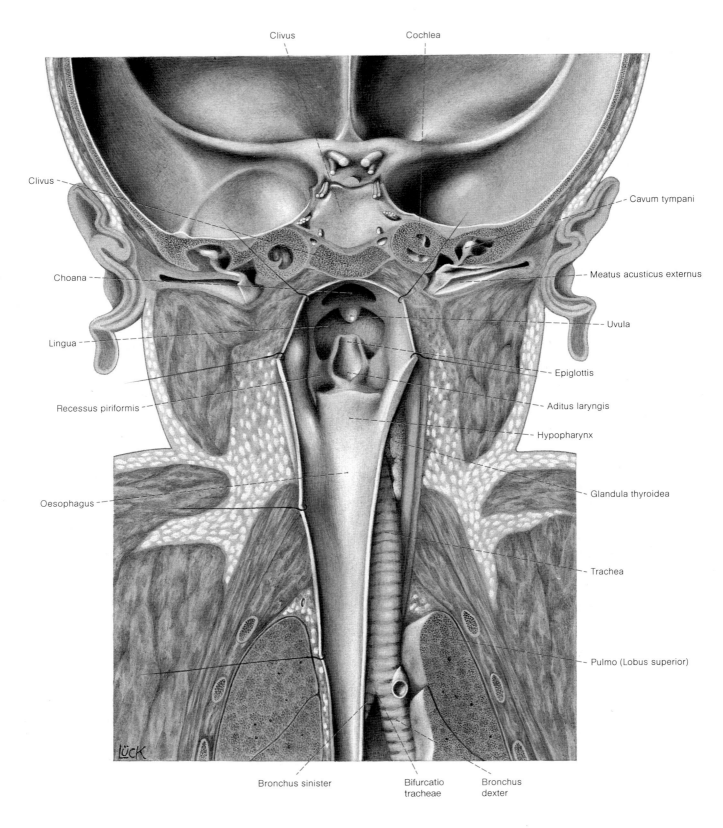

*Abb. 2-19*  Frontalschnitt durch den Kopf, Hals und oberen Thorax eines Frühgeborenen der 34. SSW p.m. Ansicht von hinten, Eröffnung des Rachens und des Oesophagus mit Aufsicht auf den Epipharynx, den Zungengrund, den Kehlkopfeingang, die Recessus piriformes und die Hinterwand der Krikoidplatte.

rynx über. Hier wird beim Schlucken der Nasopharynx durch Anheben des weichen Gaumens mitsamt der Uvula, durch Anspannen des Gaumensegels und Kontraktion besonders des oberen Schlundschnürers verschlossen.

Die Hinterwand des Epipharynx ist mit der Raphe pharyngis an der Schädelbasis befestigt, ungefähr unterhalb der Synchondrosis spheno-occipitalis (Abb. 2-18 und 2-26). Beiderseits seitlich des Ansatzes dieser Raphe ist die Epipharynx-Hinterwand muskelfrei und wird hier durch die Fascia pharyngobasilaris gebildet. Während der Kontraktion kann sich der obere Schlundschnürer vorwölben. Dadurch kann auf der seitlichen Röntgenaufnahme eine zipfelartige Ausziehung des Epipharynx nach hinten oben in der Gegend des Ansatzes der Raphe pharyngis beziehungsweise der Fascia pharyngobasilaris entstehen. Es ist denkbar, daß sich in diesem Kontraktionszustand hier eine transnasal eingeführte Sonde verfangen oder eine Verletzung der Epipharynx-Hinterwand verursachen kann. An der Lokalisation dieser kontraktionsbedingten Auszipfelung befand sich beim Embryo eine kleine Ausbuchtung des Entoderms in Höhe der Spitze der Chorda dorsalis: die sogenannte Luschkasche Tasche. Gelegentlich kann hier ein Rest als sogenannte Bursa pharyngea persistieren [288]. Unterhalb des Basisphenoids des Keilbeinkörpers war am Epipharynx-Dach während der Embryonalentwicklung die Rathkesche Tasche lokalisiert, als Ausstülpung des oralen Ektoderms am Dach der primitiven Mundhöhle (Stomodeum). Aus der Rathkeschen Tasche entwickelt sich die Adenohypophyse (Hypophysenvorderlappen). Als seltene Fehlbildung kann hier ein Canalis craniopharyngeus persistieren, eventuell mit einer Meningoenzephalozele kombiniert (siehe Kapitel I).

In Höhe des Epipharynx ist der Luftweg entsprechend der Schädelbasisknickung abgewinkelt (Abb. 2-20). Diese Abwinkelung betrifft nicht nur den Luftweg, sondern auch den Weg für die Nahrungsaufnahme. Während bei den meisten Säugetieren diese Wege gestreckt sind, beträgt die Abwinkelung beim Neugeborenen im

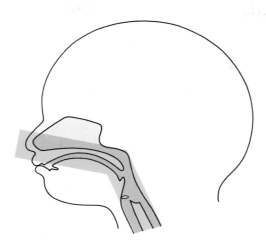

Abb. 2-20 Schematische Darstellung der „Schädelbasisknickung" beim Neugeborenen (im Liegen beim Trinken ca. 120 bis 130° betragend). Mit zunehmendem Alter wird dieser Winkel kleiner, bei den meisten Säugetieren ist er zu 180° gestreckt.

Liegen während des Trinkens ungefähr 120 bis 130°. Beim Erwachsenen ist die Schädelbasisknickung entsprechend dem aufrechten Gange stärker ausgeprägt. Hierdurch und durch die allmähliche Höhenzunahme des Gesichtsschädels wird der Raum des Epipharynx im Laufe des Wachstums höher und rückt mehr in eine prävertebrale Position, die Halsorgane treten tiefer.

In Höhe der hinteren Öffnung der Mundhöhle (Isthmus faucium) befindet sich der *Mesopharynx* (= Oropharynx). Hier kreuzen sich die Atem- und Nahrungswege (Abb. 2-21). Der Zungengrund bildet die Vorderwand, der mittlere Schlundschnürer die Hinter- und Seitenwände. Dorsal liegen die prävertebralen Weichteile in Höhe des Atlas und des Dens des 2. Halswirbels. Vorn unten befinden sich die Valleculae epiglotticae und die Spitze des Kehldeckels (Abb. 2-18 und 2-19). Auch der Mesopharynx ist beim Neugeborenen noch niedrig und liegt weiter kranial als beim Erwachsenen. Der Abstand der Uvula von der Epiglottis ist beim Neugeborenen gering. Je nach Kontraktionszustand der Schlundmuskulatur können sich beide berühren oder wenige Millimeter voneinander

entfernt sein. Die Epiglottis ist nicht ständig in direktem Kontakt mit der Uvula, wie es oft in der Literatur behauptet wird. Da der Mesopharynx ausschließlich von Weichteilen begrenzt wird, kann sich dieser Raum stark aufweiten, zum Beispiel bei einer hochgelegenen Luftwegsobstruktion.

Der *Hypopharynx* (= Laryngopharynx) entspricht dem untersten Rachenabschnitt in Kehlkopfhöhe. Er reicht nach kaudal bis in die Höhe der Unterkante der Ringknorpelplatte (Lamina cartilaginis cricoideae) hinab (Abb. 2-18). Dies entspricht beim Neugeborenen der Höhe des 3. Halswirbelkörpers. Hinter- und Seitenwände werden vom unteren Schlundschnürer gebildet.

Ventral oben liegt der Kehlkopfeingang. Seitlich der aryepiglottischen Falten bilden die Recessus piriformes den Schlingweg um den durch die Epiglottis geschützten Kehlkopfeingang herum. Der unterste Hypopharynxabschnitt dorsal der Krikoidplatte bildet im Ruhezustand einen frontal eingestellten Schlitz (Abb. 2-22d).

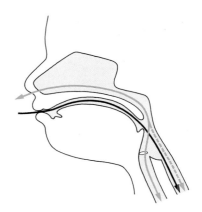

Abb. 2-21 Schema der Wege für die Atmung und für die Nahrungsaufnahme beim Neugeborenen. Die Überkreuzung der beiden Wege im Pharynx erfordert einen komplizierten Bewegungsablauf beim Schlucken.

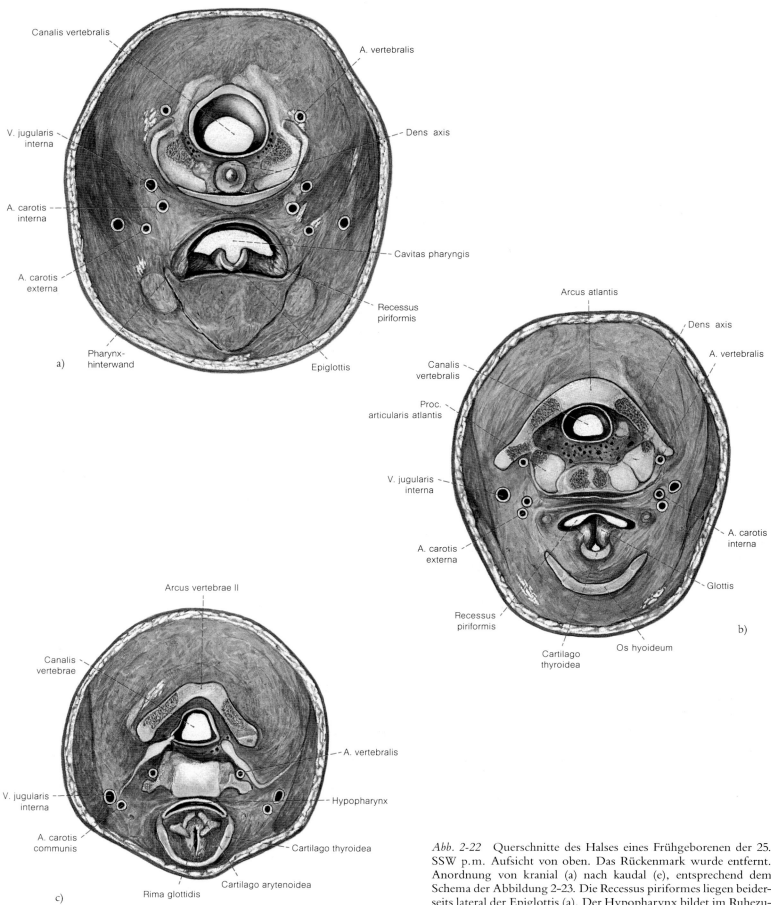

Canalis vertebralis
A. vertebralis
V. jugularis interna
Dens axis
A. carotis interna
A. carotis externa
Cavitas pharyngis
Recessus piriformis
Pharynx-hinterwand
a)
Epiglottis

Arcus atlantis
Dens axis
Canalis vertebralis
A. vertebralis
Proc. articularis atlantis
V. jugularis interna
A. carotis externa
A. carotis interna
Glottis
Recessus piriformis
b)
Cartilago thyroidea
Os hyoideum

Arcus vertebrae II
Canalis vertebrae
A. vertebralis
V. jugularis interna
Hypopharynx
A. carotis communis
Cartilago thyroidea
Cartilago arytenoidea
c)
Rima glottidis

*Abb. 2-22*  Querschnitte des Halses eines Frühgeborenen der 25. SSW p.m. Aufsicht von oben. Das Rückenmark wurde entfernt. Anordnung von kranial (a) nach kaudal (e), entsprechend dem Schema der Abbildung 2-23. Die Recessus piriformes liegen beiderseits lateral der Epiglottis (a). Der Hypopharynx bildet in Ruhezustand hinter dem Kehlkopf einen frontal eingestellten Spalt, bis hinter die Krikoidplatte hinabreichend (d). Die V. jugularis interna liegt lateral der A. carotis communis und im oberen Halsbereich (a und b) dorsal der Aa. carotis interna und externa. Die A. vertebralis verläuft durch die Foramina transversaria der Halswirbel. Arterien und Venen sind postmortal kontrahiert.

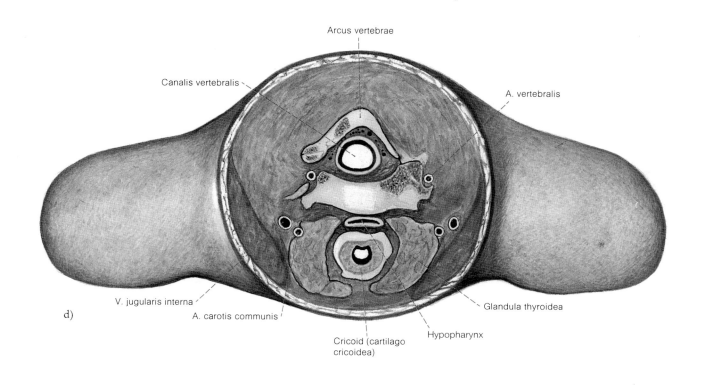

Arcus vertebrae

Canalis vertebralis

A. vertebralis

V. jugularis interna

A. carotis communis

Glandula thyroidea

Hypopharynx

Cricoid (cartilago cricoidea)

d)

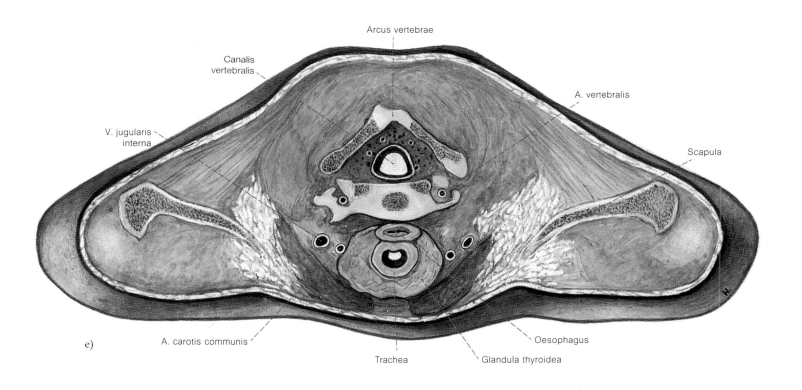

Arcus vertebrae

Canalis vertebralis

A. vertebralis

V. jugularis interna

Scapula

A. carotis communis

Oesophagus

Trachea

Glandula thyroidea

e)

Die postmortalen Röntgenbilder des Rachens und des Halses zeigen die Topographie bei erschlafftem, weitgestelltem Hypopharynx und Ösophaguseingang. Die prävertebralen Weichteile sind jetzt sehr schmal. Auch der Hypopharynx und der pharyngoösophageale Übergang liegen in Relation zur Halswirbelsäule wesentlich höher als im späteren Alter. Beim Neugeborenen reicht der Rachen meistens bis zum 3., beim Erwachsenen bis zum 6. Halswirbelkörper hinab [464]. Je nach Atem- und Schluckphase kann diese Höhe variieren.

Auf seitlichen Röntgenbildern der Halsweichteile ist zu beachten, daß der Hypopharynx nicht etwa in Höhe der Recessus piriformes endet, sondern dorsal des Ringknorpels wesentlich weiter nach kaudal reicht. Dieser unterste Hypopharynxabschnitt ist im Ruhezustand enggestellt (Abb. 2-24 und 2-25). Er ist meistens luftleer und dann auf einer Röntgennativaufnahme nicht abzugrenzen.

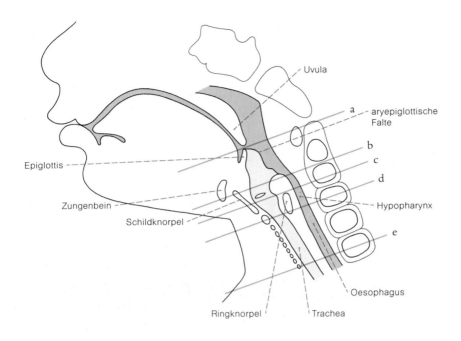

*Abb. 2-23*  Schema zur Höhenlokalisation der Halsquerschnitte a) bis e) der Abbildung 2-22.

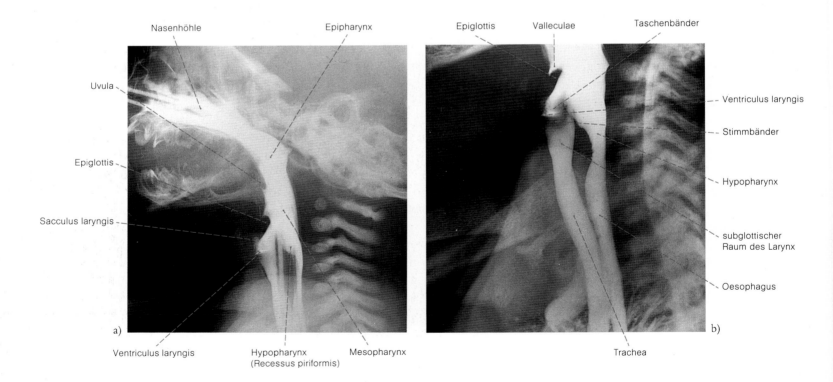

*Abb. 2-24*  Rachen, Kehlkopf sowie obere Ösophagus- und Trachealabschnitte als postmortale Kontrastdarstellung bei einem Frühgeborenen der 32. SSW p.m.
a) Nasenhöhle und Rachen seitlich;    b) Trachea und Oesophagus seitlich.

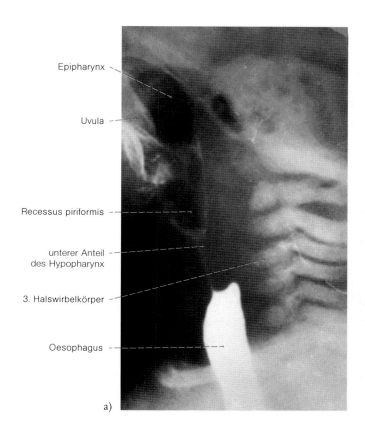

Epipharynx

Uvula

Recessus piriformis

unterer Anteil
des Hypopharynx

3. Halswirbelkörper

Oesophagus

a)

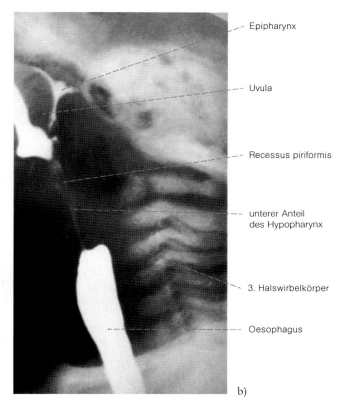

Epipharynx

Uvula

Recessus piriformis

unterer Anteil
des Hypopharynx

3. Halswirbelkörper

Oesophagus

b)

*Abb. 2-25* Reifes Neugeborenes. Seitenansicht. Zwei Schluckphasen. Der enggestellte untere Anteil des Hypopharynx und der pharyngoösophageale Übergang verändern ihre Höhe gegenüber der Halswirbelsäule um mehr als eine Wirbelkörperhöhe. Bei a) sind der Epipharynx und die Recessus piriformes weitgestellt, bei b) kontrahiert. Der Ösophaguseingang ist durch den ringförmigen pharyngo-ösophagealen Sphinkter verschlossen; dabei ist der Muskelwulst dorsal stärker ausgeprägt als ventral. Der nur sehr geringe Kontrastmittelreflux in den Epipharynx ist im Neugeborenenalter noch nicht pathologisch.

Am *pharyngo-ösophagealen Übergang* wirken drei Muskelsysteme zusammen (Abb. 2-26 und 2-27). Die kaudalen Anteile des unteren Schlundschnürers, die *Pars cricopharyngea* des M. constrictor pharyngis inferior, umfassen den tiefsten Abschnitt des Hypopharynx und geben in unterschiedlichem Ausmaß Fasern an den direkt kaudal anschließenden Ringmuskel, den *pharyngo-ösophagealen Sphinkter,* ab [857]. Dieser Ringmuskel stellt den obersten Ösophagusabschnitt dar und ist beim Neugeborenen nur kurz, beim Erwachsenen ca. 2 cm lang. Er wird vom M. cricopharyngeus zum Teil überlappt.

Das 3. muskuläre System ist die *Ösophagus-Längsmuskulatur.* Sie ist an der Hinterfläche der Ringknorpelplatte

angeheftet (Tendo crico-oesophageus). An ihrem Ursprung gibt sie Fasern an den pharyngo-ösophagealen Sphinkter ab. Bei ihrem bogigen Verlauf nach hinten unten läßt die Längsmuskulatur der Speiseröhre dorsal ein dreieckiges Feld frei, das Laimersche Dreieck (Abb. 2-26b). Im späteren Alter auftretende hypopharyngeale Divertikel sollen nach Killian nicht im Laimerschen Dreieck, sondern weiter kranial zwischen zwei Anteilen des M. cricopharyngeus entstehen. Die Raphe pharyngis endet oberhalb davon.

In diesem pharyngo-ösophagealen Übergangsgebiet finden sich beim Erwachsenen eine Hypoganglionose und ein ringförmiges Venengeflecht [753], welches röntgenologisch durch eine unregelmäßige Kontur an der

Hinterfläche der Krikoidplatte erkennbar werden kann [254, 631, 857].

Der Rachen spielt beim Schlucken und beim Atmen eine wichtige Rolle. Schon intrauterin wird Amnionflüssigkeit geschluckt und auch „ein- und ausgeatmet". Während und nach der Geburt kann schon vor Einsetzen der Atmung Luft geschluckt werden.

Auf postmortalen Röntgenaufnahmen von Feten und Frühgeborenen, die nicht geatmet haben und nicht beatmet wurden, kann man bei völlig unbelüfteten Lungen verschluckte Luft im Magen oder sogar im oberen Darmtrakt sehen. Auch später wird Luft nicht nur eingeatmet, sondern auch in

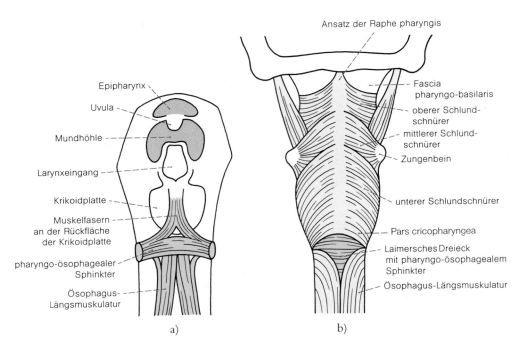

*Abb. 2-26* Schemata des pharyngo-ösophagealen Überganges beim Neugeborenen, von dorsal gesehen.
a) in eröffnetem und b) in geschlossenem Zustand.
Vergleiche a) mit Abbildung 2-19. – Zwischen dem unteren Schlundschnürer und der Ösophagus-Längsmuskulatur liegt das Laimersche Dreieck mit den zirkulären Muskelfasern des pharyngo-ösophagealen Sphinkters. Die Ringmuskulatur des pharyngo-ösophagealen Sphinkters ist mit bogig verlaufenden Fasern an der Rückwand der Krikoidplatte verankert.

reichlichen Mengen geschluckt, besonders beim Trinken. Bei Neugeborenen mit einer stärkeren zerebralen Schädigung oder einer Ösophagusatresie ohne untere Fistel findet sich dagegen keine Luft im Magen-Darm-Trakt.

Nahrung darf nicht aspiriert werden; komplizierte Bewegungsabläufe und besondere anatomische Verhältnisse ermöglichen dem Neugeborenen das Atmen während des Trinkens. Lassrich konnte durch Röntgen-Kinematographie zeigen, daß beim Neugeborenen Saugen und Schlucken für einen Atemzug kurzzeitig unterbrochen werden (Abb. 2-28). Das Neugeborene atmet nur dann, wenn der Rachen in Höhe des Kehlkopfeinganges keine Nahrung enthält. Es wurde früher fälschlicherweise angenommen, daß der Kehlkopfeingang beim Neugeborenen auch während des Schluckens offensteht und die Nahrung beiderseits an der mit der Uvula in Kontakt stehenden Epiglottis vorbeigleitet. Der Kehldeckel senkt sich jedoch durch aktiven Muskelzug

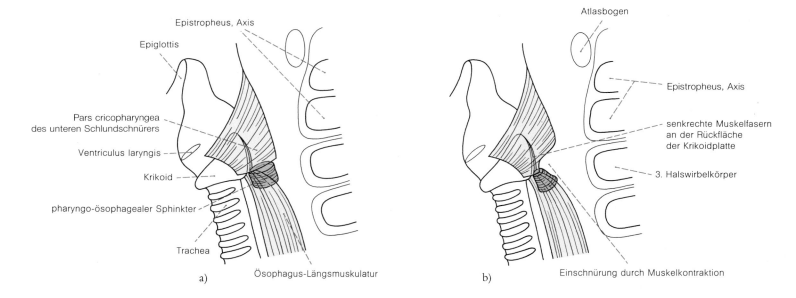

*Abb. 2-27* Schemata des pharyngo-ösophagealen Überganges beim Neugeborenen. Seitenansicht.
a) In geöffnetem Zustand; der pharyngo-ösophageale Übergang liegt im Ruhezustand in Höhe des 3. Halswirbelkörpers;   b) der Ringmuskel des pharyngo-ösophagealen Sphinkters und die unteren Muskelfasern des M. cricopharyngeus sind kontrahiert. Beide zusammen verursachen eine dorsal betonte Einschnürung des pharyngo-ösophagealen Überganges.

(M. thyro- und M. aryepiglotticus)
über den Kehlkopfeingang hinab,
wenn sich der Rachen beim Schlucken
füllt (Abb. 2-28). Dann hat der Kehldeckel keinen Kontakt mehr mit der
Uvula. In diesem Moment wird die
Atmung kurzzeitig unterbrochen.
Beim Schlucken verkürzt sich der
Rachen. Kehlkopf, Zungenbein und
pharyngo-ösophagealer Übergang
werden nach vorn-oben angehoben.
Der pharyngo-ösophageale Sphinkter
öffnet sich schon, bevor die Nahrung
im Hyopharynx angelangt ist. Im
Gegensatz zu später ist während des
Trinkens die Öffnungszeit des
Ösophagusmundes beim Neugeborenen mit ca. ½ Sekunde relativ lang;
schon bei einem fünf Monate alten
Säugling ist sie auf ca. ⅙ Sekunde
verkürzt [463].

Die Aktion der Schlundschnürer ist
beim Neugeborenen besonders ausgeprägt; entsprechend ändert sich die
Breite der retropharyngealen Weichteile. Man sieht zeitweise eine umschriebene quere Eindellung an der
hinteren Rachenwand in Höhe des
2. oder 3. Halswirbelkörpers (siehe
Abb. 2-27b). Hier wird gelegentlich
bei Neugeborenen und Säuglingen
eine wesentlich stärker ausgeprägte
Eindellung beobachtet (pharyngo-
ösophageale „cross roll" nach Giedion
und Nolte [269], Abb. 2-29). Diese
nichtobstruierende Einengung findet
sich am Unterrand der Krikoidplatte;
sie ist ringförmig, dabei dorsal wesentlich tiefer ausgeprägt als ventral. Diese
quere Eindellung trat interessanter-
weise besonders dann auf, wenn das
Kontrastmittel durch eine in den
Pharynx eingeführte Sonde verabreicht
wurde. So könnte es sein, daß durch
einen lokalen Reiz durch die Sondenspitze die Kontraktion des pharyngo-
ösophagealen Sphinkters begünstigt
wird. Vielleicht kann es auf diese
Weise auch zu einer Verletzung der
Rachenhinterwand mit einer Sonde
kommen. Möglicherweise spielt dieser
Mechanismus bei der Entstehung eines
traumatischen Pseudodivertikels des
Hypopharynx eine Rolle (Abb. 2-30),
welches häufig diese Lokalisation zeigt
[209, 271, 313, 334, 399, 467].

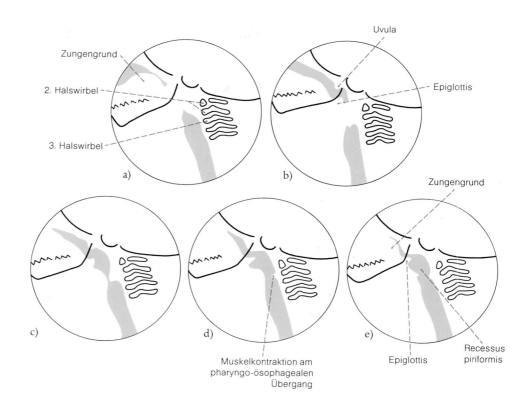

*Abb. 2-28* Schlucken bei einem vier Tage alten Neugeborenen. Schemata
nach röntgen-kinematographischen Untersuchungen von Lassrich [463].
Zeitintervalle: zwischen a) und b) ⅓ Sekunde, zwischen b), c), d) und e)
jeweils ⅟₁₅ Sekunden. Beim Trinken ist der Kopf vorgeschoben, der Hals
nach vorn gestreckt. Der Kehlkopf steht weit kranial und wird beim
Schlucken nach vorn oben gezogen. Die Epiglottis projiziert sich dann auf
die Unterkante der Mandibula, sie ist kurz und plump und senkt sich beim
Schlucken nach hinten über den Kehlkopfeingang hinab. Die Peristaltik im
oberen Oesophagus ist träge.

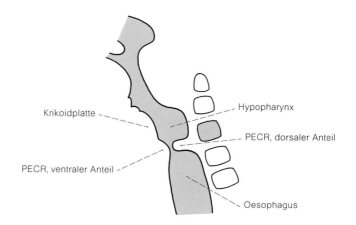

*Abb. 2-29* Nichtobstruierende pharyngo-ösophageale Einschnürung bei
einem 4½ Monate alten Säugling zum Vergleich mit den Abbildungen
2-27b und 2-28e. Schema gezeichnet nach einem Röntgenbild von Giedion
und Nolte [269]: „pharyngo-esophageal cross roll" (PECR). Diese ring-
förmige Einschnürung ist nicht pathologisch. Sie wird besonders bei
Kontrastmittelgabe durch eine Sonde beobachtet. Sie ist dorsal wesentlich
stärker als ventral.

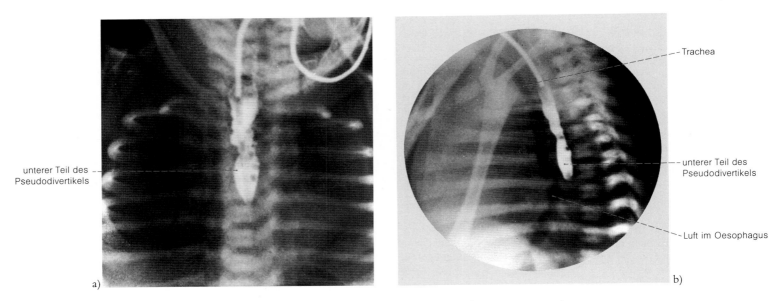

unterer Teil des
Pseudodivertikels

a)

Trachea

unterer Teil des
Pseudodivertikels

Luft im Oesophagus

b)

*Abb. 2-30*    Neugeborenes, 1. Lebenstag. Durch Sondierungen entstandenes traumatisches Hypopharynx-Pseudodivertikel.
a) sagittal;    b) seitlich.

Die beim gesunden Neugeborenen
und Säugling vorkommende nicht-
obstruierende „cross roll" ist abzugrenzen gegen eine „krikopharyngeale
Achalasie" [67, 165], die mit Schluckstörungen und Atemnot einhergeht,
oder gegen einen starren, histologisch
aus Fibroblasten gebildeten krikopharyngealen Ring [152].

Nicht nur beim Schlucken, sondern
auch beim Atmen, Schreien, Pressen,
Beugen und Strecken des Halses
werden Position, Form und Größe der
Halsorgane erheblich verändert.
Beispiele zeigen die nach Röntgenbildern gezeichneten Schemata der Abbildungen 2-31 und 2-32. Beim
Schlucken heben sich Kehlkopf,
Hypopharynx und pharyngo-ösophagealer Übergang an, bei heftigem
Einatmen senken sie sich. Bei Exspiration sind die prävertebralen Weichteile
breit, zusätzlich verändern sie ihre
Form bei verschiedenen Haltungen der
Halswirbelsäule erheblich (Abb. 2-32).
So können sogar prävertebrale
Tumoren vorgetäuscht werden oder
eine diffuse Verbreiterung der prävertebralen Weichteile, wie sie unter
anderem beim Myxödem beobachtet
wird [295]. Beim Neugeborenen
stellen sich röntgenologisch die

prävertebralen Weichteile noch breiter
dar als später, da die Wirbelkörper
zum Teil noch knorpelig sind. Im
Röntgennativbild sieht man nur die
verknöcherten Kerne der Wirbelkörper.

Bei lufthaltigem Pharynx und
kontrahiertem Oesophagus stellen sich
die Weichteile zwischen der Trachea
und der Wirbelsäule breiter dar als
weiter kranial, da retrotracheal die

kontrahierte Speiseröhre zum Weichteilschatten beiträgt. Ist der Oesophagus in seinem zervikalen Abschnitt
nicht kontrahiert, sondern mit
Kontrastmittel oder mit Luft gefüllt,
so wird er zwischen Trachea und Halswirbelsäule sichtbar. Gelegentlich kann
sich dieser zervikale Ösophagusabschnitt kurzzeitig so sehr aufblähen,
daß er sich neben der Trachea nach
vorn vorwölbt (Abb. 2-33).

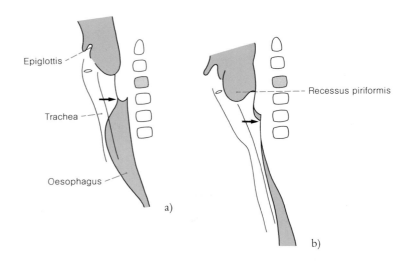

Epiglottis

Trachea

Oesophagus

a)

Recessus piriformis

b)

*Abb. 2-31*    Verschieblichkeit der Halsweichteile gegenüber der Halswirbelsäule. Zwei verschiedene Schluckphasen. Schemata nach Röntgenaufnahmen gezeichnet. Seitenansicht. Pfeil: pharyngo-ösophagealer Übergang.

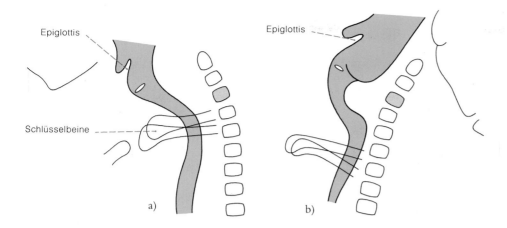

*Abb. 2-32* Normale breite Darstellung der prävertebralen Weichteile bei Exspiration. Schemata nach Röntgenbildern gezeichnet.
a) Halswirbelsäule nach vorn gebeugt und b) nach hinten gestreckt.

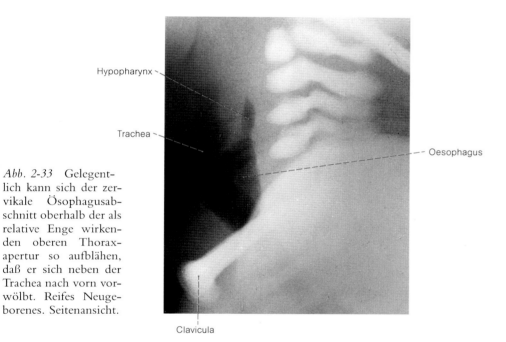

*Abb. 2-33* Gelegentlich kann sich der zervikale Ösophagusabschnitt oberhalb der als relative Enge wirkenden oberen Thoraxapertur so aufblähen, daß er sich neben der Trachea nach vorn vorwölbt. Reifes Neugeborenes. Seitenansicht.

## Kehlkopf

Der beim Neugeborenen noch besonders weiche und bewegliche *Kehldeckel* ist relativ schmal (Abb. 2-18). Zum Vergleich zeigt die Abbildung 2-34 eine pathologische Auftreibung der Epiglottis durch ein Lymphangiom, welches vom Halse her auf die Epiglottis und eine aryepiglottische Falte übergreift. Durch die Einengung des Kehlkopfeinganges entsteht ein inspiratorischer Stridor. Gelegentlich kommt ventral vor dem Kehlkopf ein Sacculus laryngis zur Darstellung (Abb. 2-35). Dieser stellt eine normale, variabel ausgeprägte Ausdehnung des Ventriculus laryngis dar (Appendix ventricularis laryngis, Sacculus laryngis). Diese blindsackartige schmale Tasche liegt vorn-seitlich und ist nach kranial gerichtet [134]. Von diesem normalen Sacculus laryngis ist die Laryngozele, eine pathologische Erweiterung und Ausdehnung des Ventriculus laryngis, abzugrenzen. Die Laryngozele läßt sich im CT exakt lokalisieren [371, 500].

Der Eingang zum Ventriculus laryngis Morgagnii stellt sich als schmaler Spalt zwischen Taschen- und Stimmband dar, und zwar in den vorderen zwei Dritteln der Stimmritze (Rima glottidis); das hintere Drittel der Stimmritze liegt zwischen den Processus vocales der Stellknorpel (Abb. 2-18 und 2-22b).

> Der subglottische Raum gehört noch zum Kehlkopf, nicht zur Trachea. Dieser kaudale Kehlkopfraum reicht bis zur Unterkante des Ringknorpels hinab (Abb. 2-18).

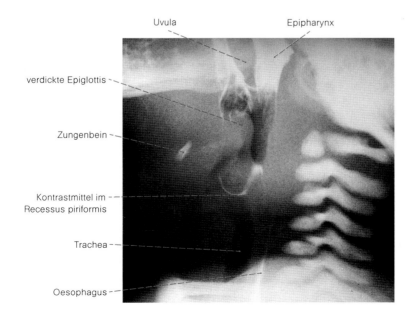

*Abb. 2-34* Drei Tage altes Neugeborenes mit inspiratorischem Stridor. Seitenansicht. Verdickung der Epiglottis und einer aryepiglottischen Falte durch ein zystisches Lymphangiom.

65

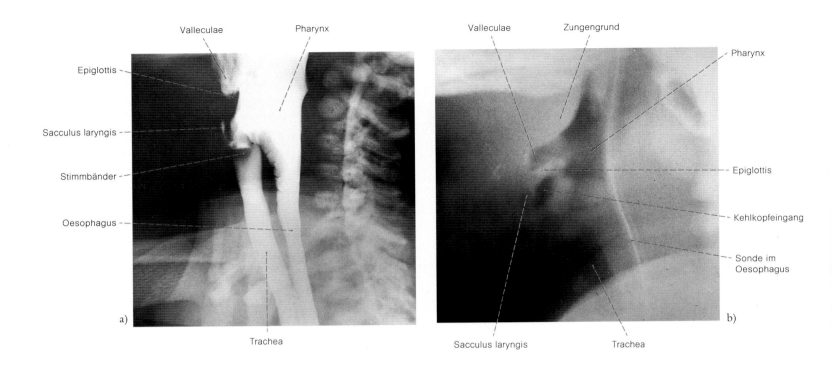

Abb. 2-35  Sacculus laryngis, eine normale Aussackung des Ventriculus laryngis nach vorn-seitlich und oben.
a) postmortale Kontrastmittelfüllung bei einem Frühgeborenen der 32. SSW p.m.;    b) bei einem Neugeborenen intra vitam, durch Luft gefüllt.

## Blutgefäße des Halses

Die größeren Blutgefäße des Halses sind auf den Querschnitten der Abbildung 2-22 und auf den postmortalen Angiogrammen (Abb. 2-134) dargestellt.

Die *A. carotis communis* entspringt rechts aus dem Truncus brachiocephalicus; links stammt sie aus dem Aortenbogen und ist daher länger als die rechte. Die linke und die rechte A. carotis communis divergieren kranialwärts, im Sagittalbild überkreuzen sie im unteren Halsbereich die weiter dorsal verlaufenden Aa. vertebrales. Lateral der A. carotis communis liegt die *V. jugularis interna* (Abb. 2-22). In Höhe der oberen Thoraxapertur und in basalen Halsabschnitten liegt die V. jugularis interna etwas ventro-lateral, weiter kranial am Hals dorso-lateral der A. carotis communis (Abb. 2-22). Der Sinus caroticus stellt sich meistens als eine leichte Erweiterung dar; seine Höhe ist sehr variabel. Gewöhnlich projiziert sich der Karotissinus auf den 3. bis 4. Halswirbel. Die A. carotis communis gibt keine Äste ab.

Im Bereich des Sinus caroticus gabelt sich die A. carotis communis auf; die A. carotis interna liegt zunächst dorso-lateral der A. carotis externa. Da die äußere Karotide sich in ihrem weiteren Verlauf mehr nach ventro-lateral wendet, liegt die A. carotis interna in ihrem kranialen Abschnitt weiter medial als die A. carotis externa (Abb. 2-22a und b).

Die beiden Vv. jugulares internae sind die kräftigsten Venen des Halses. Sie stellen den wichtigsten venösen Abfluß des Gehirns dar. Kranial an ihrem Beginn und kaudal an der Einmündung in die V. subclavia („Venenwinkel") findet sich jeweils eine Erweiterung, der Bulbus venae jugularis superior beziehungsweise inferior. Letzterer ist kranialwärts durch eine Klappe verschlossen.

Die V. jugularis interna verläuft in ihrem kranialen Anteil zunächst dorsal und dann lateral der A. carotis interna; dabei beschreibt die Vene einen ventral-konvexen Bogen. Noch weiter kaudal liegt die V. jugularis interna mehr lateral und schließlich ventro-lateral der A. carotis communis. Im Sagittalbild verlaufen die beiden Vv. jugulares internae gerade oder in leicht lateral-konvexen Bögen; besonders in der frühen Fetalperiode konvergieren beide Venen nach kaudal. Häufig ist die rechte V. jugularis interna kräftiger als die linke.

Das System der Vertebralvenen beginnt okzipital (Plexus venosus suboccipitalis, Abb. 1-33 bis 1-37) und bildet die V. vertebralis, die meist als ein die A. vertebralis umgebendes

Geflecht durch die Foramina processus transversi hindurch kaudalwärts zieht. Mit ihr verbinden sich die Vv. vertebrales anterior und accessoria. Weiter dorsal verläuft die V. cervicalis profunda. Die Vertebralvenen münden meist von dorsal her in die V. brachiocephalica (siehe Abb. 1-32). Hier bestehen viele Varianten.

Die V. jugularis externa ist auf Sagittalbildern lateral der V. jugularis interna zu erkennen (siehe Abb. 1-34). Die äußere Jugularvene erhält ihren größten Zustrom von okzipital her und nimmt Verbindungen unter anderem mit der V. retromandibularis auf; sie mündet gewöhnlich in die V. subclavia, manchmal in die V. brachiocephalica oder in die V. jugularis interna. Meistens verbindet sich die V. jugularis externa mit den von der Schulter heranziehenden Vv. transversae cervicis und suprascapulares.

Die Halsorgane stehen über die obere Thoraxapertur mit den intrathorakalen Organen in Verbindung. Diese obere Thoraxöffnung ist relativ eng. Sie ist im sagittalen Durchmesser noch enger, als auf dem seitlichen Röntgenbild zu vermuten ist, denn die knorpeligen Anteile des Sternumkörpers und der Wirbelkörper sind röntgenologisch nicht sichtbar (vergleiche Abb. 2-1 mit Abb. 2-37b). Hier in der oberen Thoraxapertur sind viele Organe auf engem Raum zusammengedrängt: Trachea, Oesophagus, Thymus, Blutgefäße etc.

Durch pathologische Prozesse können sowohl die Halsweichteile als auch die obere Thoraxapertur erhebliche Veränderungen erleiden. Ein Beispiel zeigt die Abbildung 2-36: Durch ein großes zervikales Lymphangiom werden Rachen, Kehlkopf, Trachea und Oesophagus extrem in die Länge gezogen. Der Tumor reicht durch die aufgeweitete obere Thoraxapertur weit nach intrathorakal hinab.

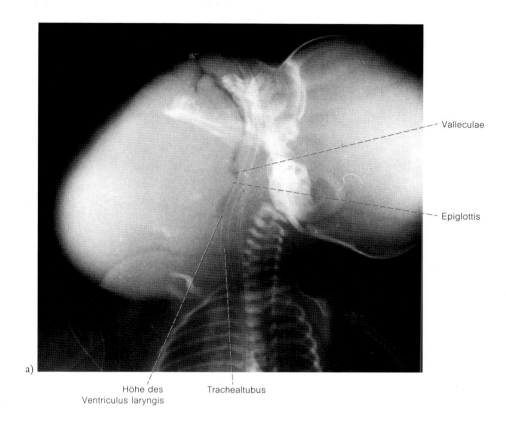

a)

Valleculae

Epiglottis

Höhe des Ventriculus laryngis

Trachealtubus

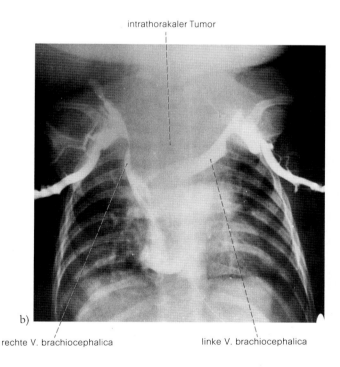

intrathorakaler Tumor

b)

rechte V. brachiocephalica

linke V. brachiocephalica

*Abb. 2-36* Extreme Verlängerung und Verformung der Halsorgane durch ein großes zervikales Lymphangiom mit Ausdehnung nach intrathorakal.
a) seitliche Aufnahme im Neugeborenenalter. Der ungewöhnlich lange Trachealtubus markiert die stark verlängerten Abschnitte des Rachens, des Kehlkopfes und der Trachea. Verkalkungen im Tumor;   b) eine spätere, im Alter von 5 Wochen durchgeführte Venographie mit Injektion an beiden Armen zeigt die intrathorakale Ausdehnung des Tumors durch die aufgeweitete obere Thoraxapertur hindurch.

# 3. Thorax

## Allgemeines

Das Röntgenbild des Neugeborenenthorax (Abb. 2-37) unterscheidet sich von dem des Erwachsenen. Thoraxbreite und -tiefe sind etwa gleich. Dorsal reichen die Lungen weit nach kaudal hinab. Im Sagittalbild sind beim Neugeborenen also besonders große Anteile der unteren hinteren Lungenabschnitte durch Oberbauchorgane überlagert. Die Rippen verlaufen überwiegend horizontal; schon bei leichter Rückwärtsneigung des Thorax schwingen die ventralen Enden der oberen Rippen im Sagittalbild nach kranial.

Durch den horizontalen Rippenverlauf sind beim Neugeborenen die thorakalen Atembewegungen unwirksamer als später, wenn die Rippen mehr schräg nach unten vorn gerichtet sind. Die Atmung des Neugeborenen ist weitgehend von der Zwerchfelltätigkeit abhängig.

Die obere Thoraxapertur entspricht der Höhe der Pleurakuppeln und der ersten Rippen. Die Schlüsselbeine liegen bei erhobenen Armen deutlich höher.

Die obere Thoraxapertur besitzt keine membranartige Grenzfläche, die mit dem Zwerchfell vergleichbar wäre. Die Halsorgane gehen zum Teil kontinuierlich in den Thorax über. So gibt es keine scharfen Grenzen zwischen den zervikalen und thorakalen Anteilen des Oesophagus und der Trachea.

## Oesophagus

Die Abbildungen 2-38 zeigt den *Oesophagus* in seiner ganzen Länge vom Rachen (Unterkante der Lamina cartilaginis cricoideae) bis zum Magen (vergleiche mit Abb. 2-1). Der oberste Ösophagusabschnitt ist ebenso wie der kaudale Hypopharynx kontrahiert; der übrige Oesophagus zeigt keine peristaltischen Kaliberschwankungen. Die Ösophagusperistaltik ist beim Neugeborenen erst gering ausgeprägt. Die Speiseröhre ist auf diesem Bild überwiegend luftgefüllt, kaudal mit einer Spiegelbildung. Diese physiologische ösophageale Hypotonie ist beim Neugeborenen in den ersten Lebenstagen besonders deutlich und nimmt nach ca. einer Woche allmählich ab („werdende Funktion"). Der Transport durch den Oesophagus erfolgt in

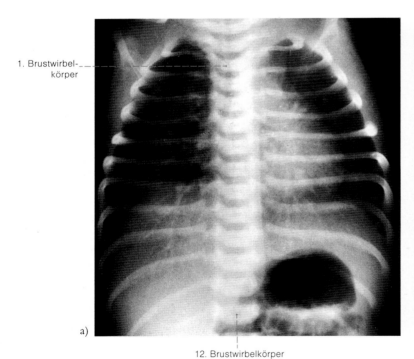
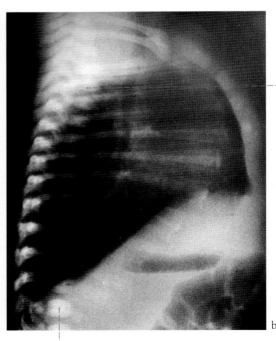

1. Brustwirbelkörper

1. Brustwirbelkörper

12. Brustwirbelkörper

12. Brustwirbelkörper

a)

b)

*Abb. 2-37*  Röntgenbild des normalen Neugeborenenthorax in hängender Position. Thoraxbreite und -tiefe sind ungefähr gleich. Dorsal reicht die Lunge weit nach kaudal hin ab. Die Rippen verlaufen überwiegend horizontal. Der 1. Halswirbelkörper projiziert sich etwas weiter kaudal als die ersten Rippen. Die obere Thoraxapertur liegt in Projektion auf den 7. Halswirbelkörper.

dieser Zeit entsprechend langsam, gelegentlich kann Erbrechen auftreten. Die Ösophagusmuskulatur kann sich jedoch auch beim Neugeborenen – wenn auch langsam – ausgiebig kontrahieren, so daß die längsgerichteten Falten sichtbar werden (Abb. 2-39). Auch diese Kontraktionsphase bleibt beim Neugeborenen länger bestehen als später.

Die drei „Ösophagusengen" stellen keine klinisch relevanten Stenosen dar; hierdurch werden gelegentlich topographische Beziehungen verdeutlicht.

Die obere „Enge" entspricht dem pharyngo-ösophagealen Übergang. Auf Nativröntgenaufnahmen wird dieser „Ösophagusmund" meist zu hoch vermutet, noch im Bereich des Hypopharynx. Der zervikale Ösophagusabschnitt ist nur kurz. Der „Ösophagusmund" öffnet sich beim Neugeborenen nur langsam. Die mittlere „Enge" entspricht der Höhe des Aortenbogens sowie – etwas weiter kaudal – des linken Hauptbronchus.

Der Aortenbogen kann je nach peristaltischer Phase den Oesophagus von vorn links her eindellen (Abb. 2-40a). Das zugehörige Seitenbild zeigt in einer anderen Phase keinerlei Eindellung (Abb. 2-40b). Etwas kaudal des Aortenbogens kann auch der linke Hauptbronchus von vorn her zu einer geringgradigen schrägen Eindellung führen.

Diese beiden Impressionen des Oesophagus durch den Aortenbogen und den linken Hauptbronchus sind beim Neugeborenen und auch noch beim Säugling nur selten ausgeprägt. Bei dem Neugeborenen der Abbildung 2-41 sind bei prallgefülltem Oesophagus diese flachen Eindellungen zu sehen, bei leichter Thoraxdrehung in den 1. schrägen Durchmesser. Weiter kaudal legt sich der linke Ventrikel der Ösophagusvorderwand an.

Der kaudale Ösophagusanteil oberhalb des Zwerchfells wird als Ampulla oesophagei (epiphrenische Ampulle) bezeichnet.

Die untere „Ösophagusenge" entspricht der Höhe des Hiatus oesophageus des Zwerchfells. Das untere Verschlußsegment des Oesophagus (Vestibulum gastro-oesophagicum, Antrum cardiacum) liegt normaler-

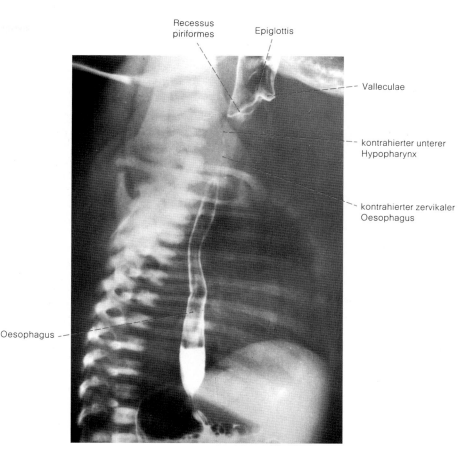

Abb. 2-38   Sechs Tage altes Neugeborenes. Rachen und Oesophagus sind kontrastiert. Der untere Teil des Hypopharynx und der zervikale Ösophagusabschnitt sind kontrahiert. Die gesamte thorakale Ösophagusstrecke wirkt hypoton, mit einer Spiegelbildung (Normalbefund im Neugeborenenalter).

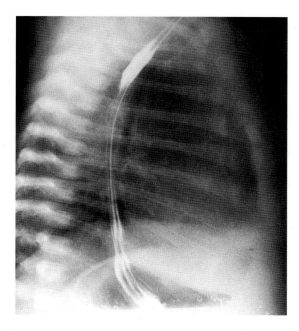

Abb. 2-39   Oesophagus eines Neugeborenen. Längsfalten im Kontraktionszustand (Normalbefund).

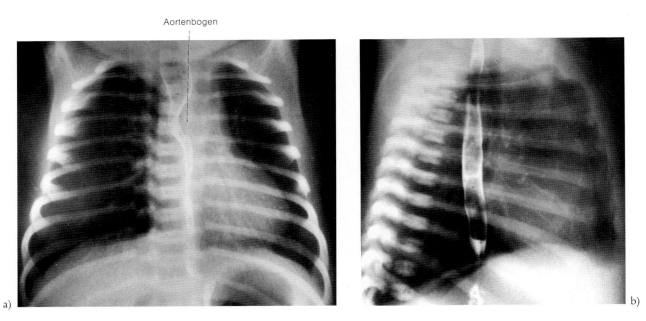

Aortenbogen

a)   b)

*Abb. 2-40*   Normales Ösophagogramm eines drei Tage alten Neugeborenen. Im Sagittalbild (a) wird die mittlere „Ösophagusenge" in Höhe des Aortenbogens in dieser Schluckphase kurzfristig sichtbar. Keine Stenosierung. Im Seitenbild (b) bei einer anderen peristaltischen Welle keine Eindellung.

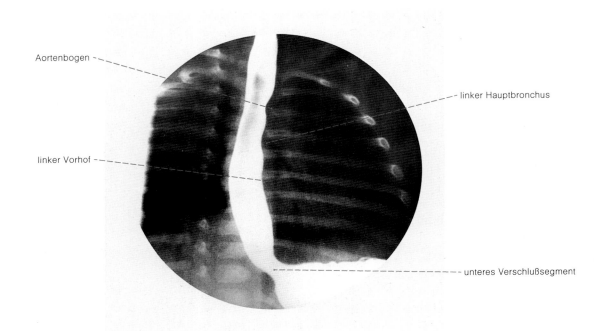

Aortenbogen --

linker Hauptbronchus

linker Vorhof --

unteres Verschlußsegment

*Abb. 2-41*   Normales Ösophagogramm eines Neugeborenen. Leichte Thoraxdrehung in den 1. schrägen Durchmesser. Bei Prallfüllung dellen sich der Aortenbogen und der linke Hauptbronchus geringgradig ein. Weiter kaudal legt sich der linke Vorhof dem Oesophagus an.

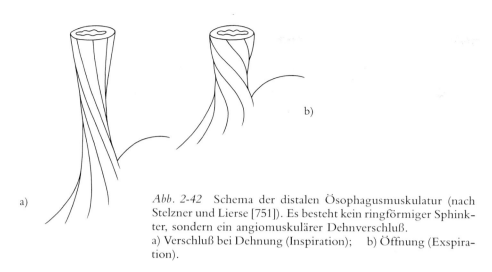

*Abb. 2-42* Schema der distalen Ösophagusmuskulatur (nach Stelzner und Lierse [751]). Es besteht kein ringförmiger Sphinkter, sondern ein angiomuskulärer Dehnverschluß.
a) Verschluß bei Dehnung (Inspiration);   b) Öffnung (Exspiration).

weise im Hiatuskanal, welcher in der Regel vom rechten Crus mediale des Zwerchfells gebildet wird und relativ lang sein kann (Abb. 2-1). Eine ständig sich unterhalb des Zwerchfells befindende Pars abdominalis des Oesophagus konnten wir beim Neugeborenen bei anatomischen Präparationen nicht nachweisen. Der Oesophagus ist jedoch im Hiatusschlitz des Zwerchfells nur locker verankert und läßt sich zum Beispiel bei Operationen von abdominal her weit nach kaudal hinabziehen.

Die im unteren Ösophagusanteil aus glatter Muskulatur bestehende Tunica muscularis bildet im Verschlußsegment keinen anatomisch distinkten Sphinkter. Die äußeren, mehr längsgerichteten Züge strahlen in die innere, mehr quergerichtete Faserschicht ein (Dehnverschluß nach Lierse und Stelzner, siehe Abb. 2-42). Beim Neugeborenen ist die Grenze zwischen Ösophagus- und Magenschleimhaut im Röntgenbild nicht zu erkennen. Die nur histologisch nachweisbare Grenze liegt in variabler Höhe. Die im Röntgenbild gelegentlich erkennbaren „Kerben" und „Ringe" entsprechen funktionellen und nicht histologischen Grenzen. Sie entstehen dort, wo zwei Ösophagusabschnitte sich in einem unterschiedlichen Funktionszustand befinden [364]. In dem umschriebenen kurzen Bereich des Verschlußsegmentes liegen die üblicherweise submukösen Venen direkt unter dem Epithel, also subepithelial [751]. Diese Venen beteiligen sich an dem angiomuskulären Verschlußmechanismus.

In den ersten Lebenswochen ist der Verschlußmechanismus noch nicht ganz funktionstüchtig („werdende Funktion"). Es kann noch zu einem rein funktionell bedingten Reflux kommen: Kardiainsuffizienz beziehungsweise Chalasie [464]. Da die Fixierung des Verschlußsegmentes im Zwerchfellschlitz beim Neugeborenen noch besonders locker ist,

kann das Verschlußsegment nicht nur nach kaudal, sondern auch nach kranial mitsamt der Anheftung der Membrana phreno-oesophagea verlagert werden [858] (siehe Abb. 2-43).

Diese gleitende Kardiainsuffizienz oder mobile Kardia ist als Vorstufe einer Hiatushernie anzusehen. Die obere Anheftungsstelle der Membrana phreno-oesophagea (sogenannte Laimersche Membran) kann röntgenologisch als Einkerbung zwischen der Ampulla oesophagei und dem Verschlußsegment (Vestibulum gastro-oesophagicum) sichtbar werden.

Entsprechend dem Mechanismus des Dehnverschlusses [480, 751, 752] öffnet sich das Verschlußsegment bei Exspiration, da hier der Oesophagus sich verkürzt und damit entspannt. Bei Inspiration wird der Oesophagus gedehnt, das Verschlußsegment schließt sich [361, 362, 858].

Störungen der frühen embryonalen Entwicklung können zu verschieden-

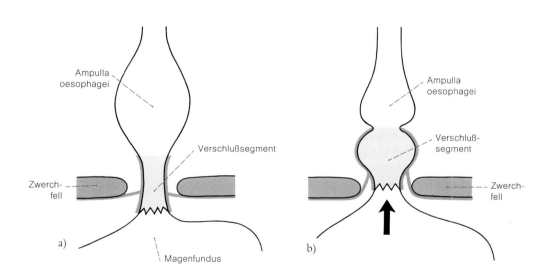

*Abb. 2-43* Schemata des unteren Verschlußsegmentes des Oesophagus (= Vestibulum gastro-oesophagicum = Antrum cardiacum) nach Zaino et al. [858]. Die Membrana phreno-oesophagea (rot) teilt sich in ein kraniales und in ein kaudales Blatt, sie umscheidet das gesamte Verschlußsegment.
a) normale Position; b) gleitende Hiatusinsuffizienz (mobile Kardia) als Vorstufe einer Hiatushernie, bei einem Neugeborenen noch als physiologische Unreife des Verschlußmechanismus mit zeitweisem gastro-ösophagealem Reflux anzusehen.

artigen *Fehlbildungen* des Oesophagus führen. Am Vorderdarm des Embryo bilden sich in der 4. bis 5. Woche die Lungenknospen und damit das Septum oesophago-tracheale aus (Abb. 2-57). Fehlentwicklungen können zum Beispiel zu einem vollständigen Fehlen, zu Atresien oder Stenosen des Oesophagus oder der Trachea führen, zu ösophago-trachealen Fisteln und Spalten bis zum völligen Fehlen einer Trennwand zwischen Oesophagus und Trachea; es können sich Duplikaturen des Oesophagus und enterogene Zysten bilden. Als häufigstes Beispiel soll hier die Ösophagusatresie erwähnt werden.

Die sehr zahlreichen Varianten der Ösophagusatresie [425] können nach Vogt [815] übersichtlich in verschiedene Typen eingeteilt werden (Abb. 2-44). Die Typen II und III haben einen weiten oberen Blindsack. In dieser Höhe ist das Lumen der Trachea eingeengt [263], hier sind die Trachealspangen der Trachea unterentwickelt. Auch nach einer Operation kann deshalb ein Stridor noch lange Zeit fortbestehen. Die atretische Strecke kann sehr verschieden lang sein. Die weitere Unterteilung erfolgt je nach Vorhandensein von tracheo-ösophagealen Fisteln. Eine obere tracheo-ösophageale Fistel zeigt stets einen schrägen, von hinten-unten nach vorn-oben zur Trachea gerichteten Verlauf. Diese obere Fistel kann hochzervikal gelegen sein. Bei Vorhandensein einer unteren tracheo-ösophagealen Fistel gelangt Luft während der Atmung in den Magen-Darm-Trakt, in der Regel ist der Magen weit, da schon während der Fetalzeit bei „Atembewegungen" Flüssigkeit durch die Trachea in den Magen-Darm-Trakt gelangt. Fehlt eine untere Fistel, so ist der Magen in der Regel klein, da er während der Fetalentwicklung nicht benutzt wurde (Abb. 2-46f). Entsprechend besteht meistens ein Hydramnion. Der Typ IIIb ist bei weitem am häufigsten. In den Abbildungen 2-44 und 2-45 sind die Möglichkeiten des Luftübertrittes von den Atemwegen in den Magen-Darm-Trakt sowie der Aspirationen vom Oesophagus und Magen her in die Trachea veranschaulicht. Aspiration von Nahrung bei zu spät gestellter

Diagnose oder von saurem Mageninhalt kann zu erheblichen pulmonalen Komplikationen führen. Besteht eine untere tracheo-ösophageale Fistel, so kann der Magen-Darm-Trakt bei maschineller Beatmung hochgradig überbläht werden und eventuell sogar perforieren [49].

Häufig kommt eine Ösophagusatresie nicht isoliert, sondern in Kombination mit verschiedenen anderen Fehlbildungen vor (zum Beispiel Vater-Assoziation: *v*ertebrale oder *v*askuläre, *a*norektale, *t*racheo-ösophageale, *r*enale oder *R*adiusfehlbildungen).

Als Beispiel sollen die Röntgenbefunde einer Ösophagusatresie vom

Typ IIIa nach Vogt demonstriert werden, also mit oberer tracheo-ösophagealer Fistel (Abb. 2-46). Die Übersichtsaufnahme am 1. Lebenstag zeigt den luftgefüllten oberen Blindsack in Höhe der oberen Thoraxapertur (Abb. 2-46a). In diesem Blindsack ist eine Sonde eingeführt, um den verschluckten Speichel abzuleiten. Im Seitenbild sieht man, daß dieser obere Blindsack weitgestellt ist und die Trachea nach ventral drängt. Der Bauch ist luftleer und insgesamt klein, die Flanken sind eingezogen. Bei diesem Typ fehlt eine untere tracheo-ösophageale Fistel, deshalb gelangt pränatal keine „eingeatmete" Flüssigkeit von der Luftröhre her in den

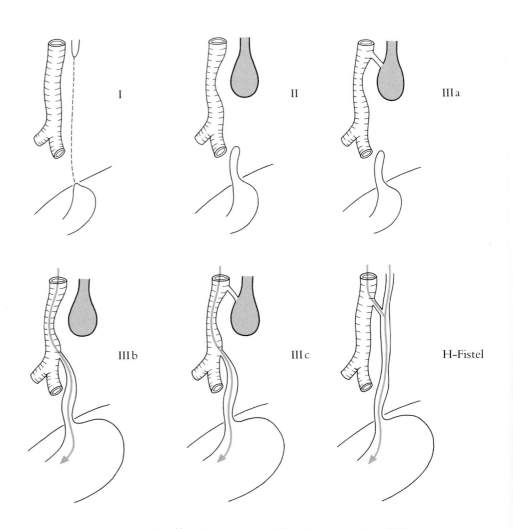

*Abb. 2-44* Schemata der Ösophagusatresien, Einteilung nach Vogt [815]. Der obere Blindsack der Typen II und III dellt die Luftröhre ein, die trachealen Knorpelspangen sind hier ungenügend entwickelt. Klinisch besteht meistens ein Stridor. Der Typ IIIb kommt bei weitem am häufigsten vor. Die roten Pfeile veranschaulichen den Luftübertritt in den Magen-Darm-Kanal.

Magen, nach der Geburt strömt keine Luft von den Atemwegen her in den Magen-Darm-Trakt ein. Entsprechend ist der Magen klein (Abb. 2-46f). Bei vorsichtiger Kontrastmittelfüllung des oberen Blindsackes (nichtionisches Kontrastmittel) unter Durchleuchtungskontrolle konnte die schräg von hinten-unten nach vorn-oben verlaufende obere Fistel weit kranial im Halsbereich (in Höhe C 4/5) nachgewiesen werden. Durch Aspiration mit Wandbeschlag der Trachea wird die Einengung der Luftröhre in Höhe des oberen Blindsackes deutlich. Dadurch wird ein inspiratorischer Stridor erklärt, der wegen der noch lange persistierenden Weichheit der Trachealwand auch postoperativ noch monatelang fortdauern kann. Nach Anlegen einer Magenfistel konnte der untere Ösophagusblindsack vom Magen aus durch Reflux dargestellt werden (Abb. 2-46e). Jetzt wird deutlich, daß in diesem Falle die atretische Strecke sehr lang ist, sie beträgt ca. sechs Wirbelkörperhöhen. Nach allmählicher Annäherung des oberen und unteren Ösophagusanteiles durch Bougierungen konnte schließlich eine Anastomosierung durchgeführt werden. Vorher war die röntgenologisch nachgewiesene obere Fistel verschlossen worden. Über die Bedeutung und die Schwierigkeiten des Fistelnachweises berichteten Johnson et al. [388]; über die Darstellung im sagittalen Computertomogramm Tam et al. [776] .

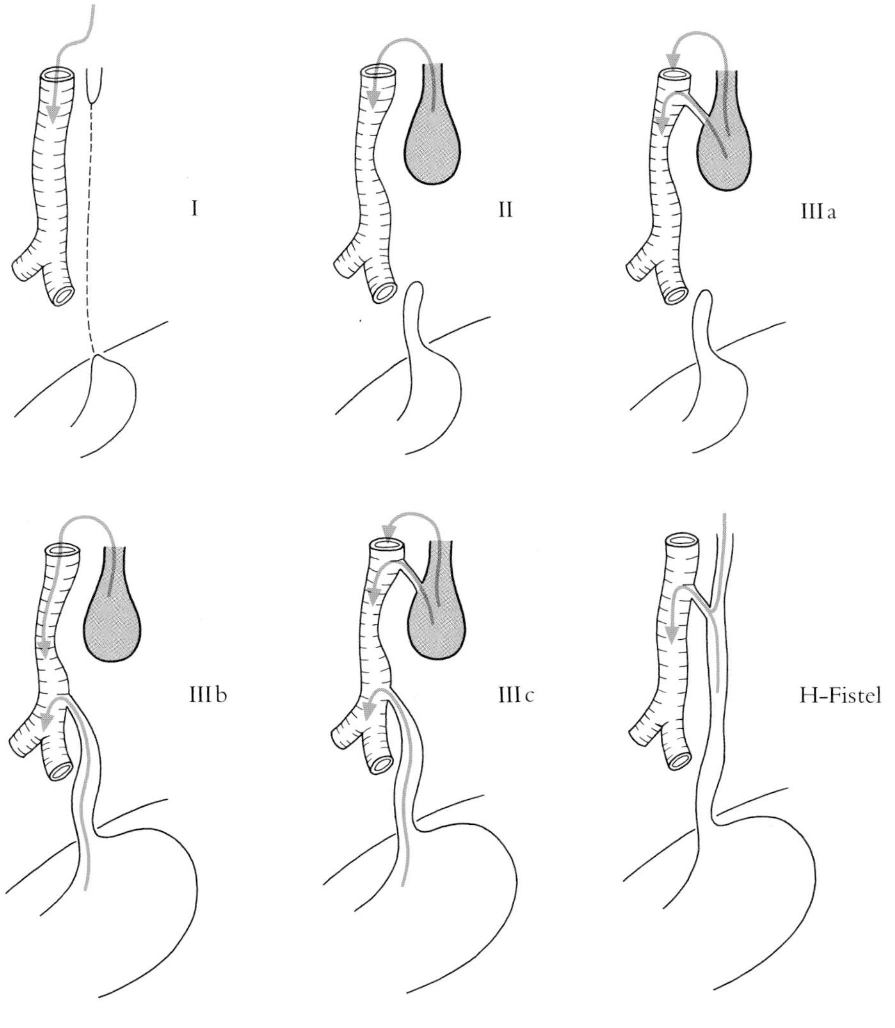

Differentialdiagnostisch ist es wichtig zu erwähnen, daß eine ausbleibende Luftfüllung des Magen-Darm-Traktes beim Neugeborenen nicht gleichbedeutend mit einer hochgelegenen Atresie ist. So kann zum Beispiel auch bei schlaffen, zerebral geschädigten Kindern das Abdomen luftleer bleiben.

Magensonden werden beim Neugeborenen routinemäßig durch den Oesophagus in den Magen vorgeschoben. Selbst bei dieser einfachen Methode können schwerwiegende Komplikationen entstehen, bis hin zu Perforationen in das hintere Mediastinum und in den Pleuraraum [16]. Intratracheale und -bronchiale Fehlpositionen sind klinisch manchmal kaum zu bemerken, müssen jedoch sofort korrigiert werden. Auf dem Seitenbild der Abbildung 2-47 liegt die Magensonde zu weit ventral, noch vor dem durch Luft markierten Oesophagus, also im Tracheobronchialsystem.

Die topographischen Beziehungen von Oesophagus und Tracheobronchialbaum demonstrieren die postmortalen Röntgenaufnahmen der Abbildung 2-48. Der Tracheobronchialbaum liegt ventral, der Oesophagus dorsal und links der Trachea. Der linke Hauptbronchus überkreuzt den Oesophagus ventral, ungefähr in Höhe Th 4 (diese Höhenangabe ist allerdings von der Projektion abhängig).

Die Kardiaregion projiziert sich ungefähr auf den 10., gelegentlich auf den 9. Brustwirbelkörper; sie liegt also auf sagittalen Röntgenbildern des Thorax unterhalb der Zwerchfellkuppen.

*Abb. 2-45* Ösophagusatresien nach Vogt [815] (entsprechend Abb. 2-44). Die roten Pfeile zeigen die Möglichkeit der Aspiration von verschlucktem Speichel (oder Nahrung bei zu spät gestellter Diagnose) sowie von stark saurem Mageninhalt.

oberer Ösophagusblindsack
mit Sonde

Hypopharynx

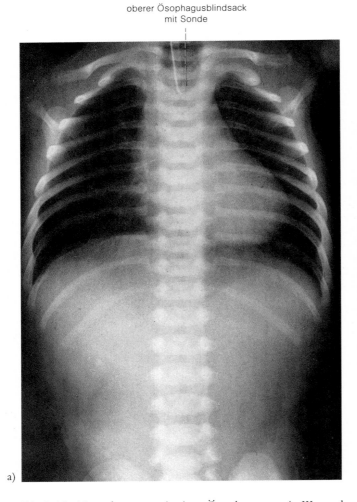

Trachealtubus

oberer Ösophagus-
blindsack mit Sonde

b)

a)

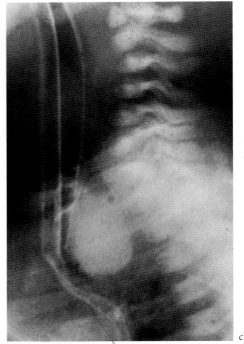

*Abb. 2-46*  Neugeborenes mit einer Ösophagusatresie IIIa nach
Vogt [815].
a) 1. Lebenstag. Sonde im luftgefüllten oberen Ösophagusblindsack. Abdomen wegen fehlender unterer ösophago-trachealer
Fistel klein und luftleer.
b) Seitenansicht des weiten oberen Blindsackes mit Ventralverla-
gerung der durch den Tubus markierten Trachea;   c) vorsichtige
Kontrastmittelfüllung (nichtionisches Kontrastmittel, Durch-
leuchtungskontrolle) des oberen Blindsackes. Tracheogramm
durch Aspiration. Jetzt wird die Verlagerung und Eindellung der
Trachea durch den Ösophagusblindsack deutlich (Stridor);
d) bei Kontraktion des oberen Blindsackes wird weit kranial in
Höhe C 4/C 5 die obere ösophago-tracheale Fistel sichtbar.
Typischer schräger Verlauf von hinten-unten nach vorn-oben.
Die Trachea ist jetzt weniger eingeengt;   e) nach Anlegen einer
Fistel wird der untere Ösophagusblindsack vom Magen her durch
Reflux dargestellt. Die atretische Strecke ist lang (sechs Wirbel-
körperhöhen);   f) der Magen ist klein, die Dünndarmschlingen
enggestellt; sie wurden pränatal wegen fehlender unterer öso-
phago-trachealer Fistel nicht „benutzt".

Trachea, eingeengt und verlagert

c)

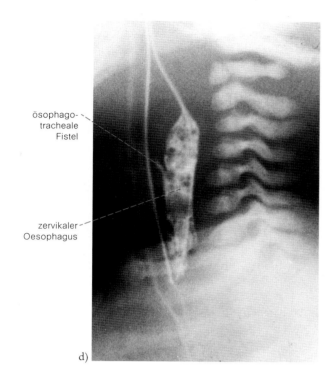

ösophago-
tracheale
Fistel

zervikaler
Oesophagus

d)

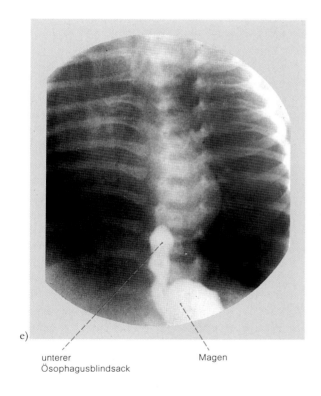

e)

unterer
Ösophagusblindsack

Magen

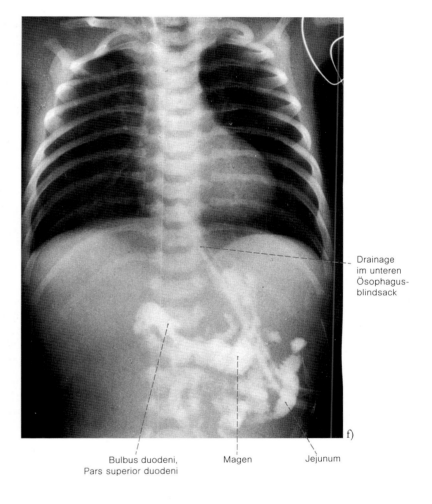

Drainage
im unteren
Ösophagus-
blindsack

f)

Bulbus duodeni,
Pars superior duodeni

Magen

Jejunum

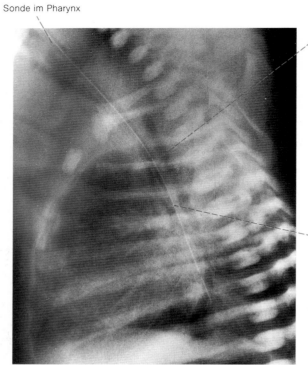

Sonde im Pharynx

luftgefüllter Oesophagus

Sonde im Tracheobronchialbaum

*Abb. 2-47*   Die Fehlposition einer Magensonde im Tracheobronchialbaum ventral des durch Luft markierten Oesophagus wurde sofort korrigiert. Klinisch war diesem Neugeborenen die Fehllage der Sonde noch nicht anzumerken.

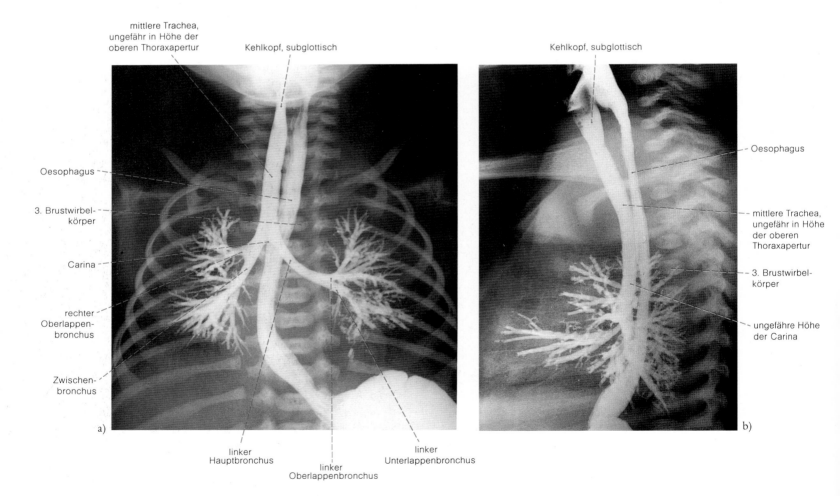

mittlere Trachea, ungefähr in Höhe der oberen Thoraxapertur

Kehlkopf, subglottisch

Kehlkopf, subglottisch

Oesophagus

Oesophagus

3. Brustwirbelkörper

mittlere Trachea, ungefähr in Höhe der oberen Thoraxapertur

Carina

3. Brustwirbelkörper

rechter Oberlappenbronchus

ungefähre Höhe der Carina

Zwischenbronchus

a)

b)

linker Hauptbronchus

linker Oberlappenbronchus

linker Unterlappenbronchus

*Abb. 2-48*   Postmortales Tracheobronchogramm, kombiniert mit einem Ösophagogramm. Frühgeborenes der 32. SSW p.m.
a) sagittal;   b) seitlich.
Die Trachea liegt rechts vor dem Oesophagus. Der rechte Hauptbronchus überquert ventral den Oesophagus in mittlerer Höhe. Die Mitte der Trachea liegt ungefähr in Höhe der oberen Thoraxapertur, die Carina in diesem Fall in Höhe Th 3/Th 4.

## Trachea und große Bronchien

Die *Trachea* verläuft intrathorakal etwas rechts paramedian, da links normalerweise der Aortenbogen liegt. Der Oesophagus liegt im oberen Thoraxbereich links hinter der Trachea (Abb. 2-48). Projiziert sich auf einem Thoraxbild (Abb. 2-49) der Trachealtubus links neben die Magensonde, so ist eine intraösophageale Fehlposition des Tubus möglich. Differentialdiagnostisch muß an einen rechtsseitigen Aortenbogen oder an eine Raumforderung mit Verdrängung der Trachea nach links gedacht werden. (Da die Trachea nur lose im lockeren Bindegewebe fixiert ist, kann sich auch normalerweise die Trachea relativ weit nach links projizieren, zum Beispiel bei Kopfwendung nach links.)

Die *Trachea* reicht von der Unterkante des Ringknorpels bis zur Carina (Abb. 2-48). Beim Neugeborenen ist die Trachea relativ kurz und weit (Abb. 2-51). Dadurch wird der Zustrom der Luft in die Lunge erleichtert. Dies ist beim Neugeborenen wichtig, da die Atmung noch relativ schnell und oberflächlich ist und tiefe Inspirationen noch nicht so gut möglich sind wie bei einem größeren Kind.

Nach Engel [215] beträgt die Länge der Trachea beim Neugeborenen ca. 4 cm, beim Frühgeborenen entsprechend weniger. Zur Zeit der Pubertät ist die Trachea ca. 6 cm und beim Erwachsenen ca. 12 cm (9 bis 15 cm) lang. Der Durchmesser der Trachea beträgt nach Engel in sagittaler Richtung 5,7 und in frontaler Richtung 6 mm (beim Erwachsenen liegen die entsprechenden Durchschnittswerte bei 16,5 beziehungsweise 14,4 mm). Das Lumen der Trachea ist beim Neugeborenen in Relation zur Lungengröße weiter als beim Erwachsenen.

Die Fläche des Tracheallumens nimmt vom Neugeborenen- bis zum Erwachsenenalter nur um das Zehnfache, das Lungenvolumen dagegen um das Zwanzig- bis Dreißigfache zu. Beim Neugeborenen ist die Fläche des

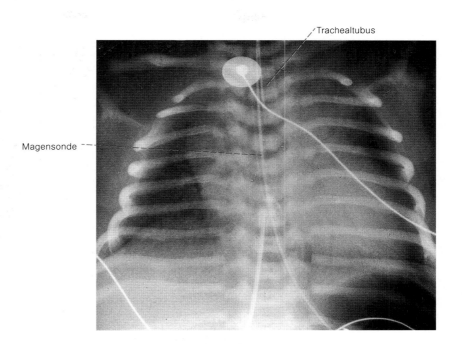

Abb. 2-49  Intraösophageale Fehlposition eines Trachealtubus. Reifes Neugeborenes. Der Tubus projiziert sich links neben die ebenfalls im Oesophagus liegende Magensonde. Die Lungen sind schlecht belüftet, der Magen gebläht.

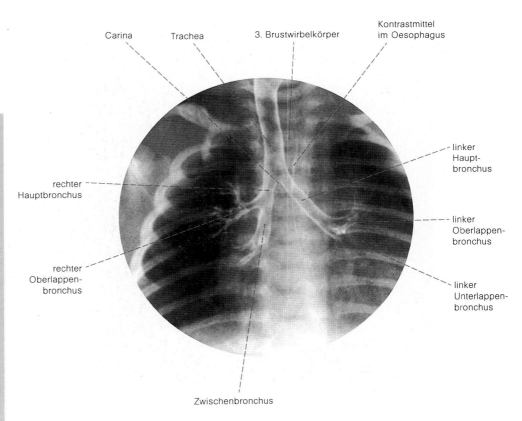

Abb. 2-50  Tracheobronchogramm bei einem sieben Wochen alten Säugling durch unbeabsichtigte Kontrastmittelaspiration. Der rechte Hauptbronchus verläuft steiler als der linke, fast in gerader Fortsetzung der Trachea. Die Carina liegt in Höhe des 3. Brustwirbelkörpers. Der linke Hauptbronchus überkreuzt den durch einen schmalen Kontrastmittelstreifen markierten Oesophagus (Zustand nach Klavikulafraktur rechts).

Tracheallumens ebenso groß wie die der beiden Hauptbronchien zusammen, später ist die Summe der Querschnitte der beiden Hauptbronchien größer als der Trachealquerschnitt.

Der Bifurkationswinkel beträgt beim Neugeborenen ca. 60 bis 70°; er nimmt mit zunehmendem Alter ab [9]. Der Winkel ist atemabhängig, er ist bei Exspiration größer als bei Inspiration.

Die Höhe der Bifurkation entspricht beim Neugeborenen meistens dem 3., gelegentlich dem 4. Brustwirbelkörper, sie ist abhängig von der Atemphase. Mit zunehmendem Alter rückt die Bifurkation tiefer. Die Mitte der Trachea entspricht ungefähr der oberen Thoraxapertur.

Der rechte Hauptbronchus verläuft auch beim Neugeborenen steiler als der linke. Deshalb gleitet ein zu tief eingeführter Trachealtubus fast immer in den rechten Hauptbronchus hinein. Die Trachea ist beim Neugeborenen nur lose bindegewebig fixiert, deshalb ist sie nicht nur nach lateral, sondern auch in kraniokaudaler Richtung stark verschieblich.

Vor der Trachea verläuft der Truncus brachiocephalicus schräg hinweg (Abb. 2-2), und zwar in sehr variabler Weise [762]. Bei Exspiration und Kopfbeugung nach vorn kann an dieser Überkreuzung auch normalerweise eine Eindellung der Trachea hervorgerufen werden. Gelegentlich kann jedoch der Truncus brachiocephalicus („innominate artery") eine Kompression der Trachea von ventral her verursachen, so daß Stridor und Atemnot eine operative Fixierung des Truncus brachiocephalicus beziehungsweise des Aortenbogens an der Sternumhinterwand erforderlich machen.

Weiterhin können verschiedene andere Anomalien der großen Gefäße zu Kompressionen der Trachea oder der Bronchien führen.

Wittenborg und Mitarbeiter [847] haben die Dynamik der Trachea bei Neugeborenen und Säuglingen beschrieben (Abb. 2-52). Die normalen Schwankungen der Trachea bei ruhiger Atmung (Abb. 2-52a) und bei forcierter Atmung (Abb. 2-52b), zum Beispiel beim Schreien, und die sekun-

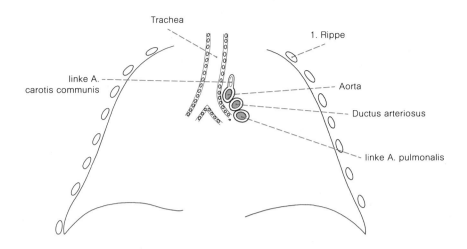

*Abb. 2-51*   Schema der intrathorakalen Position der Trachea, gezeichnet nach einem anatomischen Frontalschnitt. Frühgeborenes der 26. SSW p.m.

dären Kaliberschwankungen einer sonst normalen Trachea bei hoher oder peripherer Luftwegsobstruktion (Abb. 2-52c und d) müssen bei Beurteilung pathologischer Veränderungen der Trachea berücksichtigt werden. Eine primäre Erkrankung der Trachea mit veränderter Elastizität (Compliance) kann erst vermutet werden, wenn Obstruktionen der Luftwege oder äußere Kompressionen der Trachea durch eine Raumforderung ausgeschlossen wurden. Die Untersuchungen von Wittenborg et al. [847] zeigten, daß folgende drei Abschnitte der Trachea sich verschieden verhalten: der zervikale Anteil, der Übergangsbereich in Höhe der oberen Thoraxapertur beziehungsweise des Jugulums sowie der intrathorakale Trachealabschnitt. Bei normaler ruhiger Atmung finden nur minimale Kaliberschwankungen statt, am Ende der Exspiration ist die Trachea etwas schmaler (Abb. 2-52a). Bei angestrengter Atmung eines gesunden Neugeborenen beziehungsweise Säuglings ohne Obstruktion der Luftwege ist diese exspiratorische Verschmälerung der Trachea deutlicher ausgeprägt (Abb. 2-52b). Außerdem findet zu Beginn der forcierten Inspiration eine sehr kurzzeitige Einengung des Übergangsbereiches der Trachea statt. Dieser partielle Kollaps kann bis zu 50% des Lumens betragen. Am Ende der Inspi-

ration ist das Tracheallumen am weitesten.

Im pathologischen Falle lassen sich zwei Typen des Trachealkollapses unterscheiden, nämlich bei Vorliegen einer hohen und einer peripheren Luftwegsobstruktion.

Typ I: Bei hochgelegener oder supratrachealer Atemwegsobstruktion und inspiratorischem Stridor sieht man früh-inspiratorisch in Höhe der Übergangszone der Trachea einen Kollaps (sogenannter hochinspiratorischer Kollaps) zu Beginn der erschwerten und verlängerten Inspiration (Abb. 2-52c). Im weiteren Verlaufe der Inspiration wird die Trachea weit und verschmälert sich bei der Exspiration wieder.

Typ II: Bei peripherer Luftwegsobstruktion, zum Beispiel einer Bronchiolitis, verschmälert sich der intrathorakale Anteil der Trachea am Ende der verlängerten Exspiration bis zum Kollaps (sogenannter tief-exspiratorischer Kollaps, Abb. 2-52d).

Die Spitze eines Trachealtubus sollte nicht zu weit kranial in Kehlkopfnähe und nicht zu weit kaudal in der Nähe der Carina liegen. Günstig ist die Position der Tubusspitze ungefähr im mittleren Trachealabschnitt in Höhe der oberen Thoraxapertur oder etwas weiter kranial in Höhe der Schlüsselbeine [43].

Es ist wichtig zu wissen, daß sich die Tubusspitze bei Kopfbeugung und -drehung, zum Beispiel beim Umlagern des Kindes, erheblich verschieben kann [789, 186].

Dies läßt sich leicht durch postmortale Untersuchungen demonstrieren (Abb. 2-53a und b sowie 2-54a und b).

Durch ein zu tiefes Einführen eines Trachealtubus können Atelektasen und Überblähungen hervorgerufen werden (Abb. 2-55).

Durch mehrfaches Intubieren und häufiges Absaugen der Trachea im Rahmen der Intensivbehandlung Neugeborener können Verletzungen der Trachea und der Bronchien entstehen, zum Beispiel Perforationen

[16, 688, 805, 825], sowie lokale Wandveränderungen mit Stenosierungen und Erweiterungen. Hierbei können auch sekundäre Infektionen eine Rolle spielen, zum Beispiel im Rahmen einer Immunschwäche [451]. Ein Beispiel einer iatrogenen fokalen Tracheomalazie zeigt die Abbildung 2-56. Boros et al. [79] berichteten über eine nekrotisierende Tracheobronchitis bei Hochfrequenzbeatmung.

Die zahlreichen angeborenen Fehlbildungen der Trachea und des Bronchialbaumes werden verständlich, wenn man die komplizierten Wachstumsvorgänge während der Embryonalentwicklung betrachtet (Abb. 2-57). Werden die Aussprossung der Lungen-

knospen und die Ausbildung des ösophago-trachealen Septums gestört, so können Spalten und Fisteln zwischen Trachea und Oesophagus oder Verbindungen zu den Gallenwegen entstehen, weiterhin Atresien, Stenosen, Duplikaturen und Zysten sowie Anomalien der Bronchien, wie zum Beispiel Trachealbronchien etc. Durch lokale Anomalien der Bronchialwand kann ein kongenitales lobäres Lungenemphysem entstehen. Verkalkungen der Trachea können bereits beim Neugeborenen vorkommen, unter anderem bei der Chondrodysplasia punctata.

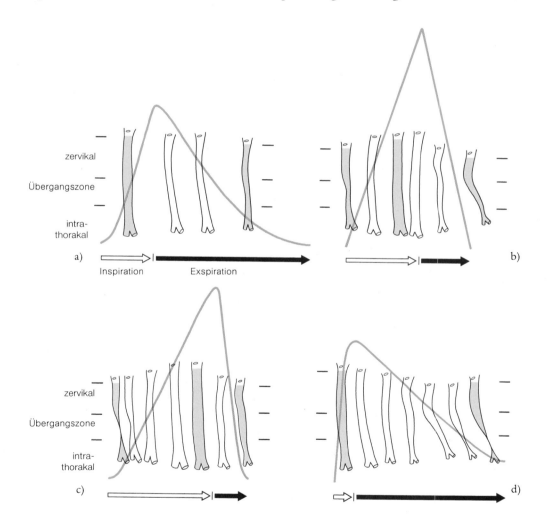

*Abb. 2-52* Schemata der Kaliberschwankungen der drei Trachealabschnitte bei Neugeborenen und Säuglingen (verändert nach Wittenborg et. al. [847]). Die Kurven geben die Intensität und Geschwindigkeit der Atembewegungen bei Inspiration (weiße Pfeile) und Exspiration (schwarze Pfeile) an.
a) normale ruhige Atmung;  b) forcierte Atmung eines gesunden Neugeborenen beziehungsweise Säuglings ohne Luftwegsobstruktion;  c) hochgelegene oder supratracheale Luftwegsobstruktion. Typ des sogenannten hochinspiratorischen Trachealkollapses: frühinspiratorisch in Höhe der Übergangszone;  d) periphere Luftwegsobstruktion (zum Beispiel im Bereich der Bronchiolen). Sogenannter tiefexspiratorischer Typ des Trachealkollapses im tiefen intrathorakalen Abschnitt am Ende der Exspiration.

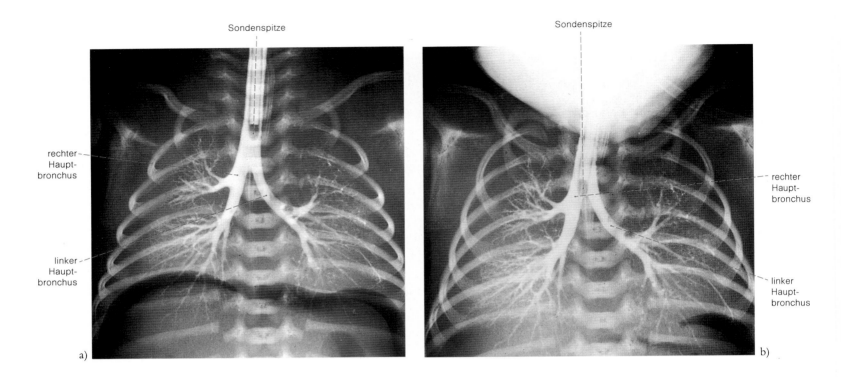

*Abb. 2-53*  Frühgeborenes der 29. SSW p.m. Postmortale Darstellung, um die Verschieblichkeit eines Trachealtubus bei Kopfbewegungen zu demonstrieren.
a) normale Rückenlage, Kopf leicht nach hinten. Die Spitze einer transnasal eingeführten und außen am Nasenloch fixierten Sonde liegt weit oberhalb der Carina;     b) bei Kopfbeugung nach vorn ist die Sondenspitze in den Eingang des rechten Hauptbronchus hinabgeglitten.

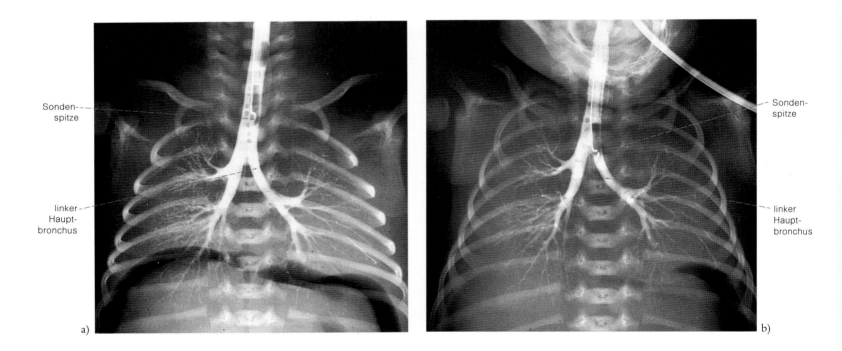

*Abb. 2-54*  Dieselbe Anordnung wie in Abbildung 2-53.
a) normale Ausgangsposition;     b) bei Kopfbeugung nach vorn wird die Sondenspitze weit nach hinten vorgeschoben, bis in den linken Hauptbronchus hinein.

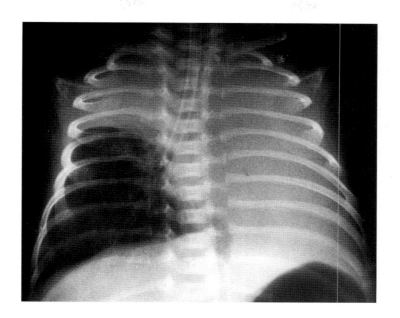

*Abb. 2-55*  Durch zu tiefes Einführen eines Trachealtubus rechts bis in den Zwischenbronchus hinein sind nur noch der rechte Mittel- und Unterlappen belüftet und dabei gebläht. Der rechte Oberlappen und die gesamte linke Lunge sind atelektatisch. Das Herz ist nach links verlagert.

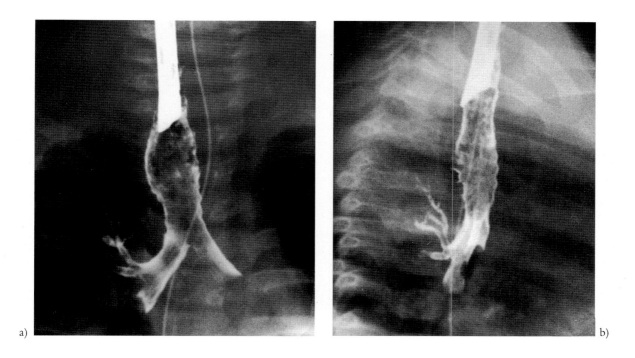

a)

b)

*Abb. 2-56*  Iatrogene Trachealwandveränderung bei einem sieben Monate alten Säugling. Im Neugeborenenalter häufiges Intubieren und Absaugen.

# Lunge

Die *Lunge* muß nach der Geburt in wenigen Sekunden ihre Aufgabe übernehmen. Dabei werden bei einem reifen Neugeborenen ca. 24 Millionen Alveolen mit einer Gesamt-Atemfläche von ca. 2,8 qm innerhalb kürzester Zeit belüftet [196].
Die Eröffnung des Lungenkreislaufs geht parallel.

Bei Frühgeborenen ist der Reifungszustand der Lungen für die Überlebenschance entscheidend. Sehr untergewichtige Frühgeborene müssen maschinell beatmet werden, da die Lungen noch ungenügend ausgereift sind.

Die *Lungenentwicklung* läßt sich in verschiedene Phasen einteilen. Die einzelnen Phasen überschneiden sich teilweise, die Lungenentwicklung verläuft nicht im gesamten Organ synchron. Kraniale Lungenpartien reifen früher als kaudale.

1. Die *embryonale* Phase beginnt mit der Entstehung der Lungenknospen aus dem Vorderdarm während der 4. Embryonalwoche (Abb. 2-57). Jetzt werden erstmals Atemwege und Verdauungstrakt voneinander getrennt.

2. Die *pseudoglanduläre* Phase umfaßt ungefähr die 5. bis 16. Schwangerschaftswoche p.m. Es entstehen blind

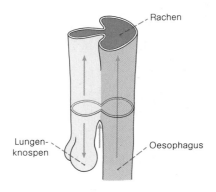

Abb. 2-57 Schema der Trachealentwicklung während der 4. Embryonalwoche (verändert nach Gray und Skandalakis [289]). Die Lungenknospen sprossen vom Vorderdarm aus, das nach kranial wachsende Septum ösophagotracheale trennt Luft und Speiseröhre. Durch Einfaltungen werden Rachen und Kehlkopf differenziert.

endende, drüsenähnliche Strukturen, die mit kubischem Epithel ausgekleidet sind. Mit 16 Schwangerschaftswochen p.m. sind die präazinären Bronchusgenerationen 1 bis 16 bereits angelegt (Abb. 2-58a). Damit ist also der Bronchialbaum bis inklusive der Bronchioli terminales entwickelt.

3. Die *kanalikuläre* Phase entspricht ungefähr der 16. bis 24. Schwangerschaftswoche p.m. Durch Verdünnung der Wand und allmähliche Umbildung des kubischen Epithels in ein Plattenepithel, Mesenchymproliferation und Einsprossung von Kapillaren wird am Ende dieser Phase erstmals ein Gasaustausch möglich (Abb. 2-58b). Die ersten Bronchioli alveolares (= respiratorii) entstehen.

4. Die *sakkuläre* Phase reicht von ungefähr der 24. Schwangerschaftswoche p.m. bis zur Geburt. Jetzt bilden sich in zunehmendem Maße Sacculi terminales, das heißt alveolenähnliche, flache Bläschen, die noch nicht ausgereiften Alveolen entsprechen. Mehr und mehr wird das ursprüngliche kubische Epithel in Plattenepithel umgewandelt. Ungefähr am Übergang der kanalikulären zur sakkulären Phase lassen sich erstmals Surfactantbildende Pneumozyten vom Typ II nachweisen. In dieser Phase der Entwicklung (ca. 24. Schwangerschaftswoche p.m., Gewicht des Feten um 600 g) ist erstmalig eine Chance gegeben, ein so unreifes Frühgeborenes durch moderne maschinelle Beatmungsmethoden am Leben zu erhalten. Ein Beispiel aus der beginnenden sakkulären Phase zeigt die Abbildung 2-59. Der noch winzige Thorax ist in natürlicher Größe abgebildet. Das Alter dieses Frühgeborenen betrug 25 vollendete Schwangerschaftswochen p.m., das Geburtsgewicht 770 g. Das Kind wurde erfolgreich beatmet.
Während dieser sakkulären Phase bilden sich weitere Bronchioli respiratorii, Ductus und Sacculi alveolares aus.

5. Die eigentliche *alveoläre* Phase entspricht – überlappend mit der früheren sakkulären Phase – der späten Fetalzeit bis ungefähr zum 8. Lebens-

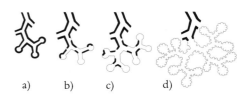

Abb. 2-58 Schemata der Lungenentwicklung (verändert nach Bucher und Reid [99]).
a) 16. SSW p.m. Die präazinären Bronchien 1 bis 16 sind ausgebildet, damit ist der Bronchialbaum entwickelt;   b) mit 24. SSW p.m. (Gewicht um 600 g) beginnt die sakkuläre Phase. Teilweise Umwandlung von kubischem Epithel in Plattenepithel, Verdünnung der Wand, Kapillarproliferation sowie allmählich einsetzende Bildung von Surfactant ermöglichen erstmals eine maschinelle Beatmung;   c) 32 SSW p.m. Weitere Ausbildung von azinären Elementen. „Alveolen" noch unreif (= Sacculi terminales);   d) postnatal zunehmende Ausreifung und Vermehrung der Alveolen bis ungefähr zum 8. Lebensjahr. Danach findet keine weitere Vermehrung, sondern nur noch eine Vergrößerung der Alveolen statt.

jahr. Es finden weitere intraazinäre Aufzweigungen von Alveolargängen und -säckchen statt, eine weitere Alveolarisierung der Bronchioli respiratorii sowie eine Vermehrung, Vergrößerung und Ausreifung der Alveolen. Nach dem 8. Lebensjahr findet kaum noch eine Vermehrung, sondern nur noch eine Größenzunahme der Alveolen statt.

Somit sind also auch zur Zeit der termingerechten Geburt die Alveolen noch nicht ausgereift.

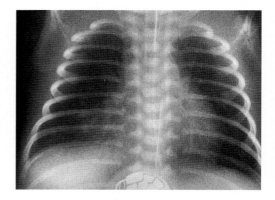

Abb. 2-59 Thoraxbild eines sehr unreifen Frühgeborenen in natürlicher Größe, dem Beginn der sakkulären Phase der Lungenentwicklung entsprechend (Alter: 25. SSW p.m.; Geburtsgewicht 770 g). Gut belüftete Lungen bei erfolgreicher maschineller Beatmung (Nabelarterienkatheter, Magensonde, Trachealtubus).

# Feinbau der Lunge

Der Azinus ist eine respiratorische Einheit, die aus der Gesamtheit der Verzweigungen eines Bronchiolus terminalis besteht: Bronchioli respiratorii (= alveolares), Ductus und Saccus alveolares mit den Alveolen. Drei bis acht Azini bilden einen Lobulus. Nach Hislop und Reid [350, 351] beträgt die Größe eines Azinus – gemessen am Beispiel eines subpleuralen Azinus als Abstand des terminalen Bronchiolus bis zur Pleura – bei einem Frühgeborenen von 28 Schwangerschaftswochen p.m. 0,6 mm, zur Zeit der termingerechten Geburt 1,1 mm, im Alter von zwei Monaten 1,75 mm und mit sieben Jahren 4 mm.

Die postmortal angefertigten Abbildungen 2-60a und b veranschaulichen bei einem Frühgeborenen der 28. Schwangerschaftswoche p.m. die Größe der Azini. Durch eine postmortale Kontrastierung der Luftwege haben sich in der Lungenperipherie kleine Hohlräume aufgefüllt, die ungefähr der für dieses Alter von Hislop und Reid angegebenen Azinusgröße von 0,6 mm entsprechen.

Kommt es intra vitam zu einer Aspiration einer größeren Kontrastmittelmenge, so ist das Ausmaß der alveolären Füllung entscheidend für die Prognose [516].

Die Größe der Alveolen wird in der Literatur unterschiedlich angegeben. Ausführliche Untersuchungen liegen von Dunnill [196] vor, welcher die Größe der Alveolen beim Neugeborenen mit ca. 150 μ, also mit rund $\frac{1}{7}$ mm, angibt, beim Erwachsenen mit 280 μ. Im Lehrbuch von Benninghoff und Goerttler [47] wird die Größe der Alveolen beim Neugeborenen mit 45 bis 60 μ angegeben.

> Die *Zahl* der Alveolen beträgt beim reifen Neugeborenen nach Dunnill [196] ca. 24 Millionen, sie ist nach drei Monaten schon mehr als verdreifacht. Mit ca. acht Jahren ist die endgültige Alveolenzahl von ca. 300 Millionen erreicht. Nach dem achten Lebensjahr nimmt das Lungenvolumen im wesentlichen durch Vergrößerung der Alveolen zu.

Die Atemfläche der Lunge als Gesamtoberfläche der Alveolen beträgt bei einem reifen Neugeborenen ca. 2,8 m². Diese Fläche ist mit drei Monaten verdoppelt, beim Erwachsenen ist sie ca. 45 m²–100 m² groß [196]. Nach einer „Faustregel" entspricht die Atemoberfläche in m² in jedem Lebensalter ungefähr dem Körpergewicht in Kilogramm [229].

Die Lymphkapillaren sind kurz vor der Geburt größer und zahlreicher als beim Erwachsenen [148]. Die postnatal besonders stark ausgeprägte Lymphzirkulation ist für den Abtransport von Flüssigkeit bedeutsam. Tritt hierbei eine Verzögerung ein, so entsteht die sogenannte Flüssigkeitslunge des Neugeborenen.

> Beim Neugeborenen und Säugling ist das Lumen der peripheren Luftwege im Vergleich zur Trachea relativ eng und der Strömungswiderstand entsprechend hoch [292]. Daraus erklärt sich, daß Neugeborene und Säuglinge bei Luftwegsinfektionen stärker zu einer Lungenblähung oder zu Atelektasen neigen als später.

Im Rahmen von Fehlbildungen verschiedener Organe kann intrauterin die fetale Lungenentwicklung behindert werden, so daß eine Lungenhypoplasie resultiert. Folgende Faktoren sind für die normale Lungenentwicklung beim Feten entscheidend [314]:

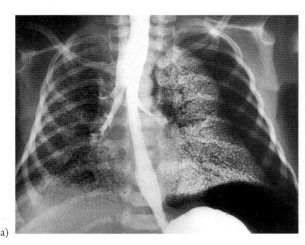

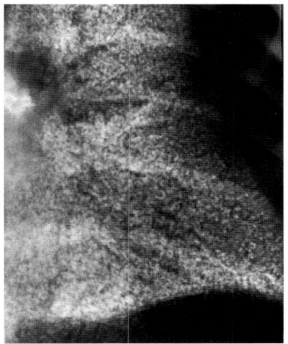

*Abb 2-60* Frühgeborenes der 28. SSW p.m. Postmortale Tracheobronchographie. Azini zum Teil mit Kontrastmittel aufgefüllt, zum Teil überbläht (gleichzeitiges Ösophagogramm; Spannungspneumothorax links). a) Übersicht; b) Detailaufnahme. Die winzigen Kontrastmittelflecken entsprechen ungefähr der von Hislop und Reid [350] für dieses Alter angegebenen Azinusgröße von 0,6 mm.

a) Der Thoraxraum darf nicht komprimiert werden, wie zum Beispiel bei einer Zwerchfellhernie mit bereits intrauteriner Verlagerung von Eingeweiden in den Thoraxraum hinein. Auch ein Zwerchfellhochstand, zum Beispiel bei Hydronephrose mit Aszites, sowie ein Oligohydramnion können die Lunge komprimieren.

b) Fetale Atembewegungen sind für die Lungenentwicklung erforderlich. Es wird Amnionflüssigkeit ein- und ausgeatmet. Die Alveolen sind also pränatal nicht kollabiert, sondern enthalten Flüssigkeit. Fehlen diese fetalen Atembewegungen, zum Beispiel bei einer Phrenikusagenesie oder tierexperimentell bei intrauteriner Phrenikusdurchtrennung, so entsteht eine Lungenhypoplasie.

c) Möglicherweise beeinflußt ein von den Nieren gebildeter Faktor die Lungenentwicklung; das Fehlen eines solchen Faktors bei Nierenagenesie oder -dysplasie könnte bei der Entstehung der Lungenhypoplasie beteiligt sein [352].

Die *Lungen* des Neugeborenen wirken gedrungener als die des älteren Kindes. Beim Neugeborenen ist der Thorax annähernd zylindrisch geformt, später flacht er sich ab. Dementsprechend ist der sagittale Durchmesser der Neugeborenenlungen relativ groß. An den Medialflächen (Abb. 2-61 und 2-62) imprimieren sich die Mediastinalorgane, wie zum Beispiel die Aorta, der Oesophagus und besonders der große Thymus. Oft schiebt sich rechts der Thymus zipfelartig in den kleinen Lappenspalt hinein und drängt den Oberlappen zur Seite (Abb. 2-61). An

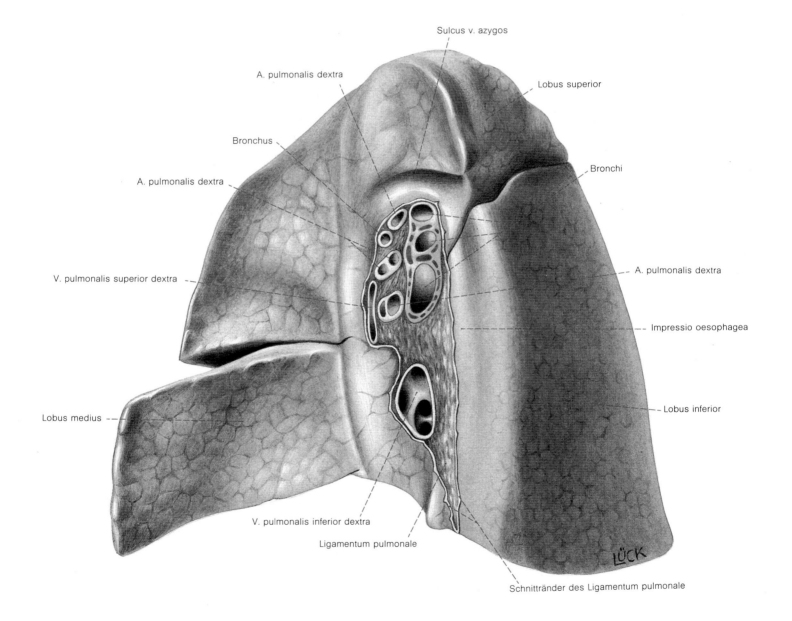

*Abb. 2-61*  Rechte Lunge eines reifen Neugeborenen. Ansicht von medial. Relativ großer Sagittaldurchmesser. Die Stufenbildung vorn zwischen Ober- und Mittellappen ist durch den Thymus bedingt. Oberhalb des Hilus liegt die Impression der V. azygos. Hilus und Lungenligament stellen eine relativ große Fläche dar.

der Medialfläche der rechten Lunge springt basal ein kleiner Zapfen vor, hinter der Vena cava inferior und vor dem Lungenligament. Der Hilus nimmt ein relativ großes Feld ein. Nach kaudal zieht die Duplikatur des unteren Lungenligamentes (Ligamentum pulmonale). Dieses findet sich nur unterhalb des Hilus, ein oberes Lungenligament gibt es nicht. Das Lig. pulmonale kann sehr variabel ausgebildet sein. Häufig schließt das Lungenligament ein relativ breites, nach unten spitz zulaufendes Feld ein (Abb. 2-61 und 2-62). Hier steht die

Lunge mit dem Mediastinum in breiter Verbindung. Es wird verständlich, daß hier zum Beispiel extraalveoläre Luft (zum Beispiel im Rahmen einer Beatmung entstanden) vom Interstitium der Lunge in das Mediastinum übertreten kann. Auf dem Querschnitt sieht man (Abb. 2-124), daß die Duplikatur schräg von dorso-lateral nach ventro-medial ausgerichtet ist. Unten endet das Lungenligament mit einem sichelförmigen freien Rand, der von der Lunge her von lateral oben nach medial unten zum Mediastinum hinabzieht und manchmal bis zum Zwerch-

fell reicht. Hinter dem Lungenligament können eine Pneumonie und Atelektase einen Tumor vortäuschen [506]. Über die weitere klinische Bedeutung des Lig. pulmonale siehe Kapitel Mediastinum. Die *Lappenspalten* der Lungen sind beim Neugeborenen im Röntgenbild normalerweise sichtbar, wenn sie tangential abgebildet werden. Eine nur geringe intrapleurale Flüssigkeitsansammlung genügt, um die Lappenspalten betont zur Darstellung zu bringen, zum Beispiel bei einer sogenannten Flüssigkeitslunge (Abb. 2-63). Auf dem sagit-

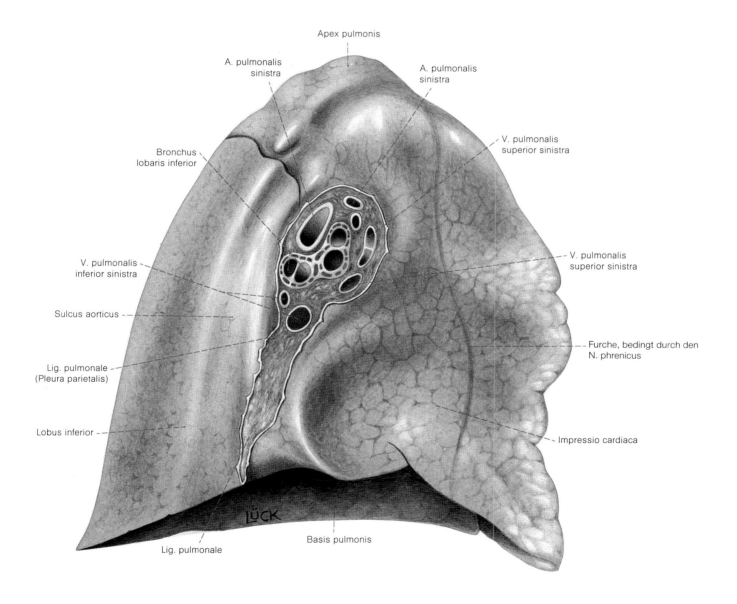

Abb. 2-62   Linke Lunge eines reifen Neugeborenen. Ansicht von medial (derselbe Fall wie in Abb. 2-61). Aortenimpression oberhalb und dorsal des Hilus. Breite Kontaktfläche zwischen Lunge und Mediastinum innerhalb der beiden Blätter des Lungenligamentes.

talen Röntgenbild kann der untere Teil des großen Lappenspaltes rechts latero-basal sichtbar werden (Abb. 2-63a). Der oft normalerweise sichtbare kleine Lappenspalt kann im Sagittalbild deutlich hervortreten, wenn sich eine kleine Flüssigkeitsmenge in diesem Spalt angesammelt hat. Im Seitenbild sind die Lappenspalten besonders gut sichtbar (sowohl normalerweise als auch bei minimaler intrapleuraler Flüssigkeit wie in der Abb. 2-63c).

Eine schematische Übersicht über die Lappenspalten beim Neugeborenen zeigt die Abbildung 2-64, gezeichnet nach einem anatomischen Präparat eines reifen Neugeborenen.

Es gibt zahlreiche Anomalien der Lungenlappung [289]. Auf der Oberfläche können zusätzliche Lappenspalten vorhanden sein, ohne Veränderung des darunterliegenden Bronchialbaumes. Ein Beispiel ist der sogenannte Lobus cardiacus, der in verschiedener Ausprägung mit einer Häufigkeit bis zu 33% nachweisbar sein soll. Ein dorsaler Lappen – entsprechend dem 6. Segment des Unterlappens – soll rechts in 20% und

links in 8% vorkommen. Die üblichen Lappenspalten können bei normal ausgebildetem Bronchialbaum unvollständig ausgebildet sein oder ganz fehlen.

Durch einen ungewöhnlichen Verlauf der V. azygos bogig nach lateral kann kranial ein verschieden großer Lappenspalt entstehen. Dadurch kann vom kranialen Anteil des rechten Lungenoberlappens ein sogenannter Lobus venae azygos abgetrennt werden (in weniger als 0,5%). Die gelegentlich auch schon beim Neugeborenen im Röntgenbild sicht-

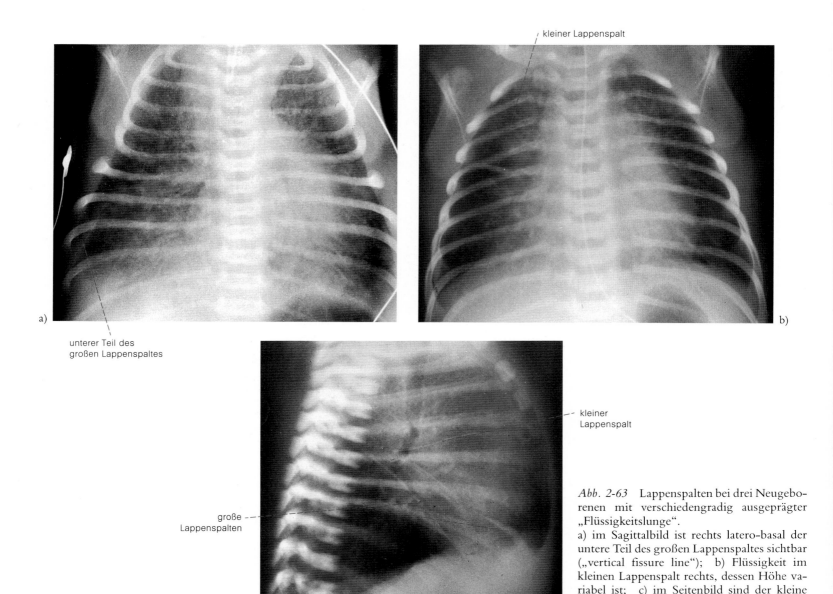

kleiner Lappenspalt

a)

unterer Teil des
großen Lappenspaltes

b)

kleiner
Lappenspalt

große
Lappenspalten

c)

*Abb. 2-63* Lappenspalten bei drei Neugeborenen mit verschiedengradig ausgeprägter „Flüssigkeitslunge".
a) im Sagittalbild ist rechts latero-basal der untere Teil des großen Lappenspaltes sichtbar („vertical fissure line"); b) Flüssigkeit im kleinen Lappenspalt rechts, dessen Höhe variabel ist; c) im Seitenbild sind der kleine sowie die beiden großen Lappenspalten deutlich erkennbar.

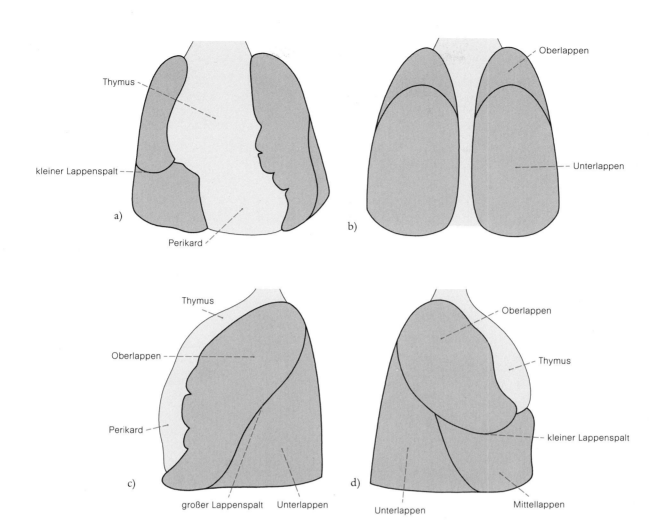

*Abb. 2-64* Schemata der Lappenspalten eines reifen Neugeborenen, gezeichnet nach einem anatomischen Präparat.
a) Ansicht von vorn, die Lungen lassen ventral ein breites Feld (Thymus und Perikard) frei;
b) Ansicht von hinten;  c) Ansicht von links;  d) Ansicht von rechts.

bare Trennwand dieses Lobus venae azygos (Abb. 2-65) besteht aus zwei viszeralen und zwei parietalen Pleurablättern.

Sehr selten kommen Anomalien des Bronchialbaumes mit äußerlich sichtbaren zusätzlichen Lappenspalten vor.

Im Rahmen eines Situs inversus können auch die Lappenspalten spiegelbildlich angelegt sein.

Beim sogenannten Isomerismus der Lungen bestehen beiderseits entweder zwei oder drei Lappen. Häufig liegt eine Kombination mit Anomalien der Milz (Asplenie oder Polysplenie) und mit einer Fehleinmündung der Lungenvenen vor.

Die Größe der Lungen schwankt je nach dem Belüftungszustand außerordentlich. Engel [215] gibt das Volumen der rechten Lunge eines Neugeborenen mit 75 ml an.

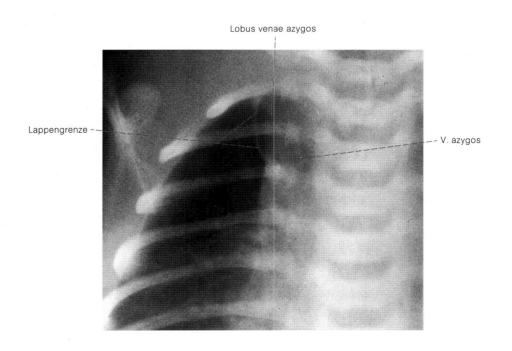

*Abb. 2-65* Lobus venae azygos. Reifes Neugeborenes, 1. Lebenstag. Die laterale Grenzwand dieses Lobus besteht aus vier Pleurablättern.

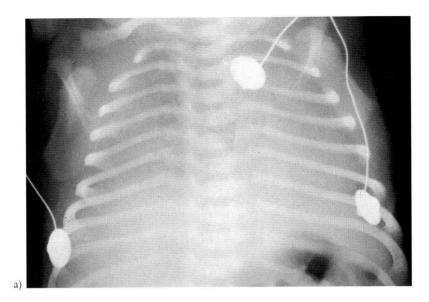

a)

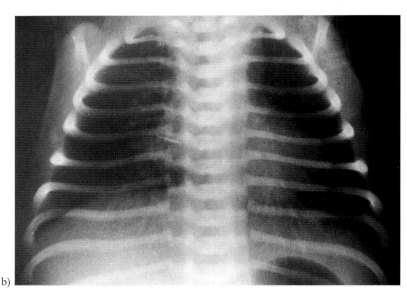

b)

*Abb. 2-66*   Reifes Neugeborenes.
a) Fehlaufnahme bei maximaler Exspiration (am Ende eines Schreiexspiriums). Hochgradige pathologische Veränderungen können vorgetäuscht werden („weiße Lunge"); b) sofortige Wiederholung der Aufnahme bei Inspiration: Normalbefund

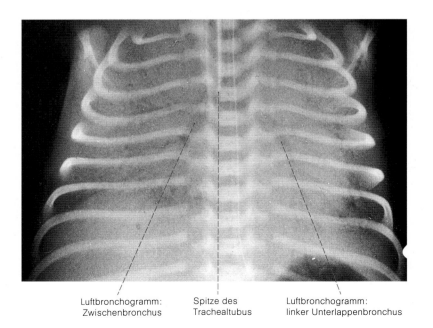

Luftbronchogramm:          Spitze des          Luftbronchogramm:
Zwischenbronchus          Trachealtubus          linker Unterlappenbronchus

Bei einem gesunden Neugeborenen können sich die Lungen bei maximaler Exspiration (zum Beispiel am Ende eines Schrei-Exspiriums) sehr verkleinern und im Röntgenbild fast luftleer erscheinen (Abb. 2-66).

Dadurch kann das Bild der „weißen Lunge" vorgetäuscht werden, wie man es bei verschiedenen pathologischen Veränderungen sehen kann, zum Beispiel beim hochgradig ausgeprägten Syndrom der hyalinen Membranen etc. (Abb. 2-67).

Innere oder äußere Stenosierungen der Bronchien können zu einem Ventilmechanismus, einem Emphysem oder einer Atelektase führen. Die Abbildung 2-68 zeigt diese Möglichkeiten am Beispiel einer inneren Stenosierung beziehungsweise Obstruktion des linken Hauptbronchus, wie es zum Beispiel durch lokale Schleimhautschwellung nach häufigem Absaugen, durch einen zähen Schleimpfropf oder durch eine lokale Fehlbildung des Bronchialknorpels vorkommen kann. Dabei wird das Mediastinum im Sinne der Pfeilrichtungen verlagert.

Die Röntgenaufnahme der Abbildung 2-69 zeigt eine Atelektase der ganzen rechten Lunge infolge Obstruktion des rechten Hauptbronchus durch einen Schleimpfropf. Die Mediastinalverlagerung nach rechts ist durch die Ausbiegung der Magensonde im Oesophagus und die Verziehung der Trachea verdeutlicht.

*Abb. 2-67*   Syndrom der hyalinen Membranen. Frühgeborenes der 34. SSW p.m., zwei Stunden alt. Lungen nur gering belüftet, fast „weiße Lunge" (vergleiche Abb. 2-66a). Luftbronchogramm bis in die Peripherie. Spitze des Trachealtubus zu tief: in Höhe der Bifurkation.

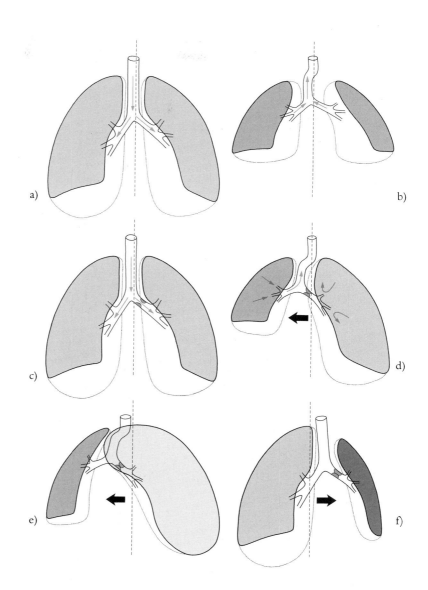

*Abb. 2-68* Schemata normaler und pathologischer Lungenbelüftung.

a) normale Inspiration. Trachea rechts paramedian; b) extreme Exspiration entsprechend Abbildung 2-66a. Trachea gestaucht und abgewinkelt, stärker rechts gelagert. Die Bifurkation ist angehoben und gespreizt; c) bis f) verschiedene Ventilationsstörungen bei Stenosierung und Obstruktion des linken Hauptbronchus (zum Beispiel durch lokale Schleimhautschwellung, Schleimpfropf etc.).

Eine unvollständige Bronchuseinengung kann zu einem Ventilmechanismus führen: bei Inspiration (c) kann Luft einströmen, die Lungen sind seitengleich belüftet. Bei Exspiration (d) totaler Verschluß des stenosierten Bronchus, die Luft in der linken Lunge wird ventilartig gefangen. Daraus kann bei zunehmender Stenosierung ein Spannungsemphysem (e) oder bei kompletter Bronchusobstruktion eine Atelektase (f) entstehen.

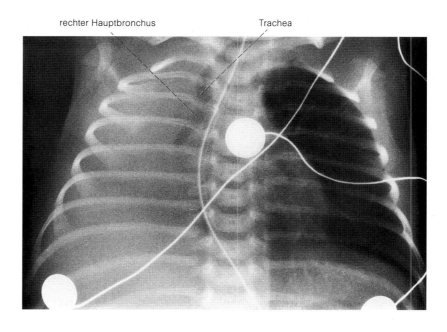

*Abb. 2-69* Atelektase der gesamten rechten Lunge durch Schleimpfröpfe. Reifes Neugeborenes. Verziehung des Mediastinums nach rechts mitsamt der Trachea und des durch die Sonde markierten Oesophagus.

## Pleurahöhlen

Die postmortalen Röntgenaufnahmen (Abb. 2-70 und 2-71) und die Zeichnungen nach anatomischen Präparaten (Abb. 2-73 bis 2-77) zeigen die Pleurahöhlen beim Neugeborenen. Im Gegensatz zu später ist der Sagittaldurchmesser groß, entsprechend dem beim Neugeborenen rundlichen Thoraxquerschnitt. Ventral haben die Pleuraspalten (Recessus costomediastinales) einen weiten Abstand voneinander, hier liegen Thymus und Perikard im Trigonum pericardiacum der vorderen Thoraxwand breit an (Abb. 2-73). Die Recessus costodiaphragmaticae reichen lateral und besonders dorsal weit nach hinten hinab, bis hinter die Nebennieren und die oberen Nierenpole (vergleiche Kapitel 3, Abb. 3-83). Bei ruhiger Atmung reichen die Lungen in diese basalen Pleuraspalten nicht hinein, bei tiefer Inspiration oder bei einer Lungenblähung füllen die Lungen diese Pleurarezessus mehr und mehr aus. Schon bei leichterer Lungenblähung reichen die hinteren unteren Lungenabschnitte weit nach kaudal (Abb. 2-72). Der Streifenschatten in Projektion auf die Magenblase entspricht einer kleinen plattenförmigen Atelektase im 10. Segment des linken Lungenunterlappens. Die Lungen und erst recht die Pleurahöhlen sind also kaudal viel größer als die transparenten Lungenfelder auf einer sagittalen Thoraxaufnahme.

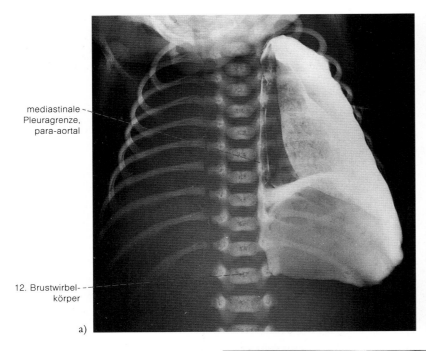

mediastinale Pleuragrenze, para-aortal

12. Brustwirbelkörper

a)

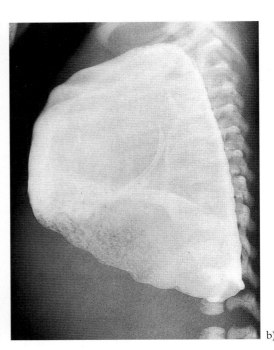

b)

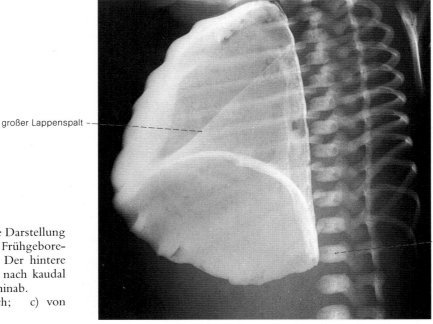

großer Lappenspalt

12. Brustwirbelkörper

c)

*Abb. 2-70* Postmortale Darstellung der linken Pleurahöhle. Frühgeborenes der 31. SSW p.m. Der hintere Pleurasinus reicht weit nach kaudal bis über die 12. Rippe hinab.
a) sagittal; b) seitlich; c) von links hinten gesehen.

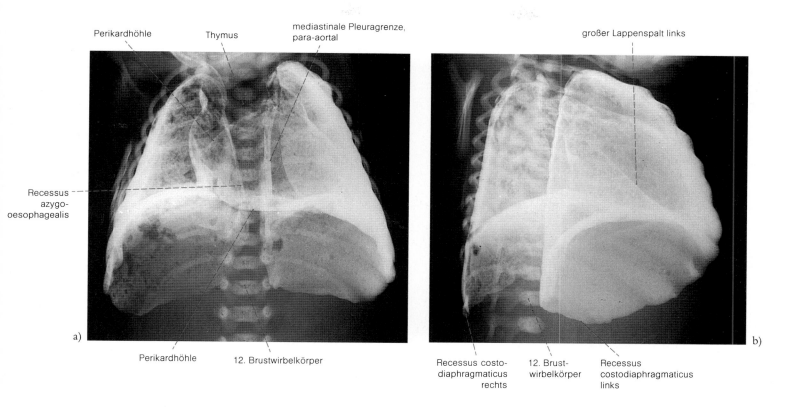

Perikardhöhle   Thymus   mediastinale Pleuragrenze, para-aortal   großer Lappenspalt links

Recessus azygo-oesophagealis

a)

b)

Perikardhöhle   12. Brustwirbelkörper

Recessus costo-diaphragmaticus rechts   12. Brust-wirbelkörper   Recessus costodiaphragmaticus links

*Abb. 2-71* Postmortale Kontrastierung beider Pleurahöhlen und der Perikardhöhle. Derselbe Fall wie in Abbildung 2-70.
a) von vorn;   b) von rechts vorn gesehen (1. schräger Durchmesser).

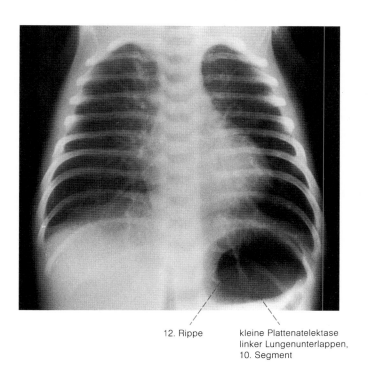

12. Rippe   kleine Plattenatelektase linker Lungenunterlappen, 10. Segment

*Abb. 2-72* Reifes Neugeborenes. Schon bei einer leichten Lungenblä-hung reichen die dorso-basalen Lungenabschnitte weit in die hinteren Pleurasinus hinab nach kaudal: kleine Plattenatelektase des linken Lungen-unterlappens in Projektion auf die Magenblase.

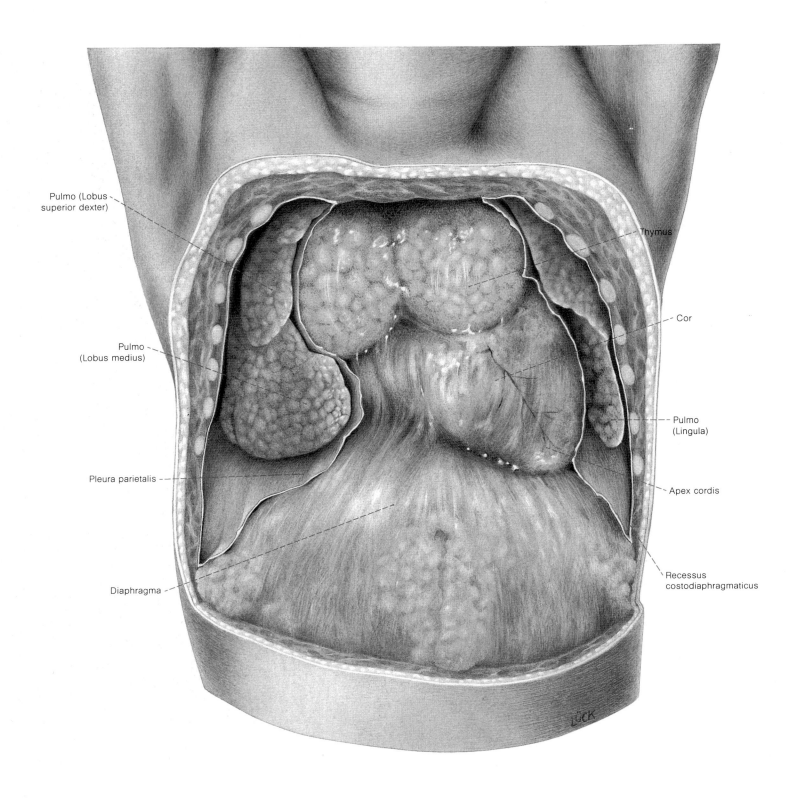

Pulmo (Lobus superior dexter)

Pulmo (Lobus medius)

Pleura parietalis

Diaphragma

Thymus

Cor

Pulmo (Lingula)

Apex cordis

Recessus costodiaphragmaticus

*Abb. 2-73*   Eröffnete Pleurahöhlen, von vorn gesehen. Frühgeborenes der 35. SSW p.m. Vorn bleibt ein großes Feld frei: Thymus und Perikard liegen der vorderen Thoraxwand direkt an.

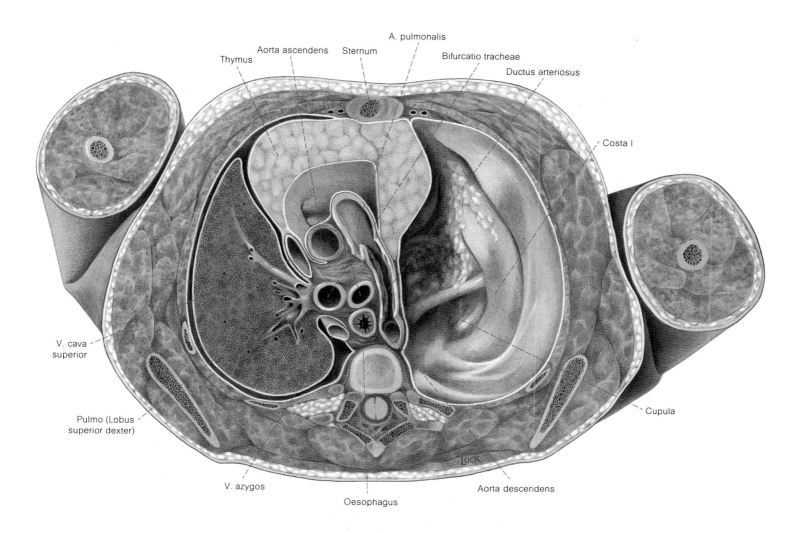

*Abb. 2-74* Oberer Thoraxbereich. Ansicht von kaudal. Frühgeborenes der 33. SSW p.m. Blick in die linke Pleurakuppe nach Entfernung der linken Lunge. Die rechte Lungenspitze steht mit dem Hilus in Verbindung. Der obere Anteil der Perikardhöhle (Recessus aorticus) ist postmortal erweitert. Der zwischen der A. pulmonalis und der Aorta descendens bogig verlaufende Ductus arteriosus ist lang, die Intima bereits gefältelt.

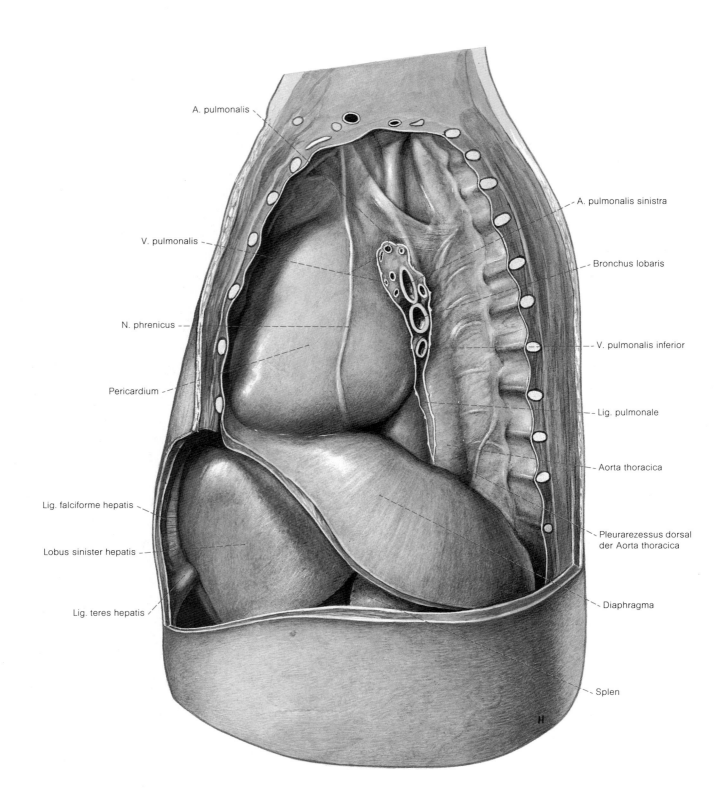

A. pulmonalis

A. pulmonalis sinistra

V. pulmonalis

Bronchus lobaris

N. phrenicus

V. pulmonalis inferior

Pericardium

Lig. pulmonale

Aorta thoracica

Lig. falciforme hepatis

Lobus sinister hepatis

Pleurarezessus dorsal
der Aorta thoracica

Lig. teres hepatis

Diaphragma

Splen

*Abb. 2-75*   Frühgeborenes der 29. SSW p.m. Eröffnung der linken Pleurahöhle, Ansicht des Mediastinums von links.

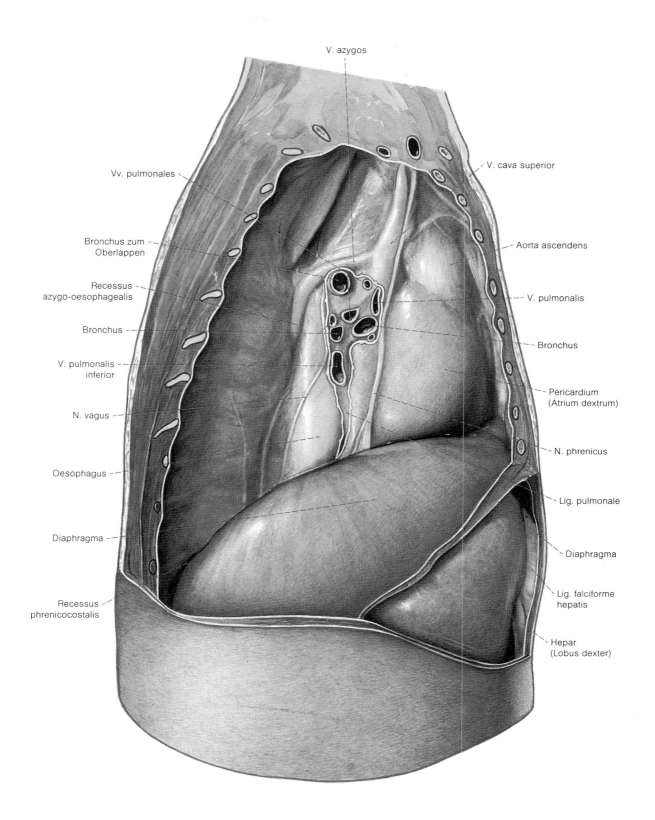

V. azygos

Vv. pulmonales

Bronchus zum Oberlappen

Recessus azygo-oesophagealis

Bronchus

V. pulmonalis inferior

N. vagus

Oesophagus

Diaphragma

Recessus phrenicocostalis

V. cava superior

Aorta ascendens

V. pulmonalis

Bronchus

Pericardium (Atrium dextrum)

N. phrenicus

Lig. pulmonale

Diaphragma

Lig. falciforme hepatis

Hepar (Lobus dexter)

*Abb. 2-76*  Eröffnung der rechten Pleurahöhle. Ansicht des Mediastinums von rechts. Derselbe Fall wie in Abbildung 2-75.

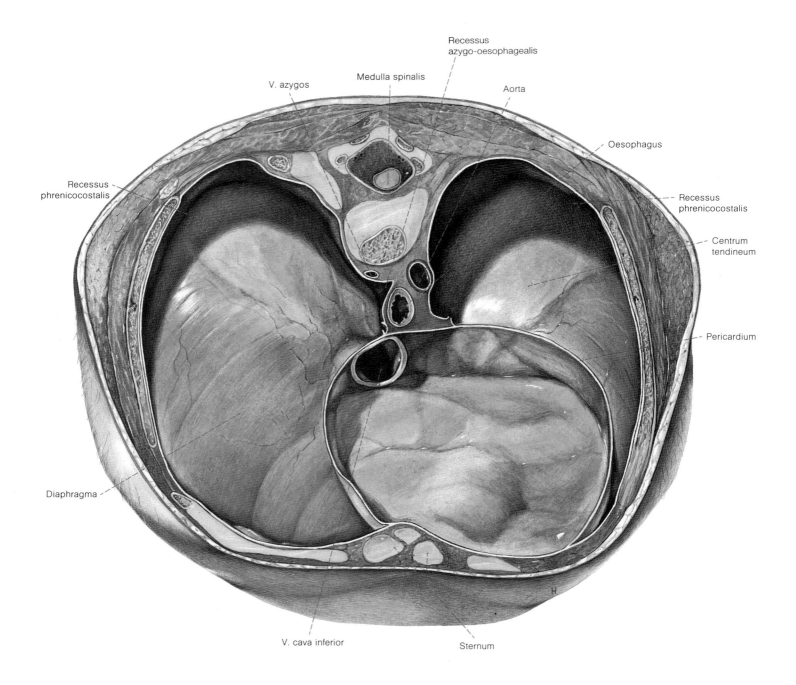

Recessus
azygo-oesophagealis

V. azygos

Medulla spinalis

Aorta

Oesophagus

Recessus
phrenicocostalis

Recessus
phrenicocostalis

Centrum
tendineum

Pericardium

Diaphragma

V. cava inferior

Sternum

*Abb. 2-77* Blick von oben auf das Zwerchfell: kaudale Anteile der
Pleurahöhlen und des Perikardbeutels. Dorsal reichen die Pleurarezessus
weit nach kaudal hinab. Die rechte Pleurahöhle bildet zwischen dem Oesophagus und der V. azygos den Recessus azygo-oesophagealis. Ventral liegt
der Perikardbeutel der vorderen Thoraxwand breit an.

Die obere Pleurakuppel befindet sich in Höhe der 1. Rippe beziehungsweise des 7. Halswirbelkörpers (im Bereich der oberen Brustwirbelsäule projiziert sich im sagittalen Röntgenbild der zugehörige Wirbelkörper weiter nach kaudal als die entsprechende Rippe; vergleiche Abb. 2-37). Der höchste Punkt der Pleurakuppeln (Abb. 2-78) liegt intra vitam ventral dicht hinter dem Sternumkörper. Nach dorsal flachen sich die Cupulae pleurae etwas ab. Die obere Thoraxapertur ist klein. Der anatomische Medianschnitt der Abbildung 2-1 zeigt, daß sie im Sagittaldurchmesser durch die knorpeligen Anteile des Sternumkörpers und die ebenfalls noch knorpeligen vorderen Anteile der Wirbelkörper begrenzt wird. Deshalb ist die obere Thoraxapertur im sagittalen Durchmesser in Wirklichkeit noch kleiner, als sie im seitlichen Röntgenbild erscheint. Medial überdeckt die Pleura mediastinalis die Organe des Mediastinums. Dabei entstehen zahlreiche Mulden und Furchen. Gelegentlich zeichnet sich auch beim Neugeborenen im Röntgenbild der Recessus azygo-oesophagealis deutlich ab (in der Abb. 2-79 als retrokardiale, schräge Grenzlinie erkennbar, in der Abb. 2-77 im Querschnitt gezeigt). Dieser Recessus ist variabel ausgebildet [331] und kann die Mittellinie nach links überschreiten. Links legt sich die Pleurahöhle der Aorta descendens an und bildet ventral und dorsal der Aorta einen flachen Recessus, der in der Abbildung 2-79 als Doppellinie zu erkennen ist. Diese medialen Pleura-Umschlagsfalten können zum Beispiel durch ein Neuroblastom nach lateral verdrängt werden.

Der linke Pleuraraum ist kleiner als der rechte, da links das Herz wesentlich mehr Platz einnimmt als rechts.

Da die Atmung beim Neugeborenen überwiegend abdominal ist, werden die Pleuräume bei Inspiration hauptsächlich nach kaudal ausgedehnt. Eine allseitige Erweiterung der Pleurahöhlen kann durch verschiedene pathologische Prozesse hervorgerufen werden, zum Beispiel durch einen Spannungspneumothorax, durch intrapleurale Flüssigkeitsansammlungen, eine Lungenblähung oder – selten – durch große intrathorakale Tumoren.

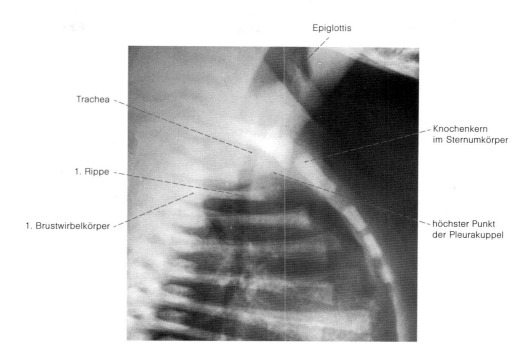

*Abb.* 2-78  Reifes Neugeborenes. Seitenbild. Der höchste Punkt der Pleurakuppeln liegt im ventralen Bereich der oberen Thoraxapertur. Da die knorpeligen Anteile des Sternums und der Wirbelkörper röntgenologisch nicht sichtbar sind, ist der tatsächliche sagittale Durchmesser der oberen Thoraxapertur noch kleiner als vom Röntgenbild her vermutet (vergleiche Abb. 2-1).

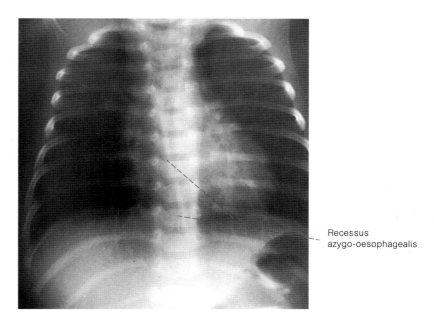

*Abb.* 2-79  Reifes Neugeborenes. Normalbefund. Tiefe Inspiration. Der Recessus azygo-oesophagealis der rechten Pleurahöhle verläuft schräg prävertebral.

Bei einer Vergrößerung der Pleuraräume entfalten sich die dorsobasalen Pleurarezessus oder werden sogar ausgebuchtet. Zusätzlich wölben sich die Weichteile der Thoraxwand vor [194]: kranial im Bereich der oberen Thoraxapertur, ventral unterhalb des Sternums sowie lateral in den Interkostalräumen (vergleiche Abb. 2-80 mit Abb. 2-81).

(Zu betonen ist, daß eine Vorwölbung der Weichteile der Interkostalräume auch bei intrathorakaler Druckerhö-hung in der Frühphase der Exspiration bei noch geschlossener Glottis, zum Beispiel kurz vor einem lauten Schrei, entsprechend einem Valsalva-Mechanismus hervorgerufen werden kann.)

Bei beidseitiger Vergrößerung der Pleurahöhlen (Abb. 2-82) verschmälert sich das Mediastinum. Die beidseitigen vorderen Pleurarezessus können sich einander annähern [511]. Das normalerweise breite vordere mediastinale Feld kann dabei im oberen Anteil zu einem Streifen verschmälert werden (Abb. 2-82). Bei einseitiger Vergröße-rung des Pleuraraumes, zum Beispiel bei einem einseitigen Spannungspneumothorax, kann dieses so stark verschmälerte vordere obere Mediastinum durch die Herniation des vergrößerten Pleuraraumes zur Gegenseite verschoben werden (Abb. 2-83).

Bei noch stärker ausgeprägter einseitiger Vergrößerung des Pleuraraumes, zum Beispiel bei einem hochgradigen Spannungspneumothorax, werden die Mediastinalorgane und auch die Bauchorgane erheblich verlagert und verformt (Abb. 2-84 und 2-85).

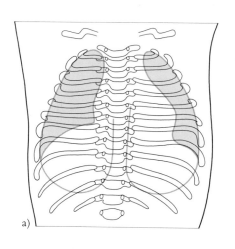
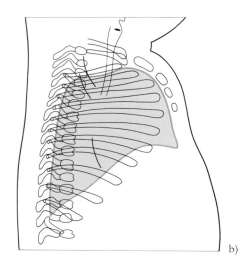

*Abb. 2-80*   Schema der Pleuraräume, normale Inspiration.
a) sagittal;    b) seitlich.

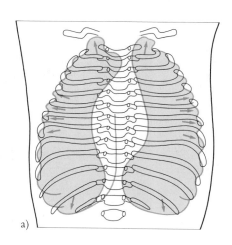
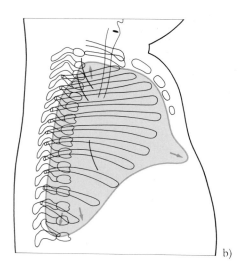

*Abb. 2-81*   Schemata der Pleuragrenzen bei pathologisch erweiterten Pleurahöhlen. Das Mediastinum wird schmal. Das Zwerchfell wird nach unten evertiert. Die „weichen Stellen" der Thoraxwand werden vorgewölbt: obere Thoraxapertur, substernal, interkostal.

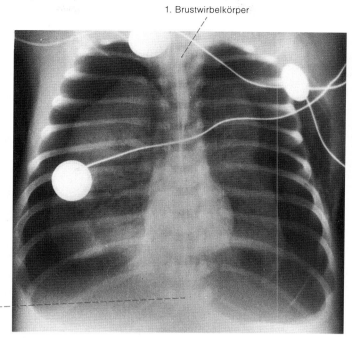

1. Brustwirbelkörper

12. Brustwirbelkörper

*Abb. 2-82* Spannungspneumothorax beiderseits als Beispiel einer Erweiterung der Pleuraräume. Frühgeborenes der 32. SSW p.m. Verschmälertes Mediastinum. Ventral oben haben sich die beiden Pleurahöhlen fast aneinandergelegt. Zwerchfell beiderseits nach unten evertiert (Hautemphysem links lateral).

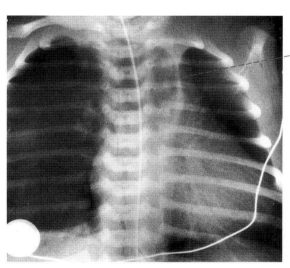

Kontakt beider Pleurahöhlen ventral

*Abb. 2-83* Vergrößerung der rechten Pleurahöhle durch einen mäßiggradigen Spannungspneumothorax. Hinteres Mediastinum (Magensonde im Oesophagus) nur gering nach links verlagert. Vorderes Mediastinum deutlich nach links verdrängt; hier berühren sich im oberen ventralen Bereich die beiden Pleuraräume, der Thymus hat hier keinen Kontakt mit der vorderen Thoraxwand.

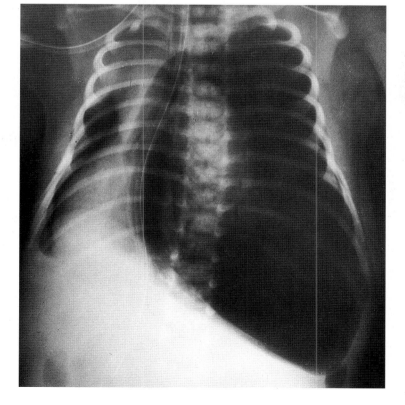

*Abb. 2-84* Extremer Spannungspneumothorax links. Erhebliche Verdrängung und Verformung des Mediastinums und der Bauchorgane. Zusätzlich geringer Pneumothorax auch rechts. Reifes Neugeborenes, 1. Lebenstag. Nach sofortiger Drainage links war der weitere Verlauf komplikationslos. ▷

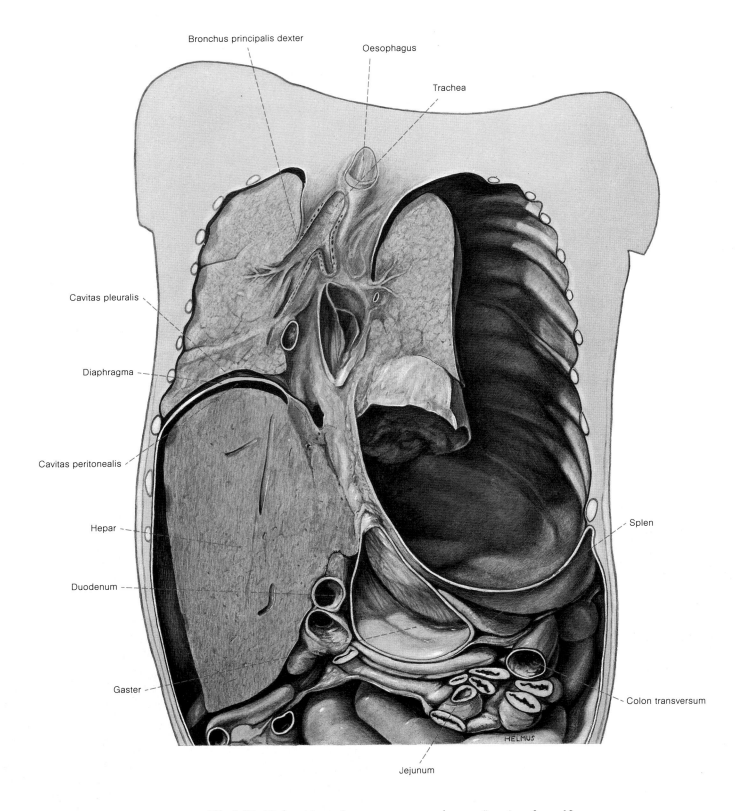

*Abb. 2-85* Linksseitiger Spannungspneumothorax (in situ formolfixiert). Anatomisches Präparat eines Frühgeborenen der 24. SSW p.m. Durch die ballonartige Erweiterung des linken Pleuraraumes werden Mediastinal- und Abdominalorgane verlagert und verformt. Maximale Eversion des Zwerchfells (vergleiche mit Abb. 2-84).

Auch die Blutgefäße werden durch einen Spannungspneumothorax erheblich verlagert, gedehnt oder gestaucht (Abb. 2-86 und 2-87). Das Herz und die großen Gefäße mitsamt dem Ductus arteriosus werden nicht nur verdrängt, sondern auch gedreht. Die Aa. subclaviae und carotis communes werden verschoben, gedehnt beziehungsweise abgewinkelt. Durch die Drehung des Herzens nach links zeigt jetzt der Ductus arteriosus nach lateral.

Obere ventrale Anteile einer Pleurahöhle können fast bis zur gegenüberliegenden seitlichen Thoraxwand herniieren, wie zum Beispiel in der Abbildung 2-88 bei einem rechtsseitigen Spannungs-Chylopneumothorax.

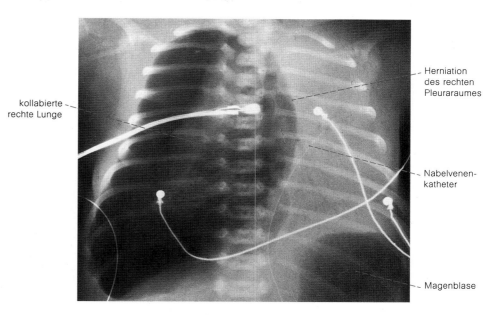

kollabierte rechte Lunge

Herniation des rechten Pleuraraumes

Nabelvenenkatheter

Magenblase

*Abb. 2-86*  Spannungspneumothorax rechts mit Verlagerung des Herzens nach links, erkennbar an dem intrakardialen Nabelvenenkatheter. Kompression der gegenseitigen Lunge (zusätzlich Syndrom der hyalinen Membranen). Schwerste Atemnot. Vergleiche Abbildung 2-87.

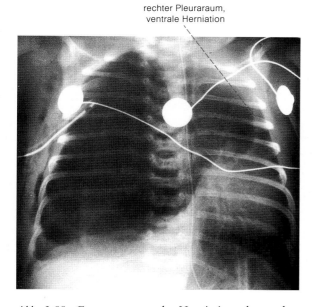

rechter Pleuraraum, ventrale Herniation

*Abb. 2-88*  Extreme ventrale Herniation des rechten Pleuraraumes fast bis an die gegenüberliegende Thoraxwand. Reifes Neugeborenes. Spannungs-Chylopneumothorax rechts. Unwirksame Thoraxdrainage, Hautemphysem.

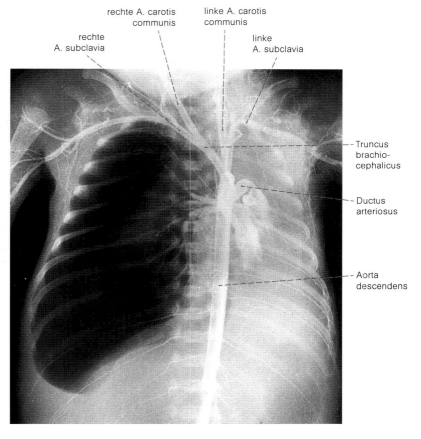

rechte A. carotis communis

linke A. carotis communis

rechte A. subclavia

linke A. subclavia

Truncus brachiocephalicus

Ductus arteriosus

Aorta descendens

*Abb. 2-87*  Spannungspneumothorax rechts. Postmortales Arteriogramm. Frühgeborenes der 30. SSW p.m., zum Vergleich mit der Abbildung 2-86. Exitus am 1. Lebenstag. Große Arterien rechts stark gedehnt, links gestaucht und abgewinkelt. Aorta verlagert, bei Herzdrehung nach links weist der Ductus arteriosus jetzt nach lateral.

Eine *ventral* zu tief eingeführte
Thoraxdrainage kann das vordere
obere Mediastinum weit auf die
Gegenseite drängen (Abb. 2-89).
*Dorsal* bietet das Mediastinum mehr
Widerstand, die Mediastinalorgane
werden weniger verlagert, können
jedoch komprimiert werden; die
Thoraxdrainage kann umknicken
(Abb. 2-90).

Bei der *ventralen* Fehlposition überkreuzt der Drain den durch die
Magensonde markierten Oesophagus
(Abb. 2-89). Bei der *dorsalen* Lage der
Thoraxdrainage wird die im Oesophagus gelegene Magensonde
verdrängt (Abb. 2-90).

Bei den beiden Neugeborenen der
Abbildungen 2-89 und 2-90 wurden
die Thoraxdrainagen sofort korrigiert,
es traten keine Komplikationen auf.
Verletzungen der Lungen und der
Mediastinalorgane sind jedoch auch
bei Benutzung sehr weicher Thorax-
drains möglich. Gooding und Mitarbeiter [278] haben gezeigt, daß von
rechts her die Aorta ascendens, von
links die Aorta descendens komprimiert werden kann, mit entspre-
chendem Blutdruckabfall. Über zahlreiche weitere Komplikationen wurde
berichtet: Lungenblutungen durch
Perforation des Lungengewebes,
Perforation der Pleura mediastinalis
mit Pneumomediastinum, Perikard-
verletzung, Pneumoperikard, Peri-
kardverkalkung (sogar beim Neugeborenen!), Phrenikusparese, Perforation
des Diaphragma mit Pneumoperitoneum etc. [2, 13, 241, 242, 278, 313,
407, 507, 510, 627].

Durch eine Thoraxdrainage soll eine
intrapleurale Flüssigkeits- oder Luftansammlung oder beides entfernt
werden. Während der Intensivbehandlung liegt das Neugeborene meistens
auf dem Rücken. Dabei sinkt intrapleurale Flüssigkeit ab. Die Drainage
muß also möglichst nach dorsal
gerichtet werden (Abb. 2-91). Röntgenologisch kann sich auf dem sagittalen
Thoraxbild in Rückenlage eine
ausschließlich dorsal angesammelte
Flüssigkeit (Abb. 2-91a) als diffuse
Trübung der Lungenfelder zu

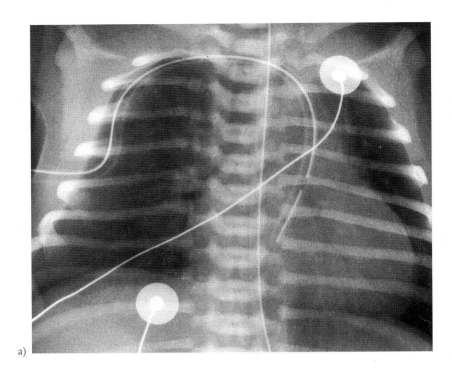

a)

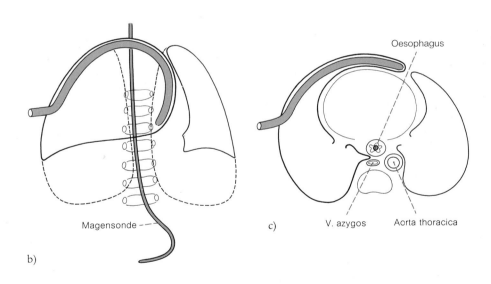

b)    c)

*Abb. 2-89*  Ventral zu tief eingeführte Thoraxdrainage mit Ausbuchtung
des oberen vorderen Anteiles der rechten Pleurahöhle weit zur Gegenseite
hinüber. Die Überkreuzung der im Oesophagus liegenden Magensonde
beweist die ventrale Lage des Drains. Nach sofortiger Korrektur traten
keine Komplikationen auf.
a) sagittales Röntgenbild eines reifen Neugeborenen;   b) und c) zugehörige Schemata.

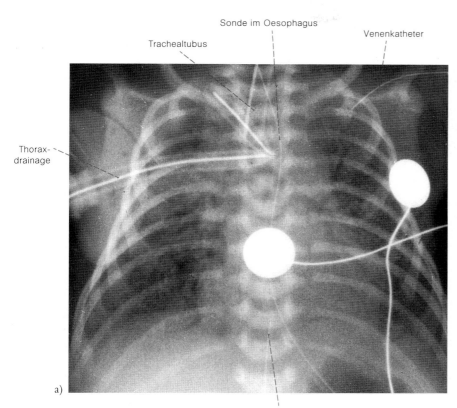

Trachealtubus
Sonde im Oesophagus
Venenkatheter
Thoraxdrainage
a)
Nabelarterienkatheter

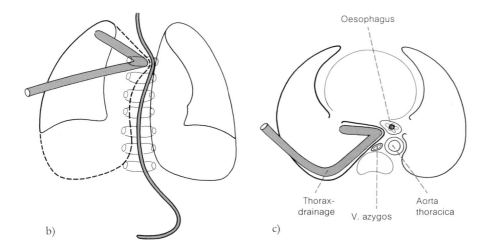

Oesophagus
b)
c)
Thoraxdrainage
V. azygos
Aorta thoracica

*Abb. 2-90* Thoraxdrainage dorsal zu tief eingeführt, gegen den durch die Magensonde markierten Oesophagus geführt und umgeknickt. Die Verdrängung des Oesophagus beweist die dorsale Position des Drains. Sofortige Korrektur, keine Komplikationen. Frühgeborenes, Syndrom der hyalinen Membranen.
a) sagittales Röntgenbild;   b) und c) entsprechende Schemata.

erkennen geben. Erst bei Zunahme der Flüssigkeitsmenge sammelt sich diese auch *lateral* an (Abb. 2-91b) und ruft dann auf dem sagittalen Thoraxbild einen lateralen Verschattungsstreifen hervor. Gelegentlich sieht man auch schon eine kleinere, in einen Lappenspalt hineinziehende Flüssigkeitsmenge als „dornartige" Verschattung ("thornsign"). Als intrapleurale Flüssigkeitsansammlung kommen in Frage: seröser Erguß, Blut, Eiter, Chylus, Infusionsflüssigkeit iatrogen, Liquor cerebrospinalis bei ventriculo-pleuraler Liquordrainage, Urin ([255], bei Erwachsenen auch von Baron et al. [41] beschrieben). Es ist bisher unklar, ob ein Urothorax über Lymphbahnen entstehen kann oder vom Retroperitoneum über das Mediastinum durch Ruptur in die Pleurahöhle hinein.

Beim Pneumothorax sammelt sich die Luft in Rückenlage in der Regel ventral und medial an, da bei nichtadhärenten Pleurablättern die kollabierte Lunge nach dorsal sinkt und die Luft im Pleuraraum nach oben steigt. Die Lunge schwingt um den Hilus herum wie eine Tür um ihre Angel. So ist meistens bei einem Pneumothorax eine ventral plazierte Drainage effektiver als eine dorsal gelegene (Abb 2-92). Hiervon gibt es Ausnahmen, besonders bei verfestigter Lunge oder bei Verklebung der Pleurablätter.

Ein sehr kleiner, in Rückenlage nach ventro-medial aufgestiegener Pneumothorax ist röntgenologisch im Sagittalbild gelegentlich nicht nachweisbar (Abb. 2-92a). Wird der ventro-mediale Pneumothorax größer (Abb. 2-92b), so sieht man in dem sagittalen Röntgenbild einen parakardial gelegenen Aufhellungsstreifen mit scharfer Herzkontur; wird die abgedrängte mediale Lungenfläche über eine Strecke hin tangential getroffen, so wird auch diese Fläche als scharfe Linie abgebildet. Dabei ist die Differentialdiagnose zu einem Pneumomediastinum manchmal allein anhand des Sagittalbildes nicht zu stellen [272, 556]. Erst bei sehr großer intrapleuraler Luftmenge (Abb. 2-92c) wird auch lateral im sagittalen Röntgenbild der Spalt zwischen der teilkollabierten Lunge und der Thoraxinnenwand sichtbar.

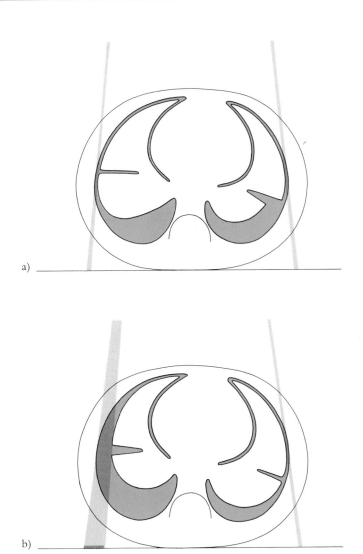

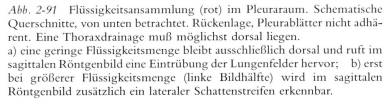

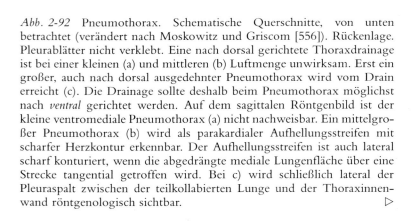

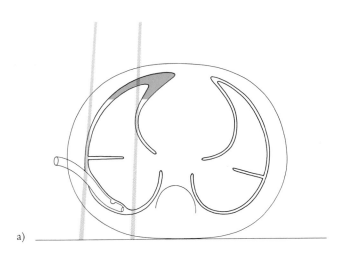

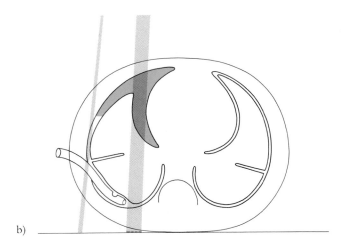

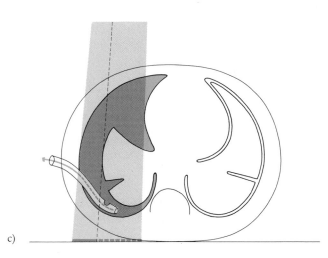

*Abb. 2-91*  Flüssigkeitsansammlung (rot) im Pleuraraum. Schematische Querschnitte, von unten betrachtet. Rückenlage, Pleurablätter nicht adhärent. Eine Thoraxdrainage muß möglichst dorsal liegen.
a) eine geringe Flüssigkeitsmenge bleibt ausschließlich dorsal und ruft im sagittalen Röntgenbild eine Eintrübung der Lungenfelder hervor;  b) erst bei größerer Flüssigkeitsmenge (linke Bildhälfte) wird im sagittalen Röntgenbild zusätzlich ein lateraler Schattenstreifen erkennbar.

*Abb. 2-92*  Pneumothorax. Schematische Querschnitte, von unten betrachtet (verändert nach Moskowitz und Griscom [556]). Rückenlage. Pleurablätter nicht verklebt. Eine nach dorsal gerichtete Thoraxdrainage ist bei einer kleinen (a) und mittleren (b) Luftmenge unwirksam. Erst ein großer, auch nach dorsal ausgedehnter Pneumothorax wird vom Drain erreicht (c). Die Drainage sollte deshalb beim Pneumothorax möglichst nach *ventral* gerichtet werden. Auf dem sagittalen Röntgenbild ist der kleine ventromediale Pneumothorax (a) nicht nachweisbar. Ein mittelgroßer Pneumothorax (b) wird als parakardialer Aufhellungsstreifen mit scharfer Herzkontur erkennbar. Der Aufhellungsstreifen ist auch lateral scharf konturiert, wenn die abgedrängte mediale Lungenfläche über eine Strecke tangential getroffen wird. Bei c) wird schließlich lateral der Pleuraspalt zwischen der teilkollabierten Lunge und der Thoraxinnenwand röntgenologisch sichtbar.  ▷

Die Schemata der Abbildungen 2-92a bis c (verändert nach [556]) zeigen, daß eine nach dorsal gerichtete Thoraxdrainage ungünstig ist und erst einen größeren Pneumothorax entlasten kann.

Bei einem in üblicher Weise auf dem Rücken liegenden Patienten mit Pneumothorax sollte versucht werden, die Thoraxdrainage nach ventral zu richten. In Rückenlage kann sich ein ausschließlich ventro-medial lokalisierter Pneumothorax durch eine erhöhte Transparenz und eine scharfe Konturierung der gleichseitigen Herz- und Zwerchfellkontur sowie eine Mediastinalverlagerung zu erkennen geben (Abb. 2-93).

Vorsicht: Eine erhöhte Transparenz einer Lungenhälfte mit scharfer Herzkontur kann allein durch eine asymmetrische Armhaltung hervorgerufen werden, wenn auf der einen Seite der Arm stark angehoben wird (Abb. 2-94).

Ein basaler subpulmonaler Pneumothorax [447] (Abb. 2-95a) ist manchmal schwer von subpleuraler Luft (Abb. 2-95b) oder einer großen basalen intrapulmonalen Pseudozyste (Pneumatozele; Abb. 2-95c) abzugrenzen.

Sub- beziehungsweise extrapleurale Luft kann sich medial der Pleura mediastinalis (also im Mediastinum) oder außerhalb der Pleura parietalis (Abb. 2-96) beziehungsweise unterhalb der Pleura diaphragmatica ansammeln (Abb. 2-97; vergleiche [483]).

In der Embryonalentwicklung gliedert sich der ursprünglich zusammenhängende Hohlraum des intraembryonalen Zöloms durch Membranen in drei Hohlräume auf. Durch Ausbildung der Pleuroperikardialmembran und des Zwerchfells mit den pleuroperitonealen Membranen bilden sich die Perikardhöhle, die Pleurahöhlen und die Bauchhöhle aus (vergleiche Abb. 2-104). Die Trennung dieser Höhlen ist bei einem Embryo von sechs bis sieben Wochen vollendet. Durch unvollständige Ausbildung der Trennwände können zum Beispiel Zwerchfelldefekte beziehungsweise -hernien, Perikarddefekte, eventuell mit Verbindung beider Pleurahöhlen über die Mittellinie hinweg, entstehen.

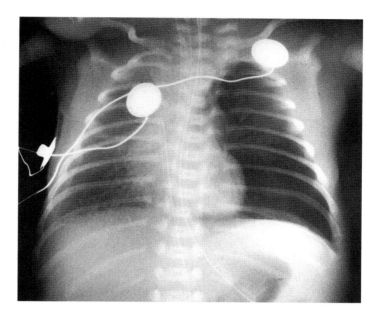

*Abb. 2-93* Ausschließlich *ventral* gelegener Pneumothorax links mit mäßiger Spannung. Frühgeborenes der 35. SSW p.m., Rückenlage. Linke Thoraxhälfte transparent, Mediastinum nach rechts verdrängt, scharfe Kontur des linken Herzrandes und der linken Zwerchfellhälfte. Lateral ist kein Spalt zwischen Lunge und Thoraxwand zu erkennen (Nabelvenenkatheter zu weit nach kranial geführt).

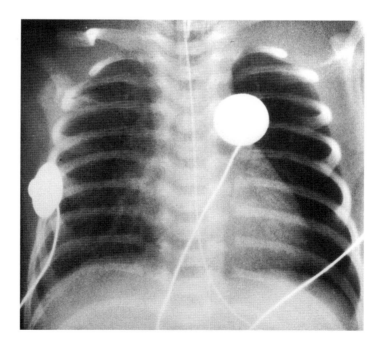

*Abb. 2-94* Linksseitiger ventraler Pneumothorax vorgetäuscht durch asymmetrische Armhaltung: nur der linke Arm ist angehoben. Erhöhte Transparenz der linken Thoraxhälfte, scharfe linke Herzkontur. Reifes Neugeborenes. Rückenlage. Normalbefund.

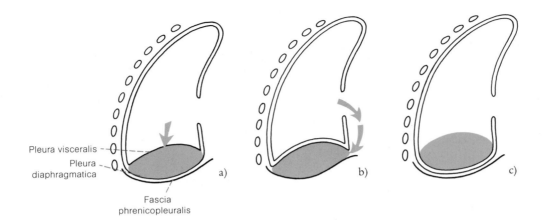

Pleura visceralis
Pleura diaphragmatica
Fascia phrenicopleuralis

*Abb. 2-95* Basale intrathorakale Luftansammlungen, Schemata zur Differentialdiagnose:
a) subpulmonaler Pneumothorax; b) subpleurale (extrapleurale) Luft;
c) große basale intrapulmonale Pseudozyste (Pneumatozele).

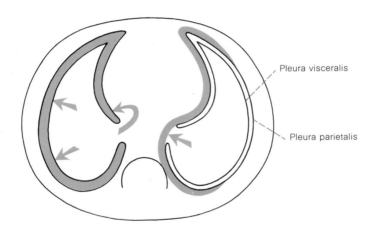

Pleura visceralis

Pleura parietalis

*Abb. 2-96* Schema zur Differentialdiagnose zwischen intrapleuraler (linke Bildseite) und extrapleuraler Luftansammlung (rechte Bildhälfte).

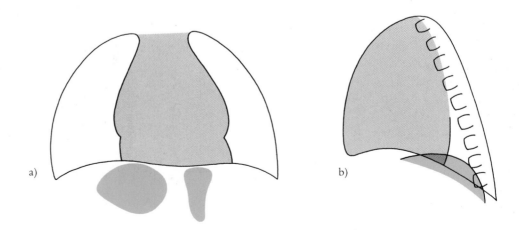

*Abb. 2-97* Subpleurale (= extrapleurale) Luftansammlung (rot) unterhalb der Pleura diaphragmatica. Schemata.
a) sagittal; b) seitlich.

# Zwerchfell

Das *Zwerchfell* stellt beim Neugeborenen den wichtigsten Atemmuskel dar. Es ist gewölbt, der höchste Punkt liegt ventral, dorsal zieht es weit nach unten hinab (vergleiche Abb. 2-75 bis 2-77). Das Herz liegt dem Zwerchfell breitbasig auf; die Area pericardii nimmt beim Neugeborenen einen noch größeren Teil der Zwerchfelloberfläche ein als beim Erwachsenen (Abb. 2-77). An der Unterfläche ist die Pars affixa des Zwerchfells mit der Leber verbunden. Die Muskulatur des Zwerchfells ist kräftig; besonders die Zwerchfellschenkel stellen dicke Muskelstränge dar (vergleiche Abb. 2-1). Deshalb ist die den Ösophagusschlitz umgebende Schlinge des rechten Zwerchfellschenkels im Sonogramm deutlich darstellbar. Das normalerweise nach oben kuppelförmige Zwerchfell setzt an den Rippen mit einzelnen Muskelzügen an, die sich im Röntgenbild bei Inspiration als nach kranial konvexe Bögen abzeichnen können (Abb. 2-98a). Wird das Zwerchfell durch Vergrößerung des Pleuraraumes – zum Beispiel bei einem Spannungspneumothorax – passiv nach unten evertiert, so werden die kostalen Zwerchfellansätze im Röntgenbild als nach unten konvexe Bogenlinien sichtbar (Abb. 2-98b und 2-99).

Eine Eversion des Zwerchfells kann durch verschiedene passive Vergrößerungen des Pleuraraumes hervorgerufen werden, zum Beispiel durch einen Spannungspneumothorax, eine große intrapleurale Flüssigkeitsansammlung oder ein stark ausgeprägtes Lungenemphysem. Im Zustand der Eversion würde eine Kontraktion der Zwerchfellmuskulatur nicht zu einer Vergrößerung, sondern zu einer Verkleinerung des Thoraxraumes führen. Obwohl das Zwerchfell auch beim Neugeborenen relativ kräftig ist, kann es im Röntgenbild durch Subtraktion vollständig ausgelöscht werden, zum Beispiel bei gleichzeitig bestehendem Pneumothorax und Pneumoperitoneum (Abb. 2-100). Hier ist das intakte Zwerchfell nicht mehr als Trennwand zwischen Brust- und Bauchhöhle zu sehen.

Eine Zwerchfellparese oder eine Relaxatio des Zwerchfells (Eventration) kann beim Neugeborenen zur Atemnot führen. Die Zwerchfellparese tritt rechts häufiger auf als links (Abb. 2-101). Die unterschiedliche Höhe der rechten und der linken Zwerchfellkuppe und der dorsalen Zwerchfellanteile wird besonders im Seitenbild deutlich (Abb. 2-101b). Hierbei rufen die Leber- und Herzschatten durch teilweise Addition einen ventral gelegenen, dreieckigen Schatten hervor.

Bei einer Relaxatio ist – im Gegensatz zu einer Zwerchfellhernie – das ganz oder teilweise nach oben hochgewölbte Zwerchfell intakt, die Kontur kann auch in seinem medialen Anteil röntgenologisch erhalten bleiben (Abb. 2-102). Angeborene Zwerchfellhernien treten meistens durch einen postero-lateralen Defekt als Bochdaleksche Hernie auf. Sie sind auf der linken Seite (Abb. 2-103a) häufiger als rechts (Abb. 2-103b). Entscheidend für die Prognose ist der Grad der kontralateralen Lungenhypoplasie.

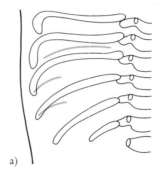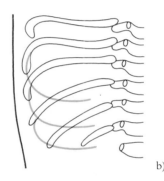

a) b)

*Abb. 2-98*  Zwerchfellansätze an den Rippen. Schemata.
a) bei normaler Inspiration: nach oben konvex (vergleiche Abb. 2-37);
b) bei passiver Vergrößerung des Pleuraraumes (zum Beispiel Spannungspneumothorax): nach unten konvex (Eversion; vergleiche Abb. 2-99).

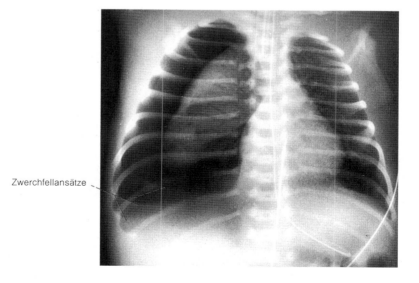

Zwerchfellansätze

*Abb. 2-99*  Kostale Zwerchfellansätze rechts nach unten konvex evertiert. Spannungspneumothorax bei einem Frühgeborenen. Vergleiche Abbildung 2-98b.

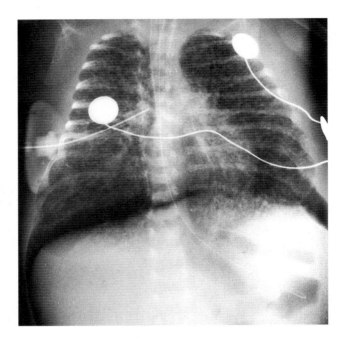

*Abb. 2-100*  Auslöschung der Zwerchfellkontur im Röntgenbild durch Subtraktion, bei gleichzeitigem basalen Pneumothorax rechts und Pneumoperitoneum. Das Zwerchfell war bei diesem Frühgeborenen intakt.

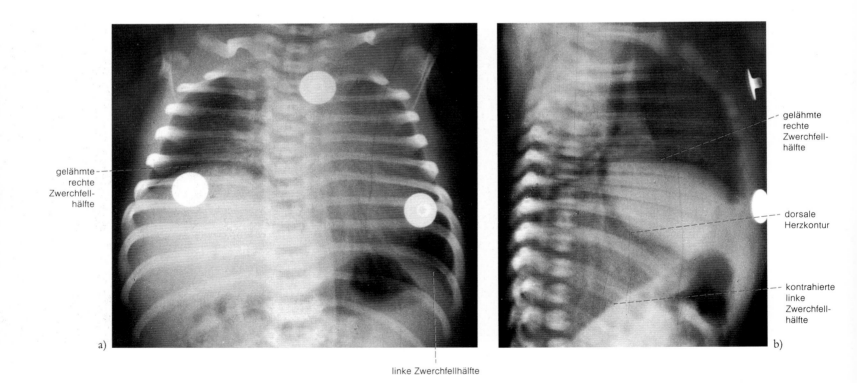

gelähmte rechte Zwerchfellhälfte

linke Zwerchfellhälfte

a)

gelähmte rechte Zwerchfellhälfte

dorsale Herzkontur

kontrahierte linke Zwerchfellhälfte

b)

*Abb. 2-101*  Rechtsseitige Zwerchfellparese, geburtstraumatisch. Reifes Neugeborenes. Die Höhendifferenz der beiden Zwerchfellhälften ist besonders im Seitenbild deutlich: gelähmte rechte Hälfte passiv nach oben gewölbt, tiefstehende linke Zwerchfellhälfte durch maximale Kontraktion zu einer geraden Fläche ausgespannt.
a) sagittal;   b) seitlich.

medialer Teil der
linken Zwerchfellhälfte

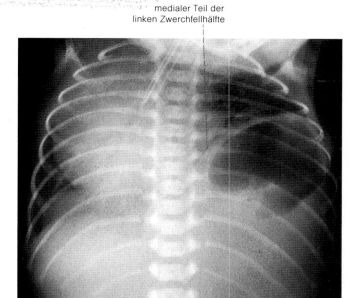

*Abb. 2-102* Linksseitige Relaxatio des Zwerchfells, dessen Kontur in diesem Fall auch medial sichtbar ist. Der geblähte Magen ist verlagert und gedreht. Frühgeborenes im Alter von wenigen Stunden. Trisomie 18.

Nabelarterienkatheter,
verdrängt

Sonde
im Magen

Leber intrathorakal

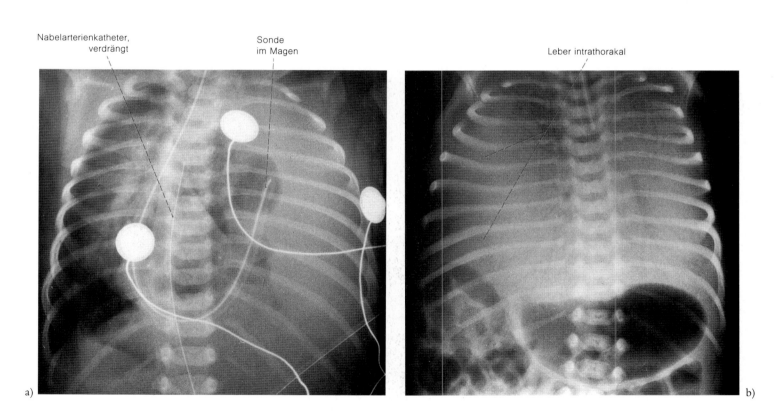

a)

b)

*Abb. 2-103* Zwerchfellhernien postero-lateral.
a) linksseitige Hernie. Mediastinalverdrängung nach rechts. Der durch die Sonde markierte Magen liegt oben intrathorakal. Die Darmschlingen enthalten noch fast keine Luft. Neugeborenes im Alter von zwei Stunden;  b) rechtsseitige Zwerchfellhernie mit Verlagerung besonders der Leber nach intrathorakal. Frühgeborenes der 31. SSW p.m. mit hochgradigem Syndrom der hyalinen Membranen. Das Kind überlebte, allerdings mit schweren pulmonalen Komplikationen.

Angeborene Zwerchfelldefekte entstehen durch Störungen der komplizierten Entwicklungsprozesse der Embryonalperiode (Abb. 2-104a und b). Das Zwerchfell entwickelt sich aus vier Anteilen: 1. dem Septum transversum von ventral her (hieraus entsteht das Centrum tendineum), 2. dem Mesenterium des Oesophagus, 3. der linken und rechten pleuro-peritonealen Membran (diese wachsen von lateral her vor und verschließen den rechten und linken pleuro-peritonealen Kanal) und 4. der aus der Körperwand in periphere Zwerchfellanteile einwachsenden Muskulatur.

Die pleuro-peritonealen Kanäle verschließen sich im Laufe der 6.

Embryonalwoche, damit sind Bauch- und Brusthöhle voneinander getrennt. Die Bochdaleksche Lücke (Abb. 2-104c) soll dem Trigonum lumbocostale und dem offen gebliebenen Pleuroperitonealkanal entsprechen [289]. Morgagnische Hernien und intraperikardiale Hernien [459] sind beim Neugeborenen und bei Säuglingen sehr selten. In der frühen Embryonalphase liegt die Anlage des Zwerchfells weit kranial, in der 4. Embryonalwoche in Höhe der oberen Zervikalsomiten. Anschließend findet ein Deszensus nach thorakal und lumbal statt. Die Muskulatur stammt überwiegend aus zervikalen Myotomen (Innervation: N. phrenicus aus C 3 bis C 5); dazu kommen thorakale Anteile.

Auch bei ungestörter Embryonalentwicklung des Zwerchfells und normaler Ausbildung des Zwerchfells liegt postero-lateral eine „schwache" Stelle des Zwerchfells: das sehr variabel ausgeprägte Trigonum lumbocostale oberhalb der 12. Rippe zwischen der Pars lumbalis und der Pars costalis des Zwerchfellmuskels. Hier kommt die Fascia retrorenalis (hinteres Blatt der Fascia renalis) in engen Kontakt mit der Pleura, von ihr nur durch lockeres Bindegewebe getrennt. Diese enge Kontaktstelle zwischen Perirenal- und Pleuraraum begünstigt die Ausbreitung entzündlicher Prozesse vom Retroperitoneum zum Pleuraraum und umgekehrt.

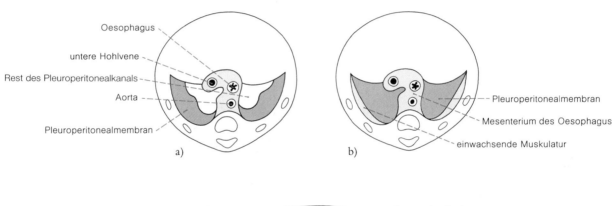

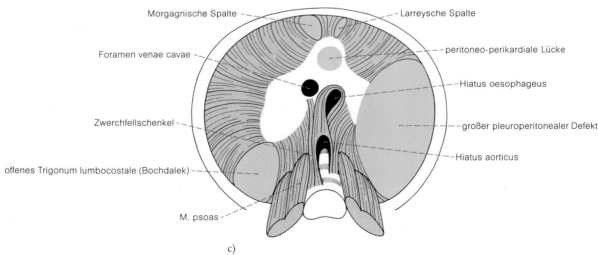

*Abb. 2-104*  Schemata der Zwerchfellentwicklung und der Zwerchfelllücken.
a) Ende der 5. Embryonalwoche. Septum transversum, Mesenterium des Oesophagus und Pleuroperitonealmembranen lassen rechts und links noch eine Lücke offen: die Reste der Pleuroperitonealkanäle. Der vollständige Verschluß erfolgt in der 6. bis 8. Embryonalwoche; b) in der 12. Embryonalwoche wächst Muskulatur von der Körperwand her ein;
c) Ansicht des Zwerchfells von unten, mit den normalen und pathologischen Lücken.

# Thoraxwand

Die *Thoraxwand* ist beim gesunden Neugeborenen gewölbt. Die Rippen stehen im Gegensatz zu später ungefähr waagerecht. Deshalb ist das Neugeborene mehr auf die abdominale als auf die thorakale Atmung angewiesen.

> Der innere Weichteilschatten der Thoraxwand – innerhalb der sichtbaren knöchernen Rippenanteile – ist beim Neugeborenen besonders kranial relativ breit.

Dieser Weichteilschatten (Abb. 2-105 a und b) setzt sich aus vielen Schichten zusammen, die auf dem Röntgenübersichtsbild nicht zu unterscheiden sind. Nach Knuttson [430] ist an diesem Schatten in besonderem Maße die Muskulatur beteiligt: M. intercostalis internus, subcostalis (= M. transversus thoracis posterior) und transversus thoracis anterior, außerdem auch Faszien, Pleura, Bindegewebe, Fett, die noch knorpeligen Rippenanteile sowie kranial der Gefäßschatten der V. subclavia.

Dieser innere „Randsaum" verändert seine Breite je nach der Atemphase; er kann bei intrathorakaler Drucksteigerung besonders schmal werden.

Sammelt sich Flüssigkeit im Pleuraraum an (Abb. 2-105b), so wird dadurch der innere Weichteilschatten der Thoraxwand verbreitert. Auf dem Röntgenübersichtsbild entsteht dadurch ein einheitlicher Schatten. Im Sonogramm läßt sich die intrapleurale Flüssigkeit abgrenzen.

Eine Verbreiterung der gesamten Thoraxwand sowohl nach außen als auch nach innen kann durch verschiedene Ursachen hervorgerufen werden, zum Beispiel durch Tumoren (zystisches Hygrom etc.), Entzündungen, Ödeme aus renaler oder medikamentöser Ursache (zum Beispiel durch das muskelrelaxierende Medikament Pancuroniumbromid [313, 440]).

Ein die Thoraxwand verbreiterndes Hautemphysem läßt sich auch auf dem Röntgenübersichtsbild abgrenzen.

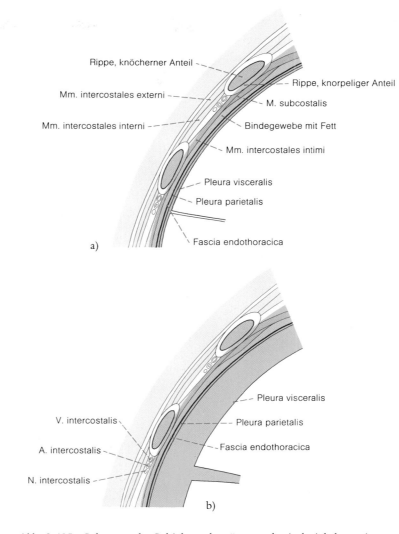

*Abb. 2-105*  Schemata der Schichten des röntgenologisch sichtbaren inneren Weichteilschattens der Thoraxwand.
a) der normale „Randsaum" reicht von der Pleura visceralis bis zur Innenfläche der knöchernen Rippenanteile;  b) intrapleurale Flüssigkeit verbreitert diesen Schatten auf dem Röntgenbild; die Differenzierung ist sonographisch möglich.

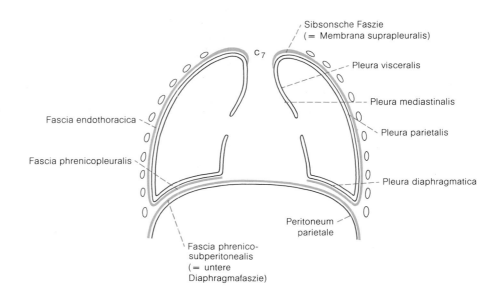

*Abb. 2-106*  Schema der inneren Faszien der Brust- und Bauchwand. Die Fascia endothoracica ist kranial verstärkt zur Sibsonschen Faszie (= Membrana suprapleuralis).

An die Pleura parietalis grenzt nach
außen die Fascia endothoracica an
(Abb. 2-106). Sie ist kranial besonders
kräftig als Sibsonsche Faszie (= Membrana suprapleuralis) ausgebildet und
verstärkt somit in Höhe der Pleura-
kuppen die bindegewebige Wand des
Pleuraraumes im Bereich der oberen
Thoraxapertur [294]. Basal setzt sich
die Fascia endothoracica in die Fascia
phrenico-pleuralis fort.

Beim Frühgeborenen und beim
reifen Neugeborenen können in
Rückenlage zahlreiche Hautfalten
entstehen (Abb. 2-107). Gelegentlich
kann hierdurch ein Pneumothorax
vorgetäuscht werden. Die vorderen
Achselfalten können sich im seitlichen Röntgenbild bei erhobenen
Armen scharf abzeichnen (Abb.
2-108). Dorsal sind die Scapulae als
Streifenschatten sichtbar.

Sind die Rippen zum Beispiel im
Rahmen einer Thoraxfehlbildung
lückenhaft (Abb. 2-109), so bilden die
Weichteile ein nur ungenügendes
Widerlager. Die Lunge kann hervor-
quellen.

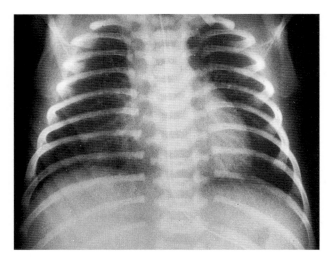

*Abb. 2-107*   Mehrere Hautfalten rechts bei einem Frühgeborenen.

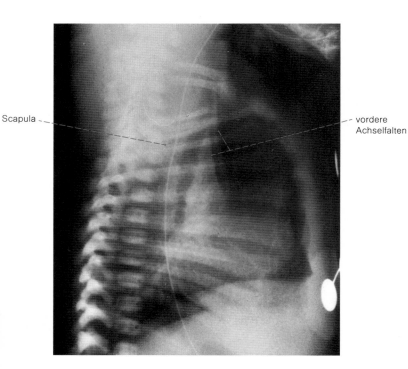

Scapula    vordere Achselfalten

*Abb. 2-108*   Seitliches Thoraxbild eines Neugeborenen, an den Armen gehalten. Die vorderen Achselfalten treten bei erhobenen Armen als Bogenlinien hervor. Die Schattenlinien der Scapulae liegen weiter
dorsal.

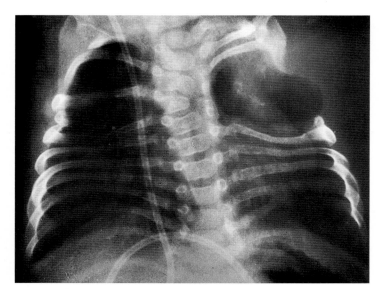

*Abb. 2-109*   Wandschwäche eines fehlgebildeten Thorax mit Herniation der linken Lunge.

## Mediastinum als Ganzes

Als *Mediastinum* wird die Gesamtheit der Organe im Thoraxmittelfeld zwischen den Lungen bezeichnet. Es reicht von der oberen Thoraxapertur bis zum Zwerchfell und liegt zwischen der Sternumhinterwand und der Vorderfläche der Brustwirbelsäule.

Üblicherweise unterscheidet man ein oberes, unteres, vorderes, mittleres und hinteres Mediastinum, zum Teil relativ willkürlich abgegrenzt (Abb. 2-110).

Eine mehr nach den anatomischen Strukturen ausgerichtete Einteilung nach Heitzman [331] zeigen die Abbildungen 2-111a und b. Die bogenförmig verlaufende Aorta (links) und V. azygos (rechts) begrenzen den infra-aortalen beziehungsweise infra-azygären Raum (vergleiche auch [136]).

Kranial davon liegen der supra-aortale und supra-azygäre Bereich. Die latero-dorsal anschließenden paraspinalen Bereiche werden den supra- und infra-aortalen beziehungsweise -azygären Räumen zugeordnet. Die Einteilungen des Mediastinums sind für die Lokalisation pathologischer Veränderungen von Bedeutung.

Luft kann sich an umschriebener Stelle ansammeln, zum Beispiel im hinteren Mediastinum. Tumoren haben bevorzugte Lokalisationen: im vorderen Mediastinum kommen besonders Teratome, Dermoide, Thymome und zystische Hygrome vor, im hinteren Mediastinum Neuroblastome, neurenterische Zysten, intrathorakale Meningozelen und Neurofibrome. Zysten verschiedener Art finden sich im mittleren Mediastinum.

Manche pathologische Prozesse, wie zum Beispiel Abszesse oder eine intrathorakale Struma, können Grenzstrukturen wie die Vena azygos und die Aorta respektieren [331].

Ventral liegt das Mediastinum mit dem Perikard und dem Thymus der vorderen Thoraxwand in breiter Fläche an (vergleiche Abb. 2-1). Dabei nimmt der Thymus beim Neugebo-

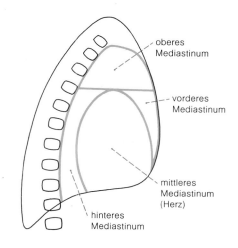

*Abb. 2-110* Übliche Einteilung des Mediastinums. Die Grenzen sind nach dem Herzen ausgerichtet.

renen einen besonders großen Raum ein. Der Thymus ist in der Embryonalentwicklung (Derivat der ventralen Knospen der rechten und linken 3. Schlundtaschen) von zervikal nach thorakal hinabgewandert. Dadurch wird es verständlich, daß ein mehr oder weniger großer Thymuszipfel noch zervikal beziehungsweise in Höhe der oberen Thoraxapertur lokalisiert sein kann [840]. Dadurch wird der enge Raum der oberen Thoraxapertur noch „überfüllter". Die sonographischen Charakteristika des normalen Thymus bei Neugeborenen und Säuglingen beschrieben Han et al. [306]. Durch Veränderungen der Lungen und Pleurahöhlen kann das Mediastinum erheblich verlagert und verformt werden (siehe Kapitel Pleuraraum).

Normalerweise findet sich Luft innerhalb des Mediastinums nur in der Trachea und den Bronchien sowie im Oesophagus. Pathologischerweise kann Luft (oder allgemeiner gesagt: Gas) innerhalb des Mediastinums in verschiedenen interstitiellen Räumen (Pneumomediastinum), im Herzbeutel (Pneumoperikard), im Herzen und in den Blutgefäßen (systemische Luftembolie) oder innerhalb einer Hernie (Hiatushernie, intraperikardiale Hernie) röntgenologisch sichtbar werden.

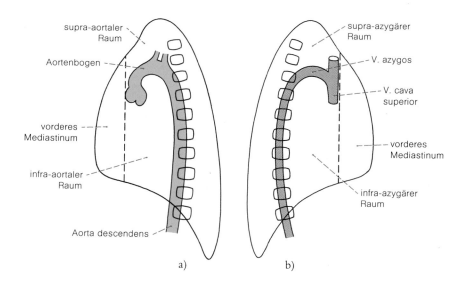

*Abb. 2-111* Einteilung des Mediastinums nach Heitzmann [331]. V. azygos und Aorta als wesentliche begrenzende Elemente.
Ansicht a) von links;  b) von rechts.

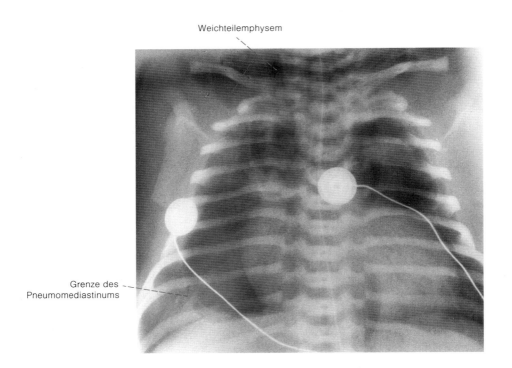

Abb. 2-112 Großes Pneumomediastinum, rechts weit nach lateral reichend. Die Grenzlinie besteht aus der Pleura mediastinalis und visceralis. Weichteilemphysem am Hals. Spontane Rückbildung. Reifes Neugeborenes.

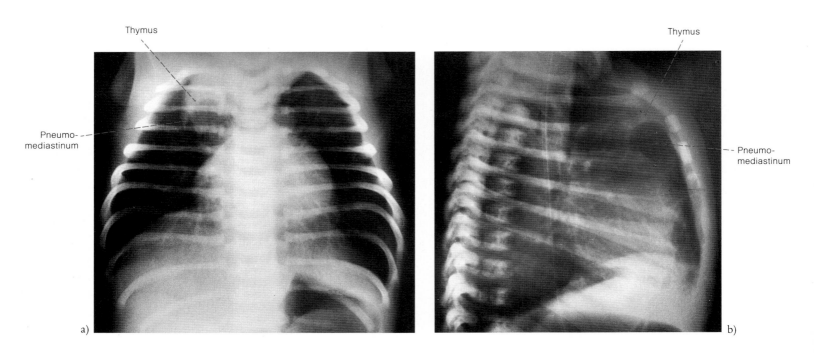

Abb. 2-113 Pneumomediastinum mit Anhebung des Thymus. Zwei verschiedene Neugeborene.
a) sagittal;   b) seitlich.

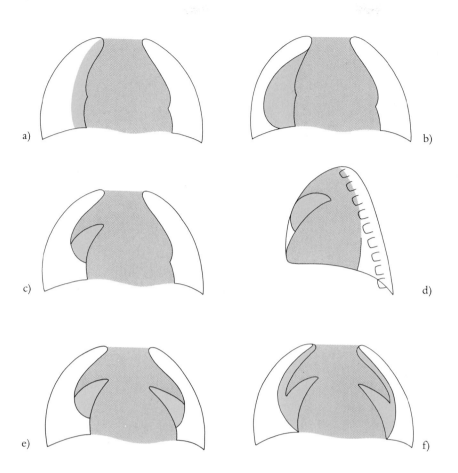

*Abb. 2-114* Pneumomediastinum. Schemata verschiedener Formen und Differentialdiagnose.
a) medialer Pneumothorax (allein anhand eines sagittalen Röntgenbildes in Rückenlage nicht von einem Pneumomediastinum zu unterscheiden); b) Pneumomediastinum ohne Anhebung des Thymus (zwischen der Bindegewebshülle des Thymus und der Pleura mediastinalis); c) und d) häufige Form des Pneumomediastinums mit Anhebung des Thymus („Spinnakersegel-Zeichen" [555]); e) desgleichen beidseitig („rocker bottom"-Zeichen [437]); f) Pneumomediastinum unterhalb und seitlich des Thymus.

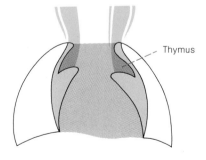

*Abb. 2-115* Schema eines Pneumomediastinums mit Fortsetzung nach kranial in ein Emphysem der Halsweichteile.

Ein *Pneumomediastinum* stellt eine pathologische Luftansammlung innerhalb des Interstitiums des Mediastinums dar, ist also von der Pleura mediastinalis umgeben.

> Im Gegensatz zum Pneumothorax besteht auch bei einem großen Pneumomediastinum (Abb. 2-112) des Neugeborenen fast nie die Indikation zur Punktion oder Drainage.

Um einen unnötigen Eingriff zu vermeiden, ist die Unterscheidung eines Pneumomediastinums von einem überwiegend oder ausschließlich medial lokalisierten Pneumothorax wichtig. Letzterer liegt außerhalb der Pleura mediastinalis, also zwischen dieser und der Pleura visceralis (vergleiche Abb. 2-114a).

Da sich innerhalb des Mediastinums viele Septen und Faszien befinden, kann sich Luft (oder Gas) in verschiedenen potentiellen Räumen ansammeln. Im typischen Fall wird beim Pneumomediastinum – im Gegensatz zum Pneumothorax – der Thymus spinnakersegelartig angehoben (Abb. 2-113). Hierbei gelangt Luft unter die zarte bindegewebige Hülle des Thymus, also zwischen diese und das fibröse Perikard (Abb. 2-114c bis e; vergleiche [642]). Sammelt sich die Luft jedoch nur außerhalb der bindegewebigen Thymushülle an, also zwischen dieser und der Pleura mediastinalis, so wird der Thymus nicht angehoben (Abb. 2-114b). Dann kann die Differentialdiagnose gegenüber einem medialen Pneumothorax im Röntgenbild erschwert sein. Der Thymus kann sich bei einem Pneumomediastinum tumorartig abrunden.

Ein Pneumomediastinum hat die Tendenz, sich nach verschiedenen Seiten auszubreiten. Nach oben zum Halse hin findet dies beim Neugeborenen seltener statt als beim älteren Kind [251]; es kann jedoch auch in diesem Alter ein ausgedehntes Weichteilemphysem entstehen (Abb. 2-115 und 2-116a), welches sich von zervikal aus zu den Schultern und dem Thorax oder bis zum Kopf ausdehnen kann. –

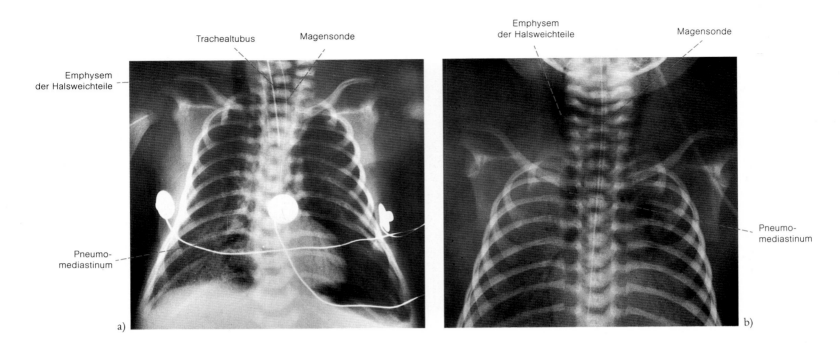

Abb. 2-116   Pneumomediastinum und zervikales Weichteilemphysem.
a) Pneumomediastinum rechts mit streifenförmiger Ausdehnung in die
Halsweichteile. Frühgeborenes. Syndrom der hyalinen Membranen,
Pneumothorax links (cave: Verwechslung mit systemischer Luftembolie
in der V. jugularis interna; vergleiche Abb. 2-133);   b) iatrogenes Emphysem der Halsweichteile mit sekundärer Ausbreitung zum Mediastinum.
Neugeborenes mit multiplen Fehlbildungen (Kryptophthalmus-Syndaktylie-Syndrom). Wegen einer hochgradigen Larynxstenose wurde die
Rachenwand beim Intubationsversuch verletzt.

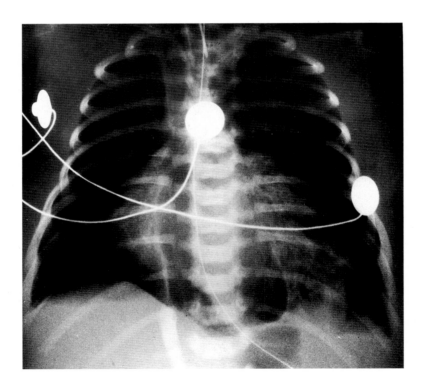

Abb. 2-117   Posteriores Pneumomediastinum, infra-azygär und infra-
aortal, kaudal vom Zwerchfell begrenzt. Neugeborenes mit einem Rhabdomyom des Herzens (Kontrastmittel in der unteren Hohlvene).

Umgekehrt ist es möglich, daß sich ein zum Beispiel durch iatrogene Rachenperforation entstandenes zervikales Weichteilemphysem sekundär nach unten zum Mediastinum hin ausbreitet (Abb. 2-116b).

Der potentielle Raum des vorderen Mediastinums ist auf der linken Seite größer als auf der rechten, da das Herz überwiegend links gelagert ist. Deshalb kann bei einem vorn präkardial gelegenen Spannungspneumomediastinum das Herz nach rechts verlagert werden [251].

Oft ist ein Pneumomediastinum mit einem Pneumothorax kombiniert (Abb. 2-116a). Dabei können beide auf getrennte Weise entstanden sein, oder aber zu dem ursprünglichen Pneumomediastinum ist durch Einreißen der Pleura mediastinalis ein Pneumothorax hinzugetreten. Der umgekehrte Weg – Ausbreitung eines Pneumothorax zu einem Pneumomediastinum – ist weniger wahrscheinlich.

Innerhalb des Mediastinums kann sich Luft auch dorsal ansammeln, im infra-aortalen und infra-azygären Raum [81]. Dieses posteriore Pneumomediastinum (Abb. 2-117 und 2-118) liegt hinter dem Perikard. Es wird dorsal von der prävertebralen Faszie, links und rechts lateral von der Pleura mediastinalis, unten vom Zwerchfell und oben zeltförmig von der Bifurkation der Trachea (Abb. 2-118a) begrenzt. Der Oesophagus kann nach dorsal (Abb. 2-118b und 2-119b) oder, gemäß Bowen et al. [81], nach ventral gedrängt werden (Abb. 2-120a und b).

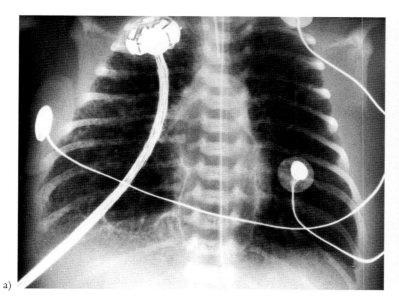
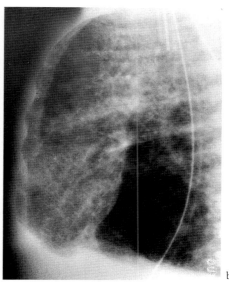

a)  b)

*Abb. 2-118* Posteriores Pneumomediastinum, Frühgeborenes der 32. SSW p.m.
a) sagittal, das Pneumomediastinum ist durch die Bifurkation der Trachea nach oben zeltförmig begrenzt;  b) seitlich, Magensonde nach dorsal gedrängt.

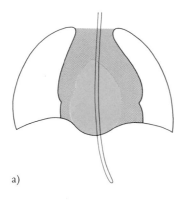
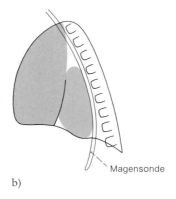

Magensonde

a)  b)

*Abb. 2-119* Schemata eines posterioren Pneumomediastinums.
a) sagittal, kraniale Begrenzung durch die Bifurkation der Trachea;  b) seitlich, ventrale Begrenzung durch die Herzhinterwand. Verdrängung des Oesophagus (Sonde) nach dorsal.

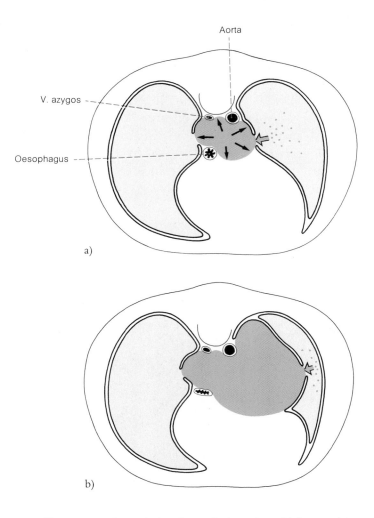

Abb. 2-120 Schematische Querschnitte eines kleineren (a) und eines größeren, asymmetrischen (b) dorsalen Pneumomediastinums. Der Oesophagus wird in diesem Falle nach ventral verlagert. Ansicht von kranial her.

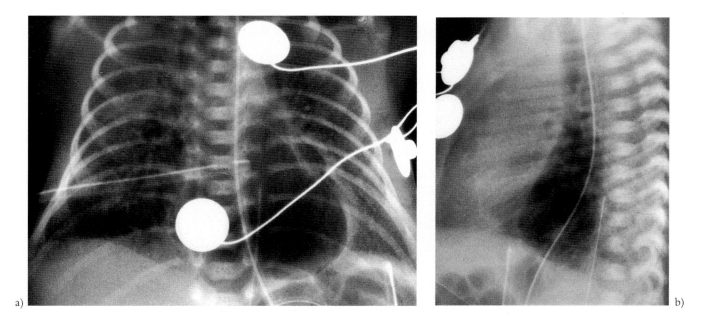

Abb. 2-121 Luftansammlung links hinten lateral ohne Verdrängung von Oesophagus und Aorta descendens, wahrscheinlich in der linken Hälfte des posterioren infra-aortalen Mediastinums und im Lungenligament gelegen (Thoraxdrainage rechts ventral zu tief eingeführt).
a) sagittal;  b) seitlich.

Vergrößert sich diese Gasansammlung, so kann sie sich asymmetrisch zu einer Seite hin ausdehnen und in einen oder in beide Thoraxräume vorquellen (Abb. 2-120b). Gelegentlich ist der retrokardiale Anteil nur klein, der seitlich ausladende Anteil viel größer (Abb. 2-121a und b). Hier läßt sich anhand des Röntgenbildes nicht entscheiden, ob das untere Lungenligament als potentieller Raum mit beteiligt ist. Manchmal liegt eine pathologische Luftansammlung ausschließlich lateral (Abb. 2-122 und 2-123). Der Oesophagus wird nur nach lateral, nicht aber nach vorn oder hinten verdrängt (Abb. 2-124). Diese mehr lateral gelegene pathologische Luftansammlung könnte möglicherweise im unteren Lungenligament lokalisiert sein. Die Schemata der Abbildungen 2-124a bis c illustrieren die Hypothese, daß das Lungenligament ballonartig aufgetrieben werden könnte. Diese Möglichkeit wird von Godwin et al. [272] bezweifelt.

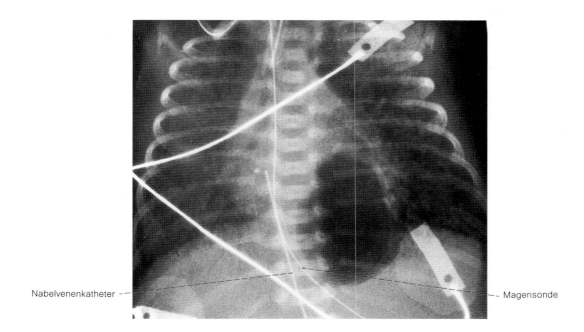

Nabelvenenkatheter — Magensonde

*Abb. 2-122*   Ovale Luftansammlung links mit Verlagerung des Oesophagus (Sonde), wahrscheinlich im linken Lungenligament gelegen.

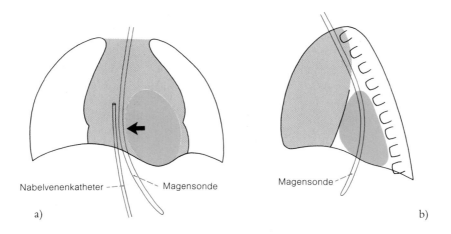

Nabelvenenkatheter — Magensonde

a)

Magensonde

b)

*Abb. 2-123*   Schemata entsprechend der Abbildung 2-122.

Beim Erwachsenen wurden verschiedene pathologische Veränderungen im Lig. pulmonale beschrieben, wie zum Beispiel posttraumatische Flüssigkeits- oder Luftsammlungen („Zysten", „Pneumatozelen"), Lymphknotenvergrößerungen, Tumoren oder eine in das Lungenligament vorgeschobene Magenhernie.

Die Bedeutung eines posterioren Pneumomediastinums – ob mit oder ohne Beteiligung des Lungenligaments – besteht weniger in der lokalen Raumforderung als in der Tendenz zur Ausbreitung nach kaudal. Eine entlastende Punktion ist nur ausnahmsweise erforderlich. Purovit et al. [640] berichteten bei einem Frühgeborenen über eine Verletzung des rechten Hauptbronchus mit Ausbildung eines posterioren Spannungspneumomediastinums, welches punktiert werden mußte. Die Luftansammlung kann durch die Zwerchfellöffnungen weiter nach kaudal wandern und schließlich zu einem Pneumoperitoneum führen (siehe Kapitel 3).

Ein Pneumomediastinum kann sich auch unterhalb des Herzens zwischen Perikard und Zwerchfell ausbreiten und röntgenologisch das „kontinuierliche Zwerchfell-Zeichen" hervorrufen [477, 832]. Dasselbe röntgenologische Bild kann auch durch ein Pneumoperikard entstehen (Abb. 2-125).

Ein Pneumomediastinum entsteht beim Neugeborenen meistens durch einen Luftaustritt aus rupturierten Alveolen während der Beatmung („Barotrauma", "air leak"). Der Weitertransport der kleinen Luftbläschen erfolgt im perivaskulären Bindegewebe [499] (sowie über Lymphgefäße) zentralwärts zum Hilus und zum unteren Lungenligament und weiter in das Mediastinum hinein. Weiterhin kann ein Pneumomediastinum iatrogen nach Verletzung des Oesophagus oder der Trachea und der Hauptbronchien entstehen [16]. Die Schemata der Abbildungen 2-126a u. b zeigen, daß die interstitiellen peribronchialen Räume kontinuierlich mit den peritrachealen und periösophagealen Bindegewebsräumen zusammenhängen, eingescheidet von der periviszeralen Faszie [509]. Dadurch entsteht

nach kranial eine Verbindung zu den Faszienräumen des Halses und nach kaudal durch das Zwerchfell hinab. Durch diese beiden Schemata soll einer der möglichen Wege aufgezeigt werden, auf welche Weise extraalveoläre Luft aus der Lunge über das Interstitium bis in den Bauchraum hinabgelangen kann. Ist die pathologische

Luftansammlung periösophageal bis unter das Zwerchfell vorgedrungen, so kann sehr leicht durch Einreißen feiner bindegewebiger Faszien ein Pneumoperitoneum entstehen (siehe Kapitel 3). Eine ähnliche Ausbreitung ist entlang der Aorta oder der unteren Hohlvene möglich.

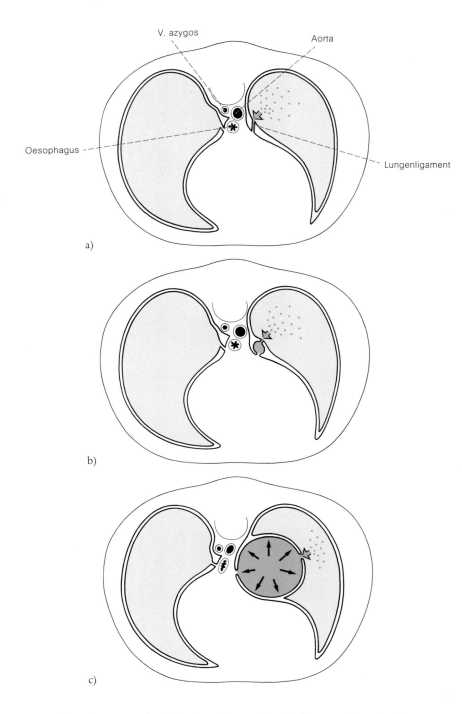

Abb. 2-124 Hypothetische Entstehung einer Luftansammlung im Lungenligament, von a) nach c) zunehmend.

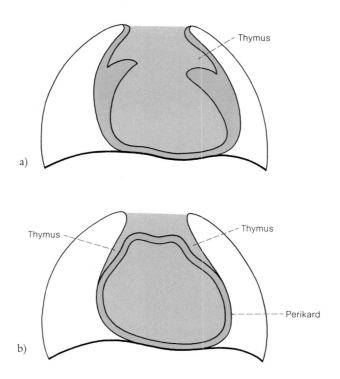

*Abb. 2-125*  Schemata zur Differentialdiagnose eines infrakardialen Auf-
hellungsstreifens im Röntgenbild („kontinuierliches Zwerchfell-Zeichen"
nach Levin [477]):
a) bei einem Pneumomediastinum und b) bei einem Pneumoperikard.

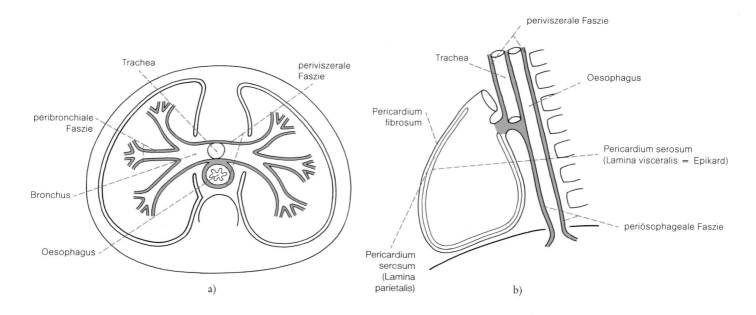

*Abb. 2-126*  Schemata der Kontinuität des peribronchialen, peritrachealen und periösophagealen Interstitiums innerhalb der periviszeralen Faszie
(verändert nach Marchand [509]). Möglicher Transport extra-alveolärer
Luft über das Mediastinum durch das Zwerchfell hinab oder zum Hals
hinauf.
a) Querschnitt;
b) seitlich.

# Perikard

Der *Perikardbeutel* umfaßt nicht nur das Herz, sondern auch die herznahen Abschnitte der großen Gefäße, nämlich der Aorta, der A. pulmonalis und der V. cava superior (Abb. 2-127a und b). Der Recessus aorticus der Perikardhöhle reicht zwischen der oberen Hohlvene und der Aorta ascendens relativ weit nach kranial hinauf, bis unter die V. brachiocephalica sinistra (Abb. 2-128).

(In den postmortalen Abb. 2-127 und 2-128 wurden die kranialen Anteile des Perikardbeutels prall aufgefüllt, normalerweise findet sich hier nur ein kapillärer Spalt.) Die Perikardhöhle befindet sich zwischen den beiden Blättern des Pericardium serosum, nämlich zwischen der Lamina visceralis (= Epikard) innen und der

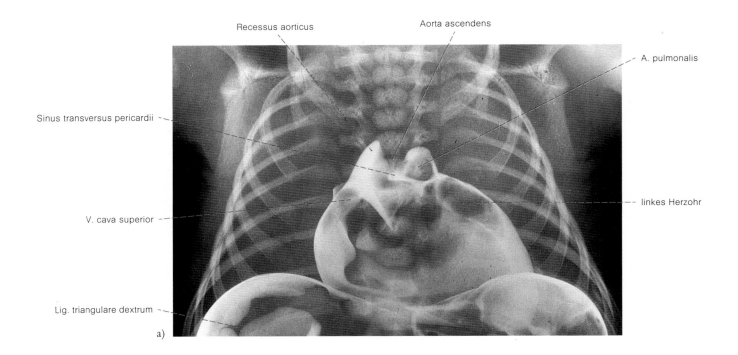

Recessus aorticus — Aorta ascendens — A. pulmonalis

Sinus transversus pericardii

V. cava superior

Lig. triangulare dextrum

linkes Herzohr

a)

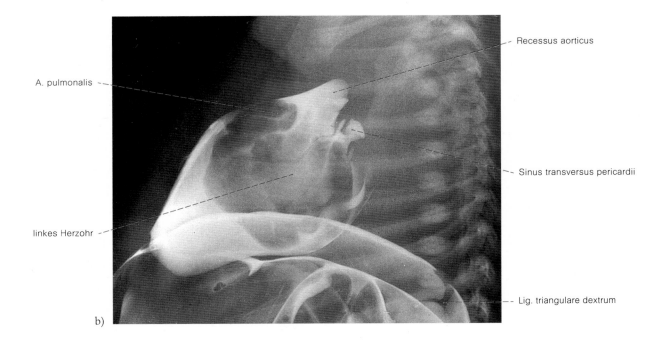

A. pulmonalis

linkes Herzohr

b)

Recessus aorticus

Sinus transversus pericardii

Lig. triangulare dextrum

*Abb. 2-127*   Postmortale Kontrastdarstellung der Perikardhöhle (und der Peritonealhöhle) bei einem Frühgeborenen der 26. SSW p.m. Intraperikardial liegen auch die herznahen Abschnitte der Aorta ascendens, der A. pulmonalis und der oberen Hohlvene.
a) sagittal;   b) Seitenbild.

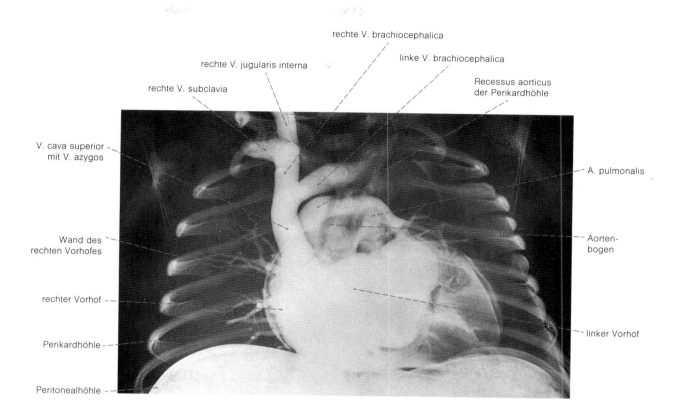

rechte V. brachiocephalica

rechte V. jugularis interna

linke V. brachiocephalica

rechte V. subclavia

Recessus aorticus
der Perikardhöhle

V. cava superior
mit V. azygos

A. pulmonalis

Wand des
rechten Vorhofes

Aorten-
bogen

rechter Vorhof

Perikardhöhle

linker Vorhof

Peritonealhöhle

*Abb. 2-128*  Derselbe Fall wie in Abbildung 2-127. Zusätzliche Kontrastfüllung der oberen Hohlvene, des rechten und linken Vorhofes, der
Lungenvenen und angedeutet auch der linken Pleurahöhle. Der Recessus
aorticus der Perikardhöhle reicht bis in die Höhe der linken V. brachiocephalica hinauf. Die Wand des rechten Vorhofes ist nur sehr dünn (vergleiche Abb. 2-131).

Lamina parietalis außen. Letztere ist
mit dem außen anliegenden fibrösen
Perikard verbunden (Abb. 2-126b).

In der Abbildung 2-128 lassen sich
der intra- und der extraperikardiale
Anteil der V. cava superior gut
voneinander abgrenzen. Die Einmündung der V. azygos liegt noch außerhalb des Perikards.

Beim Neugeborenen liegt der Perikardbeutel ventral im Bereich des
Trigonum pericardiacum der Sternumhinterwand besonders weit an
(vergleiche Abb. 2-1 und 2-73).
Zwischen dieser Pars sternocostalis
des Pericardium fibrosum und dem
Sternum befinden sich die Lig. sterno-
pericardiaca, die beim Neugeborenen
noch aus lockerem Bindegewebe
bestehen.

Innerhalb des Mediastinums kann
Luft in die Perikardhöhle gelangen und

so zu einem *Pneumoperikard*, eventuell
zu einem Spannungspneumoperikard
mit drohender Herztamponade
werden. Ein Pneumoperikard bildet
sich typischerweise als Aufhellungs-
ring ab („Halo-Zeichen", Abb. 2-129
und 2-130). Die Luft reicht – im
Gegensatz zum Pneumomediastinum –
nach kranial nicht über die Ebene des
Aortenbogens und der Pulmonalarterie
hinauf. Dies wird verständlich durch
die kraniale Begrenzung des Perikards
(Abb. 2-127). Im Rahmen eines Spannungspneumoperikards kann die Herz-
tätigkeit durch eine Tamponade beein-
trächtigt werden, so daß eine Punktion
erforderlich wird. Bei dem Neugeborenen der Abbildung 2-130 bestand
eine Bradykardie, welche nach Punktion des Pneumoperikards
verschwand.

Besteht außer einem Pneumoperi-

kard auch ein Pneumomediastinum
mit Anhebung des Thymus (Abb.
2-129b), so kann die sogenannte Peri-
kardlinie [108] sichtbar werden. Diese
besteht aus dem Pericardium fibrosum
und der Lamina parietalis des Pericardium serosum. Die bindegewebige
Hülle des Thymus ist gestrafft und
kann vom unteren Thymuszipfel als
bogenförmig zum Perikard verlaufende Linie erkennbar sein [642].

Auch verschiedene Flüssigkeiten
(zum Beispiel Blut, seröse oder eitrige
Flüssigkeit, Chylus) können sich im
Herzbeutel ansammeln. Selten sind
Hernien, die sich durch eine Zwerch-
fellücke in den Perikardbeutel hinein
erstrecken, Tumoren (Teratome, Peri-
kardzysten) oder angeborene Perikarddefekte.

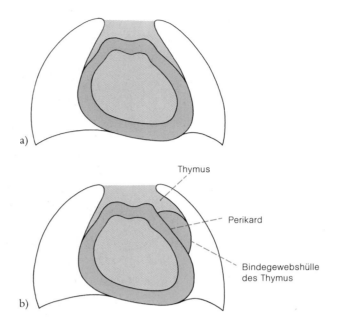

Thymus

Perikard

Bindegewebshülle
des Thymus

*Abb. 2-129* Schemata eines Spannungspneumoperikards („Halo-Zeichen").
a) isoliert;   b) in Kombination mit einem unterhalb des Thymus gelegenen Pneumomediastinums.

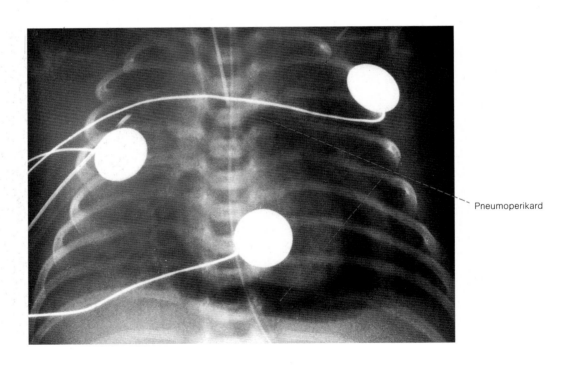

Pneumoperikard

*Abb. 2-130* Spannungspneumoperikard. „Halo-Zeichen". Eine zunehmende Bradykardie verschwand nach Punktion des Pneumoperikards.

# Herz

Das *Herz* des Neugeborenen wird in den Abbildungen 2-131 a und b in Zusammenhang mit dem Herzbeutel und dem Zwerchfell gezeigt. Das Herz wurde so aufgeschnitten, daß man in die vier Binnenräume blicken kann. Der obere Teil des Herzens wurde nach oben aufgeklappt. So entsteht eine Abbildung ähnlich einer echokardiographischen Darstellung (parasternaler schräger 4-Kammer-Blick). In diesem anatomischen Präparat sind die Herzmuskeln postmortal so kontrahiert, daß die beiden Ventrikel enggestellt sind. In diesem Kontraktionszustand ist die Muskulatur auch des rechten Ventrikels dick. Die beiden Vorhöfe sind weitgestellt, besonders der rechte, welcher an seiner Innenwand die parallelen Stränge der Mm. pectinati zeigt, die auch im Angiokardiogramm sichtbar werden. Die beiden Blätter des Vorhofseptums sind als isolierte Membranen erkennbar. Zum linken Vorhof hin liegt das Septum primum mit dem Ostium secundum, zum rechten Vorhof hin das Septum secundum mit dem Foramen ovale. Vor der Geburt strömt das Blut durch diese Querverbindung auf Vorhofebene von rechts nach links. Foramen ovale und Ductus arteriosus stellen die pränatalen Kurzschlüsse zur Umgehung des Lungenkreislaufes dar. Das Foramen ovale schließt sich funktionell schon bald nach der Geburt.

Der anatomische Verschluß erfolgt später. In der Aufsicht auf das eröffnete Herz (Abb. 2-131 a) blickt man direkt durch das Foramen ovale in die Einmündung der V. cava inferior hinein. Dadurch wird deutlich, daß pränatal der Blutstrom von der V. cava inferior her direkt auf das offene Foramen ovale und weiter durch das Ostium secundum gerichtet ist.

Wenn sich nach der Geburt der Lungenkreislauf eröffnet und der Druck im linken Vorhof ansteigt, so legt sich das Septum primum von links her an das Foramen ovale an und verschließt dieses zunächst funktionell. Diese Veränderungen vollziehen sich innerhalb kürzester Zeit im Rahmen der Kreislaufumstellung während der Geburt. Pränatal fließen vom rechten Ventrikel zur Lunge nur 10% des Blutes, kurz nach der Geburt 90%! Am Ventrikelseptum läßt sich der kleine kraniale membranöse Anteil von dem kräftigen muskulären Hauptteil unterscheiden. Sowohl aus dem anatomischen Präparat (Abb. 2-131) als auch auf Angiokardiogrammen (Abb. 2-128) wird ersichtlich, wie dünn die Wand des rechten Vorhofes ist.

Beim Neugeborenen ist die Herzform wegen der Überlagerung durch Thymus schwerer zu beurteilen als später. Wichtig ist, daß im Röntgenbild sich die Herzsilhouette bei Lordosehaltung und bei schräg von unten her gerichtetem Strahlengang stark

verändern kann. Projektionsbedingte Fehlinterpretationen der Herzgröße und -form sind deshalb auf einer Abdomenübersichtsaufnahme mit dem auf die Bauchmitte und nicht auf das Herz gerichteten Zentralstrahl möglich. Hierbei kann das Herz zu groß und „Fallot-artig" wirken. Das Neugeborenenherz kann durch vielerlei Störungen (Hypoxie, Hypoglykämie etc.) sowie durch zahlreiche Fehlbildungen des Herzens und der großen Gefäße vergrößert sein. Unter bestimmten Bedingungen kann das Herzvolumen erstaunlich *klein* werden, so daß der Herzschatten auf dem Röntgenbild sich erheblich verschmälern kann. Dies ist der Fall bei Behinderung des venösen Rückstromes aus der Lunge zum Herzen, zum Beispiel bei Druckerhöhung in beiden Pleurahöhlen (unter anderem bei einem Spannungspneumothorax beiderseits, bei beidseitiger Lungenblähung etc.; Abb. 2-132) oder bei stark ausgeprägter Hypovolämie.

Gelangt Luft in größerer Menge in den Kreislauf hinein (zum Beispiel im Rahmen eines „Barotraumas" bei Beatmung mit hohen Drucken [76, 604]), so wird diese systemische Luftembolie im Röntgenbild innerhalb des Herzens und der Arterien und Venen sichtbar (Abb. 2-133).

Im Rahmen dieses Buches kann auf angeborene Herzfehler nicht eingegangen werden.

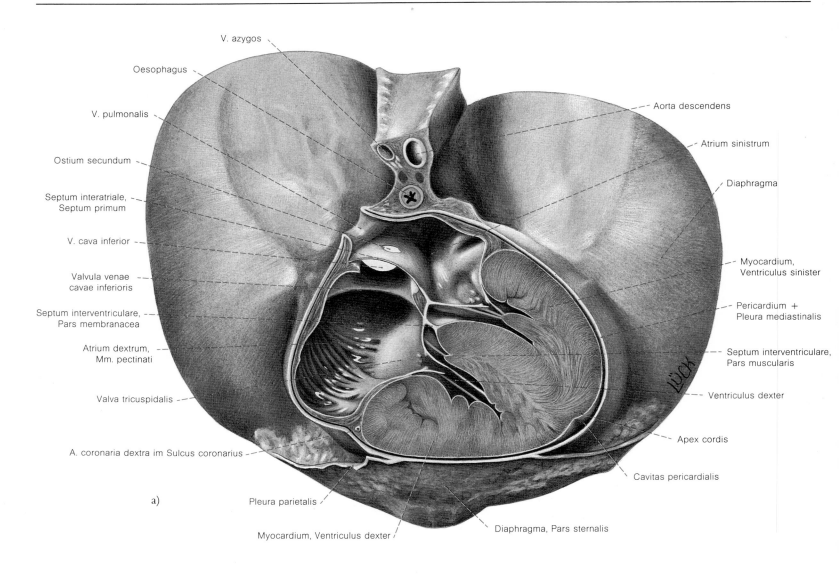

V. azygos

Oesophagus

V. pulmonalis

Ostium secundum

Septum interatriale,
Septum primum

V. cava inferior

Valvula venae
cavae inferioris

Septum interventriculare,
Pars membranacea

Atrium dextrum,
Mm. pectinati

Valva tricuspidalis

A. coronaria dextra im Sulcus coronarius

Aorta descendens

Atrium sinistrum

Diaphragma

Myocardium,
Ventriculus sinister

Pericardium +
Pleura mediastinalis

Septum interventriculare,
Pars muscularis

Ventriculus dexter

Apex cordis

Cavitas pericardialis

a)

Pleura parietalis

Myocardium, Ventriculus dexter

Diaphragma, Pars sternalis

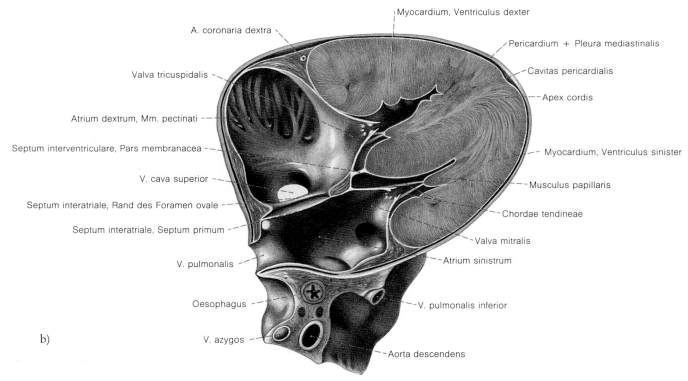

Myocardium, Ventriculus dexter

A. coronaria dextra

Valva tricuspidalis

Atrium dextrum, Mm. pectinati

Septum interventriculare, Pars membranacea

V. cava superior

Septum interatriale, Rand des Foramen ovale

Septum interatriale, Septum primum

V. pulmonalis

Oesophagus

V. azygos

Pericardium + Pleura mediastinalis

Cavitas pericardialis

Apex cordis

Myocardium, Ventriculus sinister

Musculus papillaris

Chordae tendineae

Valva mitralis

Atrium sinistrum

V. pulmonalis inferior

Aorta descendens

b)

*Abb. 2-131* Herz eines Frühgeborenen der 34. SSW p.m. Schnitt durch
die beiden Vorhöfe und die beiden Kammern.
a) unterer Teil des Herzens von oben gesehen, in Zusammenhang mit dem
Perikard, dem hinteren Mediastinum und dem Zwerchfell;   b) obere
Herzhälfte hochgeklappt, ungefähr dem echokardiographischen paraster-
nalen „4-Kammer-Blick" entsprechend. Die Ventrikel sind postmortal
kontrahiert.

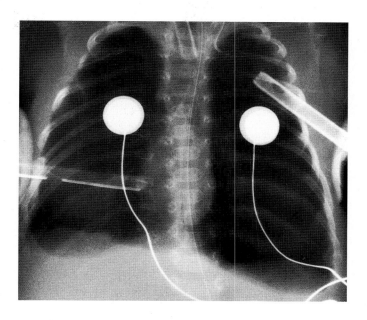

*Abb. 2-132* Verkleinerung des Herzens bei beidseitigem intrapleuralem Überdruck (Spannungspneumothorax und zu hoher maschineller Inspirationsdruck). Reifes Neugeborenes. Nach Korrektur normalisierte sich die Herzgröße.

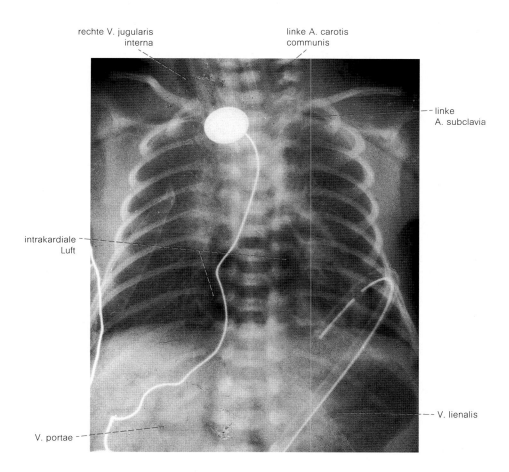

*Abb. 2-133* Systemische Luftembolie bei einem Frühgeborenen der 32. SSW p.m. Die Luft ist intrakardial sowie in den Arterien und Venen der Schulter und des Halses und im Pfortadersystem zu sehen und darf nicht mit einem Pneumomediastinum verwechselt werden (vgl. Abb. 2-126)!

## Blutgefäße des Thoraxraumes

Während und nach der Geburt passen sich die intrathorakalen Blutgefäße den Kreislaufumstellungen an. Mit der Entfaltung der Lunge eröffnet sich der Lungenkreislauf. Während pränatal nur ca. 10% des Blutes des rechten Ventrikels in die Lungen strömten, so sind es sofort nach der Geburt ca. 90%. Innerhalb kürzester Zeit sinkt der Widerstand der sich erweiternden Lungengefäße. Später verschließt sich der Ductus arteriosus.

Die postmortal angefertigte Abbildung 2-134 eines reifen Neugeborenen zeigt die topographischen Verhältnisse der hauptsächlichen Arterien und Venen des Thorax in verschiedenen Füllungsphasen. In der Abbildung 2-135 sind ähnliche postmortale Angiographien bei einem Frühgeborenen der 29. Schwangerschaftswoche p.m. dargestellt.

Die großen thorakalen Blutgefäße stehen in enger topographischer Beziehung zum Tracheobronchialbaum. Die obere Hohlvene liegt ventral vor dem rechten Oberlappen – und dem Zwischenbronchus (Abb. 2-135). Die V. azygos zieht von dorsal her über den rechten Oberlappenbronchus hinweg, ihr Querschnitt ist in der Abbildung 2-135b als runder Schatten erkennbar. Der Aortenbogen verläuft von vorn nach hinten links über den linken Hauptbronchus hinweg, hinter welchem die Aorta deszendiert. Der Truncus brachiocephalicus verläuft vorn schräg über die Trachea hinweg (siehe Kapitel Trachea). Der Ductus arteriosus projiziert sich oberhalb des linken Hauptbronchus (Abb. 2-134a). Fehlbildungen oder lokale Erweiterungen einzelner Gefäßbezirke können zu Kompressionen der Trachea oder der Bronchien führen.

## Thorakale Arterien

Die Besonderheiten der thorakalen Arterien des Neugeborenen und die zahlreichen Möglichkeiten der Fehlbildungen sind aus der Embryogenese zu verstehen. Einen Überblick zur Embryonalentwicklung gibt Tabelle 2-1 (siehe Seite 131).

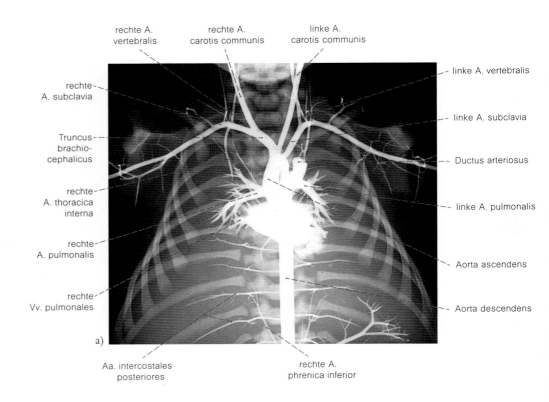

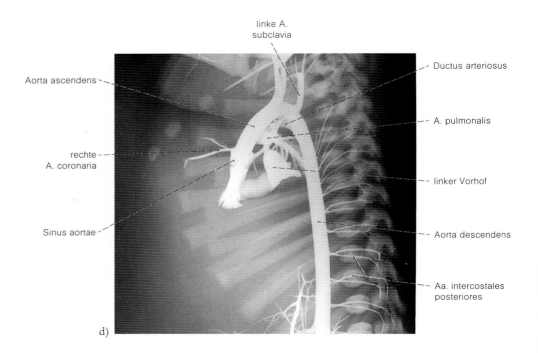

*Abb. 2-134* Postmortale Angiographie. Reifes Neugeborenes.
a) bis c) Sagittal- und d) bis f) Seitenbilder, jeweils bei zunehmender Gefäßfüllung. Der Ductus arteriosus springt weit nach oben-seitlich vor. Die Lungenvenen liegen weiter kaudal als die Lungenarterien. Der rechte Truncus brachiocephalicus verläuft schräg nach oben (er überquert dabei die Trachea). Aorta und V. azygos begrenzen in ihrem bogenförmigen Verlauf den infra-aortalen und infra-azygären Raum.

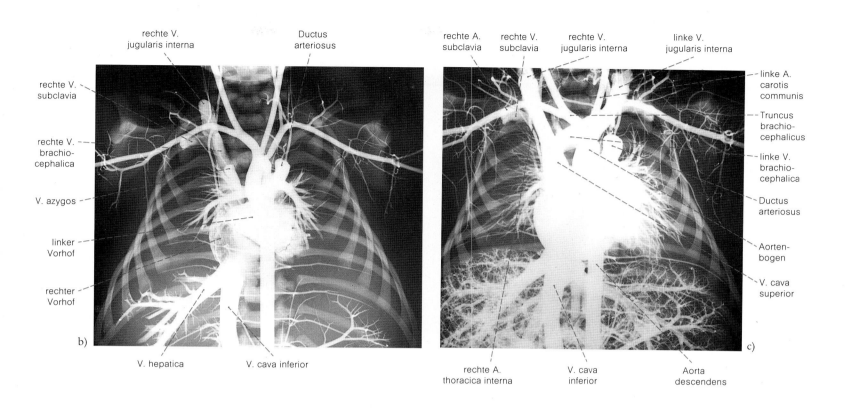

rechte V. jugularis interna

Ductus arteriosus

rechte V. subclavia

rechte V. brachio-cephalica

V. azygos

linker Vorhof

rechter Vorhof

b)

V. hepatica

V. cava inferior

rechte A. subclavia

rechte V. subclavia

rechte V. jugularis interna

linke V. jugularis interna

linke A. carotis communis

Truncus brachio-cephalicus

linke V. brachio-cephalica

Ductus arteriosus

Aorten-bogen

V. cava superior

c)

rechte A. thoracica interna

V. cava inferior

Aorta descendens

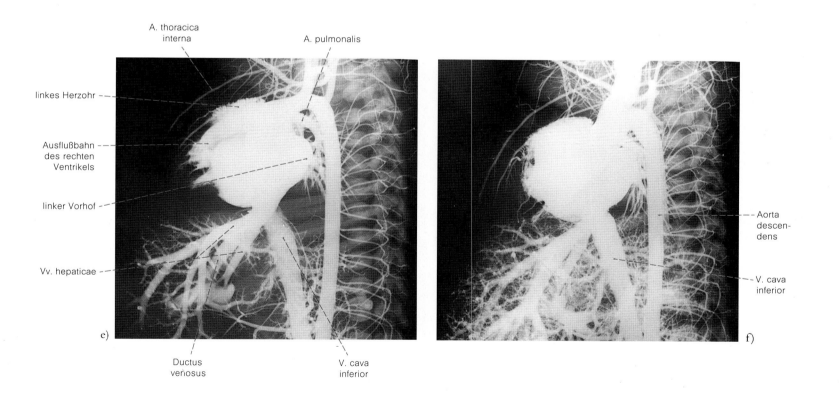

A. thoracica interna

A. pulmonalis

linkes Herzohr

Ausflußbahn des rechten Ventrikels

linker Vorhof

Vv. hepaticae

e)

Ductus venosus

V. cava inferior

Aorta descen-dens

V. cava inferior

f)

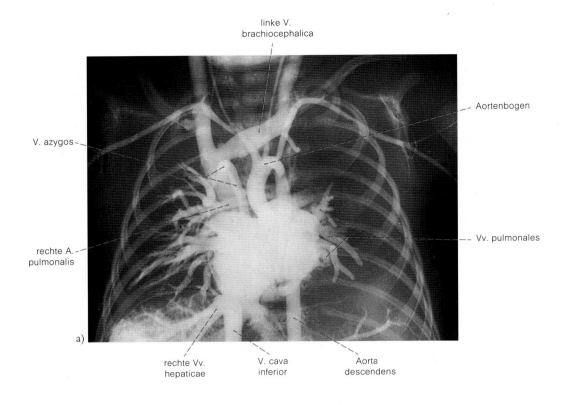

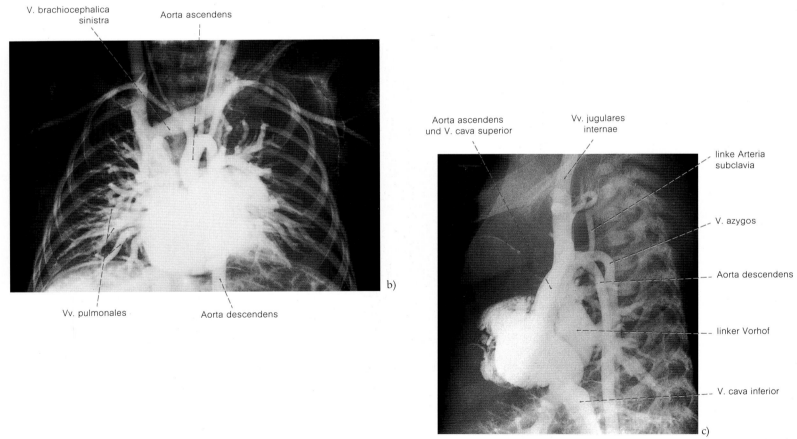

Abb. 2-135 Postmortales Angiogramm eines Frühgeborenen der 29. SSW p.m.
a) und b) sagittal, bei zunehmender Gefäßfüllung;   c) seitlich. Die Arterien sind zum Teil kontrahiert. Aorta und V. azygos teilen in ihrem bogenförmigen Verlauf das Mediastinum in verschiedene Räume ein [331].

Tabelle 2-1    Arterien des Thoraxraumes, Embryonalentwicklung

| fetal, neonatal, adult | embryonal |
| --- | --- |
| Die Aorta thoracica und ihre Hauptäste: | |
| Aorta ascendens | primitive Aortenwurzel = Truncus arteriosus = "aortic sac" = primitive Aorta ascendens |
| Arcus aortae | Aortenbogen (= Kiemenbogenarterie) IV links |
| Aorta thoracica | ein Teil der linken dorsalen Aorta (von Segment 3 nach kaudal) und fusionierte rechte und linke Aortae dorsales |
| Truncus brachiocephalicus | kranialer rechter Anteil der primitiven ventralen Aortenwurzel |
| A. carotis communis | beiderseits aus der ventralen Aortenwurzel (zwischen Aortenbogen III und IV) |
| A. subclavia dextra | Aortenbogen IV und Teil der rechten dorsalen Aortenwurzel (Segmente 3-7) und 7. rechte dorsale intersegmentale Arterie |
| A. subclavia sinistra | 7. linke dorsale intersegmentale Arterie |
| Aa. intercostales und Aa. subcostales | dorsale intersegmentale Aortenäste (= somatische Aortenäste) |
| Ductus arteriosus Botalli | dorsaler Teil des Aortenbogens VI links |
| Aa. pulmonales | ein Teil des Truncus arteriosus und proximale Anteile des Aortenbogens VI rechts und links |

## Die Aorta thoracica und ihre Hauptäste

Die *Aorta ascendens* entsteht während der normalen Entwicklung aus der primitiven Aortenwurzel (embryonaler Truncus arteriosus), der definitive Aortenbogen aus dem 4. linken embryonalen Aortenbogen (4. linke Kiemenbogenarterie; Abb. 2-136).

Der Bulbus aortae und die Aorta ascendens projizieren sich beim Neugeborenen rechts neben beziehungsweise auf die Brustwirbelsäule; diese Aortenabschnitte liegen intraperikardial. Der Perikardbeutel reicht an der Aorta mit seinem Recessus aorticus weiter nach kranial als an der V. cava superior und an der A. pulmonalis (vergleiche Abb. 2-128). Aus dem rechten und linken Sinus aortae Valsalvae entspringen die rechte und linke Koronararterie (Abb. 2-137). Die der Aorta ascendens benachbarten Gefäße sind rechts die V. cava superior, links der Stamm der A. pulmonalis, dorsal die rechte Lungenarterie. Ventral liegt der Thymus.

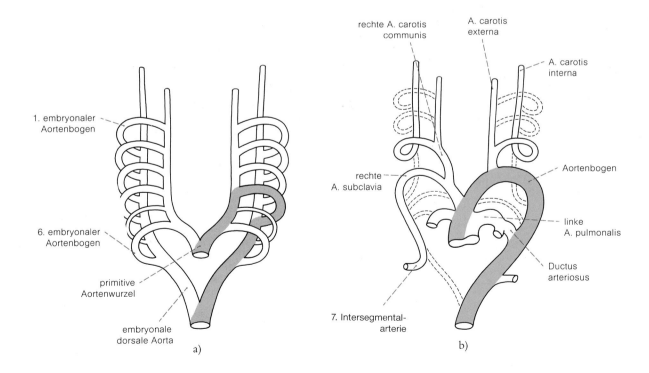

*Abb. 2-136* Schematische Darstellung der embryonalen Aortenbögen (Kiemenbogenarterien) vor (a) und nach teilweiser Umbildung (b). Der definitive Aortenbogen entsteht aus dem 4. und der Ductus arteriosus aus dem dorsalen Teil des 6. linken embryonalen Aortenbogens. Beginnende Aufteilung der primitiven Aortenwurzel (embryonaler Truncus arteriosus) in die Aorta ascendens und den Pulmonalarterienstamm. Obliterierende embryonale Gefäßstrecken gestrichelt (verändert nach Langman [460]).

Der extraperikardial gelegene Arcus aortae verläuft von rechts nach links hinten, über die rechte A. pulmonalis und den linken Hauptbronchus hinweg (Abb. 2-135). Vor und oberhalb des Aortenbogens liegt die V. brachiocephalica sinistra, links die V. hemiazygos accessoria (Abb. 2-135). Dorsal des Arcus aortae befindet sich die Trachea.

Vom *Aortenbogen* geht zunächst der Truncus brachiocephalicus, dann die linke A. carotis communis und kurz darauf die linke A. subclavia ab. Ventral dieser Aortenbogenäste verläuft quer die linke V. brachiocephalica (Abb. 2-134).

Der Truncus brachiocephalicus ist der stärkste Aortenast, er teilt sich kurz nach seinem Abgang in die rechte A. carotis communis und die rechte A. subclavia auf. Rechts vom Truncus brachiocephalicus verläuft die rechte V. brachiocephalica (Abb. 2-134); der Truncus überquert vorne schräg die Trachea (vergleiche Abb. 2-2).

Der Abgang des Truncus brachiocephalicus aus dem Aortenbogen und damit der Verlauf schräg über die Trachea hinweg sind variabel [234, 702, 762]. Der Truncus kann die Trachea von vorn her eindellen, dadurch kann es zu Stridor und Dyspnoe kommen.

Auch bei einer Ösophagusatresie wird manchmal diese Kompression zusätzlich zu der lokalen Wandschwäche der Trachea beobachtet. Eine Fixierung des Truncus oder des Aortenbogens an der Sternumhinterwand kann erforderlich werden.

Beiderseits zieht die A. subclavia über die 1. Rippe hinweg und bogenförmig vor der Pleurakuppel entlang. Dabei liegt diese Arterie dorsal der V. subclavia. Die A. subclavia setzt sich in die A. axillaris fort.

▷

*Abb. 2-137* Postmortales Angiogramm eines Feten der 22. SSW p.m.
a) sagittal;  b) und c) seitlich, bei zunehmender Kontrastmittelfüllung. Darstellung des Aortenbogens. Der Ductus arteriosus ist lang, im mittleren Abschnitt leicht kontrahiert.

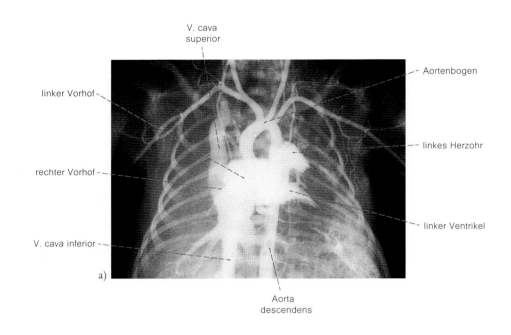

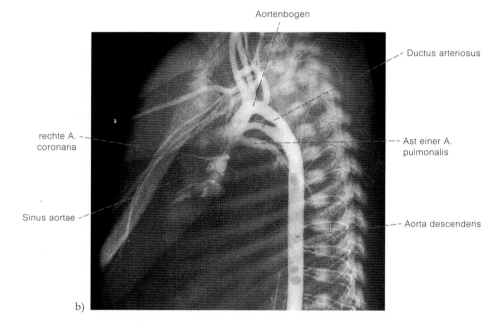

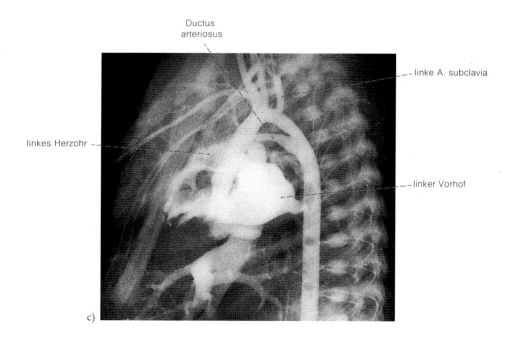

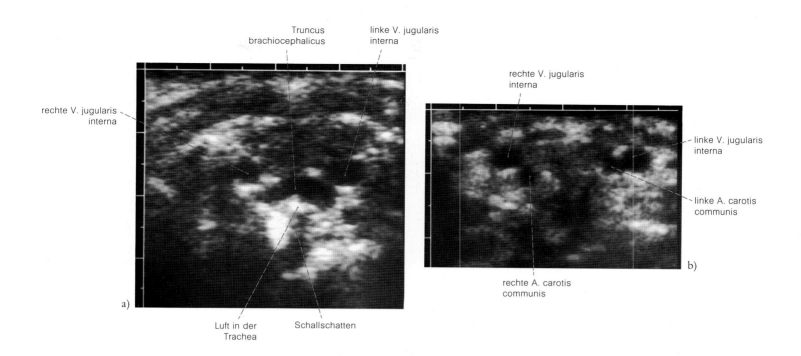

rechte V. jugularis interna

Truncus brachiocephalicus

linke V. jugularis interna

rechte V. jugularis interna

linke V. jugularis interna

linke A. carotis communis

b)

rechte A. carotis communis

a)

Luft in der Trachea

Schallschatten

*Abb. 2-138* Sonographische Darstellung der großen thorakalen Blutgefäße. Horizontalschnitte, von unten betrachtet. Reifes Neugeborenes.
a) etwas schräg geführter Querschnitt in Höhe des oberen Thorax. Der Truncus brachiocephalicus überkreuzt ventral die Trachea;  b) Querschnitt weiter kranial, in Höhe der oberen Thoraxapertur. Die Vv. jugulares internae sind groß und liegen vor und seitlich der Aa. carotis communes.

Der *Isthmus aortae* stellt eine beim Feten und auch noch beim Neugeborenen relativ enge Strecke dar, zwischen dem Abgang der linken A. subclavia und des Ductus arteriosus (Abb. 2-139 und 2-140). Diese Aortenstrecke wird pränatal kaum benutzt: die Aortenbogenäste bis hin zu der linken A. subclavia werden vom Arcus aortae her versorgt; die Aorta thoracica erhält das Blut über den weit offenen Ductus arteriosus. Erst nach dem postnatalen Verschluß des Ductus arteriosus tritt der Isthmus aortae voll in Funktion und muß sich dann dem erhöhten Blutstrom anpassen und allmählich erweitern. Eine pathologische Stenose dieses Isthmus zeigen die postmortalen Abbildungen 2-141 einer präduktalen Aortenisthmusstenose.

Ein Beispiel einer Fehlposition des Aortenbogens zeigt die postmortale Angiographie der Abbildung 2-142. Hier liegt die Aorta im Rahmen einer Transposition der großen Arterien ventral, die A. pulmonalis dorsal.

Die am Isthmus beginnende Aorta thoracica (= thorakaler Anteil der Aorta descendens) verläuft zunächst links und dann dorsal des Oesophagus. Hinter und links der Aorta thoracica verläuft die V. hemiazygos, rechts die V. azygos (Abb. 2-134). Im seitlichen Röntgenbild projiziert sich der kraniale, mehr paravertebrale Anteil der thorakalen Aorta weiter dorsal als der kaudale, prävertebral gelegene Abschnitt (Abb. 2-134). Von der Rückfläche der Aorta thoracica gehen beiderseits die Aa. intercostales posteriores und die A. subcostalis ab, diese verlaufen seitlich an der Wirbelsäule zur hinteren Thoraxwand (Abb. 2-134). Ventral werden diese von den Vv. azygos und hemiazygos gekreuzt. Jeweils über einen Ramus spinalis wird das Rückenmark versorgt. Ventral stehen die Interkostalarterien mit den Aa. thoracicae internae in Verbindung, über Rami sternales wird ein arterieller Ring geschlossen. Die A. thoracica interna (= A. mammaria interna)

entspringt beiderseits von der A. subclavia und verläuft parasternal an der Thoraxinnenwand nach kaudal, gelegentlich relativ weit medial (Abb. 2-134). Nach Durchtritt durch die ventralen Spalten des Zwerchfells (Larreysche und Morgagnische Spalte) nimmt der Endast der A. thoracica interna, die A. epigastrica superior, Verbindung zur A. epigastrica inferior auf, einem Ast der A. iliaca externa. Die Aa. intercostales posteriores I und II entspringen nicht direkt aus der Aorta thoracica, sondern aus der A. intercostalis suprema, einem Ast aus der A. subclavia entspringenden Truncus costocervicalis. Die Interkostal- und Subkostalarterien versorgen unter anderem auch das Rückenmark. Deshalb können Rückenmarksnekrosen entstehen, wenn während einer Angiographie die Katheterspitze versehentlich eine A. intercostalis oder subcostalis verlegt [176, 177].

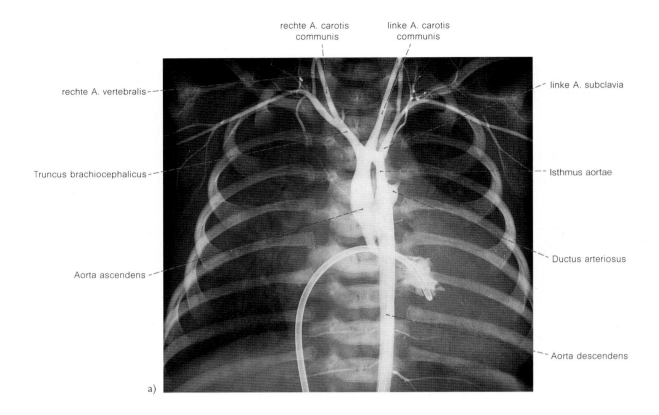

rechte A. carotis communis

linke A. carotis communis

rechte A. vertebralis

linke A. subclavia

Truncus brachiocephalicus

Isthmus aortae

Aorta ascendens

Ductus arteriosus

Aorta descendens

a)

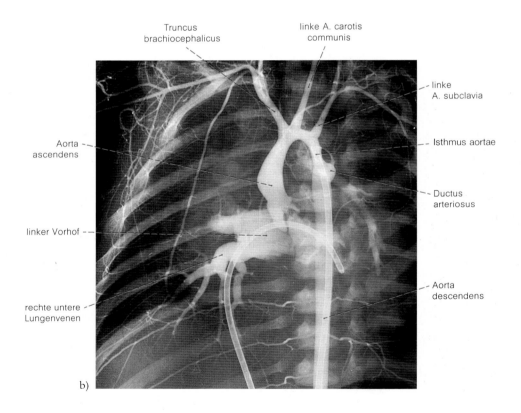

Truncus brachiocephalicus

linke A. carotis communis

linke A. subclavia

Aorta ascendens

Isthmus aortae

Ductus arteriosus

linker Vorhof

rechte untere Lungenvenen

Aorta descendens

b)

*Abb. 2-139*  Postmortale Angiographie. Reifes Neugeborenes. Endokardfibroelastose. Isthmus aortae zwischen dem Abgang der linken A. subclavia und dem Ductus arteriosus, der in seinem mittleren Bereich schon kontrahiert ist.
a) und b)  bei zunehmender Kontrastmittelfüllung.

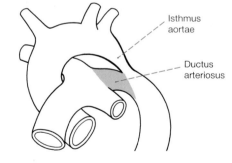

Isthmus aortae

Ductus arteriosus

*Abb. 2-140*  Schema des Isthmus aortae und des Ductus arteriosus (rot) pränatal (verändert nach Abrams [5]). Der Isthmus kann beim Neugeborenen enger sein als der Ductus arteriosus.

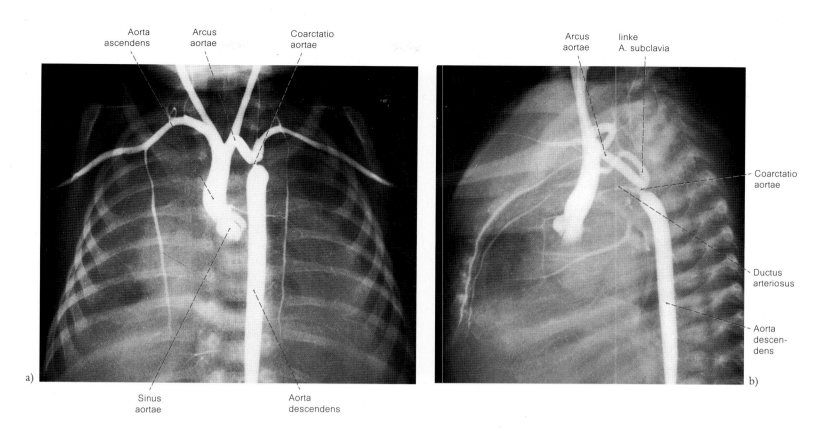

Aorta ascendens — Arcus aortae — Coarctatio aortae

Arcus aortae — linke A. subclavia

Coarctatio aortae

Ductus arteriosus

Aorta descendens

a)

b)

Sinus aortae — Aorta descendens

*Abb. 2-141*  Aortenisthmusstenose, präduktal. Postmortale Aortographie. Reifes Neugeborenes.
a) sagittal;
b) seitlich.

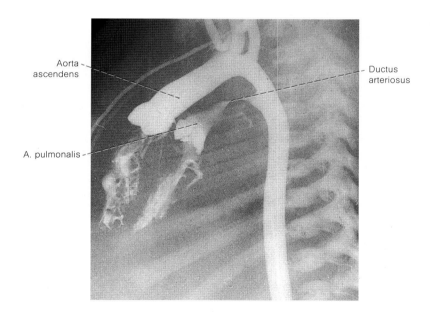

Aorta ascendens — Ductus arteriosus

A. pulmonalis

*Abb. 2-142*  Postmortale Angiographie bei einer Transposition der großen Arterien. Hierbei liegt die Aorta ventral und die A. pulmonalis dorsal. Ductus arteriosus im mittleren Abschnitt kontrahiert.

Der *Ductus arteriosus* spielt in der Neugeborenenperiode eine wichtige Rolle. Während der gesamten Fetalperiode stellt er ein kräftiges Gefäß dar, welches in direkter Fortsetzung des Pulmonalarterienstammes zur Aorta zieht. Vom Stamm der A. pulmonalis aus verläuft der Ductus arteriosus in einem nach oben-links konvexen Bogen dorsalwärts; dabei kann er so weit nach links lateral ausladen, daß er auf dem Sagittalbild links para-aortal randbildend hervortritt (Abb. 2-143). Diese rundliche, stark pulsierende Vorwölbung entspricht dem "infundibular sign" von Jönsson und Saltzman [387] beziehungsweise dem "ductus bump" nach Berdon et al. [53]. Berdon und Baker [53] beobachteten den größten "ductus bump" bei gleichzeitigem rechtsseitigen Pneumothorax (vergleiche Abb. 2-87). Möglicherweise beteiligt sich in manchen Fällen außer dem Ductus arteriosus auch der Pulmonalarterienstamm an dieser

rundlichen Vorbuckelung, welche jedoch auch allein durch den Ductus, ohne Beteiligung der Pulmonalarterie, hervorgerufen werden kann.

Dies entspricht den Befunden von Habersang und Kaufmann [298], Cassels [123] sowie Baden und Kirks [31], welche aufgrund des Röntgennativbildes, der postmortalen Angiographie sowie der anatomischen Präparation zeigten, daß der "ductus bump" allein durch den Ductus arteriosus bedingt sein kann.

Bei der Rückbildung des Ductus arteriosus sind der funktionelle und der anatomische Verschluß zu unterscheiden. Der funktionelle Verschluß beginnt bereits ca. drei Stunden nach der Geburt mit einer Kontraktion der Wandmuskulatur; ca. 15 Stunden postnatal wird der Shunt unbedeutend oder sistiert ganz [557].

Direkt nach der Geburt besteht beim Menschen ein Rechts-Links- oder ein bidirektionaler Shunt, der später in einen überwiegenden Links-Rechts-Shunt übergeht [7, 557]. Eine Verkürzung des Ductus arteriosus mit Wandverdickung, Intimafaltung und schließlich Thrombenbildung kommen hinzu. Diese Vorgänge erstrecken sich beim gesunden Neugeborenen über Tage bis Wochen [298, 822]. Die Pathogenese ist zur Zeit noch unklar. Sicherlich spielt die Sauerstoffsättigung des Blutes eine Rolle: ein hoher Sauerstoffgehalt leitet den Verschlußmechanismus des Ductus arteriosus ein.

Bei kranken Neugeborenen mit einer verminderten Lungenfunktion (zum Beispiel bei einem Atemnotsyndrom) bleibt der Ductus länger offen. Auch bei Völkern, die in großer Höhe leben, schließt sich der Ductus beim Neugeborenen spät [14, 623].

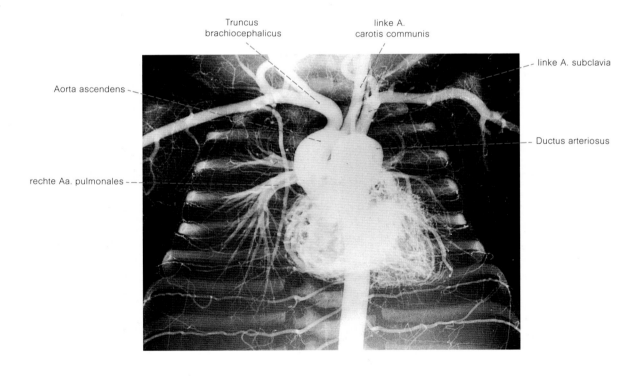

Truncus brachiocephalicus

linke A. carotis communis

linke A. subclavia

Aorta ascendens

Ductus arteriosus

rechte Aa. pulmonales

*Abb. 2-143*   Postmortale Angiokardiographie eines Frühgeborenen der 33. SSW p.m. Der Ductus arteriosus springt weit nach lateral vor ("ductus bump").

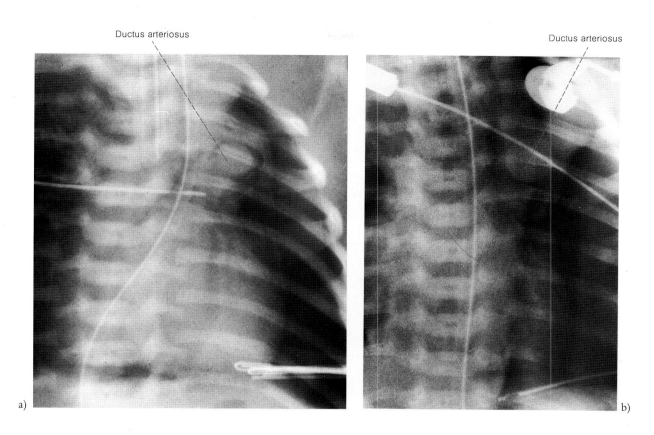

*Abb. 2-144* Der Ductus arteriosus kann bei einem Pneumomediastinum von Luft umgeben werden und dadurch deutlich hervortreten. Zwei reife Neugeborene mit Pneumomediastinum.

Ein offener Ductus arteriosus kann bei Frühgeborenen zur Pathogenese des Syndroms der hyalinen Membranen beitragen beziehungsweise dieses verschlimmern. Die Beobachtung, daß eine Verengung bis hin zum Verschluß des Ductus durch Prostaglandinsynthese-Blocker (Salicylate, Indometacin) induziert werden kann, führte bereits vor vielen Jahren zur medikamentösen Anwendung beim Atemnotsyndrom des Frühgeborenen [256, 343, 563].

Ein operativer Duktusverschluß wird heute frühzeitig durchgeführt.

Der *anatomische* Verschluß erfolgt viel später als der funktionelle. Er dehnt sich über einen Zeitraum von Monaten aus. Eine Aufschlüsselung der Obliterationsquote nach dem Lebensalter gibt die Abbildung 2-145 von Scammon und Norris [684] wieder [vgl. 168, 169, 541, 822]. Die Befunde wurden durch postmortale Untersuchungen verschiedener Autoren erhoben.

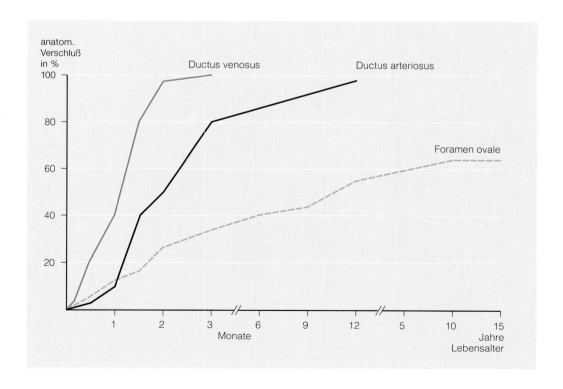

*Abb. 2-145* Anatomischer Verschluß der Ductus venosus und arteriosus und des Foramen ovale beim Menschen, nach Sektionsbefunden (verändert nach Scammon und Norris [684]).

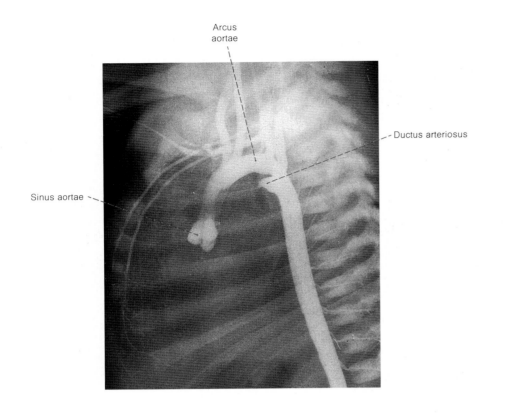

Abb. 2-146  Postmortales Aortogramm eines reifen Neugeborenen. Der Ductus arteriosus ist an seinem Abgang von der Aorta noch divertikelartig offen, während er in seinem mittleren Anteil bereits kontrahiert ist.

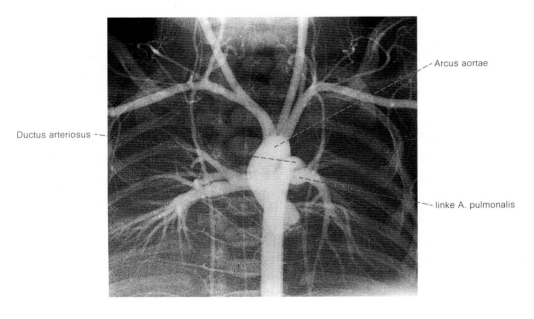

Abb. 2-147  Topographie des Ductus arteriosus, der Aorta und der Aa. pulmonales. Fetus der 24. SSW p.m. Postmortales Arteriogramm.

Der Ductus arteriosus schließt sich zuerst in seinem mittleren Abschnitt, während sein aortaler Anteil noch offenbleibt (Abb. 2-146). An dieser Stelle kann sich in seltenen Fällen eine aneurysmatische Ausstülpung der Aorta entwickeln, welche zu Komplikationen wie Ruptur, Thromboembolie, Läsion von Kehlkopf- und Zwerchfellnerven führen kann [328, 329, 418, 770]. Im Gegensatz zu dem sich verkleinernden "ductus bump" nimmt ein derartiges Aneurysma allmählich an Größe zu.

Unter pathologischen Bedingungen, wie zum Beispiel bei einem hypoplastischen Linksherz-Syndrom, kann der Ductus arteriosus ein ungewöhnlich großes Lumen besitzen. Bei manchen angeborenen Herzfehlern, wie zum Beispiel bei einer Pulmonalatresie, ist das Offenbleiben des Ductus arteriosus für das Kind von vitaler Bedeutung (Therapieversuch mit Prostaglandin).

Die *Lungenarterien* entstehen aus einem Teil des embryonalen Truncus arteriosus (= primitive Aortenwurzel) und den proximalen Anteilen des rechten und linken 6. embryonalen Aortenbogens (Abb. 2-136).

Falls sich der ursprüngliche Truncus arteriosus nicht regulär in die A. pulmonalis und in die definitive Aorta ascendens aufteilt, so können verschiedene Typen eines Truncus arteriosus persistens als Mißbildung resultieren. Während der Embryonalentwicklung gewinnen die peripheren Äste der A. pulmonalis Anschluß an den primordialen mediastinalen Gefäßplexus (= splanchnischer Plexus), welcher sowohl die Lungenknospen als auch die Anlage des oberen Verdauungskanals umgibt (Abb. 2-149a). Der venöse Abstrom aus diesem Gefäßnetz erfolgt einerseits zum linken Vorhof, andererseits zu den Kardinal-, Dotter- und Umbilikalvenen (Abb. 2-149b). Im Laufe der Fetalentwicklung differenzieren sich die Lungenarterien schon frühzeitig aus [213, 216].

Die postmortalen Angiogramme der Abbildungen 2-147 und 2-148 zeigen unter anderem die Lungenarterien bei Feten der 24. und 26. Schwangerschaftswoche p.m. Der Truncus pulmonalis ist mit seinem ventro-

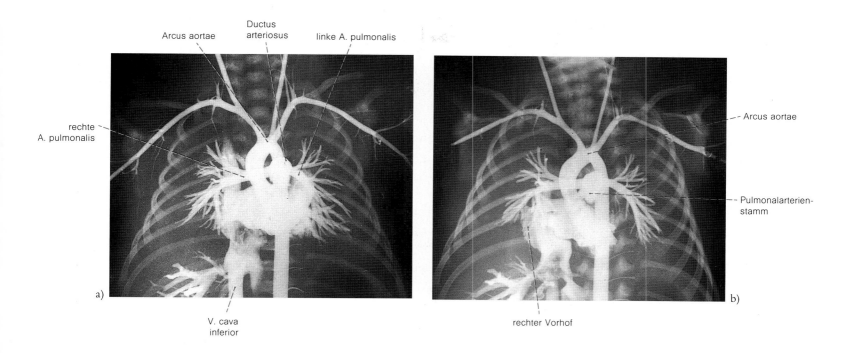

Abb. 2-148 Topographische Beziehungen der Lungenarterien zu den übrigen intrathorakalen Gefäßen. Postmortale Angiographie. Fetus der 26. SSW p.m.
a) sagittal;   b) Drehung in den 2. schrägen Durchmesser.

dorsalen Verlauf etwas nach kranial und nach links gerichtet. Die A. pulmonalis dextra zieht hinter der Aorta ascendens in horizontaler Richtung nach rechts, während die A. pulmonalis sinistra überwiegend nach dorsal und weniger nach lateral gerichtet ist als die rechte. Die linke Lungenarterie verläuft bogenförmig über den linken Stammbronchus hinweg nach dorsal, die rechte kreuzt den Zwischenbronchus ventral.

**Thorakale Venen**

Die *Lungenvenen* verbinden sich kurz vor dem linken Vorhof meistens zu zwei rechten und zwei linken Venenstämmen, die von dorso-lateral her in den Vorhof einmünden (Abb. 2-150). Im Sagittalbild sind die zentralen Anteile der Lungenvenen teilweise durch den rechten Vorhof beziehungsweise die linke Kammer verdeckt. Auf überlagerungsfreien Bildern sieht man, daß die Lungenvenen mehr horizontal verlaufen und weiter kaudal liegen als die Lungenarterien (Abb. 2-150).

Im Röntgenübersichtsbild des Thorax tragen die Lungenvenen zum unteren Anteil des Hilusschattens bei. Die Vv. pulmonales enthalten keine Klappen.

Die Embryonalentwicklung der thorakalen Venen ist in der Tabelle 2-2 zusammengefaßt. Als erste Anlage eines gemeinsamen Lungenvenenstammes fand Auer [22] bei Embryonen von 2 bis 7 mm Länge eine Ausstülpung des kranialen Anteiles des linken Vorhofes. Dieser Stamm wird später in die Wand des

Tabelle 2-2   Venen des Thoraxraumes

| fetal, neonatal, adult | embryonal |
|---|---|
| Vv. pulmonales | Ausstülpung aus dem linken Vorhof; gewinnt Anschluß an den splanchnischen Plexus |
| Sinus coronarius | Rest des linken Kardinalvenenstammes (= linker Ductus Cuvieri = linke V. cardinalis communis) |
| V. cava superior | |
| a) herznaher, intraperikardialer Teil | rechter Kardinalvenenstamm (= rechter Ductus Cuvieri = rechte V. cardinalis communis) |
| b) kranialer, extraperikardialer Teil | proximaler Teil der V. cardinalis anterior dextra (= V. praecardinalis dextra) |
| V. brachiocephalica dextra | distaler Teil der V. cardinalis anterior dextra |
| V. brachiocephalica sinistra | Anastomosis interpraecardinalis |
| V. azygos | proximaler Teil: rechte V. postcardinalis distaler Teil: rechte V. supracardinalis |
| V. hemiazygos und V. hemiazygos accessoria | linke V. supracardinalis |
| quere Verbindung der V. hemiazygos mit der V. azygos | Anastomosis intersupracardinalis |

linken Vorhofes einbezogen; an dieser Stelle bilden sich keine Trabekel aus. Von den Verzweigungen des ursprünglichen Pulmonalvenenstammes bleiben in der Regel beiderseits zwei Vv. pulmonales bestehen. Die Lungenvenen gewinnen Anschluß an ein Gefäßnetz, welches sowohl die Lungenknospen als auch die Anlage des oberen Verdauungstraktes umgibt [109, 143, 575, 619]. Dieser splanchnische Gefäßplexus drainiert zunächst in das System der Kardinalvenen und in die Dotter- und Umbilikalvene (Abb. 2-149a). Nachdem die Ausstülpung aus dem linken Vorhof (gemein-

samer Lungenvenenstamm) Verbindungen mit dem splanchnischen Plexus aufgenommen hat (Abb. 2-149b), obliterieren die primitiven Verbindungen zu den Kardinal-, Dotter- und Nabelvenen (Abb. 2-149c). Nach Einbeziehung des ursprünglichen gemeinsamen Lungenvenenstammes in die linke Vorhofwand ist das endgültige Muster der Vv. pulmonales erreicht (Abb. 2-149d). Falls primitive Verbindungen bestehenbleiben, so können partielle oder totale Fehleinmündungen der Lungenvenen in das System der vorderen oder hinteren Kardinalvene

oder in die Dotter- bzw. Nabelvenen, also in das spätere Pfortadersystem, entstehen (supra- und subdiaphragmale Formen). Die häufigste Form der total fehleinmündenden Lungenvenen entsteht durch die Vereinigung sämtlicher Vv. pulmonales zu einem gemeinsamen vertikalen Venenstamm, welcher linksseitig in die V. brachiocephalica einmündet und im Röntgenbild eine bogige Verbreiterung des oberen Mediastinums nach links bedingen kann („Schneemann-Figur"). Dieser vertikale Venenstamm ist ein Derivat der linken V. cardinalis anterior.

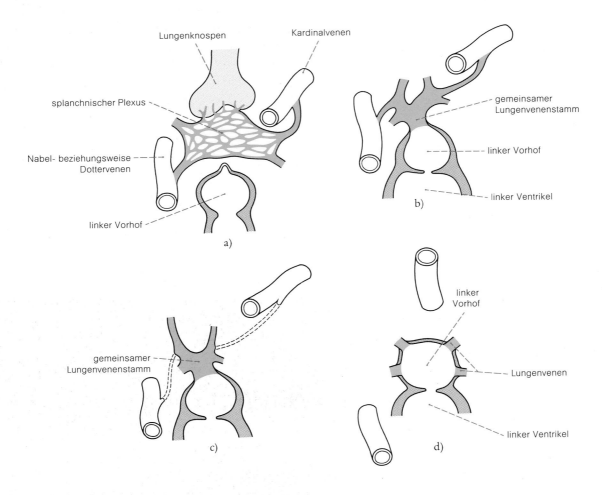

*Abb. 2-149* Schemata der Entwicklung der Lungenvenen (verändert nach Edwards und nach Lucas [205, 493]).
a) frühembryonal drainiert der die Lungenknospen umgebende splanchnische Plexus in die Kardinal-, Umbilikal- und Dottervenen. Es besteht noch keine Verbindung zum Herzen;  b) Ausbildung des primitiven gemeinsamen Lungenvenenstammes als Verbindung zwischen dem splanchnischen Plexus und dem linken Vorhof;  c) Obliteration der ursprünglichen Venenabflüsse; jetzt wird das Blut von der Lunge über den Lungenvenenstamm zum linken Vorhof drainiert;  d) Ausbildung der endgültigen Form der Lungenvenen. Bei einer Störung dieser Entwicklung entstehen die verschiedenen Formen der fehleinmündenden Lungenvenen.

Beim Feten liegen die Lungenvenen ebenso wie die Lungenarterien vor Entfaltung der Lungen noch relativ nahe beisammen. Hislop und Reid [349] zeigten, daß das Verzweigungsmuster der Vv. pulmonales bei Feten der 2. Schwangerschaftshälfte bereits dem des reifen Neugeborenen entspricht.

Der *Sinus coronarius* stellt sich im Sagittalbild als ein dickes, gebogenes Gefäß dar, welches von links oben nach rechts unten verläuft (Abb. 2-150). Im seitlichen Strahlengang ist der Sinus coronarius von hinten oben nach vorn unten ausgerichtet (Abb. 2-150b).

Das venöse Zustromgebiet zur *oberen Hohlvene* entsteht aus den embryonalen vorderen Kardinalvenen, die besonders von McClure und Butler [520], Grünwald [296], Philipps [628], Arey [20] und Starck [743] untersucht wurden. Die obere Hohlvene ist im Regelfall rechts gelegen und unpaar, sie entwickelt sich aus zunächst paarigen Venenanlagen. In ihrem herznahen Bereich entsteht aus dem rechten Ductus Cuvieri der intraperikardiale Bereich der V. cava superior (vergleiche Kapitel 3, Abb. 3-29). Der kraniale, extraperikardiale Anteil bildet sich aus der rechten V. cardinalis anterior.

Auf der linken Seite bildet sich der Ductus Cuvieri zurück bis auf den Sinus coronarius, das Ligament der linken V. cava und die kleine V. obliqua atrii sinistri (Marshall).

Die rechte Randkontur der oberen Hohlvene ist in manchen Fällen bogig nach lateral vorgewölbt (Abb. 2-150). Dieser Normalbefund darf nicht als pathologische Verdrängung fehlgedeutet werden. Auf Nativaufnahmen des Thorax kann das obere Mediastinum nach links durch eine persistierende linke obere Hohlvene verbreitert werden. Diese stellt ein Derivat der linken vorderen Kardinalvene dar.

Postmortale Venogramme zeigen die Hauptstämme der thorakalen Venen in übersichtlicher Form (Abb. 2-150 und 2-151). Die großen Venenstämme lassen sich durch postmortale Kontrastmittelinjektionen gut auffüllen. Da das Einströmen des Kontrastmittels in die peripheren Venen retrograd erfolgt, unterbrechen die Venenklappen meistens den Kontrastmittelstrom und verhindern eine Auffüllung der kleinen peripheren Venen. Die Venenklappen stellen sich dabei als zwei oder mehrere rundliche Vorwölbungen dar.

Der Stamm der oberen Hohlvene liegt innerhalb des Thoraxraumes relativ weit ventral, etwa in der Mitte zwischen Wirbelsäule und Sternum. Die V. cava superior erstreckt sich über ungefähr vier Brustwirbelhöhen (ca. Th 3-Th 6). Sie entsteht aus dem Zusammenfluß beider Vv. brachiocephalicae (etwa in Höhe Th 3); ihre Einmündung in den rechten Vorhof erfolgt von oben-hinten her. Die Trachea liegt dorso-medial der V. cava superior. Der rechte Hauptbronchus verläuft hinter der Vene. Auch die rechtsseitigen Lungenarterien liegen dorsal der oberen Hohlvene; links von ihr befindet sich die Aorta ascendens und der Anfangsteil des Aortenbogens (vergleiche Abb. 2-134).

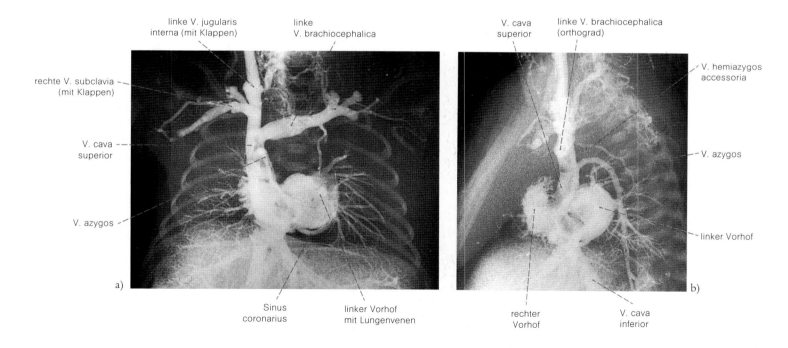

*Abb. 2-150* Thorakale Venen bei einem Feten der 22. SSW p.m. Postmortales Venogramm.
a) sagittal;   b) seitlich.

Die untere Hälfte der V. cava superior liegt intraperikardial (vergleiche Abb. 2-128). Medial reicht die Perikardhöhle mit dem Recessus aorticus weiter nach kranial hinauf. Das rechte Herzohr liegt vor dem kaudalen Abschnitt der oberen Hohlvene (Abb. 2-150b). Die V. cava superior besitzt keine Klappen. Von dorsal her mündet die V. azygos ein. Die V. brachiocephalica verläuft rechts in Fortsetzung der rechten V. jugularis interna nach kaudal. Die linke V. brachiocephalica ist fast doppelt so lang wie die rechte, sie verläuft fast horizontal von links nach rechts (Abb. 2-151). Die linke liegt ventral der Aortenbogenäste und der Trachea oberhalb des Aortenbogens (Abb. 2-151). Beiderseits entsteht die V. brachiocephalica am Angulus venosus

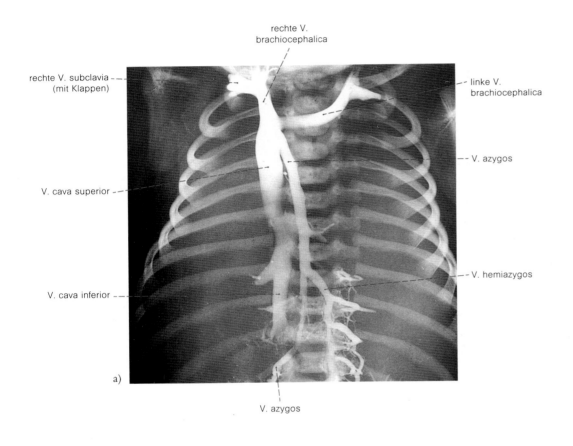

rechte V. brachiocephalica

rechte V. subclavia (mit Klappen)

linke V. brachiocephalica

V. azygos

V. cava superior

V. cava inferior

V. hemiazygos

a)

V. azygos

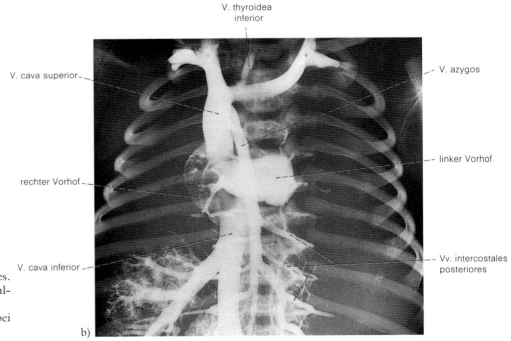

V. thyroidea inferior

V. cava superior

V. azygos

rechter Vorhof

linker Vorhof

V. cava inferior

Vv. intercostales posteriores

b)

*Abb. 2-151*   Thorakale Venen. Reifes Neugeborenes. Postmortales Venogramm. System der oberen Hohlvene und der Azygosvene.
a) und b) sagittal;  c) und d) seitlich, jeweils bei zunehmender Kontrastfüllung.

durch Zusammenfließen der V. jugularis interna mit der V. subclavia. Der rechte und der linke Venenwinkel liegen etwa auf gleicher Höhe, dorsal des Sternoklavikulargelenkes. In den linken Venenwinkel mündet der Ductus thoracicus. In die linke V. brachiocephalica mündet in manchen Fällen die V. hemiazygos accessoria ein (Abb. 2-151). Die V. thyroidea inferior stammt aus dem Plexus thyroideus impar und mündet von oben her in die linke V. brachiocephalica (Abb. 2-150). Die Vv. brachiocephalicae erhalten vielfältige venöse Zuflüsse vom Hals, der vorderen Thoraxwand und vom Mediastinum.

Die Vv. brachiocephalicae besitzen keine Klappen.

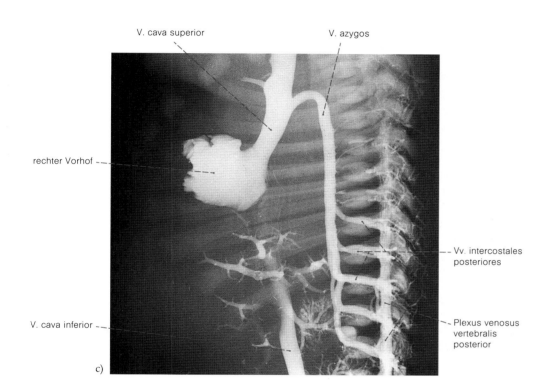

c)

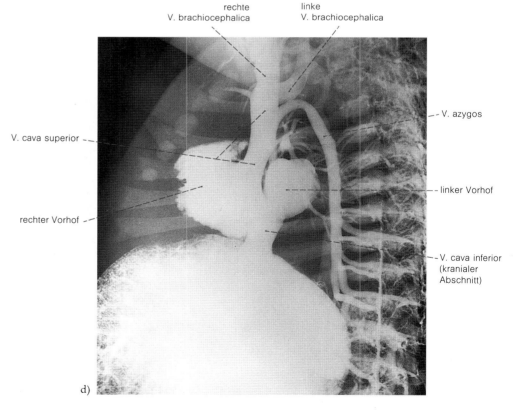

d)

Die *V. azygos* sammelt das Blut aus weiten venösen Zustromgebieten, die sehr variabel ausgebildet sein können (Abb. 2-152). Hier bieten sich zahlreiche Möglichkeiten, Kollateralen zu bilden. Der Stamm der V. azygos ist auch bei Neugeborenen kräftig. Von rechts prä- oder paravertebral her führt die V. azygos von hinten nach vorn im Bogen über den rechten Hilus hinweg

zur Rückwand der oberen Hohlvene (Abb. 2-150). Die Venen des Azygos-Systems entstehen überwiegend aus den embryonalen Suprakardinalvenen (siehe Tabelle 2-2).

Die Kenntnis der Topographie der großen Thoraxvenen ist wichtig, zum Beispiel bei der Lagekontrolle venöser Katheter. Hierbei muß berücksichtigt werden, daß die venösen Zuflüsse zur

oberen Hohlvene sich je nach Arm- und Kopfhaltung erheblich verformen können. Die Abbildungen 2-153 und 2-154 zeigen, wie sehr sich dabei die Winkel zwischen den einzelnen Venenabschnitten bei verschiedenen Kopfhaltungen verändern können. Dadurch werden Fehlpositionen begünstigt (Abb. 2-154).

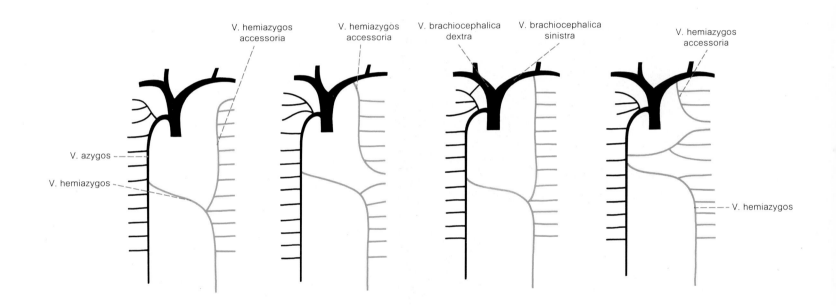

*Abb. 2-152*   Schemata der Varianten des Azygos-Systems (verändert nach Lusza [495]).

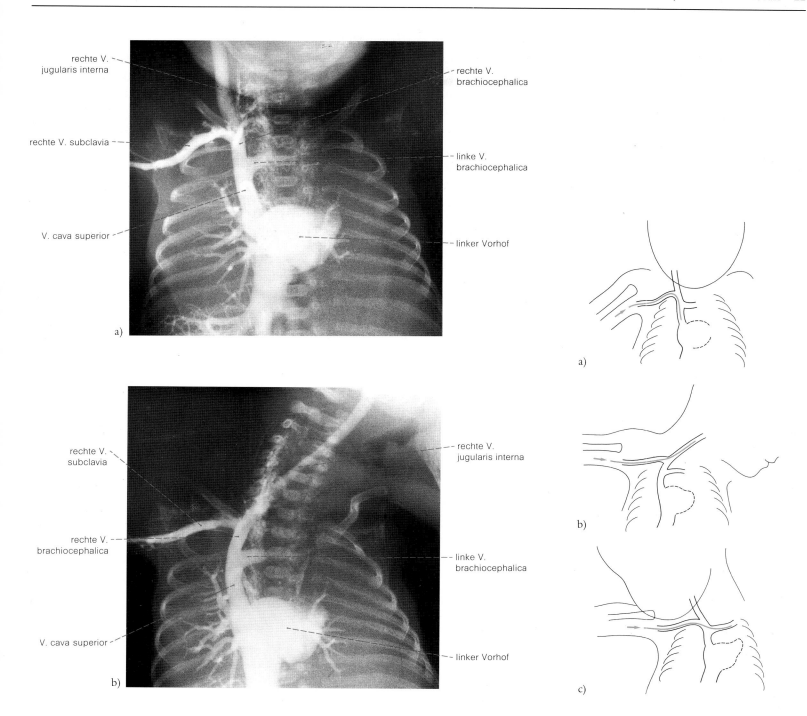

rechte V.
jugularis interna

rechte V. subclavia

V. cava superior

a)

rechte V.
brachiocephalica

linke V.
brachiocephalica

linker Vorhof

rechte V.
subclavia

rechte V.
brachiocephalica

V. cava superior

b)

rechte V.
jugularis interna

linke V.
brachiocephalica

linker Vorhof

a)

b)

c)

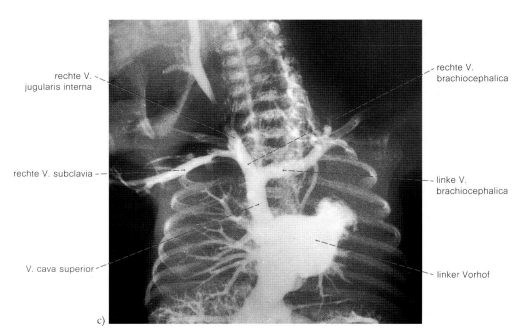

rechte V.
jugularis interna

rechte V. subclavia

V. cava superior

c)

rechte V.
brachiocephalica

linke V.
brachiocephalica

linker Vorhof

*Abb. 2-154* Schemata entsprechend der Abbildung 2-153. Mögliche Fehlposition eines vom rechten Arm her eingeführten Venenkatheters, je nach der Kopfhaltung.
a) normale Katheterposition;  b) bei Kopfwendung nach links kann der Katheter kopfwärts gleiten;  c) bei Kopfwendung nach rechts kann der Katheter in die gegenüberliegende V. brachiocephalica hineingeführt werden.

◁
*Abb. 2-153* System der oberen Hohlvene. Formveränderungen bei verschiedenen Kopfhaltungen. Postmortales Venogramm eines Frühgeborenen der 25. SSW p.m.
a) Mittelstellung;
b) Kopf nach links und
c) nach rechts gewandt.

145

Durch zentrale venöse Dauerkatheter können Thrombosierungen entstehen (Abb. 2-155 und 2-156). Es bilden sich Kollateralen über die Vertebralplexus und das Azygos-System. Im Fall der Abbildung 2-156 eines Frühgeborenen der 28. Schwangerschaftswoche p.m. war auch der Einstrom des Ductus thoracicus in den linken Venenwinkel thrombotisch obstruiert. Es entstand ein linksseitiger Chylothorax [154, 173, 346, 633, 711]. Auch bei Verwendung sehr dünner, sehr weicher und gewebsfreundlicher Katheter (Silastic®-Katheter) können außer Thrombosierungen zahlreiche weitere Komplikationen [45, 744] entstehen, zum Beispiel Sepsis, Gefäßperforationen, Infusionsthorax [428, 747], Pseudotumor cerebri [253], Hydrocephalus [759], Herzbeuteltamponade [573], Chylothorax und Chyloperitoneum etc.

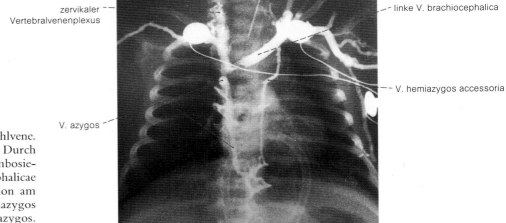

*Abb. 2-155* Thrombose im System der oberen Hohlvene. Neun Tage altes Neugeborenes der 38. SSW p.m. Durch einen zentralen Venenkatheter entstand eine Thrombosierung an der Verbindung der beiden Vv. brachiocephalicae zur V. cava superior. Venöse Kontrastmittelinjektion am Arm beiderseits. Kollateralkreislauf über die V. hemiazygos accessoria und die Vertebralvenenplexus in die V. azygos. Nach Thrombektomie wurden die venösen Abflußverhältnisse wieder normalisiert.

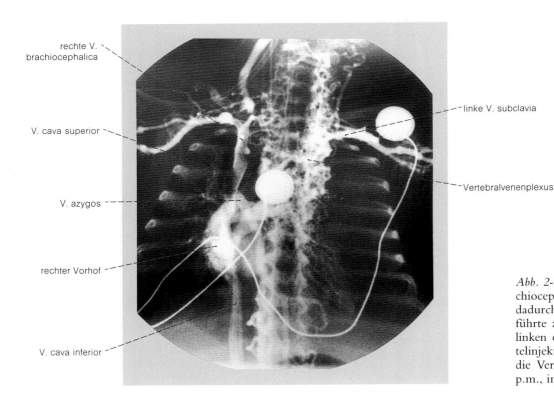

*Abb. 2-156* Thrombose der gesamten linken V. brachiocephalica inklusive des linken Venenwinkels. Die dadurch bedingte Obstruktion des Ductus thoracicus führte zu einem linksseitigen Chylothorax. Ödem der linken oberen Körperpartien. Intravenöse Kontrastmittelinjektion an beiden Armen. Von links her Abfluß über die Vertebralvenenplexus. Frühgeborenes der 28. SSW p.m., im Alter von vier Wochen.

# Kapitel III

# Abdomen und Retroperitonealraum

## 1. Blutgefäße

### Allgemeines

Die Blutgefäße des Abdomens und des Retroperitonealraumes entwickeln sich aus vier Systemen (Abb. 3-1).

Die *Nabelgefäße* (Vasa umbilicalia = Vasa allantoidea) gehören zum Plazentarkreislauf. Die Nabelvene führt sauerstoffreiches „arterielles" Blut von der Placenta zum Feten. In den beiden Nabelarterien fließt das sauerstoffarme „venöse" Blut vom Feten zur Placenta zurück.

Aus den *Dottersackgefäßen* (Vasa vitellina = Vasa omphalomesenterica) entstehen die Aortenäste: Truncus coeliacus, A. mesenterica superior und inferior.

Die *Kardinalvenen* bilden die retroperitonealen Venenstämme. Die *Aorta abdominalis* entsteht aus den ursprünglich paarig angelegten dorsalen Aorten.

Das Gefäßsystem entsteht früh in der Embryonalperiode. Schon in der Mitte der 3. Embryonalwoche bilden sich die sogenannten Blutinseln aus. Nur wenige Tage später – am Anfang der 4. Embryonalwoche – beginnt das Herz bereits zu schlagen. Der Embryo ist jetzt erst 2,2 mm lang.

Die Tabelle 3-1 gibt eine Übersicht über die Ontogenese der abdominalen und retroperitonealen Arterien.

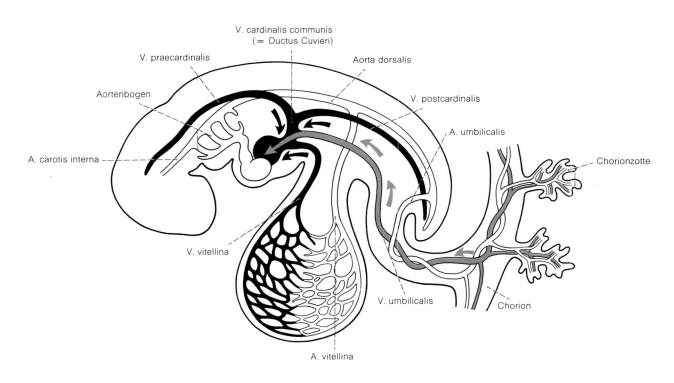

*Abb. 3-1* Schema des embryonalen Blutkreislaufes (Ende der 4. Embryonalwoche): Nabelgefäße, Dotterkreislauf, Kardinalvenensystem, dorsale Aorta. Die Pfeile geben die Blutströmung zum Herzen an. Außer der Nabelvene sind die Blutgefäße paarig angelegt (in diesem Schema nicht berücksichtigt; verändert nach Langman [460]).

*Tabelle 3-1*  Arterien des Bauchraumes, des Retroperitoneums und des Beckens

| fetal, neonatal, adult | embryonal |
|---|---|
| Aorta abdominalis und ihre Hauptäste | |
| Aorta abdominalis | Aorta dorsalis, ursprünglich paarig |
| Truncus coeliacus<br>A. mesenterica superior<br>A. mesenterica inferior | Aa. vitellinae (= Aa. omphalomesentericae) als ventrale segmentale Aortenäste (splanchnische Arterien = ventrale viszerale Arterien); ursprünglich paarig |
| Aa. phrenicae inferiores (dextra, sinistra)<br>Aa. suprarenales (dextra, sinistra)<br>Aa. renales (dextra, sinistra)<br>Aa. testiculares bzw. ovaricae (dextra, sinistra) | laterale segmentale Aortenäste (= laterale viszerale Äste = "intermediate splanchnic arteries"); paarig bleibend |
| Aa. lumbales (dextra, sinistra) | dorsale intersegmentale Aortenäste (= somatische Äste) |
| Aa. iliacae communes (dextra, sinistra)<br>Aa. iliacae externae (dextra, sinistra)<br>Aa. iliacae internae (dextra, sinistra) | dorsale intersegmentale Aortenäste |
| Aa. umbilicales (dextra, sinistra) nach der Geburt Rückbildung zu<br>a) proximal: Aa. vesicales superiores<br>b) distal: Ligamenta umbilicalia medialia | Aa. allantoideae = ursprüngliche Aa. umbilicales (Verknüpfung mit dorsalen intersegmentalen Arterien, Rückbildung des proximalen Anteils der ursprünglichen Aa. umbilicales) |

## Arterien

Die Abbildung 3-2 zeigt die Nabelarterien und die Aorta abdominalis mit ihren Hauptästen bei einem Neugeborenen. Die postmortale Arteriographie zeigt mit zunehmender Gefäßfüllung auch die topographischen Beziehungen zum Venensystem.

Die *Aorta abdominalis* verläuft prävertebral – meistens etwas links paramedian – vom Hiatus aorticus (ungefähr in Höhe Th 11/12) bis zur Bifurkation (variable Höhe, meistens L 4).

Beim reifen Neugeborenen ist die Bauchaorta 5 bis 6 cm lang. Die untere Hohlvene ist länger als die Aorta abdominalis. Dies hat zwei Gründe. Erstens liegt das Foramen venae cavae in der Zwerchfellkuppe, also weiter kranial als der Hiatus aorticus, und zweitens reicht die untere Hohlvene weiter nach kaudal hinab. Der Zusammenfluß der beiden Vv. iliacae communes liegt tiefer als die Aortenbifurkation. Die Aorta abdominalis wird regelhaft ventral von der linken Nierenvene gekreuzt (in Höhe L 1 oder L 2).

*Äste der Aorta abdominalis*: Die drei (viszeralen splanchnischen) Arterien *Truncus coeliacus, A. mesenterica superior und inferior* werden beim Embryo relativ weit kranial angelegt. Ihre Abgänge von der Aorta wandern dann von höheren Segmenten weiter kaudalwärts, und zwar der Truncus coeliacus von C 7 nach ungefähr Th 12, die A. mesenterica superior von Th 2 nach ca. L 1 und die A. mesenterica inferior von Th 12 nach ca. L 3 [95, 218, 219]. Ob diese Kaudalverlagerung durch eine Verknüpfung des Gefäßstammes mit weiter kaudal gelegenen segmentalen Aortenästen bei nachfolgender Atrophie der höher gelegenen Verbindungen oder durch ein verschiedenes Wachstum der einzelnen Aortenabschnitte bedingt ist, bleibt unklar. Aus diesen Umbildungsvorgängen wird die große Variabilität dieser Gefäße verständlich, zum Beispiel der Abgang von Leberarterien aus der A. mesenterica superior etc. (vergleiche [656]).

Die Ausbildung und Kaudalverlagerung dieser drei ventralen viszeralen Aortenäste ist bis zum Ende des 2. Schwangerschaftsmonats abgeschlossen. Ab mens IV ist keine Veränderung der Höhenlokalisation dieser Gefäße mehr erkennbar.

Die lateralen Aortenäste bleiben paarig, sie sind von Anfang an mit dem Urogenitalsystem (Mesonephros = Urniere) und den Nebennieren verbunden. Ursprünglich sind die segmental angeordneten Arterienanlagen sehr zahlreich. Die meisten bilden sich zurück. So wird es verständlich, daß die Nieren- und Nebennierenarterien sehr variabel ausgebildet und Doppelungen relativ häufig zu beobachten sind [75, 225, 525]. Die rechte A. renalis entspringt manchmal etwas höher als die linke (vergleiche [327, 495]).

▷

*Abb. 3-2* Reifes männliches Neugeborenes. Postmortale Angiographie. Normalbefund. a) und b) sagittal; c) und d) seitlich. Verschiedene Füllungsphasen: Bei a) und c) Arteriogramm, bei b) und d) zusätzliches Venogramm. Die Winkelbildung zwischen den Nabelarterien und den Aa. iliacae internae können eine Nabelarterienkatheterisierung erschweren. Die Aortenbifurkation liegt weiter kranial als der Zusammenfluß der Aa. iliacae communes zur V. cava inferior. Die Höhe der Aortenbifurkation ist variabel, in diesem Falle liegt sie relativ weit kranial. Die untere Hohlvene verläuft in ihrem oberen Anteil weiter ventral als die Aorta, die Nierenvenen liegen vor den -arterien. Die linke Nierenvene kreuzt die Aorta ventral, die rechte Nierenarterie liegt weit hinter der unteren Hohlvene.

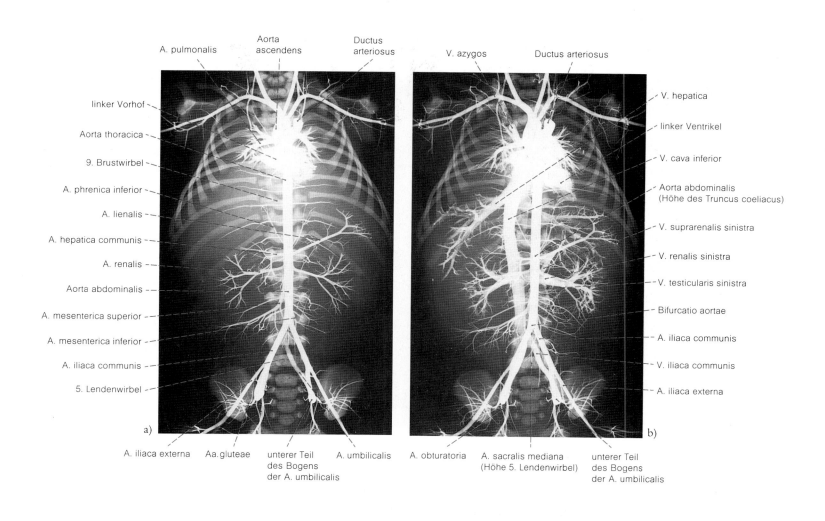

A. pulmonalis
Aorta ascendens
Ductus arteriosus
V. azygos
Ductus arteriosus

linker Vorhof
Aorta thoracica
9. Brustwirbel
A. phrenica inferior
A. lienalis
A. hepatica communis
A. renalis
Aorta abdominalis
A. mesenterica superior
A. mesenterica inferior
A. iliaca communis
5. Lendenwirbel

V. hepatica
linker Ventrikel
V. cava inferior
Aorta abdominalis (Höhe des Truncus coeliacus)
V. suprarenalis sinistra
V. renalis sinistra
V. testicularis sinistra
Bifurcatio aortae
A. iliaca communis
V. iliaca communis
A. iliaca externa

a)
b)

A. iliaca externa
Aa. gluteae
unterer Teil des Bogens der A. umbilicalis
A. umbilicalis
A. obturatoria
A. sacralis mediana (Höhe 5. Lendenwirbel)
unterer Teil des Bogens der A. umbilicalis

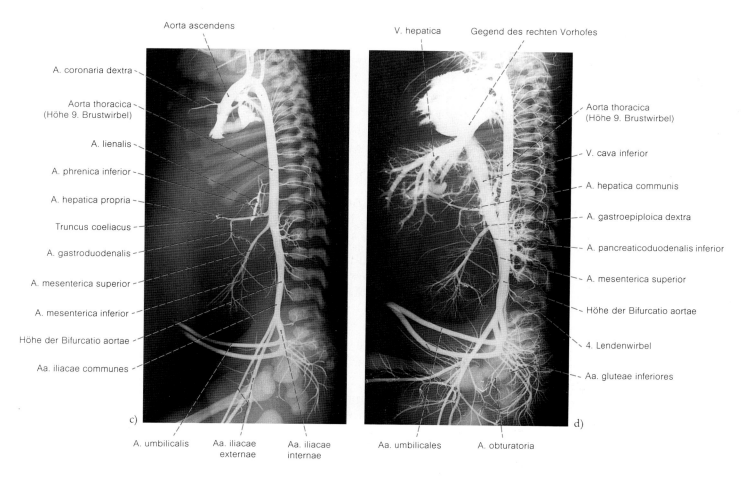

Aorta ascendens
V. hepatica
Gegend des rechten Vorhofes

A. coronaria dextra
Aorta thoracica (Höhe 9. Brustwirbel)
A. lienalis
A. phrenica inferior
A. hepatica propria
Truncus coeliacus
A. gastroduodenalis
A. mesenterica superior
A. mesenterica inferior
Höhe der Bifurcatio aortae
Aa. iliacae communes

Aorta thoracica (Höhe 9. Brustwirbel)
V. cava inferior
A. hepatica communis
A. gastroepiploica dextra
A. pancreaticoduodenalis inferior
A. mesenterica superior
Höhe der Bifurcatio aortae
4. Lendenwirbel
Aa. gluteae inferiores

c)
d)

A. umbilicalis
Aa. iliacae externae
Aa. iliacae internae
Aa. umbilicales
A. obturatoria

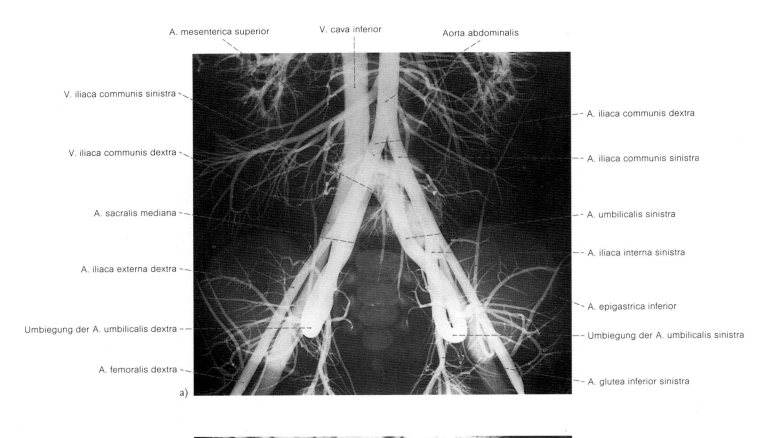

A. mesenterica superior    V. cava inferior    Aorta abdominalis

V. iliaca communis sinistra

V. iliaca communis dextra

A. sacralis mediana

A. iliaca externa dextra

Umbiegung der A. umbilicalis dextra

A. femoralis dextra

a)

A. iliaca communis dextra

A. iliaca communis sinistra

A. umbilicalis sinistra

A. iliaca interna sinistra

A. epigastrica inferior

Umbiegung der A. umbilicalis sinistra

A. glutea inferior sinistra

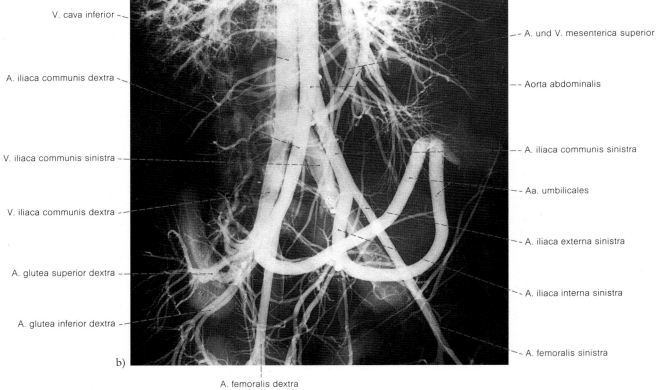

V. cava inferior

A. iliaca communis dextra

V. iliaca communis sinistra

V. iliaca communis dextra

A. glutea superior dextra

A. glutea inferior dextra

b)

A. femoralis dextra

A. und V. mesenterica superior

Aorta abdominalis

A. iliaca communis sinistra

Aa. umbilicales

A. iliaca externa sinistra

A. iliaca interna sinistra

A. femoralis sinistra

*Abb. 3-3a bis b*  Nabelarterien und Iliakalgefäße bei einem reifen männlichen Neugeborenen (derselbe Fall wie in Abb. 3-2a bis d). Postmortale Angiographie.
a) sagittal;  b) 1. schräger Durchmesser.
Die Nabelarterien verlaufen in einem Bogen und konvergieren zum Nabel hin. Die Aortenbifurkation liegt weiter kranial als die Gabelung der unteren Hohlvene. Die Iliakalarterien liegen etwas weiter ventral als die Iliakalvenen; so verläuft die rechte A. iliaca communis vor den Vv. iliacae communes (umgekehrt liegen die Venen im Oberbauch weiter ventral als die Arterien, zum Beispiel verlaufen die Nierenvenen vor den Nierenarterien, vergleiche Abb. 3-2a bis d).

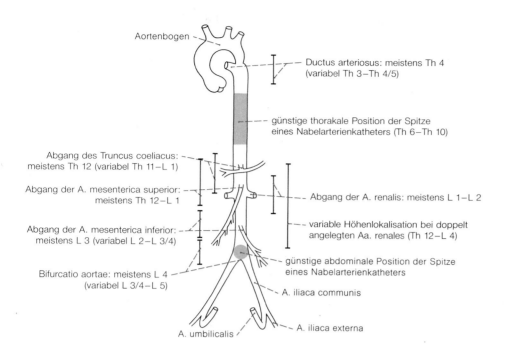

Abb. 3-4 Höhenlokalisation der Aortenäste und -abschnitte in Relation zur Wirbelsäule (zusammengestellt nach postmortalen Arteriogrammen von Feten und Neugeborenen). Die senkrechten schwarzen Linien veranschaulichen die große Variabilität. Besonders bei einer Doppelung der Nierenarterien können sich die Abgänge über einen weiten Aortenabschnitt erstrecken. Rot: Als günstige Lage für die Spitze eines endoffenen Nabelarterienkatheters wird entweder die Brustaorta zwischen Th 6 und Th 10 oder die Gegend kurz oberhalb der Aortenbifurkation angesehen.

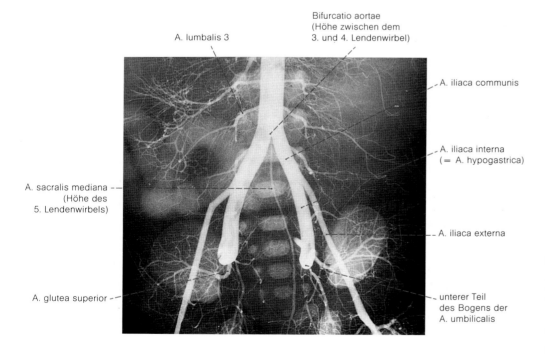

Abb. 3-5 Beckenarterien eines weiblichen Neugeborenen der 31. Schwangerschaftswoche p.m. Postmortale Arteriographie (Katheter in der rechten A. iliaca externa). Nabelarterie und A. iliaca interna besitzen ein viel größeres Kaliber als die A. iliaca externa.

Die *Iliakalarterien* stammen ebenso wie die Aa. lumbales aus den dorsalen Intersegmentalarterien. Auf den Abbildungen 3-5 und 3-6 ist erkennbar, daß bei Feten und bei Neugeborenen die A. iliaca interna (= A. hypogastrica) in ihrem proximalen Bereich bis zum Abgang der A. umbilicalis ein sehr kräftiges Gefäß darstellt.

Entsprechend der Bedeutung für den fetalen Kreislauf ist das Lumen der inneren Iliakalarterie hier ebenso groß wie das der Nabelarterie, in welche die A. iliaca interna sich unter einer ventralwärts gerichteten Biegung direkt fortsetzt. Das Kaliber der A. iliaca externa dagegen ist bei Feten und Neugeborenen wesentlich kleiner; also ist das Größenverhältnis der inneren zu den äußeren Iliakalarterien umgekehrt wie beim Erwachsenen [531, 615, 650, 822].

Meyer und Mitarbeiter [530] wiesen eine Kalzinose in der „fetalen Strecke" der Beckenarterien nach, das heißt in den während der Fetalzeit besonders stark durchströmten Aa. iliacae communes und in den proximalen Anteilen der Aa. iliacae internae bis zum Abgang der Nabelarterien. Walsh, Meyer und Lind [822] sowie Meyer et al. [534] diskutieren, ob es sich hier um die frühesten Prädilektionsstellen für Kalkablagerungen im menschlichen Blutsystem handelt. In den obliterierten intraabdominalen Anteilen der Nabelarterien können bei Kleinkindern „dystrophische" Kalkeinlagerungen röntgenologisch sichtbar sein [158], vergleichbar mit Ablagerungen im Lig. arteriosum Botalli [156].

Die aus der A. iliaca externa entspringende A. epigastrica inferior anastomosiert beiderseits in der Bauchwand mit der A. epigastrica superior. Dadurch wird eine Longitudinalverbindung zwischen den Systemen der Aorta abdominalis und der Aorta thoracica hergestellt. Die A. iliaca externa verläuft geradlinig zur Inguinalregion. An ihrem Beginn kreuzt der Ureter ventral. In der

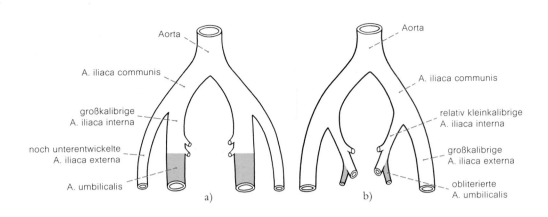

*Abb. 3-6*  Iliakalarterien beim menschlichen Feten (a) und beim Erwachsenen (b) (verändert nach Walsh, Meyer und Lind [822]). Beim Feten fließt wesentlich mehr Blut über die Nabelarterien zur Placenta als zu den Beinen. Entsprechend sind die Aa. iliacae internae und die Aa. umbilicales wesentlich stärker als die noch dünnen Aa. iliacae externae. Beim Erwachsenen ist das Verhältnis umgekehrt: die äußeren Iliakalarterien sind jetzt groß, die inneren Iliakalarterien haben an Bedeutung verloren, die Nabelarterien sind obliteriert.

(Bryan et al. [98]: 0,72%), bei Zwillingen sogar in 7% (Avery und Taeusch [24]).

> Da bei einem Drittel der Kinder mit singulärer Nabelarterie Mißbildungen (besonders des Urogenitaltraktes) vorkommen, müssen postnatal entsprechende Untersuchungen inklusive einer Sonographie der Nieren und ableitenden Harnwege durchgeführt werden.

Lacuna vasorum unter dem Leistenband liegt die A. femoralis lateral der gleichnamigen Vene, der N. femoralis liegt noch weiter lateral, in der Lacuna musculorum.

Ursprünglich gehen die *Aa. umbilicales* beiderseits von kaudalen Bereichen der primitiven Aorta dorsalis nach vorn ab und führen Blut vom Embryo zum Chorion beziehungsweise später zur Placenta. Die Nabelarterien anastomosieren am Ende der 4. Schwangerschaftswoche mit den mehr lateral gelegenen Anlagen der Iliakalarterien; anschließend bilden sich die proximalen Anteile der Aa. umbilicales zurück. Diese Umwandlung ist zum Verständnis der Ureterlage wichtig. Anfangs verlief der Ureter dorsal von der ursprünglichen A. umbilicalis. Nach der umbilikoiliakalen Anastomosierung und der Rückbildung des proximalen Anteiles der primären Nabelarterie liegt der Ureter schließlich präarteriell. In seltenen Fällen kann dieser Umbildungsprozeß ausbleiben, es resultiert dann eine postarterielle Ureterlage. Hierbei kann sich an der Kreuzungsstelle ein Harnaufstau entwickeln.

> Der Verschluß des *extraabdominalen* Anteiles der Aa. umbilicales innerhalb der Nabelschnur wird direkt nach der Geburt durch umschriebene lokale Kontraktionen der Arterienwandmuskulatur eingeleitet, ähnlich wie bei der Nabelvene.

Diese Kontraktionen entsprechen nicht etwa postmortalen Artefakten, sondern sie sind auch intra vitam zu beobachten. Sie wurden bereits 1669 von Hoboken [353] beschrieben und als „Klappen" gedeutet. Es handelt sich jedoch nicht um präformierte Klappen, sondern um lokale Mediakontraktionen [822].

Diese örtlichen Muskelkontraktionen treten an den Nabelarterien früher und zahlreicher auf als an der Nabelvene. Nach der Geburt entwickeln sie sich innerhalb von Sekunden und drosseln dadurch den Plazentarkreislauf. Frühere Untersuchungen an lebenden menschlichen Feten kurz nach einer Hysterotomie zeigten, daß der prozentuale Blutstrom zur Placenta allmählich abnahm, offenbar durch Kontraktion der Nabelarterien [676]. – Der Nabelschnurstumpf trocknet nach der Geburt rasch ein und fällt meist bis zum 10. Lebenstag ab. Die Inspektion der Nabelarterien direkt nach der Geburt ist wichtig. Eine einzige A. umbilicalis kommt normalerweise in ca. 1% der Neugeborenen vor

Die *intra-abdominalen* Anteile der Aa. umbilicales verlaufen in einem nach kaudal gerichteten Bogen zu den Aa. iliacae internae. Dieser auch im seitlichen Röntgenbild gut sichtbare Bogen (siehe Abb. 3-2) wird bei jeder Vergrößerung des Bauchraumes, wie zum Beispiel bei einer Darmblähung, ausgewalzt [33]. Die distaleren intraabdominalen Abschnitte der Nabelarterien obliterieren ungefähr nach 20 bis 30 Tagen [44, 822]; später wandeln sie sich zu den Lig. umbilicalia medialia in den gleichnamigen Nabelfalten um. Eine Nabelarterienkatheterisierung gelingt meist nicht mehr nach dem 4. Lebenstag [431]. Auch die proximalen Anteile der Aa. umbilicales verschwinden bis auf ihre einzigen und sehr kleinen Arterienäste, die als Aa. vesicales superiores einen Teil der Harnblasenwand sowie beim männlichen Geschlecht den Ductus deferens (A. ductus deferentis) versorgen.

Sonographisch lassen sich die obliterierten Nabelarterien beim Säugling als echoreiche Stränge nachweisen (vergleiche [26]).

Die *Höhen* der größeren Aortenäste als Projektion auf die Wirbelsäule werden in dem Schema der Abbildung 3-4 dargestellt. Aus diesen Untersuchungen vom 4. Fetalmonat bis zur Geburt geht hervor, daß die Höhe der Aortenäste zu jedem Zeitpunkt der Fetalperiode stark variieren kann und daß in diesem Zeitraum keine signifikanten Entwicklungsverschiebungen mehr stattfinden. Die Kaudalverlagerung der Anlagen der ventralen Aortenäste ist bereits mit Ende des 2. Embryonalmonats zum Abschluß gekommen.

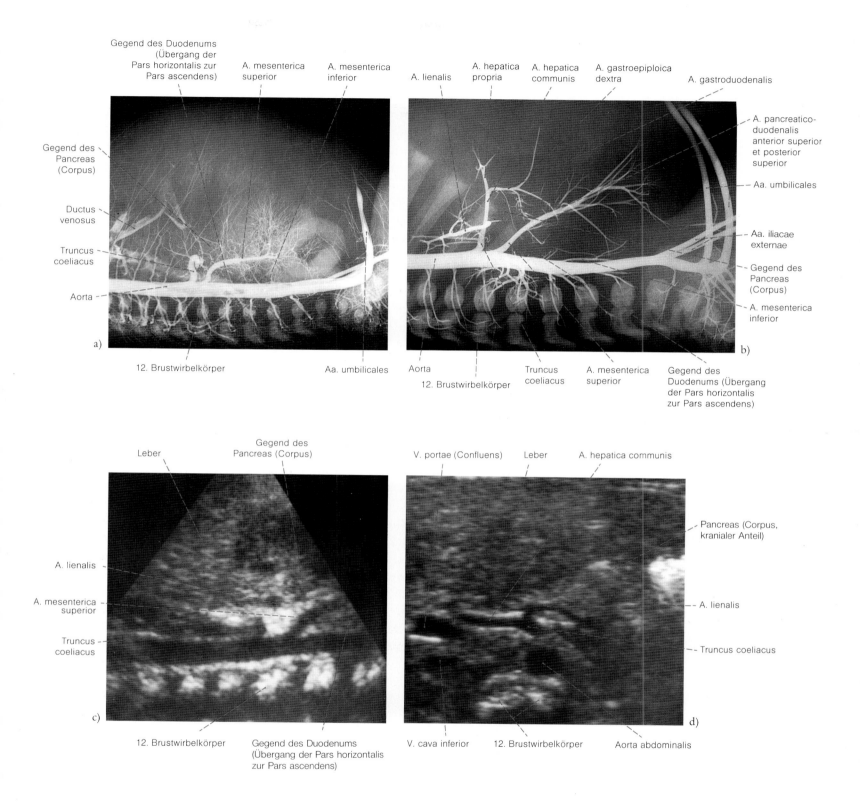

**Abb. 3-7** Ventrale Aortenäste im Angiogramm und im Ultraschallbild. Rückenlage. Bei a) bis c) Anordnung jeweils links = kranial, rechts = kaudal.
a) postmortales Aortogramm eines weiblichen Frühgeborenen der 31. SSW p.m., Seitenansicht. b) postmortales Aortogramm eines reifen männlichen Neugeborenen, Seitenansicht. c) normales Sonogramm eines Frühgeborenen der 31. SSW. p.m., Längsschnitt. d) entsprechender Querschnitt in Höhe des Truncus coeliacus.

Unsere Befunde stimmen weitgehend mit denen von Phelps et al. [626] sowie von Weaver und Ahlgren [823] überein. Phelps und Mitarbeiter [626] fanden diesbezüglich keine Unterschiede zwischen den intra vitam und postmortal durchgeführten Angiogrammen.

Dagegen bestehen einige geringe Unterschiede zu Untersuchungen an Erwachsenen, sowohl in radiologischen als auch in anatomischen Studien. Eine grundlegende Untersuchungsreihe ist die von Cauldwell und Anson [124], die 300 Sektionen Erwachsener auswerteten. Beim Vergleich fällt auf, daß der Truncus coeliacus sowie die Aa. mesentericae superior und inferior und renales jeweils im Durchschnitt einen halben bis einen Wirbelkörper weiter kaudal lagen als bei den von uns untersuchten Feten und Neugeborenen. Dagegen ist die Höhe der Aortenbifurkation in beiden Untersuchungsreihen identisch. In anderen Studien – besonders röntgenologischen – an Erwachsenen ist dieser Unterschied gegenüber den Verhältnissen bei Neugeborenen höchstens angedeutet erkennbar [327, 475, 495, 560, 707, 812, 828]. Ob in der Entwicklung vom Neugeborenen zum Erwachsenen tatsächlich eine weitere Kaudalverlagerung dieser Aortenäste gegenüber der Wirbelsäule anzunehmen ist, sei dahingestellt.

Für praktische Zwecke ist jedoch festzustellen, daß die größeren Äste der Bauchaorta bei Früh- und reifen Neugeborenen im Durchschnitt um ca. einen halben bis einen Wirbelkörper weiter kranial liegen als beim Erwachsenen; die Aortenbifurkation dagegen liegt auf derselben Höhe. Für die Betrachtung eines Einzelfalles ist die große Variabilität der Gefäßhöhen zu bedenken.

Außer bei der Beurteilung von Angiographien muß bei der *Nabelarterienkatheterisierung* die Kenntnis der Topographie der Aortenäste vorausgesetzt werden. Die Katheterisierung einer A. umbilicalis wird zu verschiedenen Zwecken durchgeführt, meistens zur klinischen Überwachung. Hierbei soll die Spitze des endoffenen Katheters möglichst nicht in der Nähe der größeren Aortenäste liegen. Aus dem Übersichtsschema (Abb. 3-4) ist ersichtlich, daß im Bereich der Bauchaorta in jeder Höhe die Gefahr besteht, daß die Katheterspitze in der Nähe eines wichtigen Aortenastes liegt, da die Variabilität der Gefäßabgänge groß ist. Eine eventuelle Doppelung der Nierenarterien erhöht das Risiko. Auch die Aortenbifurkation ist in ihrer Lokalisation variabel. Als Komplikationen der Nabelarterienkatheterisierung – besonders bei Verweilkathetern – werden zum Beispiel Thrombosierungen, Ischämien u. a. m. des Darmes bis zur Nekrosebildung, Entstehung eines mykotischen Aneurysmas, Perforationen mit lebensbedrohlichen Blutungen und Infektionen beschrieben [88, 137, 223, 313, 390, 411, 461, 484, 574, 598, 599, 602, 719, 787, 803, 831, 843, 851]. Bei einer zu peripheren Lage der Katheterspitze distal der Aortenbifurkation kann es zu einem Spasmus oder einer Thrombosierung von Gluteaarterien (Blässe der Gesäßregion) oder der Femoralarterie mit Minderdurchblutung des Beines kommen. Embolisierung von Beinarterien kann zu Knochenwachstumsveränderungen und Beinverkürzung führen [706]. Nach Nabelarterienkatheterisierung kann eine Nekrose der Harnblasenwand auftreten [653], auch Verkalkungen der Harnblase wurden beobachtet [548, 785].

Die günstigste Position für die Spitze eines Nabelarterienkatheters ist umstritten. Von den meisten Autoren werden die *thorakale* Lokalisation oberhalb der Zwerchfellkuppen in der Aorta thoracica empfohlen, in genügend weitem Abstand vom Ductus arteriosus einerseits und vom Truncus arteriosus andererseits. Dies ist innerhalb der Aortenstrecke zwischen dem 6. und 10. Brustwirbel gewährleistet. – Andere Autoren bevorzugen den unteren Abschnitt der Bauchaorta kurz oberhalb der Bifurkation als *abdominale* Position der Katheterspitze.

Nagel und Mitarbeiter [564] berichteten über einen in diesem Zusammenhang besonders interessanten Fall. Durch einen Nabelarterienkatheter, dessen Spitze in der Nähe der das Pancreas versorgenden Aortenäste (Truncus coeliacus und A. mesenterica superior) lag, wurde glukosehaltige Flüssigkeit infundiert. Es entstand reaktiv ein Hyperinsulinismus mit Hypoglykämie, der sich erst nach Rückzug des Nabelarterienkatheters zurückbildete.

Dunn [195] bestimmte bei Neugeborenen verschiedener Körpergröße die jeweilig erforderliche Katheterstrecke, um welche ein Nabelarterienkatheter eingeführt werden muß, um das Zwerchfellniveau zu erreichen. Diese Katheterstrecke setzte er in Relation zur Scheitel-Fußlänge und zum senkrechten Schulter-Nabelabstand. Weaver und Ahlgren [823] empfehlen als einzuführende Katheterlänge ein Drittel der Scheitel-Fußlänge. Um eine günstige thorakale Position zu erreichen, sollte nach Pörksen [634] ein Nabelarterienkatheter bei einem Frühgeborenen mit einem Geburtsgewicht von 1500 g 15 cm eingeführt werden, gerechnet vom Niveau des Nabels. Bei höherem Geburtsgewicht sollte alle 500 g jeweils 1,5 cm hinzugerechnet werden. In jedem Falle ist eine Positionskontrolle erforderlich, um eine Fehllage des Katheters, zum Beispiel ein Hineingleiten in einen größeren Aortenast mit nachfolgender Ischämie, nicht zu übersehen. Diese Positionskontrolle erfolgt üblicherweise röntgenologisch. Die heute verwendeten Nabelarterienkatheter sind schattengebend. Eine Kontrastmittelinjektion ist hierbei in der Regel nicht erforderlich. Auch sonographisch kann die Position von Nabelarterienkathetern kontrolliert werden [15, 598, 602].

Bei seltenen speziellen Fragestellungen wird eine Nabelarterienkatheterisierung für eine *transumbilikale Aortographie* durchgeführt [245, 348, 404, 405, 426, 486, 488, 629]. Hierbei ist die Kenntnis der anatomischen Verhältnisse der Aortenäste für eine gezielte Kontrastmittelinjektion sowie für die Beurteilung des Angiogramms wichtig.

# Venen

## Die Systeme der Nabelvene und der Pfortader

Pränatal erhält der Fet sauerstoffreiches Blut durch die *Nabelvene*. Entsprechend ihrer Bedeutung für den Feten stellt sich die Nabelvene bei einer pränatalen sonographischen Untersuchung als ein kräftiges Gefäß dar, gelegentlich sogar erstaunlich groß [122].

Mit der Geburt ist die Nabelvene für den Blutkreislauf bedeutungslos geworden, sie bietet jedoch postnatal einen bequemen vaskulären Zugang für eine notfallmäßige Medikamentenapplikation oder für eine Katheterisierung, zum Beispiel für einen Blutaustausch. *Für einen Verweilkatheter über längere Zeit wird die Nabelvene nur noch ausnahmsweise in besonderen Fällen benutzt.*

Verfolgt man die Venenstrecken entsprechend der Blutströmung von der Placenta bis zum rechten Vorhof des Feten, so lassen sich der Reihe nach unterscheiden (Abb. 3-8 bis 3-10):

– der extraabdominale, innerhalb der Nabelschnur gelegene Anteil der V. umbilicalis,
– der intraabdominale Abschnitt der V. umbilicalis und
– der Recessus umbilicalis.

Von hier aus strömt das Blut auf zwei verschiedenen Wegen weiter zentralwärts: einerseits durch das Leberparenchym über Pfortaderäste und Lebervenen und andererseits durch den Ductus venosus. Beide Wege münden schließlich in den kranialen Abschnitt der V. cava inferior und weiter in den rechten Vorhof.

Extra-abdominaler Anteil der V. umbilicalis: die Nabelvene ist länger als die Nabelschnur und verläuft dementsprechend in Schleifen und Spiralen. Außerdem zeigt dieser Venenabschnitt postnatal multiple umschriebene Verengungen, die sogenannten Hobokenschen Klappen. Diese sind sehr verschieden breit und tief. Sie entsprechen nicht den Venenklappen der Körpervenen, sondern sind vergleichbar mit den entsprechenden Einschnürungen des extraabdominalen Anteiles der Nabelarterien.

Diese lokalen Kontraktionen bilden sich schon kurz nach der Geburt aus, und zwar an der Nabelvene später und in geringerer Zahl als an der Nabelarterie [376]. Dadurch wird in den ersten Minuten nach der Geburt der Blutabstrom vom Kind zur Placenta über die Nabelarterien stärker gedrosselt als der Blutzustrom zum Kind über die Nabelvene.

Auf diese Weise fließen in den ersten 30 Sekunden nach der Geburt ca. 100 bis 150 ml Blut von der Placenta zum Kind [37, 754, 755], ohne daß eine vergleichbare Menge über die Nabelarterie wieder abfließt. Diese Transfusion erfolgt nicht bei einer sofortigen postnatalen Abnabelung.

Der intra-abdominale Teil der V. umbilicalis ist vom Nabel aus zunächst nach kranial gerichtet und liegt hier oberflächlich direkt unter der Haut (Abb. 3-8 bis 3-12). Der weitere Verlauf erfolgt in flachem Bogen nach dorso-kranial. Dieser Venenabschnitt hat keine Verzweigungen und keine Klappen; er unterscheidet sich von dem extra-abdominalen Anteil der V. umbilicalis in mehrfacher Hinsicht. Die Hobokenschen Einschnürungen und die Spiralen und Schleifen fehlen hier. Auf Strukturunterschiede der beiden Nabelvenenabschnitte haben Bondi [77], Spivack [738, 739] sowie Barclay et al. [37] hingewiesen. Unter anderem ist im Gegensatz zu extra-abdominalen Bereichen der intra-abdominale Anteil von Lymphgefäßen und Nerven begleitet. Kurz nach der Geburt kontrahiert sich der intra-abdominale Anteil der Nabelvene, so daß sein Lumen auf etwa die Hälfte eingeengt wird [110]. Die folgende allgemeine Obliterierung ist unvollständig. Am proximalen Ende des Lig. teres bleibt ein Restlumen bestehen. Hier kann durch die supraumbilikale Nabelvenenkatheterisierung nach Sanchez auch noch im Erwachsenenalter nach Freilegung des Restes der V. umbilicalis das Pfortadersystem katheterisiert werden [273, 375, 726]. Für diagnostische Zwecke ist diese invasive Methode inzwischen als überholt anzusehen. Eine freigelegte Nabelvene kann jedoch als Zugang, zum Beispiel zur Embolisierung von Ösophagusvarizen, benutzt werden [728, 736].

Eine Rekanalisierung der Nabelvene als Kollateralkreislauf (zum Beispiel bei portaler Hypertension) ist sogar bei Erwachsenen möglich. Eine rekanalisierte Umbilikalvene kann nicht nur angio- und sonographisch, sondern auch im CT und im MRI nachgewiesen werden [749].

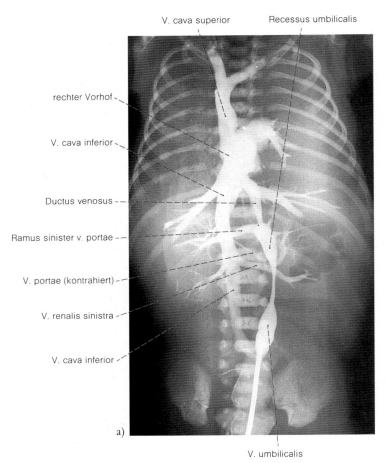

V. cava superior
Recessus umbilicalis

rechter Vorhof

V. cava inferior

Ductus venosus

Ramus sinister v. portae

V. portae (kontrahiert)

V. renalis sinistra

V. cava inferior

a)

V. umbilicalis

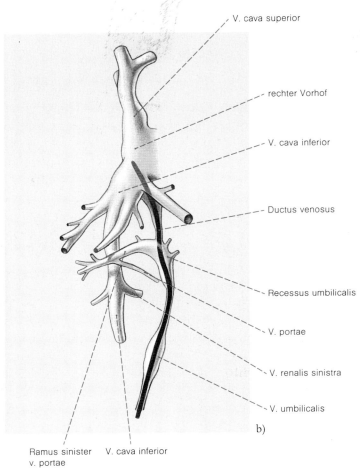

V. cava superior

rechter Vorhof

V. cava inferior

Ductus venosus

Recessus umbilicalis

V. portae

V. renalis sinistra

V. umbilicalis

b)

Ramus sinister
v. portae

V. cava inferior

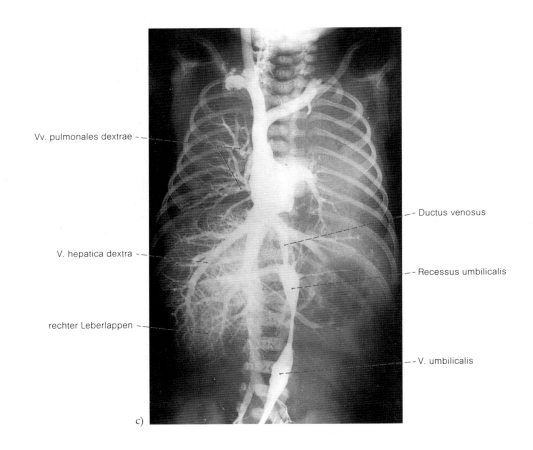

Vv. pulmonales dextrae

V. hepatica dextra

rechter Leberlappen

Ductus venosus

Recessus umbilicalis

V. umbilicalis

c)

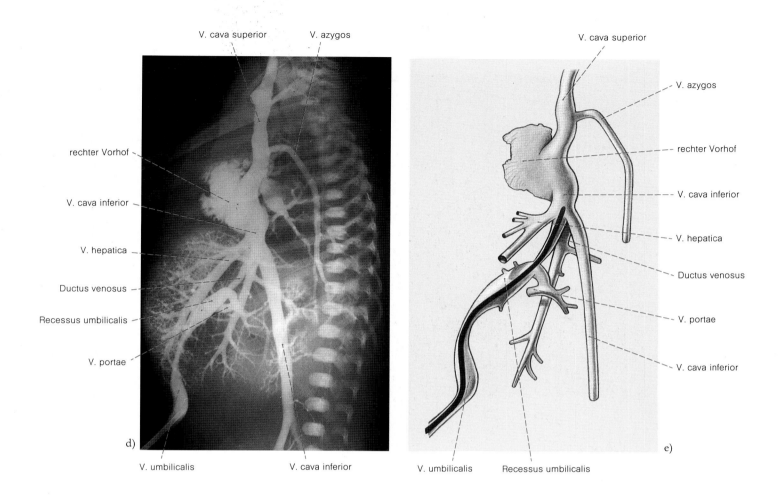

V. cava superior V. azygos

rechter Vorhof

V. cava inferior

V. hepatica

Ductus venosus

Recessus umbilicalis

V. portae

d)

V. umbilicalis V. cava inferior

V. cava superior

V. azygos

rechter Vorhof

V. cava inferior

V. hepatica

Ductus venosus

V. portae

V. cava inferior

e)

V. umbilicalis Recessus umbilicalis

*Abb. 3-8* Postmortales Venogramm. Weibliches Zwillingsfrühgeborenes. 26. SSW p.m.
a) sagittal, geringe Kontrastmittelfüllung;   b) Schema zu a) mit Position eines Nabelvenenkatheters. Die Katheterspitze liegt am Übergang der unteren Hohlvene zum rechten Vorhof;   c) sagittal, stärkere Kontrastmittelfüllung;   d) Seitenbild;   e) Schema zu d) mit Nabelvenenkatheter.

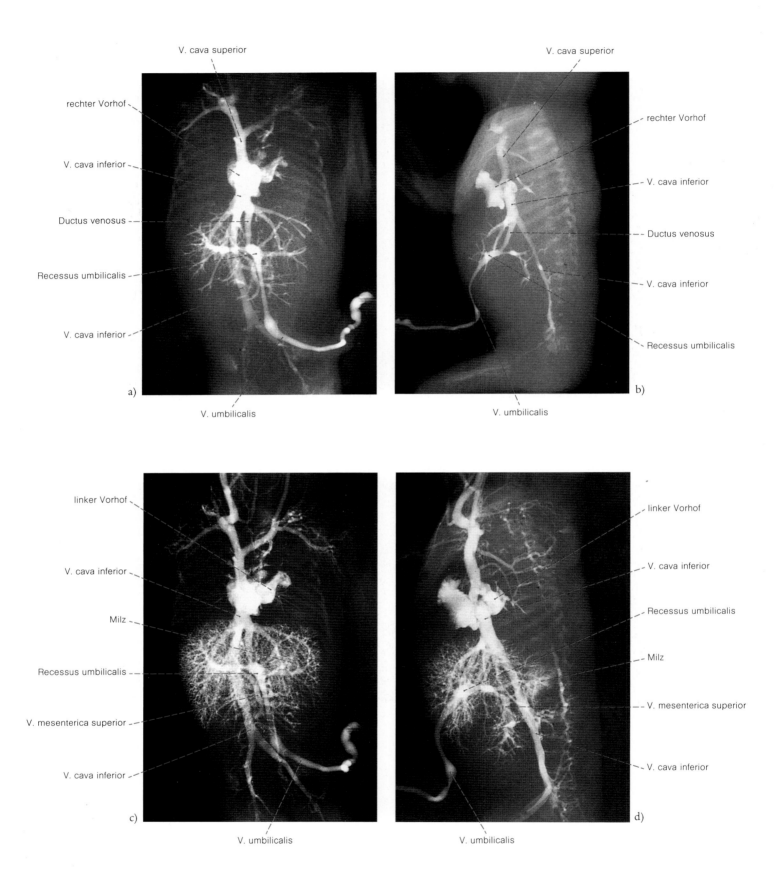

V. cava superior

V. cava superior

rechter Vorhof

rechter Vorhof

V. cava inferior

V. cava inferior

Ductus venosus

Ductus venosus

Recessus umbilicalis

V. cava inferior

V. cava inferior

Recessus umbilicalis

a)

b)

V. umbilicalis

V. umbilicalis

linker Vorhof

linker Vorhof

V. cava inferior

V. cava inferior

Milz

Recessus umbilicalis

Recessus umbilicalis

Milz

V. mesenterica superior

V. mesenterica superior

V. cava inferior

V. cava inferior

c)

d)

V. umbilicalis

V. umbilicalis

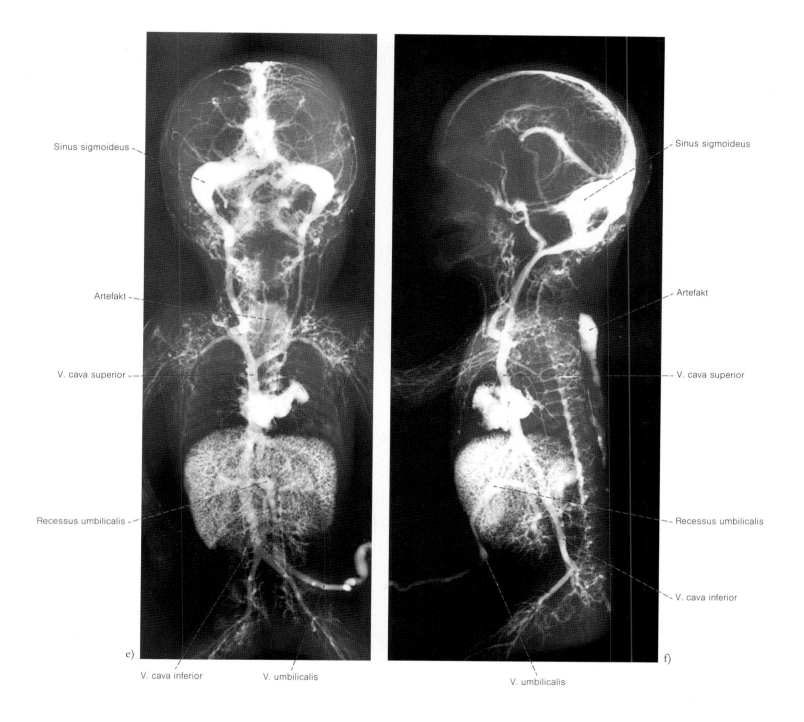

Sinus sigmoideus

Artefakt

V. cava superior

Recessus umbilicalis

e)

V. cava inferior　　　V. umbilicalis

Sinus sigmoideus

Artefakt

V. cava superior

Recessus umbilicalis

V. cava inferior

f)

V. umbilicalis

*Abb. 3-9*　Venogramm eines Feten der 15. SSW p.m. Kontrastmittelinjektion über die Nabelvene.
a), c) und e) sagittal;　b), d) und f) seitlich.
Unterschiedliche Phasen mit zunehmender Kontrastfüllung. Die Leber ist insgesamt sehr groß und nahezu symmetrisch. Der linke Leberlappen ist fast so groß wie der rechte. Die noch kleine Milz schmiegt sich dorsal dem linken Leberlappen an.

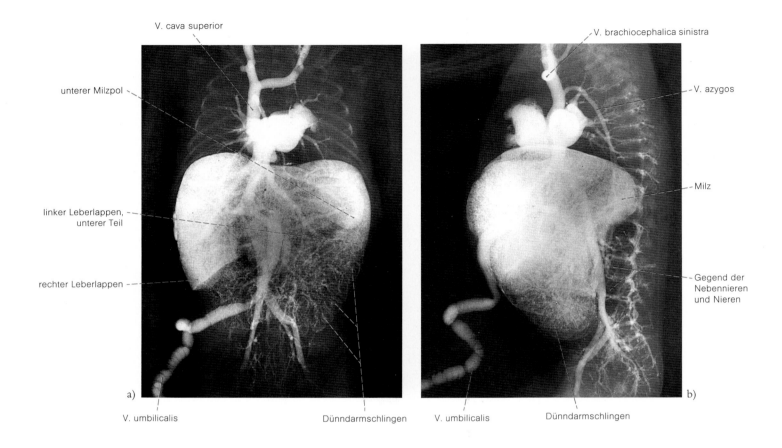

Abb. 3-10 Postmortales Venogramm eines Feten der 18. SSW p.m.
Durch eine ausgiebige Füllung ist auch das Kapillarbett der parenchymatö-
sen Organe (Leber und Milz) sowie der Dünndarmwände kontrastiert. Die
Nabelvene zeigt in ihrem extraabdominalen Abschnitt multiple Einziehungen.
a) sagittal. Der linke Leberlappen reicht weiter nach kaudal als die Milz;
b) seitlich.
Die Milz liegt dorsal der Leber an. Die in dieser Abbildung nicht
kontrastierten Nieren und Nebennieren wölben sich von dorsal vor.

Die Nabelvene mündet in den sogenannten *Recessus umbilicalis.*

In direkter Fortsetzung der V. umbilicalis ist dieser Recessus von ventro-
kaudal nach dorso-kranial orientiert.
Das Lumen nimmt von peripher nach
zentral zu. Dieser relativ geräumige
Gefäßabschnitt besitzt zahlreiche kleine
und größere Verzweigungen zur Leber
(Abb. 3-11 und 3-18). Nach rechts
öffnet sich der Recessus zu dem kräftigen linken Pfortaderhauptast; auch
nach links führt – besonders in der
frühen Fetalzeit – ein relativ kräftiger
Ast zum linken Leberlappen (vgl.
Abb. 3-9 und 3-18).

Im Gegensatz zur V. umbilicalis
obliteriert der Recessus umbilicalis
nach der Geburt nicht.

Der Name geht auf Rex [657] zurück.
Dieser bezeichnete so die noch bei
Kindern und Erwachsenen nachweisbare lokale, zum Lig. teres hepatis
gerichtete Erweiterung des linken
Pfortaderhauptastes (siehe Abb. 3-27).
Auch Mall [505], Lewes [478], Broman
[96] und Walsh et al. [822] benutzen
die Bezeichnung „Recessus umbilicalis". Dieser Recessus entspricht dem
„Sinus intermedius" von Franklin et al.
[252] sowie Barclay et al. [37]; Healey
und Sterling [326] bevorzugen den
Ausdruck „Ramus umbilicus des
linken Pfortaderastes". Delattre et al.
[172] sprechen vom „Rex recess". Da
der Name „Pfortadersinus" (= „sinus
venae portae") von verschiedenen
Autoren in sehr unterschiedlicher
Weise benutzt wird [309, 446, 549,
618, 794, 821, 822], ist die Bezeichnung „Recessus umbilicalis" vorzu-
ziehen.

Der *Ductus venosus Arantii* bildet die
kraniale Fortsetzung des Recessus
umbilicalis; an seinem Abgang
findet sich eine Einengung („border
strip").

Der Ductus venosus verläuft in
flachem, dorsalkonvexem Bogen nach
kranial. Sein Lumen weitet sich
zentralwärts; er mündet in eine linke
oder mittlere Lebervene [326, 439,
705], dicht vor deren Vereinigung mit
der unteren Hohlvene.

Der Ductus venosus zeigt keine
Klappen. Trotz seines teilweise intrahepatischen Verlaufes und seiner
Entstehung aus dem verästelten
System der Lebersinusoide verzweigt
sich der Ductus venosus nicht. Zu
Beginn des 2. Monats bildet er sich als
eine querverlaufende Verbindungs-
straße innerhalb der Lebersinusoide
aus (Abb. 3-13). Die Enge an seinem
Abgang (Abb. 3-16) wird von Barclay
et al. [37] als „lipping", von Meyer
und Mitarbeitern [532] als „border
strip" bezeichnet (vergleiche auch
[38]). Walsh, Meyer und Lind [822]
zeigten, daß dieser „border strip"
überwiegend aus zellreichem Bindegewebe besteht. Er enthält sehr wenige
Muskelfasern, so daß man nicht von
einem Sphinkter im eigentlichen Sinne
sprechen kann.

Funktionell verschließt sich der
Ductus venosus an seinem Abgang
vom Recessus umbilicalis sehr
schnell nach der Unterbrechung des
Nabelkreislaufes im Zuge der Strö-
mungsverringerung und des Druck-
abfalles von 20-30 mm Hg pränatal
auf 7 mm Hg postnatal [822]. Dabei
wird der Duktuseingang schlitzartig
eingeengt.

Barclay et al. [37] fanden bei Schafen
fünf bis 25 Minuten nach Unterbrechung des Nabelkreislaufes den
Ductus funktionell verschlossen. Bei
reifen menschlichen Neugeborenen
erfolgt der funktionelle Verschluß
meistens nach drei bis sieben Tagen
[675]; Hirvonen und Mitarbeiter [348]
konnten jedoch noch am 11. Lebenstag
im Angiogramm nachweisen, daß sich
der Ductus venosus noch nicht vollständig geschlossen hatte. Der organi-
sche Verschluß erfolgt dagegen unter
Bindegewebsvermehrung – ohne
Thrombenbildung – nach zwei bis drei
Wochen (siehe Kapitel II, Abb. 2-145).

Die Kenntnis der Topographie der
beschriebenen Gefäßstrecken ist zur
Durchführung einer *Nabelvenenkatheterisierung* erforderlich, durch welche ein
direkter Zugang zum Blutkreislauf des
Neugeborenen erreicht wird [662,
679]. Chinn et al. [128] untersuchten
die Anatomie dieses Venensystems
sonographisch und wiesen auf die
Möglichkeit der sonographischen
Positionskontrolle eines Nabelvenenkatheters hin (siehe auch [598, 602]).
Risiken der Nabelvenenkatheterisierung sind seit langem bekannt [84, 85,
113, 217, 420, 476, 606, 621, 708, 826].
Bei einer ungünstigen oder falschen
Katheterposition strömt ein Teil der
injizierten Flüssigkeit in die Leber; es
besteht bei hypertonen, pH-differenten
oder aus anderen Gründen gewebsun-
verträglichen Substanzen (zum
Beispiel konzentrierten Medikamenten) die Gefahr einer Leberparen-
chymschädigung. Durch unvorsichtige
Katheterisierung können Perforationen
oder Blutungen hervorgerufen
werden. Auch bei optimaler Technik
sind Komplikationen wie Throm-
bosen, Thrombophlebitiden, Embolien
oder eventuell Abszedierungen nicht
auszuschließen. Als Spätfolge einer
Pfortaderthrombose kann eine portale
Hypertension entstehen [357]. Röntgenologisch erkennbare, zum Teil über
viele Jahre persistierende Verkalkungs-
herde in der Leber können auf eine
Parenchymläsion im Rahmen einer
Nabelvenenkatheterisierung hinweisen
[2, 665, 668].

Um diese Komplikationen
möglichst zu vermeiden, ist die
Indikation für eine Nabelvenenkatheterisierung streng zu stellen.
Die Verweildauer sollte so kurz wie
möglich gehalten werden.

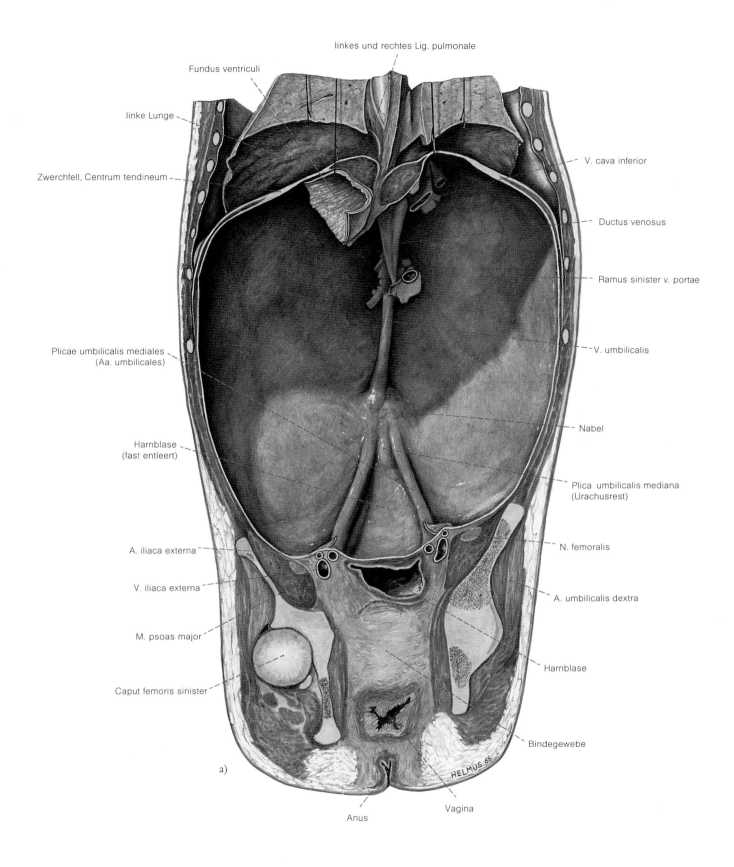

linkes und rechtes Lig. pulmonale

Fundus ventriculi

linke Lunge

Zwerchfell, Centrum tendineum

Plicae umbilicalis mediales
(Aa. umbilicales)

Harnblase
(fast entleert)

A. iliaca externa

V. iliaca externa

M. psoas major

Caput femoris sinister

a)

Anus

Vagina

V. cava inferior

Ductus venosus

Ramus sinister v. portae

V. umbilicalis

Nabel

Plica umbilicalis mediana
(Urachusrest)

N. femoralis

A. umbilicalis dextra

Harnblase

Bindegewebe

HELMUS 85

*Abb. 3-11*   Weibliches Frühgeborenes der 36. SSW p.m. Präparation der vorderen Bauchhöhlenwand und der Nabelgefäße. Die Leber wurde entfernt. Das Lig. falciforme hepatis blieb unversehrt, es wurde an seiner Ansatzlinie von der Leber abgetrennt. Der intrahepatisch gelegene Recessus umbilicalis wurde freipräpariert. Er zeigt viele kleinere Äste zum Leberparenchym; von rechts hinten her mündet der linke Pfortaderhaupt-

ast ein. Der im Lig. venosum verlaufende Ductus venosus verbindet den Recessus umbilicalis mit dem kranialen Abschnitt der unteren Hohlvene. Die Harnblase ist entleert, sie ist durch die Plica umbilicalis mediana mit dem Nabel verbunden.
a) Ansicht von dorsal;   b) Ansicht von rechts;   c) dieses Schema entsprechend b) zeigt den Verlauf des Nabelvenensystems und der Nabelarterien.

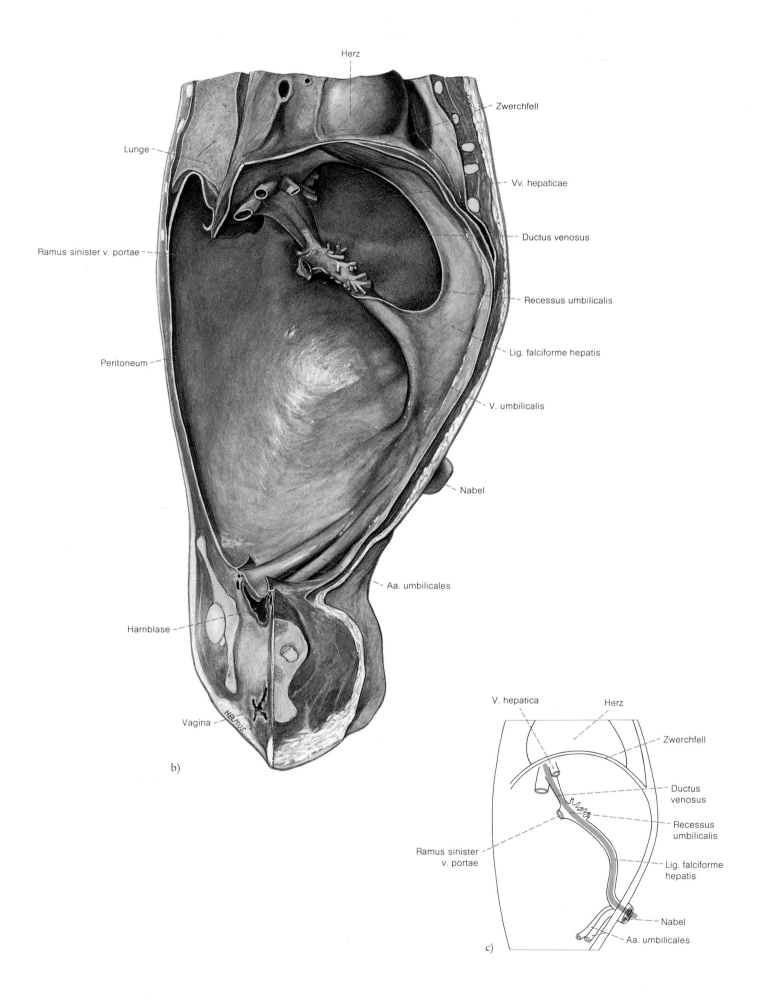

Herz

Zwerchfell

Lunge

Vv. hepaticae

Ductus venosus

Ramus sinister v. portae

Recessus umbilicalis

Lig. falciforme hepatis

Peritoneum

V. umbilicalis

Nabel

Aa. umbilicales

Harnblase

Vagina

b)

V. hepatica

Herz

Zwerchfell

Ductus
venosus

Recessus
umbilicalis

Ramus sinister
v. portae

Lig. falciforme
hepatis

Nabel

Aa. umbilicales

c)

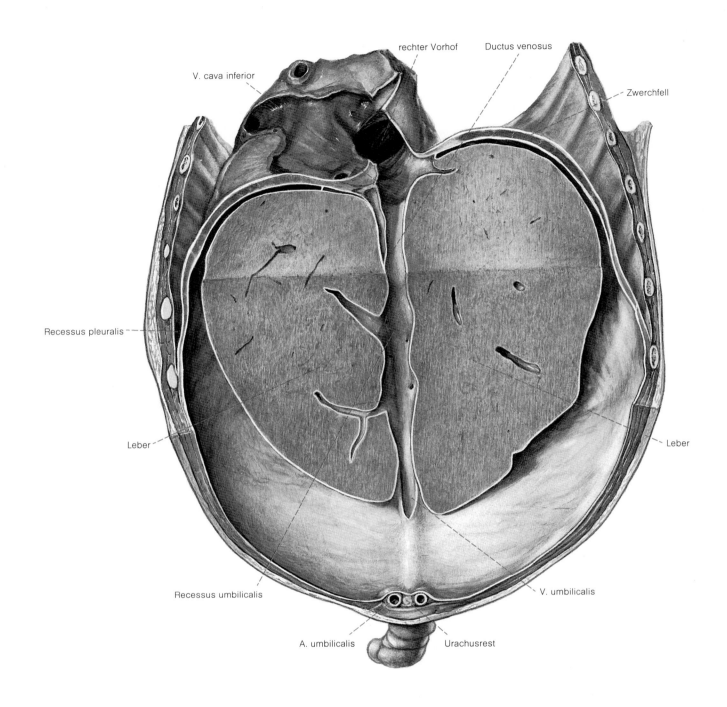

*Abb. 3-12* Präparation des Nabelvenensystems bei einem Frühgeborenen der 32. SSW p.m. Ansicht von hinten unten her. Dorsale Leberanteile wurden entfernt. Nabelvene, Recessus umbilicalis, Ductus venosus und rechter Vorhof wurden von hinten eröffnet. Der Recessus umbilicalis stellt einen langgestreckten, geräumigen intrahepatischen Venenabschnitt mit zahlreichen Verästelungen dar. Das vom Nabel bis zum Herzen verlaufende Nabelvenensystem beschreibt einen S-förmigen Bogen (siehe Abb. 3-11b und c); entsprechend mußte die Leber in zwei Ebenen angeschnitten werden.

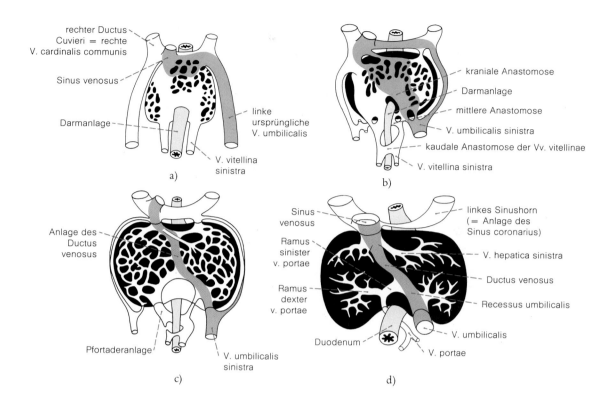

*Abb. 3-13* Schematische Darstellung der Embryonalentwicklung der Nabelvene, des Ductus venosus und des Pfortadersystems beim Menschen (verändert nach Arey [20]).
a) SSL 4,5 mm;  b) SSL 5 mm;  c) SSL 6 mm;  d) SSL 9 mm.
Lebergewebe schwarz gezeichnet. Aus den primitiven intrahepatischen Lebersinusoiden entwickelt sich allmählich die breite umbiliko-kavale Querverbindung: Nabelvene, Recessus umbilicalis und Ductus venosus (rot). Das Pfortadersystem ist mit dem Recessus umbilicalis verbunden.

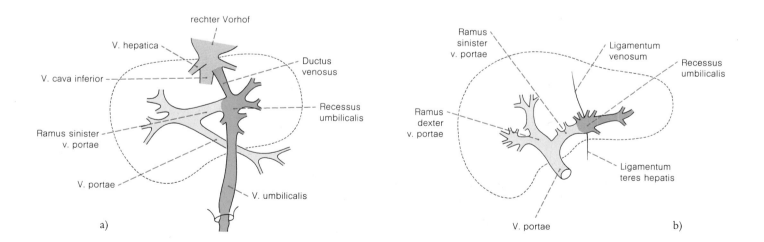

*Abb. 3-14* Nabelvenen- und Pfortadersystem beim Feten und Neugeborenen (a) im Vergleich mit den Verhältnissen beim älteren Kind beziehungsweise Erwachsenen (b). Der Ductus venosus obliteriert zum Lig. venosum. Die Nabelvene wandelt sich zum Lig. teres hepatis um, welches am Unterrand des Lig. falciforme hepatis verläuft.

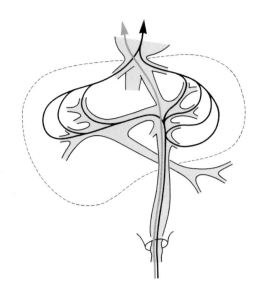

*Abb. 3-15* Fetaler und neonataler Blutstrom von der Nabelvene zum Herzen. Ungefähr 50% fließen durch den Ductus venosus (rot), 50% durch das Leberparenchym (schwarz); verändert nach Lind und Meyer [485].

Ductus venosus

Recessus umbilicalis

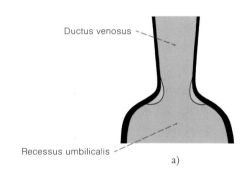
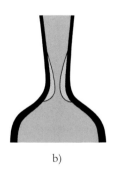
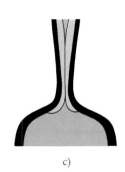

a)                    b)                    c)

*Abb. 3-16* Schema des organischen Verschlusses des Ductus venosus beim Menschen (verändert nach Meyer und Lind [532]). Der Duktuseingang verengt sich, hier entsteht ein Bindegewebswulst („border strip"), welcher allmählich den organischen Verschluß herbeiführt.
a) fetal;   b) 10 Tage postnatal;   c) 20 Tage postnatal.

kranialer Abschnitt der V. cava inferior

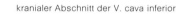
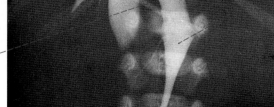

V. hepatica dextra

V. cava inferior

Ramus dexter v. portae

V. portae

Ductus venosus

Ramus sinister v. portae

Recessus umbilicalis

*Abb. 3-17* Postmortale Darstellung des Recessus umbilicalis mit seinen Verbindungen zum Ductus venosus und zur Pfortader. Zwillingsfrühgeborenes der 27. SSW p.m., gestorben am 1. Lebenstag.

V. umbilicalis

Zur Flüssigkeits-, Kalorien- und Elektrolytzufuhr sowie zur Applikation von Pufferlösungen und Medikamenten sollten nur endoffene Katheter benutzt werden, um ein unerwünschtes Abströmen durch Seitenlöcher in periphere Gefäßverzweigungen zu vermeiden. Anders liegen die Verhältnisse bei Blutaustauschtransfusionen [174]. Hier begünstigen zusätzliche Seitenlöcher im Katheter die Aspiration; durch teilweises Einströmen des injizierten Blutes in die Leber sind kaum Schädigungen zu erwarten. Aus diesem Grunde ist bei einer Blutaustauschtransfusion eine relativ periphere Lage der Katheterspitze, zum Beispiel im Recessus umbilicalis, wohl kaum als nachteilig anzusehen. Falls eine längere Verweildauer eines Nabelvenenkatheters unbedingt erforderlich ist, sollte die Spitze in der unteren Hohlvene direkt unterhalb des rechten Vorhofes liegen [33, 116, 323, 347, 410, 420, 431, 621, 673, 824]. Die Lage der Katheterspitze im Ductus venosus wird als ausreichend angesehen. Die Position im Recessus umbilicalis ist für einen Verweilkatheter jedoch nicht günstig.

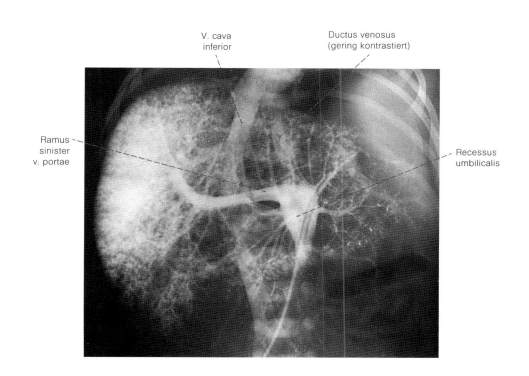

*Abb. 3-18* Postmortale Kontrastdarstellung des Recessus umbilicalis bei einem Frühgeborenen. Der über die Nabelvene eingeführte Katheter ist in einem linken Seitenast gefangen. Der Recessus umbilicalis ist geräumig und zeigt zahlreiche Verästelungen.

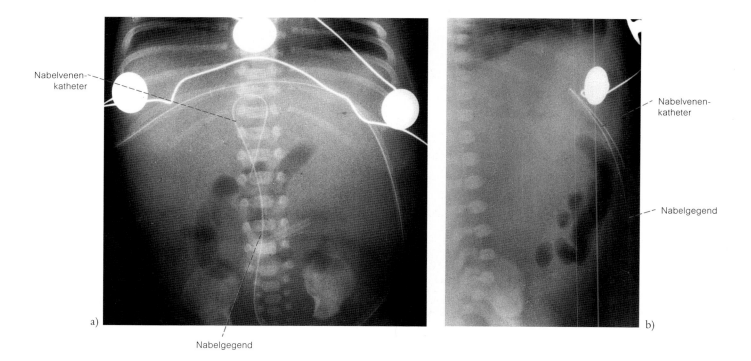

*Abb. 3-19* Frühgeborenes der 35. SSW p.m., 1. Lebenstag. Der Nabelvenenkatheter ist im Recessus umbilicalis umgeschlagen.
a) sagittal; durch den weiten Bogen des Katheters wird die Geräumigkeit des Recessus umbilicalis demonstriert; b) das Seitenbild zeigt die ventrale Position des Recessus umbilicalis.

Beim Einführen eines Nabelvenenkatheters muß der zunächst nach
kranial gerichtete Verlauf der intra-
abdominalen Nabelvene berücksichtigt werden; hier kann der Katheter
direkt unter der Haut getastet
werden. Erst beim weiteren
Vorschieben verläuft der Katheter
in flachem Bogen mehr nach dorsal
und erreicht den Recessus umbilicalis.

Liegt die Katheterspitze im Recessus
umbilicalis oder gar weiter peripher in
der Nabelvene, so ist damit zu
rechnen, daß ein Teil der infundierten
Flüssigkeit über die Verzweigungen
des Recessus umbilicalis und über die
Pfortaderäste in das Parenchym
sowohl der linken als auch der rechten
Leberhälfte strömen wird. Lind und
Meyer [485] zeigten anhand von
Perfusionsversuchen bei totgeborenen
Kindern, daß von der V. umbilicalis
aus ca. 50% der Flüssigkeit durch den
Ductus venosus zur unteren Hohlvene
und ca. 50% durch das Leberparenchym fließen. Auch bei Tieren [37]
strömt ein Teil des in die Nabelvene
injizierten Kontrastmittels in die Leber
hinein. Bei einer peripheren Position
der Katheterspitze im Recessus umbilicalis oder in der Nabelvene, wie sie
früher von Haupt [319] und Kunad
[446] empfohlen wurde, muß also mit
einer teilweisen Durchströmung des

Lebergewebes mit der Gefahr einer
eventuellen Parenchymschädigung
gerechnet werden. Besonders bei einer
peripheren Lage des Katheters sieht
man gelegentlich iatrogen eingeführte
Luftblasen in den intrahepatischen
Pfortaderästen ([770]; Abb. 3-22).

Die Enge am Duktuseingang kann
sich als Hindernis für eine Katheter-
passage auswirken. Ist diese relative
Stenose überwunden, so gleitet der
Katheter ohne Schwierigkeiten
durch den sich zentralwärts erweiternden Ductus venosus in die
untere Hohlvene hinein.

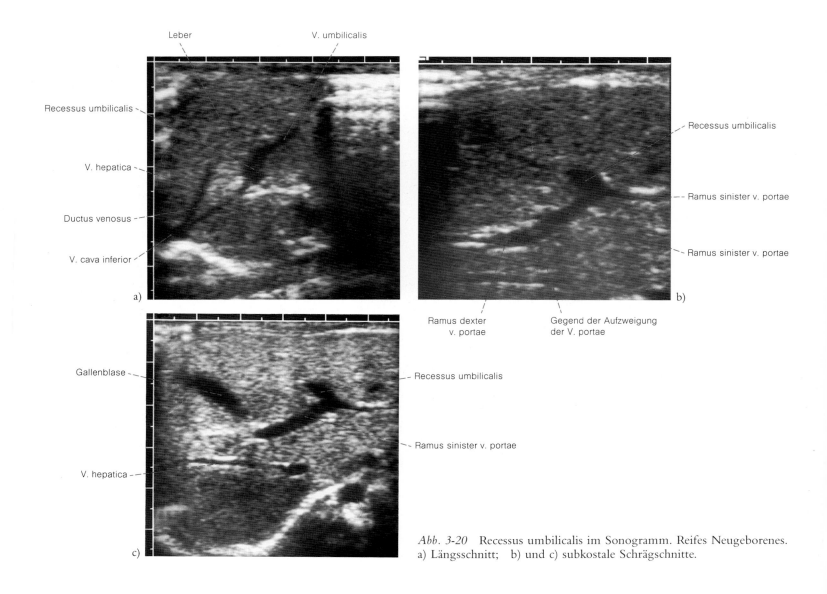

*Abb. 3-20*  Recessus umbilicalis im Sonogramm. Reifes Neugeborenes.
a) Längsschnitt;   b) und c) subkostale Schrägschnitte.

Da der Ductus venosus keine Verzweigungen besitzt, ist von hier aus ein direktes Einströmen der injizierten Flüssigkeit in das Lebergewebe nicht zu erwarten (höchstens retrograd bei zu hohem Injektionsdruck). Liegt die Spitze eines Nabelvenenkatheters in der weitlumigen V. cava inferior dicht unterhalb des rechten Vorhofes, so wird die injizierte Flüssigkeit mit dem Blutstrom gut durchmischt. Auch kann hier der zentrale Venendruck gemessen werden.

Ein bis in die V. cava inferior eingeführter Nabelvenenkatheter zeigt im Seitenbild einen charakteristischen S-förmigen Verlauf: vom Nabel aus zunächst direkt nach kranial, dann bogig nach dorsal und schließlich innerhalb der unteren Hohlvene wieder nach kranial gerichtet. Im Sagittalbild verläuft der Katheter ungefähr median. Bedingt durch ihre ventrale Lage können sich Nabelvene, Recessus umbilicalis und Ductus venosus schon bei geringer Rotation auf dem Sagittalbild gegenüber der Wirbelsäule deutlich verschieben. Bei exakt sagittaler Einstellung projizieren sich diese Gefäßabschnitte meistens auf die Wirbelsäule oder verlaufen in flachem Bogen paravertebral. Campbell [116] wies auf eine Linksverlagerung bei Hepatomegalie hin.

Allein auf die Längenmessung der eingeführten Katheterstrecke darf man sich nur im Notfall bei einer sehr kurzen Verweildauer des Katheters verlassen (bezüglich der Längenangaben siehe [195, 431, 446, 806, 823]). Bei einer unbedingt erforderlichen längeren Verweildauer darf auf eine röntgenologische oder sonographische Positionskontrolle nicht verzichtet werden.

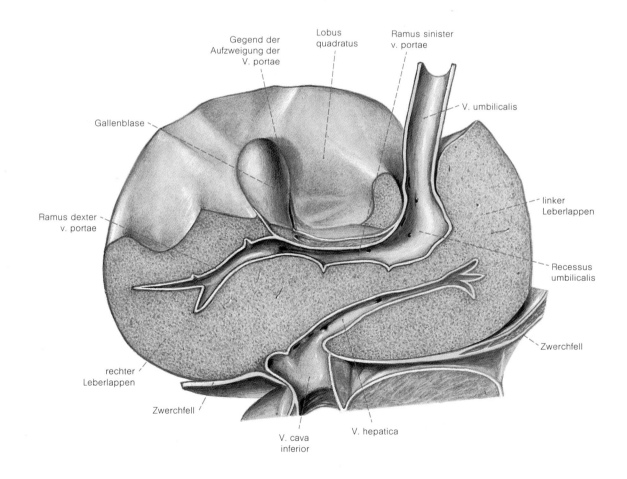

*Abb. 3-21* Schrägschnitt durch die Leber eines Frühgeborenen der 35. SSW p.m. Ansicht von unten, vergleichbar mit einer sonographischen Schnittführung. Die breite Nabelvene mündet in den geräumigen Recessus umbilicalis, dieser steht mit dem linken und rechten Pfortaderhauptast in Verbindung. Der Ductus venosus und der Stamm der V. portae sind in diesem Schnitt nicht getroffen. Eine linke Lebervene ist eröffnet.

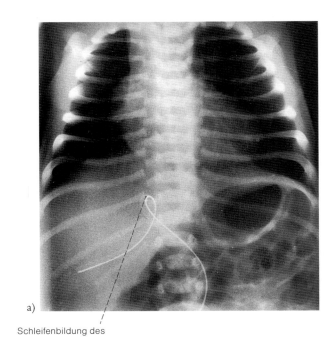

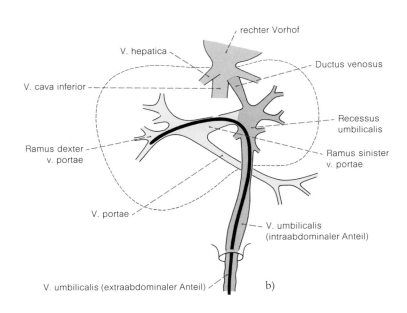

a)

Schleifenbildung des
Nabelvenenkatheters
im Recessus umbilicalis

rechter Vorhof

V. hepatica

Ductus venosus

V. cava inferior

Recessus
umbilicalis

Ramus dexter
v. portae

Ramus sinister
v. portae

V. portae

V. umbilicalis
(intraabdominaler Anteil)

V. umbilicalis (extraabdominaler Anteil)

b)

*Abb. 3-22*   Eine der vielen möglichen Fehlpositionen eines Nabelvenenkatheters. Der Katheter wurde tief in einen rechten Pfortaderast vorgeschoben. Distal der endoffenen Katheterspitze sieht man winzige iatrogen
injizierte Luftansammlungen in feinen Pfortaderverzweigungen.
a) Sagittalbild, reifes Neugeborenes;   Schema einer Katheterfehlposition
in einem rechten Pfortaderast.

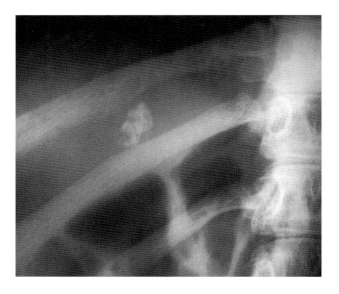

*Abb. 3-23*   Intrahepatische Verkalkung bei einem 13jährigen Mädchen als
lokale Komplikation einer Nabelvenenkatheterisierung in der Neugebo-
renenzeit. Dieser typische, läppchenartig geformte Kalkherd hat seine
Größe im Verlauf von 13 Jahren nicht verändert.

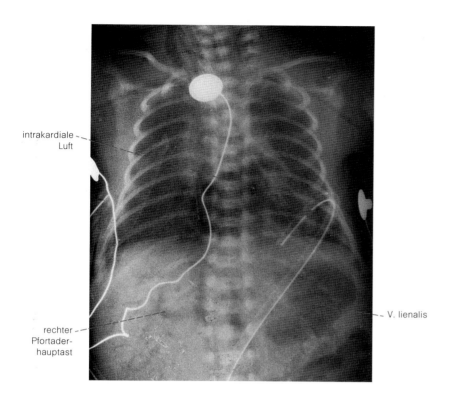

intrakardiale
Luft

rechter
Pfortader-
hauptast

~ V. lienalis

*Abb. 3-24* Systemische Luftembolie bei einem Frühgeborenen der 32. SSW, 1. Lebenstag. Im Herzen und in den Blutgefäßen findet sich Luft, dadurch werden auch die intrahepatischen Pfortaderverzweigungen und die Milzvene sichtbar.

Aus den Dottervenen, den primitiven Nabelvenen und den Lebersinusoiden bilden sich das System der Nabelvene sowie die Pfortader aus (Abb. 3-13). Die V. umbilicalis war ursprünglich paarig angelegt; die extra-abdominalen Anteile fusionieren bereits in der 6. Schwangerschaftswoche innerhalb des Haftstieles [68]. Die Pfortader entwickelt sich aus den Dottervenen und deren über die Mittellinie hinweg verlaufenden drei Anastomosen (siehe Abb. 3-13). Durch den so entstandenen Doppelring zieht die Anlage des Darmrohres hindurch. Teile des Doppelringes bilden sich zurück; es verbleibt der S-förmige Stamm der V. portae, welcher dorsal der späteren Pars superior des Duodenums liegt.

Eine Übersicht über die Embryonalentwicklung des Nabelvenensystems und der Pfortader gibt Tabelle 3-2. Leonidas und Fellows [472] berichteten über eine seltene Mißbildung der Nabelvene bei einem weiblichen Neugeborenen mit einem Noonan-Syndrom. Es bestanden zwei Nabelvenen, die in den kaudalen Bereich der unteren Hohlvene mündeten und im seitlichen Röntgenbild einen ähnlichen Verlauf wie die Nabelarterie zeigten.

Es fand sich keine Verbindung der Vv. umbilicales zum Pfortadersystem; ein Ductus venosus konnte nicht nachgewiesen werden (über ähnliche Fehlbildungen der Nabelvene vergleiche White et al. [834] sowie Fliegel et al. [244]). Monie [545] berichtete über ein Neugeborenes mit Einmündung der Nabelvene direkt in den rechten Vorhof; diese Fehlbildung war bereits 1826 von Mende [524] beschrieben worden. Wahrscheinlich handelte es sich um eine persistierende rechte Umbilikalvene. Über den seltenen Fall einer aberrierenden Nabelvene mit Darmobstruktion berichteten Svendson et al. [768]. Beim Erwachsenen kann sich die Nabelvene als Kollaterale wieder eröffnen, zum Beispiel bei einer Tumorthrombose der Pfortader [468] oder bei portaler Hypertension anderer Genese [749]. Bei Erwachsenen kann bei einer portalen Hypertension die erweiterte Nabelvene im Nativröntgenbild im seitlichen Strahlengang sichtbar werden [580].

Die Varianten und Fehlbildungen der abdominalen Venensysteme werden verständlich durch die komplizierten Umwandlungsprozesse im Verlaufe der Embryogenese.

Es gibt drei embryonale Venensysteme, die Blut in Richtung zum Herzen leiten (siehe Abb. 3-1):
– die Dottervenen (= Vv. vitellinae =

Vv. omphalo-mesentericae) vom Dottersack her,
– die primitiven Nabelvenen (= Vv. allantoideae = Vv. umbilicales) vom Chorion beziehungsweise von der Placenta her,
– die Kardinalvenen (= Vv. cardinales) vom Körper des Embryos her.

Tabelle 3-2   Nabelvenensystem und Pfortader

| fetal, neonatal, adult | embryonal |
| --- | --- |
| **V. umbilicalis:** | |
| a) extraabdominaler Teil | Fusion der distalen rechten und linken ursprünglichen V. umbilicalis (= V. allantoidea) innerhalb des Haftstieles |
| b) intraabdominaler Teil (später: Lig. teres hepatis) | proximaler Anteil der linken ursprünglichen V. umbilicalis |
| Ductus venosus Arantii (später: Lig. venosum) | aus Lebersinusoiden sich bildende breite umbiliko-kavale Querverbindung |
| V. portae | aus Vv. vitellinae und deren drei Anastomosen |

## Pfortader

Der Pfortaderstamm stellt sich bei Feten bis zum 7. Monat noch relativ eng dar. Er verläuft von links unten hinten nach rechts oben vorn (Abb. 3-26). Sein linker Hauptast zweigt im spitzen Winkel ab und mündet in den Recessus umbilicalis [59]. Der linke und der rechte Pfortaderhauptast bilden einen querliegenden Gefäßabschnitt (von manchen Autoren als „Pfortadersinus" bezeichnet). Die V. coronaria ventriculi verbindet den Pfortaderhauptstamm mit dem Magen und dem distalen Oesophagus. Sie ist bedeutsam als Kollateralverbindung mit Ausbildung von Ösophagusvarizen.

Die Vv. lienalis, mesentericae inferior und superior bilden die Zuflüsse zur Pfortader (Abb. 3-25). Die V. lienalis und die V. mesenterica superior vereinigen sich zum Pfortaderstamm.

Dieser Zusammenfluß ist sonographisch meistens als ein geräumiger Venenabschnitt darstellbar („Confluens"). Die V. lienalis verläuft hinter dem Pancreas. Die Einmündung der unteren Mesenterialvene in die Milzvene ist sehr variabel.

Im Lig. hepato-duodenale verlaufen die A. hepatica propria, die V. portae und der Ductus choledochus (Abb. 3-28). Gewöhnlich verläuft der Stamm der Pfortader dorsal der A. hepatica propria und des Ductus choledochus (Abb. 3-28). Ausnahmsweise kann die V. portae ventral liegen [312]. Auch intrahepatisch verlaufen die Aufzweigungen dieser Gefäße gemeinsam in den periportalen Feldern. Die Lebervenen dagegen sammeln sich aus den Zentralvenen der Leberläppchen.

Die Verhältnisse der Venen des Pfortadersystems verändern sich im Laufe der Fetalzeit durch die relative Größenabnahme und die Formände-

rung der Leber. In der frühen Fetalperiode ist die Leber in Relation zum Körper sehr groß und symmetrisch ausgebildet (siehe Abb. 3-9 und 3-10), allmählich wird sie kleiner, unter relativer Größenabnahme des linken Lappens. Bei Neugeborenen überwiegt der rechte Leberlappen bereits bei weitem.

Gelegentlich findet sich intra vitam bei Neugeborenen Gas in den intrahepatischen Pfortaderverzweigungen, zum Beispiel bei nekrotisierender Enterocolitis bei gleichzeitiger Pneumatosis intestinalis oder bei systemischer Luftembolie (siehe Abb. 3-24; siehe auch [604]. Über weitere Ursachen siehe Wolfe und Evans [848] sowie Kirks und O'Byrne [417], Brown et al. [97]). Gas im Pfortadersystem läßt sich auch sonographisch [322, 526] und im Computertomogramm [620] nachweisen.

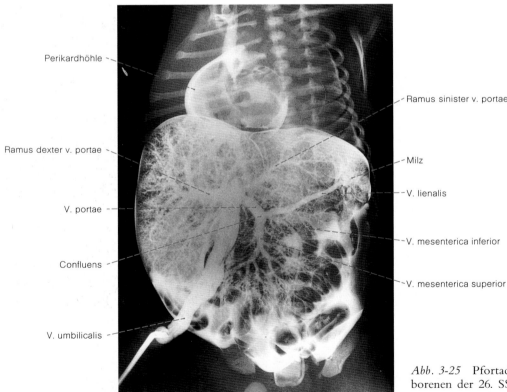

Perikardhöhle

Ramus dexter v. portae

V. portae

Confluens

V. umbilicalis

Ramus sinister v. portae

Milz

V. lienalis

V. mesenterica inferior

V. mesenterica superior

*Abb. 3-25* Pfortadersystem bei einem Frühgeborenen der 26. SSW p.m. Postmortale Veno-, Peritoneo- und Perikardiographie. Drehung in den zweiten schrägen Durchmesser.

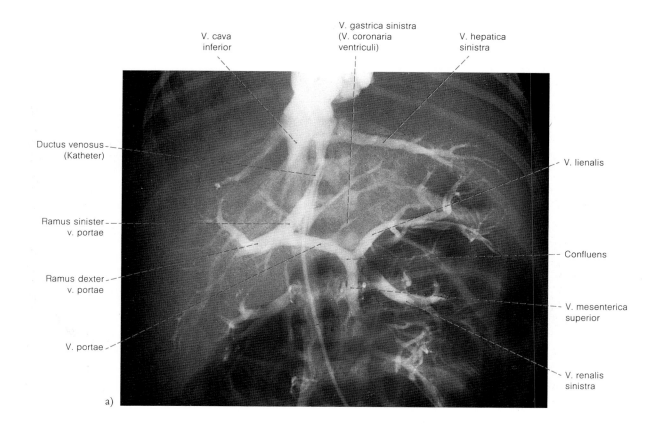

V. cava inferior

V. gastrica sinistra (V. coronaria ventriculi)

V. hepatica sinistra

Ductus venosus (Katheter)

V. lienalis

Ramus sinister v. portae

Confluens

Ramus dexter v. portae

V. mesenterica superior

V. portae

V. renalis sinistra

a)

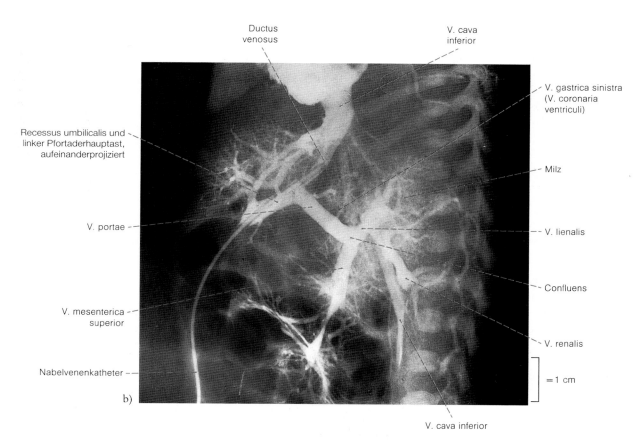

Ductus venosus

V. cava inferior

Recessus umbilicalis und linker Pfortaderhauptast, aufeinanderprojiziert

V. gastrica sinistra (V. coronaria ventriculi)

Milz

V. portae

V. lienalis

Confluens

V. mesenterica superior

V. renalis

Nabelvenenkatheter

= 1 cm

b)

V. cava inferior

*Abb. 3-26* Pfortadersystem eines Frühgeborenen der 30. SSW p.m. Nabelvenenkatheter mit der Spitze im Ductus venosus. Kontrastierung auch der Leber- und der Nierenvenen.

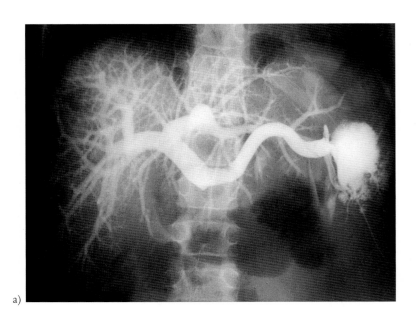

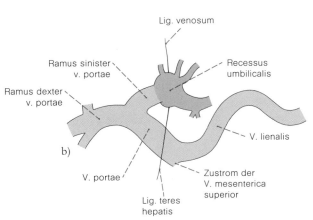

*Abb. 3-27* Normales direktes Splenoportogramm (a) eines 9½jährigen Jungen, zum Vergleich mit den fetalen und neonatalen Verhältnissen;   b) entsprechendes Schema.
Der frühere Recessus umbilicalis (zusammen mit seinen Ästen, rot gezeichnet) ist als lokale Erweiterung des linken Pfortaderhauptastes zu erkennen. Der Ductus venosus ist zum Lig. venosum, die Nabelvene zum Lig. teres hepatis obliteriert.

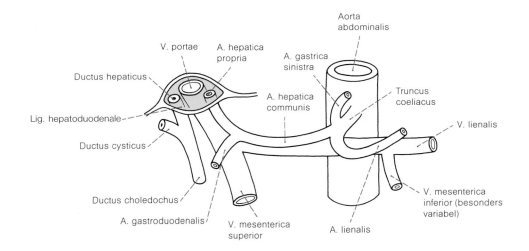

*Abb. 3-28* Topographie des Pfortadersystems, der Äste des Truncus coeliacus und der Gallenwege, Ansicht von vorn (verändert nach Lierse [479]). Im Lig. hepatoduodenale verläuft die Pfortader hinten, die A. hepatica propria vorn oder vorn-links und der Ductus choledochus beziehungsweise hepaticus vorn-rechts.

### System der V. cava inferior und der V. azygos

Die untere Hohlvene reicht vom Zusammenfluß der rechten und der linken V. iliaca communis bis zur Einmündung in den rechten Vorhof, das heißt vom Beckeneingang in Höhe L 4/L 5 bis weit nach thorakal hinauf. Sie läßt sich in drei Abschnitte einteilen:

– in den abdominalen Teil,
– den kurzen diaphragmalen Teil in Höhe des Zwerchfells und
– in den thorakalen Anteil, der teils extra-, teils intraperikardial liegt.

*Embryonalentwicklung:* Der abdominale Anteil der unteren Hohlvene entsteht aus mehreren Segmenten. Die komplizierte ontogenetische Entwicklung ist im Schema der Abbildung 3-29 verein-

facht dargestellt (siehe Tabelle 3-3). Das hepatische Segment der V. cava inferior entsteht zum Teil aus Lebersinusoiden, zum Teil aus dem proximalen Abschnitt der rechten Dottervenen. Auch die Lebervenen entstehen aus Lebersinusoiden und Dottervenen. Die kaudal anschließenden Hohlvenenabschnitte bilden sich aus verschiedenen Kardinalvenensystemen (siehe Tabelle 3-3).

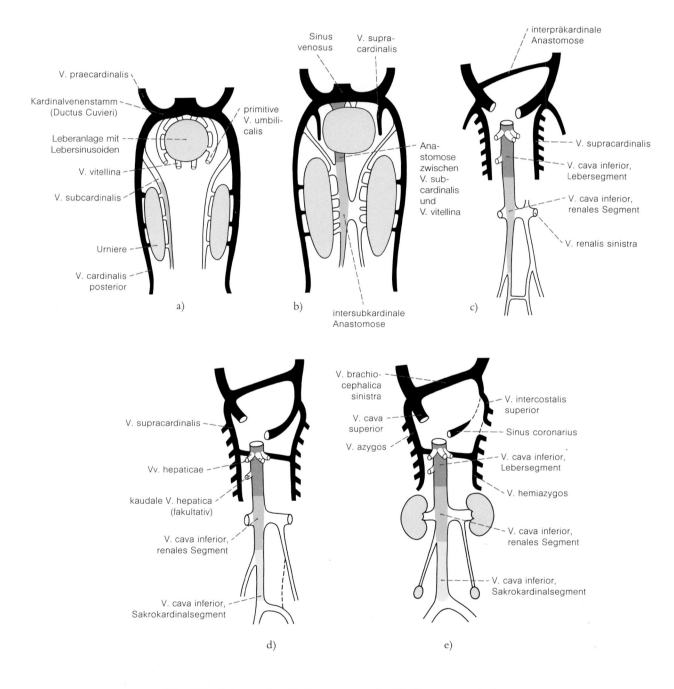

*Abb. 3-29* Schema der Embryogenese des Hohlvenen- und Azygos-Systems (verändert nach Langman [460]). Die untere Hohlvene entsteht aus mehreren Segmenten. Eine Störung dieser komplizierten Entwicklung kann zu sehr unterschiedlichen Fehlbildungen der V. cava inferior führen, zum Beispiel Fehlen des intrahepatischen Segmentes etc.
a) 4. Embryonalwoche;  b) 6. Embryonalwoche;  c) 7. Embryonalwoche;  d) 9. Embryonalwoche;  e) Neugeborenes.

Tabelle 3-3  Ontogenetische Entwicklung des abdominalen Anteils der unteren Hohlvene

| fetal, neonatal, adult | embryonal |
| --- | --- |
| V. cava inferior: | |
| a) hepatisches Segment und Lebervenen | Lebersinusoide und Dottervenen |
| b) übrige Abschnitte | rechte V. subcardinalis und intersubkardinale Anastomosen, außerdem Vv. supra-, post- und sacrocardinales |
| Vv. iliacae communes | Vv. postcardinales |

McClure und Butler [520] sowie Grünwald [296] sind unterschiedlicher Meinung darüber, in welchem Ausmaß die Supra-, Post- und Sakrokardinalvenen sich an der Bildung der unteren Hohlvene und der Vv. iliacae communes beteiligen (vergleiche auch [20, 628, 743]).

## V. cava inferior

Die untere Hohlvene verläuft in ihrem kaudalen Bereich bei Feten und bei Neugeborenen zunächst wirbelsäulennahe rechts paravertebral nach oben, etwa in Höhe L 3 wendet sie sich nach vorn.

Der kraniale Anteil liegt weit ventral. An der Einmündung in den rechten Vorhof liegt die untere Hohlvene um ca. 2½ Wirbelkörpertiefen vor der Wirbelsäule (Schema der Abb. 3-30 und 3-31).

Weiterhin fällt eine rechtskonvexe Biegung der kranialen Hälfte der V. cava inferior auf, die nicht als pathologische Verdrängung fehlgedeutet werden darf [12, 232, 233, 332, 342, 369, 628, 798, 799]. In der Seitenansicht zeigt der Stamm der unteren Hohlvene in Höhe der Vv. hepaticae

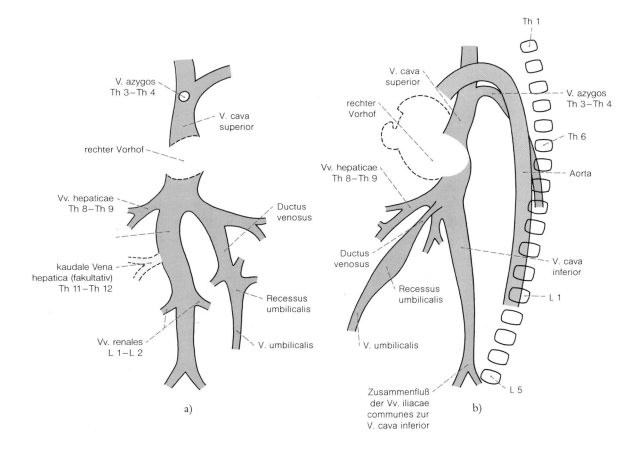

Abb. 3-30  Schema der Venen, Höhenlokalisation gegenüber der Wirbelsäule (ausgewertet wurden postmortale Venogramme von 40 Feten und Neugeborenen). Der Zusammenfluß der beiden Vv. iliacae communes zur V. cava inferior liegt in der Regel etwas weiter kaudal als die Aortenbifurkation. Die Hohlvenen verlaufen wesentlich weiter ventral als die prä- beziehungsweise paravertebral gelegene Aorta.
a) sagittal;  b) seitlich.

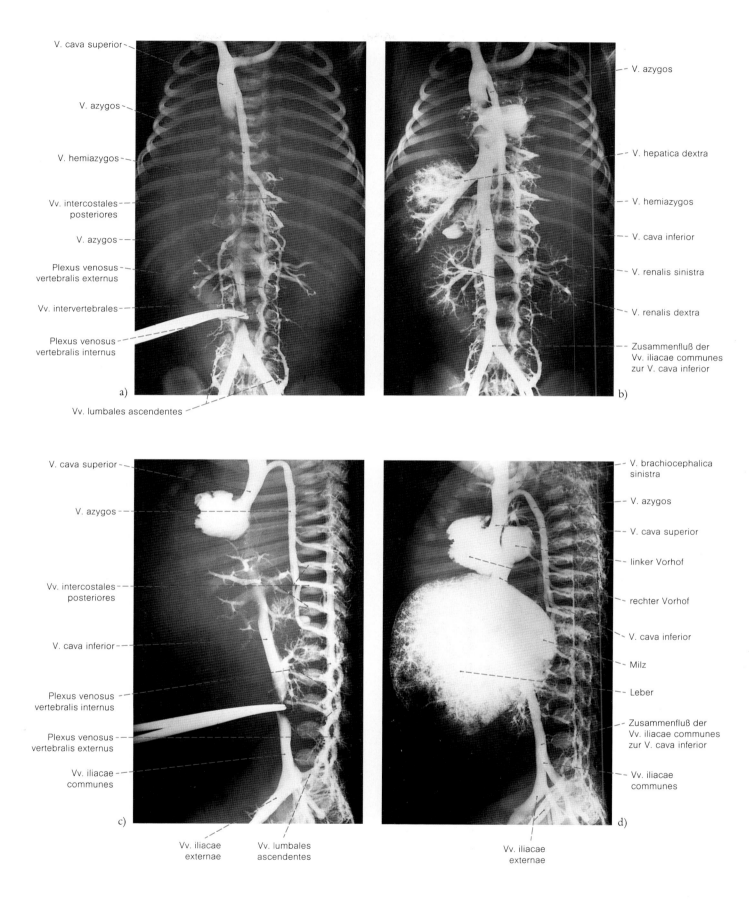

V. cava superior
V. azygos
V. hemiazygos
Vv. intercostales posteriores
V. azygos
Plexus venosus vertebralis externus
Vv. intervertebrales
Plexus venosus vertebralis internus
a)
Vv. lumbales ascendentes

V. azygos
V. hepatica dextra
V. hemiazygos
V. cava inferior
V. renalis sinistra
V. renalis dextra
Zusammenfluß der Vv. iliacae communes zur V. cava inferior
b)

V. cava superior
V. azygos
Vv. intercostales posteriores
V. cava inferior
Plexus venosus vertebralis internus
Plexus venosus vertebralis externus
Vv. iliacae communes
c)

V. brachiocephalica sinistra
V. azygos
V. cava superior
linker Vorhof
rechter Vorhof
V. cava inferior
Milz
Leber
Zusammenfluß der Vv. iliacae communes zur V. cava inferior
Vv. iliacae communes
d)

Vv. iliacae externae
Vv. lumbales ascendentes
Vv. iliacae externae

*Abb. 3-31* Hohlvenen- und Azygos-System. Postmortales Venogramm eines reifen weiblichen Neugeborenen.
a) und b) sagittal; c) und d) seitlich, mit zunehmender Kontrastmittelfüllung. Bei a) und c) mit abgeklemmter unterer Hohlvene zunächst Kontrastierung der Vv. hemiazygos und azygos über die Vv. lumbales ascendentes und Vertebralvenenplexus.

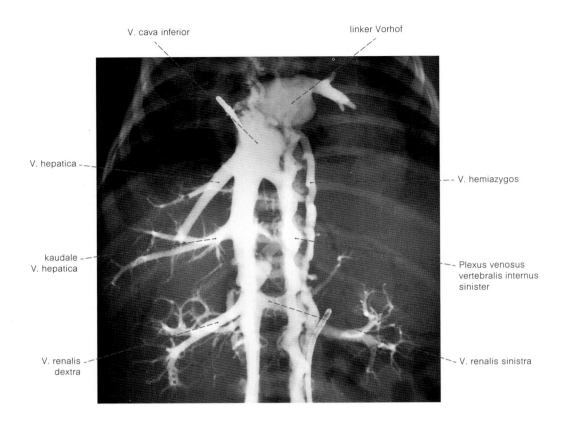

V. cava inferior                              linker Vorhof

V. hepatica                                                V. hemiazygos

kaudale
V. hepatica                                                Plexus venosus
                                                           vertebralis internus
                                                           sinister

V. renalis                                                 V. renalis sinistra
dextra

*Abb. 3-32*  Untere Hohlvene mit einer kaudalen Lebervene rechts an
typischer Position. Postmortales Venogramm. Reifes weibliches Neugeborenes.

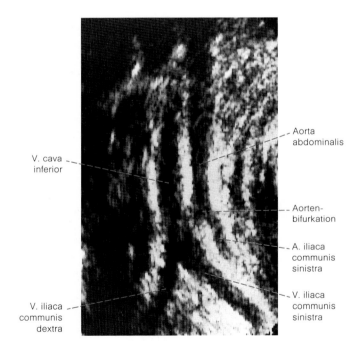

V. cava                                       Aorta
inferior                                      abdominalis

                                              Aorten-
                                              bifurkation

                                              A. iliaca
                                              communis
                                              sinistra

V. iliaca                                     V. iliaca
communis                                      communis
dextra                                        sinistra

*Abb. 3-33*  Sonogramm der unteren Hohlvene eines reifen männlichen
Neugeborenen. Frontalschnitt. Die Vena cava inferior liegt in ihrem
mittleren und kaudalen Abschnitt rechts neben der Aorta abdominalis, der
kraniale Abschnitt verläuft mehr ventral und ist deshalb in dieser Ebene
nicht getroffen. Der Zusammenfluß der beiden Vv. iliacae communes liegt
weiter kaudal als die Aortenbifurkation.

eine leichte Knickung, um von dorso-basal her in den rechten Vorhof einzumünden (Abb. 3-31). Hier stellt sich die Valvula venae cavae inferioris (Eustachii) gelegentlich im Angiogramm dar (siehe Abb. 3-9).

Der intrathorakale Abschnitt der unteren Hohlvene zwischen den Lebervenen und dem rechten Vorhof erscheint im frühen Fetalstadium bei seitlichem Strahlengang relativ lang (siehe Abb. 3-9), auf Sagittalbildern wird er zum Teil durch den rechten Vorhof überlagert. Die V. cava inferior besitzt keine Klappen.

Intra vitam läßt sich die untere Hohlvene bei Neugeborenen sonographisch (Abb. 3-33) und röntgenologisch durch periphere Kontrastmittelinjektionen vom Fuß her leicht darstellen. Dadurch können zum Beispiel Verlagerungen, Stenosierungen durch Thromben oder durch intravasale Tumorausbreitung sowie Anomalien und Mißbildungen nachgewiesen werden [114, 247, 257, 258, 318, 400]. Beim Valsalvaschen Effekt – zum Beispiel beim Schreien – kann eine Stenosierung oder gar eine Obstruktion der unteren Hohlvene vorgetäuscht werden [637, 725].

Es gibt zahlreiche unterschiedliche Formen der Varianten und Fehlbildungen der unteren Hohlvene. Ein Fehlen des hepatischen Segmentes der V. cava inferior oder eine infrahepatische Unterbrechung mit Azygos-Hemiazygos-Kontinuität kommen isoliert oder in Kombination mit angeborenen Herzfehlern, Lageanomalien des Herzens und der Bauchorgane vor [322]. Von diesen vielfältigen Fehlbildungen sei hier die Unterbrechung der unteren Hohlvene in Höhe des hepatischen Segmentes erwähnt, mit einer Kontinuität zum Recessus umbilicalis des Pfortadersystems [48, 535].

Die Kenntnis der Anatomie der V. cava inferior des Neugeborenen ist außerdem wichtig im Rahmen einer Angiokardiographie, bei der röntgenologischen oder sonographischen Lagekontrolle beziehungsweise für die Erkennung von Komplikationen eines Verweilkatheters in der V. cava inferior, zum Beispiel während einer parenteralen Ernährung [164, 178, 214, 279, 612, 705, 719, 865].

## Die größeren Äste der V. cava inferior

Die meisten Lebervenen (Vv. hepaticae dextrae, mediae et sinistrae) vereinigen sich als obere Gruppe mit der V. cava inferior dicht unterhalb des Zwerchfells in Höhe von Th 8 oder Th 9 (siehe Abb. 3-30 und Tabelle 3-4).

Die fakultativen kaudalen Lebervenen münden meist in Höhe Th 11, also um ca. zwei bis zweieinhalb Wirbelkörperhöhen tiefer in die V. cava inferior als die kranialen Lebervenen. Diese kaudalen Lebervenen dürfen nicht mit Nebennierenvenen verwechselt werden (vergleiche [36, 153, 228, 396, 495, 538, 792]).

Hellerer und Buchner [335] fanden aufgrund ihrer anatomischen Untersuchungen von 157 Fällen häufig eine Gruppe unterer Lebervenen von meist kleinerem Kaliber. Diese kaudale Gruppe mit bis zu 17 Lebervenenmündungen zeigte kein typisches Verteilungsmuster. Diese kaudalen Lebervenen lassen sich sonographisch gut darstellen [320, 321, 503]. Sie können bei einer Obstruktion im kranialen Bereich der V. cava inferior als intrahepatische Kollateralen erheblich erweitert werden [775].

Die Höhenlokalisation der größeren Venen des Rumpfes gegenüber der Wirbelsäule zeigt eine große Variabilität. In der Tabelle 3-4 sind diese Höhenlokalisationen angegeben; ausgewertet wurden 44 postmortale Phlebogramme. In der Fetalperiode lassen sich keine Wachstumsverschiebungen nachweisen (projektionsbedingte Ungenauigkeiten können durch die zum Teil ventrale Position der V. cava inferior entstehen).

Die Nierenvenen münden von lateral her in Höhe L 1 bis L 2 in die untere Hohlvene ein, die rechte gewöhnlich weiter kaudal als die linke (siehe Abb. 3-31b). Da die V. cava inferior rechts der Medianebene liegt, ist die linke Nierenvene länger als die rechte (siehe Abb. 3-31). Fast immer verläuft die linke Nierenvene präaortal.

In unserem Material ließen sich an den Venae renales keine Klappen nachweisen; diese sollen gelegentlich vorkommen. Die Architektonik der intrarenalen Venen (Vv. interlobulares, Vv. arcuatae, Vv. interlobares) ist in der Abbildung 3-31b zu erkennen.

Bei einer *Nierenvenenthrombose* (Abb. 3-34) können intrarenale Thromben sogar schon pränatal verkalken [86, 770, 797]. Durch diese Verkalkungen können die intrarenalen Venen (Vv. interlobares und arcuatae) im Nativröntgenbild sichtbar werden (Abb. 3-34a). Sonographisch lassen sich die Thromben in den Nierenvenen und in der unteren Hohlvene nachweisen (Abb. 3-34b) und die eventuelle Rekanalisation oder die Ausbildung von Kollateralen im Verlaufe verfolgen. Über pränatale Ultraschallbefunde bei einer Nierenvenenthrombose berichteten Sanders et al. [680].

Tabelle 3-4  Höhenlokalisation der größeren Rumpfvenen gegenüber der Wirbelsäule

| Venen | häufigste Höhenlokalisation | seltenere Höhenlokalisation |
|---|---|---|
| Zusammenfluß der Vv. iliacae communes zur V. cava inferior | L 4–L 5 | Intervertebralraum L 5/S 1 |
| Vv. renales | L 1/L 2 | Intervertebralraum Th 12/L 1 |
| Vv. hepaticae | Th 8–Th 9 | Intervertebralraum Th 7/Th 8 und Th 9/Th 10 |
| Kaudale Vv. hepaticae | Th 11–Th 12 | |
| Einmündung der V. azygos in die V. cava superior | Th 3–Th4 | Intervertebralraum Th 2/3 und Th 4/5 |

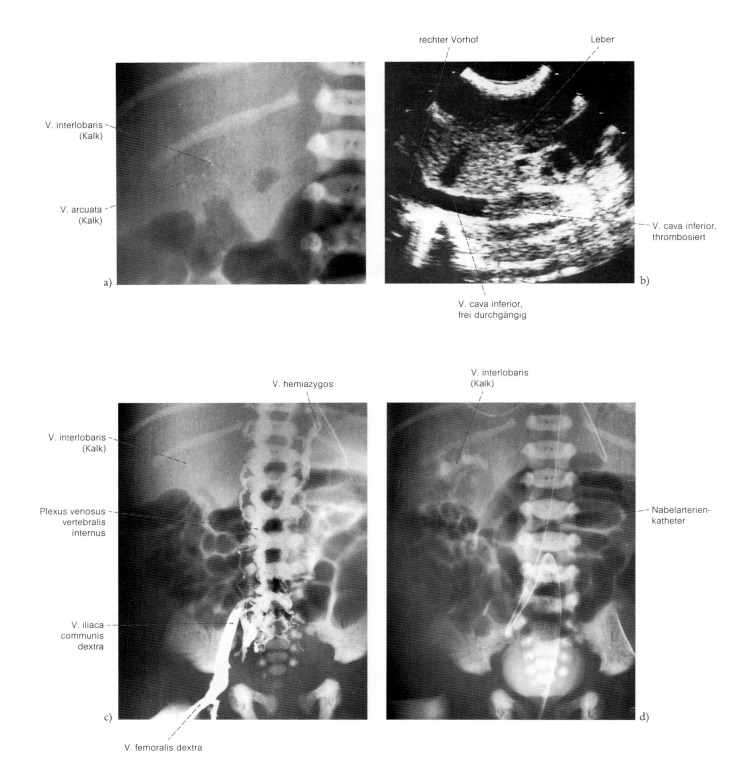

V. interlobaris
(Kalk)

V. arcuata
(Kalk)

a)

rechter Vorhof

Leber

V. cava inferior,
thrombosiert

b)

V. cava inferior,
frei durchgängig

V. hemiazygos

V. interlobaris
(Kalk)

V. interlobaris
(Kalk)

Plexus venosus
vertebralis
internus

Nabelarterien-
katheter

V. iliaca
communis
dextra

c)

d)

V. femoralis dextra

*Abb. 3-34*  Neugeborenes mit einer Thrombose der unteren Hohlvene und beider Nierenvenen. Intrauterin entstandene Verkalkungen in den intrarenalen Venen der rechten Niere.
a) im Nativröntgenbild feine Verdichtungslinien, welche verkalkten Thromben entsprechen (Vv. interlobares und arcuatae);  b) im Sonogramm (Längsschnitt) ist die kraniale Ausdehnung des Thrombus in der unteren Hohlvene sichtbar; der oberste Abschnitt der Vena cava inferior bis zum rechten Vorhof ist frei;  c) Versuch einer Cavographie durch Kontrastmittelinjektion in eine rechte Fußvene. Stopp an der Einmündung der rechten Vena iliaca communis in die untere Hohlvene, Abfluß über die Vertebralvenenplexus zum Azygos-Hemiazygos-System. Der intrakavale Thrombus reicht bis zum unteren Ende der Vena cava inferior hinab;  d) verzögerte Kontrastmittelausscheidung rechts bei stummer linker Niere. Zwischen zwei unvollständig gefüllten Kelchen liegt die Verkalkung in der V. interlobaris (innerhalb einer Bertinischen Columna renalis).

## Beckenvenen

Die beiden Vv. iliacae communes vereinigen sich rechts prävertebral in Höhe L 4-L 5 zur V. cava inferior. Die rechte V. iliaca communis verläuft etwas steiler als die linke.

Die linke V. iliaca communis liegt medial von der gleichnamigen Arterie, auf der rechten Seite liegt die Vene dorso-lateral der Arterie. Die linke V. iliaca communis wird an ihrer Ein-

mündung in die untere Hohlvene ventral von der rechten A. iliaca communis überkreuzt (Abb. 3-3a und 3-36).

Der Zusammenfluß der beiden Vv. iliacae communes zur V. cava inferior liegt weiter kaudal als die Aortenbifurkation (siehe Abb. 3-2b, 3-3a und 3-36).

Die V. iliaca interna kommt von dorso-kaudal her aus dem kleinen

Becken (Abb. 3-35). Die V. sacralis mediana verbindet sich von kaudal her mit der V. iliaca communis sinistra. Der Plexus venosus sacralis (Abb. 3-35) besitzt zahlreiche Kollateralverbindungen. Beiderseits mündet die V. lumbalis ascendens von kranial her in den distalen Teil der V. iliaca communis nahe am Zusammenfluß der äußeren und der inneren Iliakalvene. – Sämtliche Vv. iliacae besitzen keine Klappen.

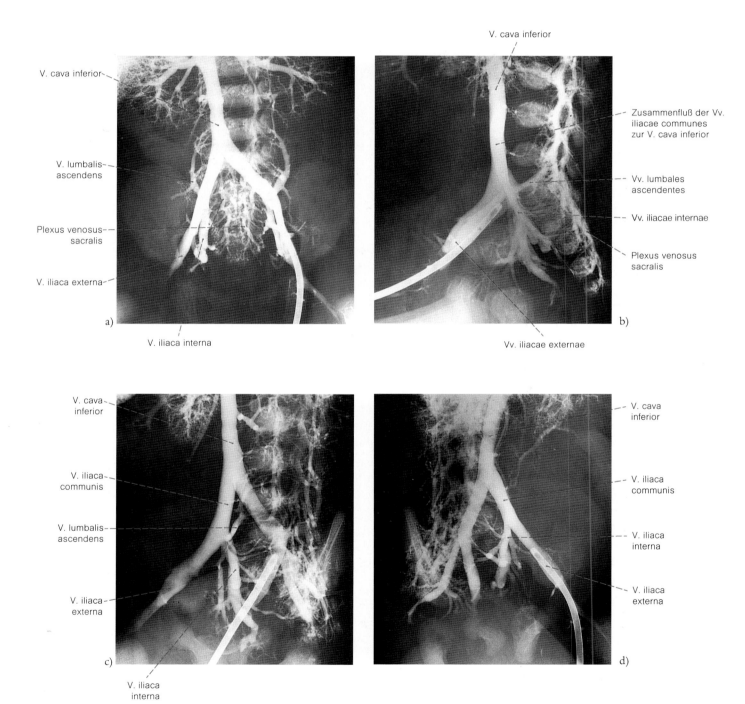

*Abb. 3-35* Beckenvenen. Postmortales Venogramm. Reifes weibliches Neugeborenes. Katheter in der linken V. iliaca externa.
a) sagittal;  b) seitlich;  c) 2. schräger Durchmesser;  d) 1. schräger Durchmesser.

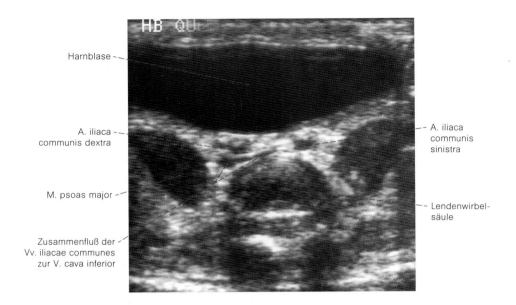

Harnblase —

A. iliaca
communis dextra —

M. psoas major —

Zusammenfluß der
Vv. iliacae communes
zur V. cava inferior

A. iliaca
communis
sinistra

Lendenwirbel-
säule

*Abb. 3-36*  Sonographischer Querschnitt in Höhe des Beckeneinganges
(ca. L 5). Reifes Neugeborenes. Der Schnitt trifft den Zusammenfluß der
beiden Vv. iliacae communes zur unteren Hohlvene und liegt damit etwas
kaudal der Aortenbifurkation.

## Das System der V. azygos und hemiazygos und die Plexus venosi vertebrales

Das System der *Azygosvenen* setzt sich
aus retroperitonealen und thorakalen
Anteilen zusammen, welche als eine
Einheit betrachtet werden müssen. Die
Vv. azygos, hemiazygos und hemiazygos accessoria sowie die Vv. intercostales superiores entstehen überwiegend aus dem System der Suprakardinalvenen (siehe Abb. 3-29 und 3-31).

Die V. azygos ist bereits frühfetal
ein kräftiges Gefäß (siehe Abb.
3-10), welches meist in Höhe Th 3
bis Th 4 in den kranialen Anteil der
oberen Hohlvene einmündet, kurz
unterhalb der Vereinigung der
beiden Vv. brachiocephalicae (siehe
Abb. 3-30 und 3-31). Diese Höhe
entspricht ungefähr der des Aortenbogens (siehe Abb. 3-2).

Die V. azygos verläuft im kranialen
Retroperitoneal- und im kaudalen
Thorakalbereich unmittelbar prävertebral. Vom 6. Brustwirbel an aufwärts
verläuft die Vene im flachen Bogen
nach ventral und wendet sich dabei

nach rechts (siehe Abb. 3-31). Sie zieht
dann bogenförmig von hinten her über
den rechten Hauptbronchus beziehungsweise über den Abgang des
rechten Oberlappenbronchus hinweg
nach vorn und mündet von dorsal her
in die V. cava superior ein (in den
meisten Fällen etwas von medial,
seltener etwas von lateral her
kommend). Diese Einmündung ist in
Angiogrammen im sagittalen Strahlengang als runder Schatten zu erkennen,
extraperikardial kurz oberhalb des
Herzbeutels gelegen (Abb. 2-128). Bei
gleichzeitiger Darstellung der Luftwege sieht man den Querschnitt der
V. azygos epibronchial in dem Winkel
zwischen dem rechten Hauptbronchus
und dem rechten Oberlappenbronchus
(vergleiche Kapitel 2).

Die Zuflüsse zur V. azygos sind sehr
variabel. Die V. hemiazygos verläuft
links paravertebral, meist dorsal der
Aorta descendens. In sehr unterschiedlicher Höhe kreuzt die V. hemiazygos
die Wirbelsäule ventral und vereinigt
sich mit der V. azygos (siehe
Abb. 3-31). Im Seitenbild erkennt man,
daß die V. hemiazygos weiter dorsal
verläuft als die prävertebral gelegene
V. azygos (siehe Abb. 3-31c und d).
Die gleiche dorsale Lage zeigt die

ebenfalls sehr variable V. hemiazygos
accessoria, die das Blut aus dem linken
oberen Thoraxquadranten entweder
zur V. azygos oder zur linken V. brachiocephalica führt.

Zur V. azygos führen außerdem die
Vv. intercostales posteriores, die
V. intercostalis superior dextra (welche
die 2., die 3. und eventuell noch die
4. rechte Interkostalvene zusammen-
faßt) und die unterhalb der 12. Rippe
gelegene V. subcostalis. Letztere gilt
als Grenze zwischen dem Azygos-
Hemiazygos-System kranial und dem
System der aszendierenden Lumbal-
venen kaudal. Beide Venensysteme
bilden anatomisch und funktionell eine
Einheit (Abb. 3-31). Die rechte und die
linke V. lumbalis ascendens erhalten
Zuflüsse von den Vv. lumbales I–IV
und münden in die Vv. iliacae
communes.

Damit sind nur einige Verbindungen des Azygos-Hemiazygos-
Systems aufgeführt. Darüber hinaus
bestehen Kollateralen zu zahlreichen
anderen Venenbezirken, unter
anderem zu dem Verzweigungsbereich
der unteren Hohlvene und zu dem
Vertebralvenengeflecht.

## Plexus venosi vertebrales

> Die Vertebralvenenplexus bilden ein
> verzweigtes Geflecht, welches die
> gesamte Wirbelsäule außen umgibt
> (Plexus venosi vertebrales externi)
> und innen den Spinalkanal
> auskleidet (Plexus venosi vertebrales
> interni).

Drei Abschnitte müssen als eine funktionelle Einheit betrachtet werden:

- der *zervikale* Anteil leitet das Blut
  vom Halswirbelsäulenbereich hauptsächlich zu den Vv. brachiocephalicae (Abb. 3-9),
- der *thorakale* Anteil drainiert in das
  Azygos-Hemiazygos-System
  (Abb. 3-9 und 3-31),
- der *abdominale* Abschnitt ist mit dem
  System der Vv. lumbales ascendentes verbunden (siehe Abb. 3-31).

Sämtliche dieser Venenbereiche weisen zahlreiche Anastomosierungen auf. Die Plexus venosi vertebrales interni (anterior et posterior) liegen zwischen der Dura einerseits und dem Periost bzw. den longitudinalen Bändern andererseits. Sie erhalten Zuflüsse vom Rückenmark und dessen Häuten sowie von den Wirbelkörpern (als Vv. basivertebrales). An der Rückseite der Wirbelkörper, links und rechts vom Lig. longitudinale posterius, können sich relativ kräftige venöse Verbindungszüge ausbilden, die als Sinus vertebrales longitudinales bezeichnet werden. Die Plexus venosi vertebrales externi (anterior et posterior) liegen als vordere Geflechte vor den Wirbelkörpern und als hintere Plexus hinter den Wirbelbögen (siehe Abb. 3-31). Die inneren und die äußeren Vertebralvenengeflechte sind über die Vv. intervertebrales miteinander verbunden, die durch die Foramina intervertebralia hindurchziehen.

> Die zervikalen Vertebralvenenplexus stehen innen durch das große Hinterhauptsloch mit den Durasinus und außen mit dem Plexus venosus suboccipitalis in Verbindung (vergleiche Kapitel I, Abb. 1-33).

Der Einstrom in die Vv. brachiocephalicae erfolgt gewöhnlich von dorsal her über mehrere Venenstämme.

Die Vertebralvenenplexus sind auf vielfache Weise mit der unteren Hohlvene, den Beckenvenen und dem Pfortadersystem verknüpft (vergleiche [17, 58, 191, 204, 233, 492, 495, 553, 695, 696]).

Vor der Entwicklung der Sonographie, der Computertomographie und der Kernspintomographie stellte die röntgenologische Darstellung dieser venösen Systeme bei Kindern und Erwachsenen eine wichtige Untersuchungsmethode des Retroperitonealraumes, der Vertebralbereiche sowie auch des hinteren Mediastinums dar [4, 5, 100, 101, 102, 103, 104, 190, 192, 193, 260, 474, 766]. Unter pathologischen Strömungsverhältnissen können kleine Anastomosen zu kräftigen Gefäßen erweitert werden, so zum Beispiel die reno-lumbale Anastomose bei einer Agenesie der V. cava inferior [102, 103, 470] oder bei einer Nierenvenenthrombose [104, 559]. Bei einer Unterbrechung oder Einengung der unteren Hohlvene kann die jetzt als Hauptabstrom dienende V. azygos sich erheblich erweitern; vergleiche die Untersuchungen der V. azygos im Tomogramm von Swart [769] sowie angiographische [51, 279, 672], computertomographische [220] und sonographische [261] Untersuchungen.

> Eine bereits im Röntgennativbild
> des Thorax erkennbare Erweiterung
> der V. azygos kann bei Kindern mit
> einer prä- oder intrahepatischen
> Pfortaderblockade vorkommen
> [52]. Das Blut wird hepatofugal
> über Ösophagusvarizen in die
> V. azygos geleitet.

Auf die zahlreichen portokavalen Anastomosen kann hier nicht näher eingegangen werden. Von der ontogenetischen Entwicklung her ist die Verbindung des linken Pfortaderastes über den Recessus umbilicalis zu epigastrischen Venen als Anastomoses umbilico-epigastricales besonders interessant [279].

Die Vv. lumbales ascendentes mit ihren variablen Abgängen von den Vv. iliacae communes können sich gelegentlich beim Katheterisieren als Hindernis auswirken, da die Katheterspitze in diese Venenabgänge hineingleiten kann. Reilly [654] berichtete über eine Komplikation bei einem Neugeborenen: ein in die linke V. saphena eingeführter Katheter war mit seiner Spitze in eine Lumbalvene gelangt. Nach Perforation der Venenwand strömte die injizierte Flüssigkeit in den Epiduralraum des Wirbelkanals. Bei dem Kind entstand eine bleibende Paraplegie.

Die Abbildung 3-31 zeigt, daß die äußeren und inneren Vertebralvenenplexus bei Feten und Neugeborenen kräftig ausgebildet sind. So wird es verständlich, daß im Neugeborenenalter bei einer Lumbalpunktion relativ leicht ein Venenast verletzt werden kann.

Im Computertomogramm können bei Kindern mit einer Obstruktion der V. cava inferior die Vertebralvenenplexus und paravertebralen Venengeflechte erweitert sichtbar werden [802].

Die Methode der epiduralen Venographie, also der Darstellung der inneren Vertebralvenenplexus, wurde früher bei Erwachsenen zum Beispiel beim Bandscheibenprolaps durchgeführt [101, 189, 268, 540]. Auf die Darstellung des zervikalen Vertebralvenenplexus bei Erwachsenen wiesen Dilenge et al. [180] und Theron [784] hin.

# 2. Peritonealhöhle

## Allgemeines

Das intraembryonale Zölom stellt innerhalb des Körpers des Embryos einen Hohlraum dar, welcher sich anfangs vom Thorax bis zum Becken erstreckt. Dieses intra-embryonale Zölom wird im Laufe der Embryogenese in verschiedene Räume unterteilt. Zunächst grenzt sich die Perikardhöhle ab. Durch die Ausbildung des Zwerchfells schließen sich die Pleuroperitonealkanäle. Dadurch werden am Ende der 6. Embryonalwoche die Pleurahöhlen von der Peritonealhöhle getrennt. Durch das ventrale und dorsale Mesenterium wird die embryonale Peritonealhöhle in eine linke und eine rechte Hälfte geteilt. Diese Unterteilung ist jedoch unvollständig, da unterhalb der Leber kein ventrales Mesenterium vorhanden ist. Die Peritonealhöhle formt sich durch die Entwicklungsbewegungen der intra-abdominalen und retroperitonealen Organe zu einem komplizierten Hohlraum mit Nischen und Taschen aus.

Beim Frühgeborenen und beim reifen Neugeborenen ähnelt die Peritonealhöhle der des älteren Kindes und des Erwachsenen; es sind jedoch morphologische Unterschiede vorhanden, die klinisch bedeutsam sind, zum Beispiel für chirurgische Eingriffe. So reicht zum Beispiel die Excavatio rectouterina beziehungsweise rectovesicalis beim Neugeborenen wesentlich weiter nach kaudal als beim Erwachsenen.

Die Abb. 3-37 zeigt eine Übersicht über die obere und hintere Wand der eröffneten Bauchhöhle eines Neugeborenen.

Durch die Anheftung der Leber an das Zwerchfell, durch die schräg verlaufende Mesenterialwurzel und die sekundäre Verwachsung des Colon ascendens und descendens sowie durch die Ausbildung der Bursa omentalis ist die Peritonealhöhle vielfältig unterteilt. Die verschiedenen Taschen, Buchten und Nischen sind durch „Straßen" miteinander verbunden (zum Beispiel durch die parakolischen Rinnen, durch das Foramen epiploicum etc.; Abb. 3-37b).

Dadurch können sich lokal entstandene Krankheitsprozesse auf die gesamte Bauchhöhle ausdehnen (zum Beispiel Ausbreitung von Exsudat, Eiter, Blut, Urin, Magendarminhalt, freier Luft etc.; vergleiche [344]). Im Gegensatz zum Erwachsenen geht die linke parakolische Rinne nach kranial frei in den linken subphrenischen Recessus über, ohne durch das Lig. phrenicocolicum abgegrenzt zu werden. Letzteres findet sich beim Neugeborenen mehr dorsal des Colons. Es reicht nicht so weit nach lateral wie beim Erwachsenen.

Einen Überblick über die Morphologie der Peritonealhöhle bieten postmortale röntgenologische Kontrastdarstellungen (Abb. 3-38 bis 3-40).

Das Zwerchfell schließt die Peritonealhöhle nach oben hin ab. Die Verwachsungsfläche zwischen Leber und Zwerchfell (Area nuda oder Pars affixa hepatis) ist relativ groß (Abb. 3-41). Das *Lig. coronarium hepatis* stellt die peritoneale Umschlagsfalte am Rand dieser Fläche dar, mit einer spitzen Ausziehung nach rechts (Lig. triangulare dextrum) und einer langen Fortsetzung nach links (Lig. triangulare sinistrum). Die Entstehung dieses langen lamellenartigen Lig. triangulare sinistrum ist ebenso wie die der Appendix fibrosa hepatis durch die asymmetrische Leberentwicklung mit relativer Verkleinerung des linken Leberlappens bedingt.

Die Pars affixa hepatis liegt nicht am höchsten Punkt der Leber, sondern weiter dorsal. Wegen dieser dorsal gelegenen Anheftungsfläche wird die Leber in aufrechter Position nach vorn gekippt. Dies wird zum Beispiel bei Vorhandensein freier intraperitonealer Luft auf einer seitlichen Röntgenaufnahme im Hängen deutlich.

Das Lig. coronarium hepatis geht nach ventral in das *Lig. falciforme hepatis* über. Dieses spannt sich membranartig zwischen der Leber und der vorderen Bauchwand aus und reicht bis zum Nabel hinab (Abb. 3-11b und 3-43). In der Embryonalentwicklung entsteht das Lig. falciforme aus dem Septum transversum, welches einen Teil des ventralen Mesenteriums darstellt.

▷

*Abb. 3-37*  Obere und hintere Wand der Peritonealhöhle. Reifes weibliches Neugeborenes.
a) anatomisches Präparat nach Entfernung von Leber, Milz, Magen, Dünndarm und Querkolon;
b) Schema entsprechend a). Die Pfeile deuten die hauptsächlichen Verbindungswege zwischen den verschiedenen Bauchhöhlenregionen an (parakolische Rinnen, Foramen epiploicum Winslowi etc.). Rot: Verwachsungsfläche der Pars affixa (= Area nuda) der Leber sowie Ligamente des Magens und des Darmes; A = Recessus subphrenicus dexter; B = Recessus subphrenicus sinister; C = Morisonsche Tasche; D = Bursa omentalis; E = Spatium mesentericocolicum dextrum; F = Spatium mesentericocolicum sinistrum; G = Spatium parieto-colicum dextrum (rechte parakolische Rinne); H = Spatium parieto-colicum sinistrum (linke parakolische Rinne);
c) rote Fläche: subhepatischer beziehungsweise hepatorenaler Recessus der Bauchhöhle (Morisonsche Tasche). Freie Flüssigkeit in der Bauchhöhle läßt sich hier in Rückenlage zwischen der rechten Niere und der Leber sonographisch leicht nachweisen; rote Linie: Lig. coronarium. Die seitlichen Enden werden als Lig. triangulare sinistrum und dextrum bezeichnet. Nach ventral setzt sich das Lig. coronarium in das Lig. falciforme hepatis fort.

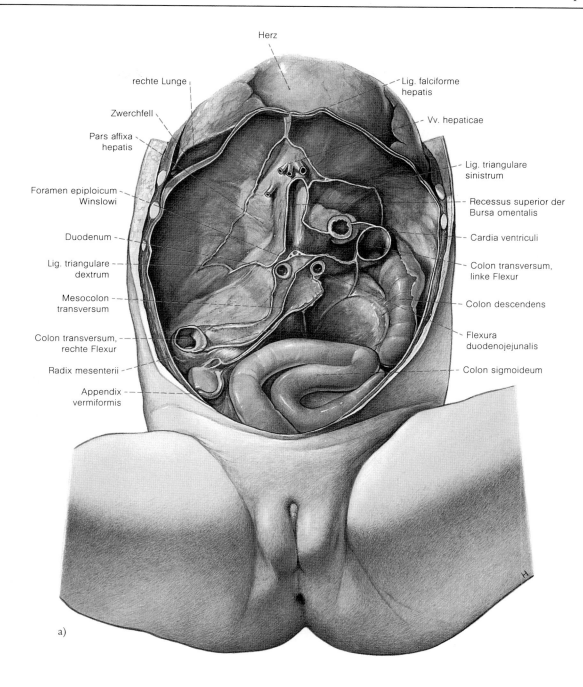

Herz

rechte Lunge

Zwerchfell

Pars affixa hepatis

Foramen epiploicum Winslowi

Duodenum

Lig. triangulare dextrum

Mesocolon transversum

Colon transversum, rechte Flexur

Radix mesenterii

Appendix vermiformis

Lig. falciforme hepatis

Vv. hepaticae

Lig. triangulare sinistrum

Recessus superior der Bursa omentalis

Cardia ventriculi

Colon transversum, linke Flexur

Colon descendens

Flexura duodenojejunalis

Colon sigmoideum

a)

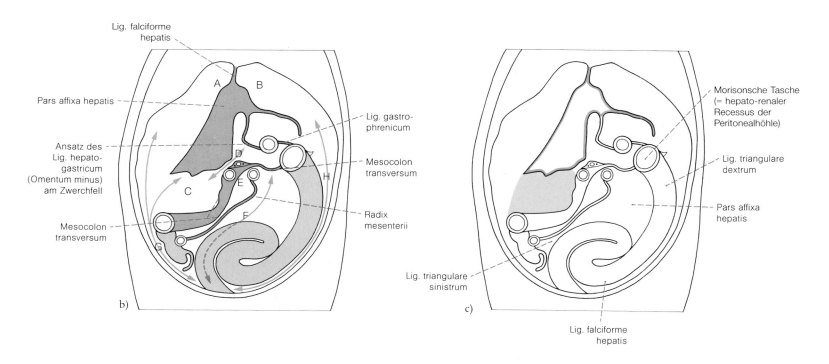

Lig. falciforme hepatis

Pars affixa hepatis

Ansatz des Lig. hepato-gastricum (Omentum minus) am Zwerchfell

Mesocolon transversum

Lig. gastro-phrenicum

Mesocolon transversum

Radix mesenterii

b)

Morisonsche Tasche (= hepato-renaler Recessus der Peritonealhöhle)

Lig. triangulare dextrum

Pars affixa hepatis

Lig. triangulare sinistrum

Lig. falciforme hepatis

c)

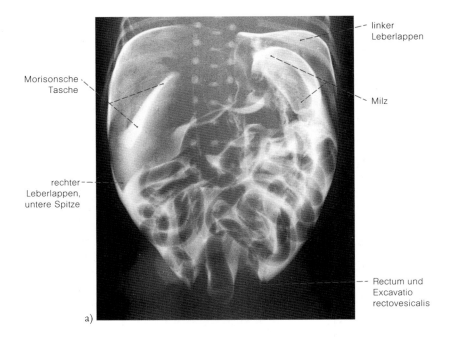

Morisonsche
Tasche

linker
Leberlappen

Milz

rechter
Leberlappen,
untere Spitze

Rectum und
Excavatio
rectovesicalis

a)

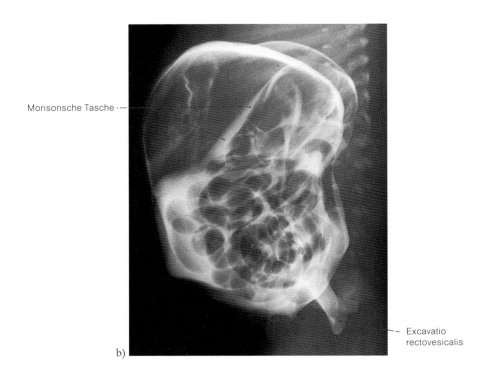

Morisonsche Tasche

Excavatio
rectovesicalis

b)

*Abb. 3-38* Postmortale Peritoneographie eines männlichen Feten der 15. SSW p.m. Der linke Leberlappen ist noch sehr groß, die Milz erscheint demgegenüber relativ klein. Die Morisonsche Tasche (hepatorenaler Recessus der Peritonealhöhle) ist in Rückenlage mit Kontrastmittel gefüllt. Der Magen–Darm-Trakt enthält noch keine Luft.
a) sagittal;  b) seitlich.

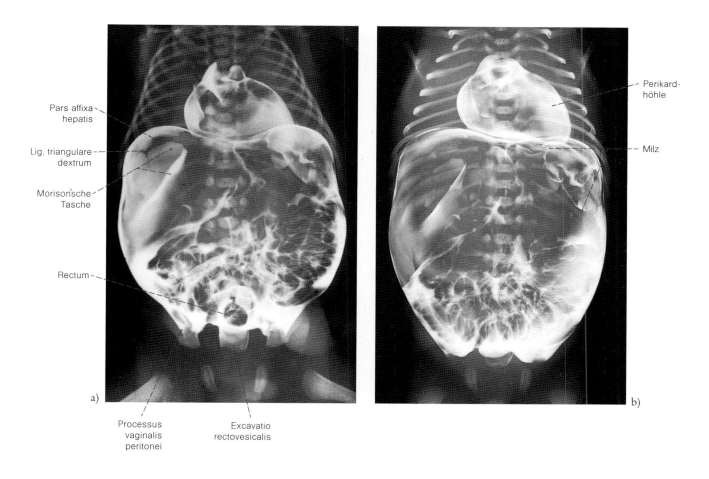

Pars affixa hepatis

Lig. triangulare dextrum

Morison'sche Tasche

Rectum

a)

Processus vaginalis peritonei

Excavatio rectovesicalis

Perikard- höhle

Milz

b)

*Abb. 3-39* Postmortales Peritoneogramm und Perikardiogramm eines männlichen Feten der 26. SSW p.m.

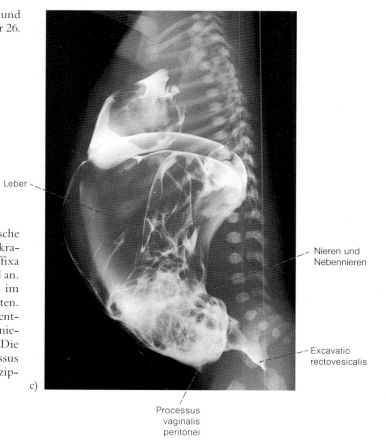

Leber

Nieren und Nebennieren

Excavatio rectovesicalis

c)

Processus vaginalis peritonei

a) sagittal, Rückenlage. Die Morisonsche Tasche ist mit Kontrastmittel aufgefüllt, sie grenzt kranial an die Verwachsungsfläche der Pars affixa (= Area nuda) der Leber mit dem Zwerchfell an. Die Testes sind noch nicht deszendiert;  b) im Hängen sinken die Baucheingeweide nach unten. Die Morisonsche Tasche hat sich teilweise entleert;  c) Seitenbild. Die Nieren und Nebennieren wölben sich von dorsal her weit vor. Die Hoden sind noch nicht deszendiert, der Processus vaginalis peritonei bildet erst eine kleine Auszipfelung.

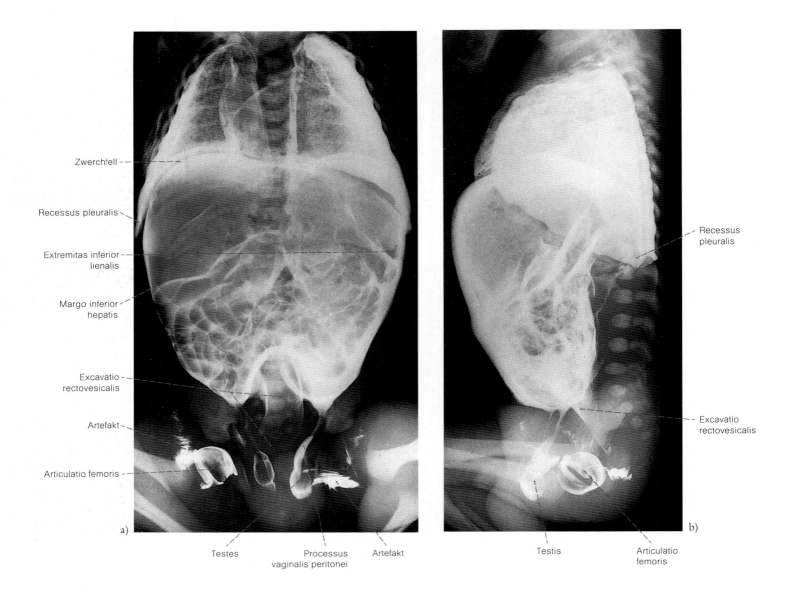

Zwerchfell

Recessus pleuralis

Extremitas inferior lienalis

Margo inferior hepatis

Excavatio rectovesicalis

Artefakt

Articulatio femoris

Recessus pleuralis

Excavatio rectovesicalis

a)

b)

Testes          Processus          Artefakt
            vaginalis peritonei

Testis          Articulatio
                femoris

*Abb. 3-40*  Postmortales Peritoneogramm eines männlichen Frühgeborenen der 31. SSW p.m. Außerdem Kontrastdarstellung der Pleurahöhlen, des Perikardbeutels und des rechten Hüftgelenkes. Die Pleurarecessus reichen lateral und dorsal weit nach unten hinab. Die Hoden sind noch nicht deszendiert, beiderseits ist der Processus vaginalis peritonei noch offen. Die Excavatio rectovesicalis erstreckt sich viel weiter nach kaudal als beim älteren Kind oder beim Erwachsenen.
a) sagittal, Rückenlage;  b) Seitenbild;  c) Drehung nach rechts (2. schräger Durchmesser);  d) Drehung nach links (1. schräger Durchmesser).

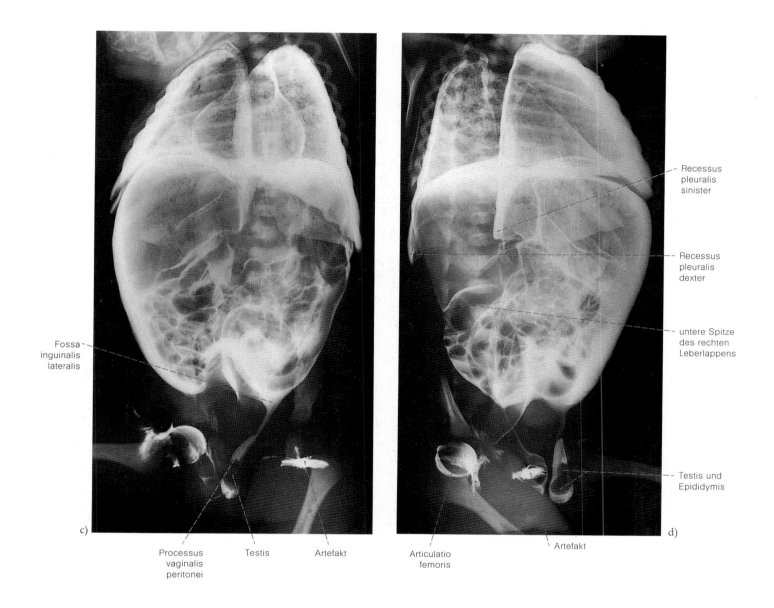

Fossa
inguinalis
lateralis

Recessus
pleuralis
sinister

Recessus
pleuralis
dexter

untere Spitze
des rechten
Leberlappens

Testis und
Epididymis

c)

d)

Processus
vaginalis
peritonei

Testis

Artefakt

Articulatio
femoris

Artefakt

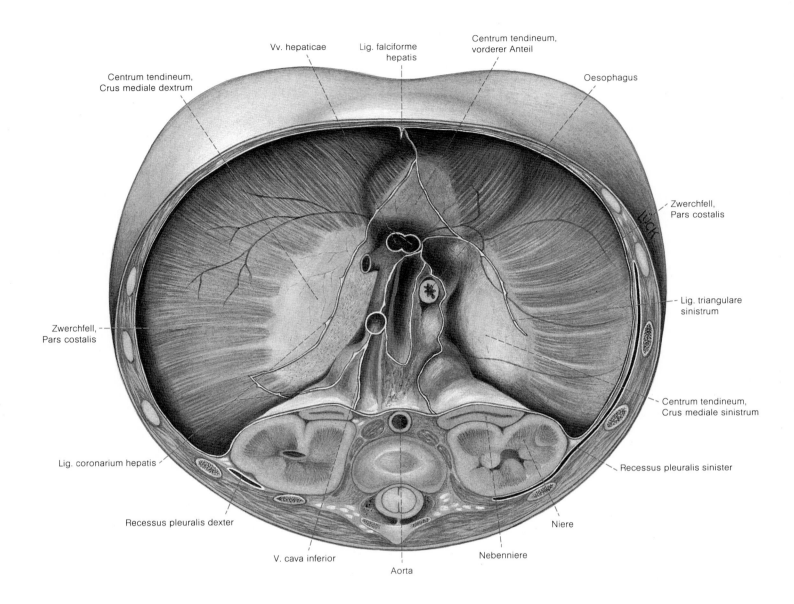

Centrum tendineum,
Crus mediale dextrum

Vv. hepaticae

Lig. falciforme
hepatis

Centrum tendineum,
vorderer Anteil

Oesophagus

Zwerchfell,
Pars costalis

Lig. triangulare
sinistrum

Zwerchfell,
Pars costalis

Centrum tendineum,
Crus mediale sinistrum

Lig. coronarium hepatis

Recessus pleuralis sinister

Recessus pleuralis dexter

Niere

V. cava inferior

Nebenniere

Aorta

*Abb. 3-41*  Unterfläche des Zwerchfells bei einem Frühgeborenen. Das
Centrum tendineum bildet eine kleeblattartige Fläche. Ventral ist die
Position des Perikardbeutels erkennbar. Zwischen den beiden Blättern des
Lig. coronarium hepatis liegt die Verwachsungsfläche des Zwerchfells mit
der Area nuda (Pars affixa) der Leber. Dorsal der Nieren sind beiderseits
die weit nach kaudal hinabreichenden Pleurarecessus angeschnitten.

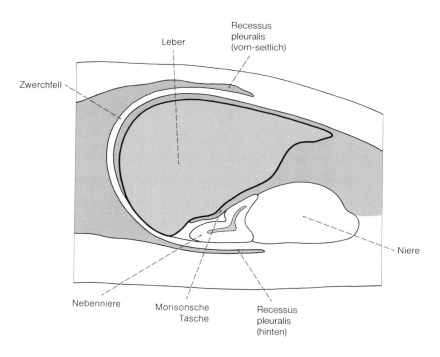

**Abb. 3-42** Topographische Beziehung der Peritonealhöhle zum Pleuraraum (rot) bei einem Frühgeborenen. Schema nach einem anatomischen Präparat gezeichnet, entsprechend einem sonographischen Schnitt durch die rechte Niere und Nebenniere (vergleiche Abb. 3-83 und 3-86). Die Pleurarecessus reichen vorn-seitlich und besonders hinten tief nach kaudal hinab, die Morisonsche Tasche der Peritonealhöhle weit nach kranial hinauf.

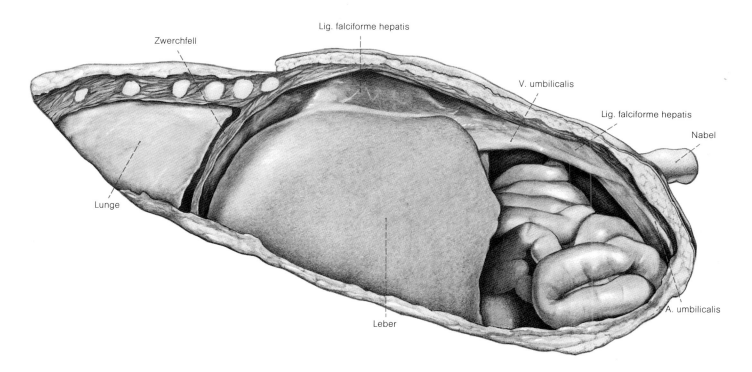

**Abb. 3-43** Peritonealhöhle eines Frühgeborenen der 32. SSW p.m., von rechts eröffnet. Das Lig. falciforme hepatis stellt eine ausgedehnte durchscheinende Membran dar, die sich vom Zwerchfell bis zum Nabel erstreckt. Die Nabelvene bildet die untere-hintere Grenze.

Durch das Lig. falciforme hepatis wird der obere vordere Teil der Peritonealhöhle in eine linke und eine rechte Hälfte unterteilt (linker und rechter Recessus subphrenicus). Die Unterteilung wird im Röntgenbild sichtbar, wenn sich freie Luft in der Bauchhöhle befindet.

In Rückenlage sammelt sich die nach oben aufsteigende Luft unter der vorderen Bauchwand an. Innerhalb dieser sich im Röntgenbild als Aufhellung abzeichnenden Luftansammlung wird das Lig. falciforme hepatis als

längsgerichtete Schattenlinie sichtbar (Abb. 3-44a bis 3-47). Dies ist ein wichtiges röntgenologisches Zeichen (amerikanisch: "football-sign" wegen der Ähnlichkeit mit einem amerikanischen "football"; vergleiche [61, 208]).

Unterhalb des Nabels springen an der Innenseite der vorderen Bauchwand Falten oder Stränge vor (siehe Abb. 3-53). Die mediane Falte zieht von der Blasenspitze zum Nabel und enthält einen Rest des Urachus. Die beiden Plicae umbilicales mediales enthalten die Nabelarterien. Die Plicae umbilicales laterales sind beim Neuge-

borenen kaum prominent, sie sind beim Erwachsenen deutlicher ausgeprägt; sie werden durch die Aa. epigastricae inferiores hervorgerufen.

Bei entleerter Harnblase entsteht zwischen den beiden medialen Peritonealfalten (Aa. umbilicales) eine Grube. Hier kann sich in Rückenlage freie intraperitoneale Luft ansammeln.

Im Röntgenbild können dadurch die beiden medialen Falten sichtbar werden (siehe Abb. 3-52).

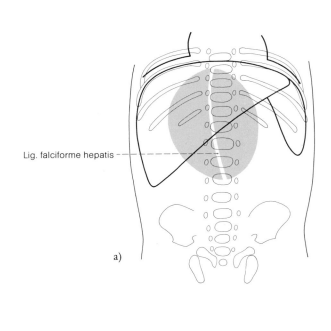

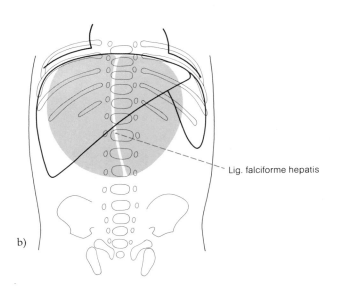

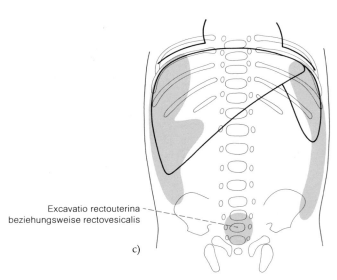

*Abb. 3-44* Schema der röntgenologischen Darstellung freier Luft in der Bauchhöhle.
a) In Rückenlage sammelt sich die Luft ventral an und wird vom Lig. falciforme hepatis unterteilt (sogenanntes "football"-Zeichen);  b) Rückenlage, größere Luftansammlung in der Bauchhöhle;  c) in Bauchlage sammelt sich freie Luft parakolisch, hinter der Milz, hinter und unter der Leber (Morisonsche Tasche) sowie präsakral in der Excavatio rectovesicalis bzw. rectouterina an.

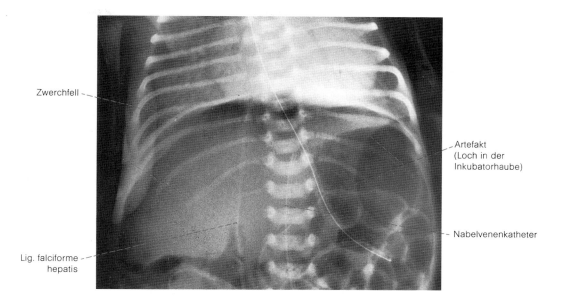

Zwerchfell

Artefakt
(Loch in der
Inkubatorhaube)

Nabelvenenkatheter

Lig. falciforme
hepatis

*Abb. 3-45*  Großes Pneumoperitoneum bei einem Neugeborenen (Rük-kenlage). Die Schattenlinie des Lig. falciforme hepatis und der Nabel-venenkatheter haben einen relativ weiten Abstand voneinander. Zwischen beiden ist das membranartige Lig. falciforme schräg ausgespannt.

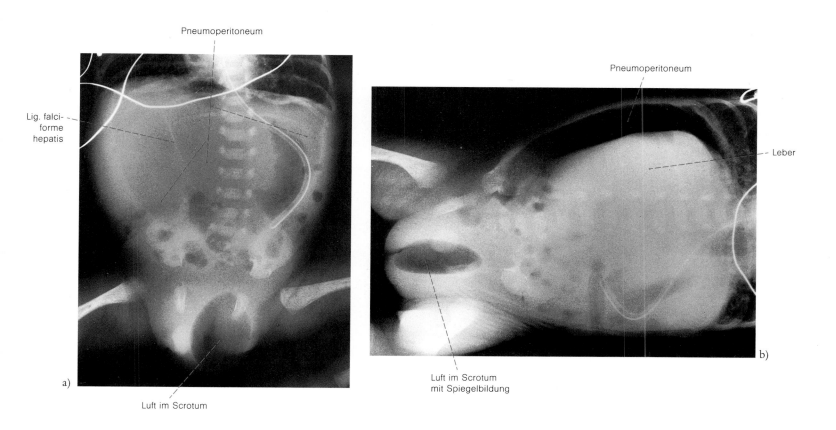

Pneumoperitoneum

Pneumoperitoneum

Lig. falci-
forme
hepatis

Leber

Luft im Scrotum

Luft im Scrotum
mit Spiegelbildung

a)

b)

*Abb. 3-46*  Pneumoperitoneum bei einem männlichen Frühgeborenen. Durch den noch offenen Processus vaginalis peritonei ist Luft links in das Scrotum gelangt. In Rückenlage (a) zeichnet sich das Lig. falciforme hepatis relativ weit rechts ab. In linker Seitenlage mit horizontalem Strahlengang (b) läßt sich die freie Luft gegenüber dem Leberschatten gut abgrenzen. Die wahre Größe des Pneumoperitoneums ist jetzt besser abzuschätzen.

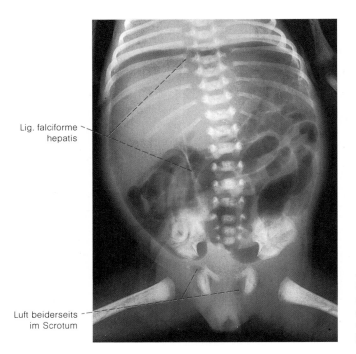

Lig. falciforme
hepatis

Luft beiderseits
im Scrotum

*Abb. 3-47*   Sehr großes Pneumoperitoneum bei einem männlichen Frühgeborenen 30. SSW p.m. Rückenlage. Beiderseits ist Luft durch den offenen Processus
vaginalis peritonei in das Scrotum gelangt.

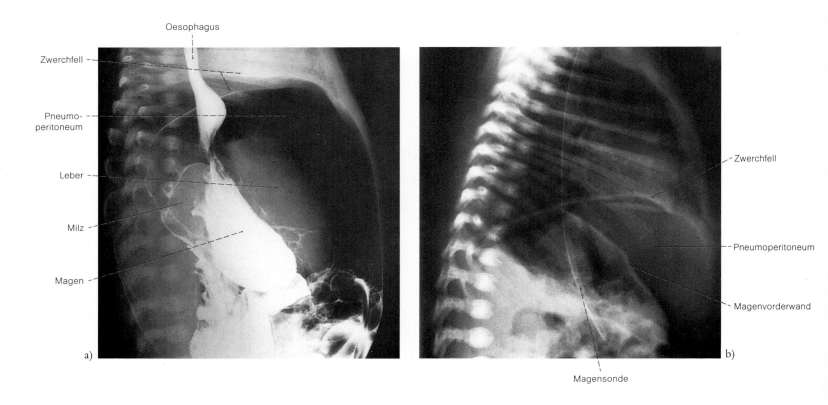

Oesophagus

Zwerchfell

Pneumo-
peritoneum

Leber

Milz

Magen

a)

Zwerchfell

Pneumoperitoneum

Magenvorderwand

b)

Magensonde

*Abb. 3-48*   Bei einem Pneumoperitoneum sinken in aufrechter Körper-
haltung (im Hängen) die Oberbauchorgane nach hinten unten ab. Die
größte Luftmenge sammelt sich vorn oben im Oberbauch an, besonders
der Magen gewinnt einen weiten Abstand von der vorderen Bauchwand.
a) postmortale Darstellung bei einem männlichen Frühgeborenen der 30.
SSW p.m., bei welchem intra vitam ein sehr großes Pneumoperitoneum
entstanden war (gleicher Fall wie in Abb. 3-47). Oesophagus, Magen und
Jejunum sowie die Peritonealhöhle sind kontrastiert;   b) Neugeborenes,
Aufnahme intra vitam im Hängen. Das Pneumoperitoneum trennt die
Magenvorderwand vom Zwerchfell und von der ventralen Bauchwand.
Die Cardia des Magens bleibt in Kontakt mit dem Zwerchfell.

Ein Pneumoperitoneum entsteht beim Neugeborenen meistens durch eine Perforation des Magen-Darm-Traktes. Seltener kann bei maschineller Beatmung extra-alveoläre Luft (Barotrauma, "air leak") über das pulmonale Interstitium und das Mediastinum in den retroperitonealen Raum gelangen und nach Einreißen des Bauchfells ein Pneumoperitoneum hervorrufen (Abb. 3-49 und 3-50; vergleiche [117]).

Die Differenzierung zwischen einem durch Perforation des Magen-Darm-Traktes einerseits und durch Luft pulmonalen Ursprungs andererseits entstandenen Pneumoperitoneums kann schwierig sein [313]. Flüssigkeitsspiegel sprechen für eine Perforation. Durch orale Gabe eines nichtionischen Kontrastmittels (zum Beispiel ein Teil Ultravist 300® oder Solutrast 300® mit 1,5 Teilen Aqua dest. verdünnt) kann

eine Perforation des Magen-Darm-Traktes nachgewiesen werden [139]. In diesem Falle wird das in die Peritonealhöhle gelangte Kontrastmittel resorbiert und über die Nieren ausgeschieden; dabei kann es röntgenologisch nachgewiesen werden (cave: in der Zwischenzeit darf kein Kontrastmittel intravenös appliziert werden, zum Beispiel zur Positionskontrolle eines intravasalen Katheters!).

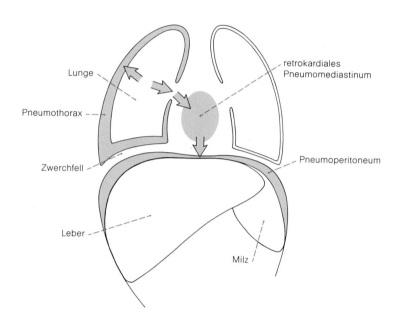

*Abb. 3-49* Pneumoperitoneum pulmonalen Ursprungs, schematische Darstellung. Durch Alveolenruptur kann es zu pathologischen Luftansammlungen kommen (rot), zum Beispiel zu einem Pneumothorax. Seltener kann sich die extraalveoläre Luft über ein Pneumomediastinum in den Retroperitonealraum ausbreiten und schließlich zu einem Pneumoperitoneum führen.

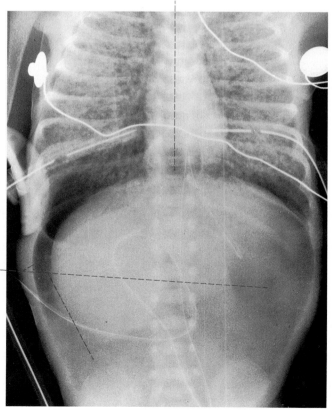

*Abb. 3-50* Frühgeborenes mit einem Pneumoperitoneum pulmonalen Ursprungs. Rückenlage. Syndrom der hyalinen Membranen, maschinelle Beatmung. Entwicklung eines interstitiellen Emphysems und eines beidseitigen Pneumothorax. Über ein retrokardiales Pneumomediastinum ist schließlich ein großes Pneumoperitoneum entstanden.

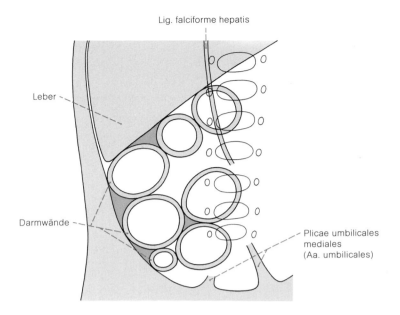

Neben dem "football"-Zeichen kann freie intraperitoneale Luft röntgenologisch auch zwischen den der Bauchwand anliegenden Darmschlingen sichtbar werden, als sogenanntes Dreieck- oder Arkadenzeichen (auch als "tell tale triangle" bezeichnet; siehe [208], vergleiche Abb. 3-51).

Freie intraperitoneale Flüssigkeit sammelt sich in den am tiefsten gelegenen Anteilen der Bauchhöhle an. Sonographisch ist der Nachweis auch kleiner Flüssigkeitsmengen möglich [181]. In Rückenlage gelingt dies besonders in dem zwischen Leber und rechter Niere gelegenen subhepatischen Raum, der sogenannten Morisonschen Tasche, sowie in der Excavatio rectouterina (Douglasscher Raum) beziehungsweise rectovesicalis.

*Abb. 3-51*   Röntgenologischer Nachweis freier Luft in der Bauchhöhle. Rückenlage.
1. das „Dreieckzeichen" (rot; auch als "triangle-sign", "tell-tale-sign", „Arkadenzeichen" bezeichnet);   2. sichtbares Lig. falciforme hepatis;   3. sichtbare Plicae umbilicales mediales (Nabelarterien).

Die Morisonsche Tasche stellt einen subhepatischen Recessus dar, der beim Frühgeborenen und reifen Neugeborenen bis zur Spitze der rechten Nebenniere nach kranial hinaufreicht (siehe Abb. 3-42). Dorsal der Nebenniere erstreckt sich der hintere Pleurasinus weit nach kaudal. Nach kranial wird die Morisonsche Tasche durch die Pars affixa der Leber begrenzt.

Der Begriff „Morisonsche Tasche" geht auf den englischen Chirurgen James Rutherford Morison (1853 bis 1939) zurück, welcher vor der Antibiotika-Ära feststellte, daß sich bei abdominellen Infektionen Eiter in dieser Tasche ansammelte [781].

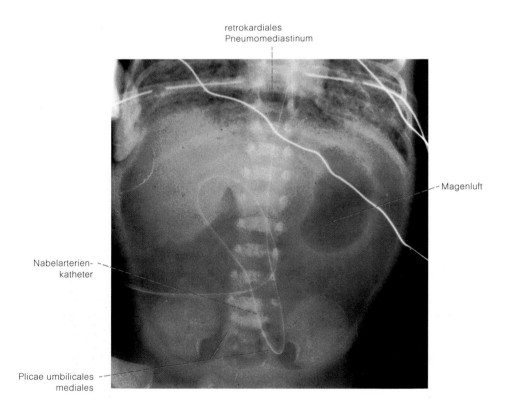

*Abb. 3-52*   Frühgeborenes mit einem großen Pneumoperitoneum. Aufnahme in Rückenlage (derselbe Fall wie in Abb. 3-50). Durch die freie Luft werden die durch die Nabelarterien hervorgerufenen Plicae umbilicales mediales sichtbar, links durch den Nabelarterienkatheter markiert.

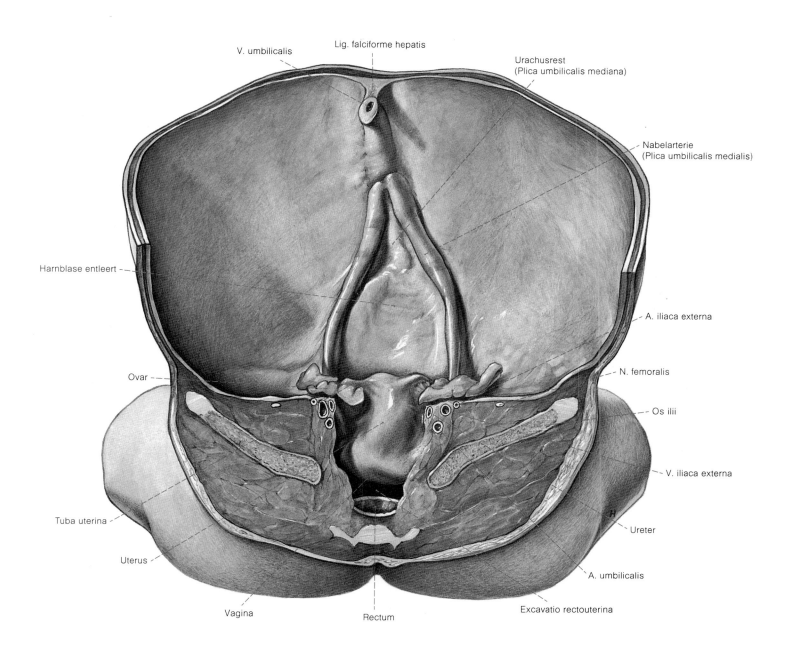

V. umbilicalis

Lig. falciforme hepatis

Urachusrest
(Plica umbilicalis mediana)

Nabelarterie
(Plica umbilicalis medialis)

Harnblase entleert

A. iliaca externa

Ovar

N. femoralis

Os ilii

V. iliaca externa

Tuba uterina

Ureter

Uterus

A. umbilicalis

Vagina

Rectum

Excavatio rectouterina

*Abb. 3-53* Weibliches Frühgeborenes der 28. SSW p.m. Vordere Bauchwand und Beckenorgane von dorsal gesehen. Die Plica umbilicalis
mediana (Urachusrest enthaltend) und besonders die Plicae umbilicales
mediales (die Nabelarterien enthaltend) bilden relativ dicke Stränge. (Die
Plicae umbilicales laterales waren bei diesem Feten nicht prominent.) Diese
Abbildung macht deutlich, daß sich bei entleerter Harnblase in Rückenlage
freie intraperitoneale Luft median zwischen den beiden Nabelarterien-
strängen ansammeln kann (vergleiche Abb. 3-52).

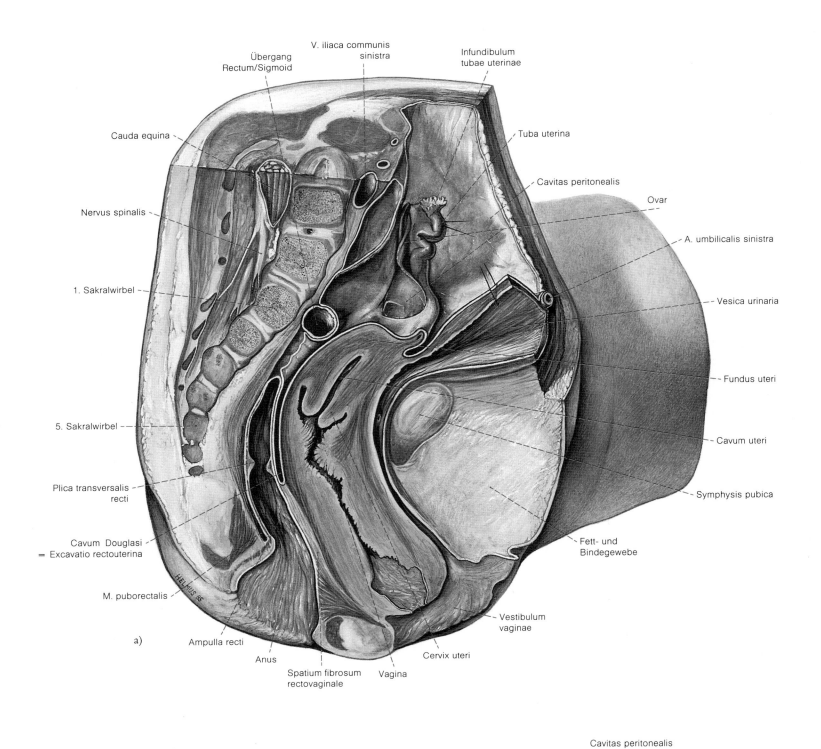

Cauda equina

Nervus spinalis

1. Sakralwirbel

5. Sakralwirbel

Plica transversalis recti

Cavum Douglasi = Excavatio rectouterina

M. puborectalis

a)

Ampulla recti

Anus

Spatium fibrosum rectovaginale

Vagina

Übergang Rectum/Sigmoid

V. iliaca communis sinistra

Infundibulum tubae uterinae

Tuba uterina

Cavitas peritonealis

Ovar

A. umbilicalis sinistra

Vesica urinaria

Fundus uteri

Cavum uteri

Symphysis pubica

Fett- und Bindegewebe

Vestibulum vaginae

Cervix uteri

HELMUS 86

Cavitas peritonealis

1. Sakralwirbel

Cavum Douglasi = Excavatio rectouterina

Spatium fibrosum rectovaginale

M. puborectalis

Anus

Harnblase (sehr gefüllt)

Uterus

Vagina

b)

*Abb. 3-54* Weibliches Neugeborenes. Medianschnitt durch das Becken. Harnblase entleert. Die Peritonealhöhle (im Schema b: rot) reicht mit ihrer Excavatio rectouterina (Douglasscher Raum) retrovaginal wesentlich weiter nach kaudal hinab als beim Erwachsenen. Entsprechend reicht das Spatium fibrosum rectovaginale nicht so weit nach kranial hinauf wie im adulten Zustand.

a) anatomisches Präparat;   b) Schema: die Peritonealhöhle ist rot markiert.

Die Excavatio rectouterina (Douglasscher Raum) beziehungsweise die Excavatio rectovesicalis stellt eine bogig nach hinten unten gerichtete peritoneale Tasche dar (Abb. 3-54). In Rückenlage sammelt sich hier freie Flüssigkeit an und kann sonographisch gut dargestellt werden. Diese Excavatio dehnt sich beim Neugeborenen weiter nach kaudal aus als beim Erwachsenen.

Beim weiblichen Neugeborenen reicht diese Tasche bis hinter die Vagina hinab und müßte an dieser Stelle eigentlich als „Excavatio rectovaginalis" bezeichnet werden.

Diese kaudale Position der peritonealen Umschlagsfalte in der Excavatio rectouterina beziehungsweise rectovesicalis beim Neugeborenen ist für den Kinderchirurgen von Bedeutung, zum Beispiel für die operative Anastomosierung beim Morbus Hirschsprung und für die Korrektur anorektaler Fehlbildungen [651]. Da die Excavatio rectouterina beziehungsweise rectovesicalis beim Neugeborenen nur eine kurze Strecke von der Analöffnung entfernt ist (Abb. 3-54 bis 3-56), erfolgt eine Perforation durch ein Darmrohr oder ein Thermometer meistens in die Peritonealhöhle hinein [49]. Dieser kaudale Anteil der Excavatio rectouterina beziehungsweise rectovesicalis des Neugeborenen bildet sich später zurück. An dieser Stelle entsteht ein bindegewebiger Raum zwischen Rectum und Vagina beim weiblichen und zwischen Rectum und Harnblase beim männlichen Geschlecht. In diesem bindegewebigen Raum findet sich die Denonvillierssche Faszie (Septum rectovaginale bei der Frau, Septum rectovesicale beim Manne; vergleiche [481]).

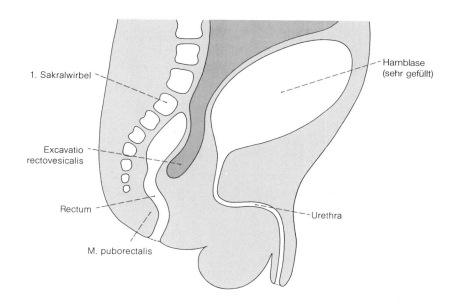

Abb. 3-55 Medianschnitt durch das Becken eines männlichen Neugeborenen. Schema nach einem anatomischen Präparat. Rot: Peritonealhöhle. Die Excavatio rectovesicalis reicht wesentlich weiter nach kaudal hinab als beim Erwachsenen.

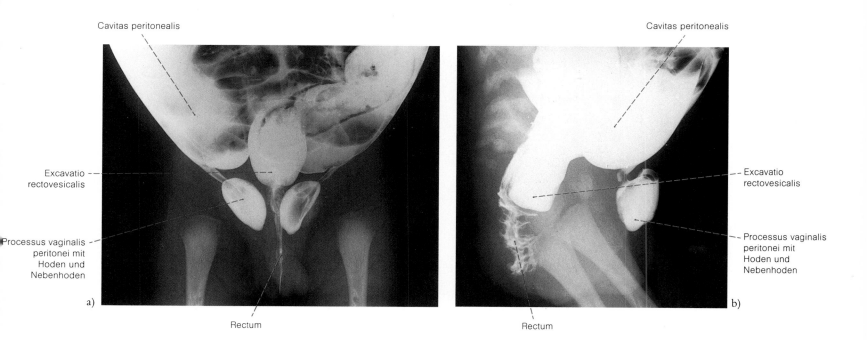

Abb. 3-56 Postmortale Peritoneographie und Kontrastdarstellung des Rectums. Männliches Frühgeborenes der 30. SSW p.m. Der Processus vaginalis peritonei ist noch offen, die Hoden liegen in der Leistengegend. Die Excavatio rectovesicalis reicht weit nach kaudal hinab.
a) sagittal;   b) seitlich.

An der vorderen unteren Bauchwand entsteht bereits im 3. Fetalmonat eine Ausstülpung des Peritoneums durch den Leistenkanal hindurch, als *Processus vaginalis peritonei* (Abb. 3-56, 3-58 und 3-59). Beim männlichen Feten entsteht diese Ausstülpung vor dem Descensus testis. Sehr bald nach dem Descensus verschließt sich der Processus vaginalis am Abgang von der Peritonealhöhle (Fossa inguinalis lateralis), der distale Teil wird zur Cavitas serosa testis. Bildet sich hier ein seröser Erguß, so entsteht eine Hydrocele testis. Intrauterine Bluttransfusionen in die Peritonealhöhle des Feten können den Verschluß des Processus vaginalis peritonei und die Ausbildung einer Hydrocele testis begünstigen [336]. Verschließt sich der Processus vaginalis peritonei nicht, so

bildet sich eine angeborene (indirekte) Leistenhernie aus.

Da vor dem Descensus testis der Processus vaginalis peritonei noch offen ist, können sich beim Feten pathologische intraperitoneale Flüssigkeitsansammlungen bis in das Scrotum ausdehnen.

Deshalb können intraperitoneale Verkalkungen, zum Beispiel nach einer intrauterinen Darmperforation, beim Feten auch im Bereich des Scrotums entstehen (siehe Abb. 3-59). Dabei kann das Scrotum tumorös vergrößert werden [49]. Auch postnatal können beim Frühgeborenen bei noch offenem Processus vaginalis peritonei Flüssigkeit und freie Luft – zum Beispiel bei einer Darmperforation – bis in das

Scrotum hineingelangen (siehe Abb. 3-46 und 3-47).

Der Hoden liegt in der Regel bis zum 7. Fetalmonat kranial des Anulus inguinalis profundus (Fossa inguinalis lateralis). Deshalb projiziert sich der Hoden auf dem Röntgenbild bei sehr unreifen Frühgeborenen auf die Darmbeinschaufel oder die Sakroiliakalfuge, also in ähnlicher Position wie das Ovar beim weiblichen Neugeborenen (Abb. 3-58; vergleiche [638]).

Die Höhe der unteren Peritonealbegrenzung und entsprechend auch die Lokalisation der noch nicht deszendierten Hoden ändert sich mit der Körperlage (siehe Abb. 3-39); in Rückenlage liegen die Hoden weiter kranial als in aufrechter Position.

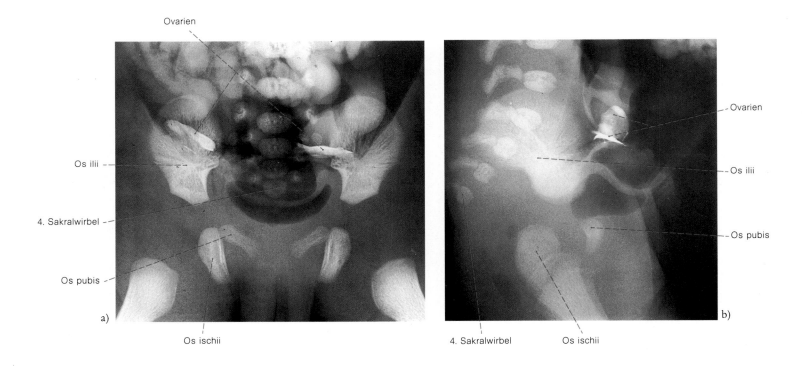

*Abb. 3-57* Position der Ovarien bei einem Feten der 29. SSW p.m. Die freipräparierten Ovarien wurden mit Kontrastmittel markiert. Sie sind lang und flach und projizieren sich auf die Darmbeinschaufel beziehungsweise die Iliosakralfuge.
a) sagittal;    b) seitlich.

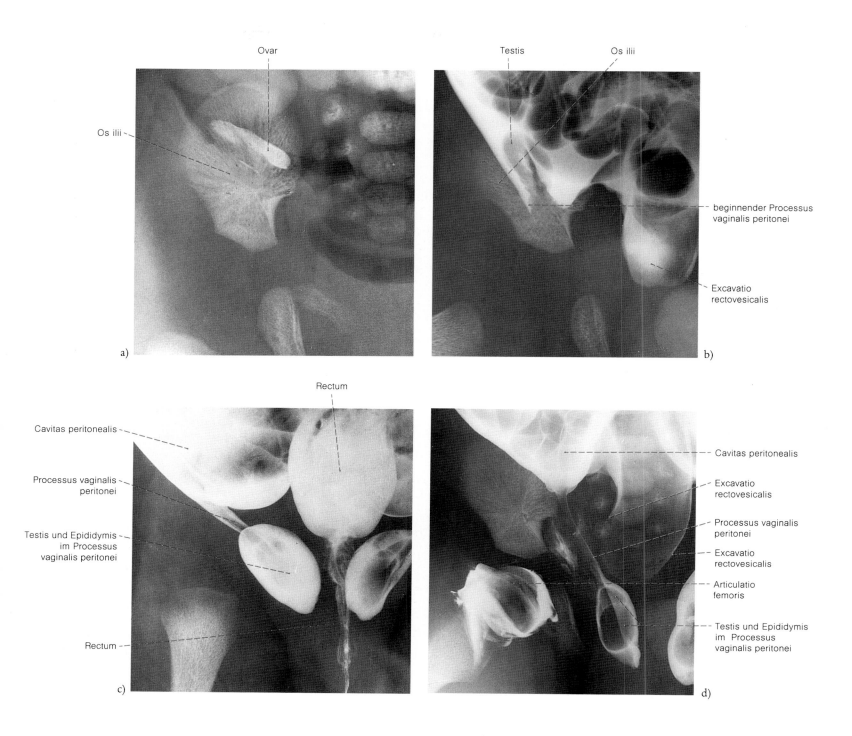

Ovar

Os ilii

a)

Testis    Os ilii

beginnender Processus
vaginalis peritonei

Excavatio
rectovesicalis

b)

Rectum

Cavitas peritonealis

Processus vaginalis
peritonei

Testis und Epididymis
im Processus
vaginalis peritonei

Rectum

c)

Cavitas peritonealis

Excavatio
rectovesicalis

Processus vaginalis
peritonei

Excavatio
rectovesicalis

Articulatio
femoris

Testis und Epididymis
im Processus
vaginalis peritonei

d)

*Abb. 3-58* Topographie der Peritonealhöhle und der weiblichen und männlichen Gonaden. In frühen Stadien liegen die Gonaden bei weiblichen und männlichen Frühgeborenen an gleicher Position, nämlich in Projektion auf die Darmbeinschaufel. Später deszendieren die Hoden unter Ausbildung des Processus vaginalis peritonei.
a) Ovar bei einem Feten der 29. SSW p.m. (derselbe Fall wie in Abb. 3-57). Nach Präparation ist die Peritonealhöhle durch Luft markiert; das Ovar wurde mit Kontrastmittel bestrichen; b) intraperitoneale Lage des Hodens bei einem Feten der 26. SSW p.m. Postmortale Peritoneographie;

der Processus vaginalis peritonei ist erst als kleine Auszipfelung zu erkennen;   c) beginnender Descensus testis bei einem Frühgeborenen der 30. SSW p.m. Postmortal wurden die Peritonealhöhle und das Rectum kontrastiert (derselbe Fall wie Abb. 3-56). Der im Processus vaginalis peritonei liegende Hoden projiziert sich jetzt auf die Leistengegend;   d) fortgeschrittener, jedoch noch unvollständiger Descensus testis bei einem Frühgeborenen der 32. SSW p.m. Postmortale Peritoneo- und Arthrographie. Der noch offene Processus vaginalis peritonei hat sich verlängert. Beachte die Nähe des Hodens zum Hüftgelenk!

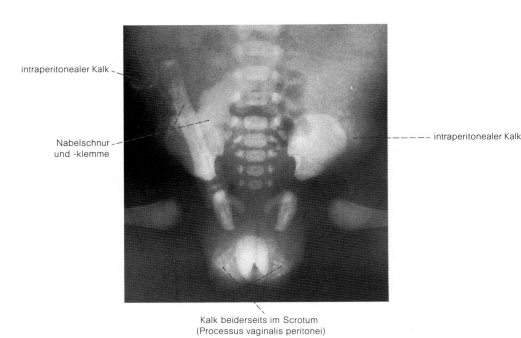

intraperitonealer Kalk

Nabelschnur
und -klemme

intraperitonealer Kalk

Kalk beiderseits im Scrotum
(Processus vaginalis peritonei)

*Abb. 3-59*  Intraperitoneale Verkalkungen, auch beiderseits im Scrotum, entstanden bei noch offenem Processus vaginalis peritonei. Männliches reifes Neugeborenes, eine Stunde postnatal. Intrauteriner Volvulus im Endileum mit Mekoniumperitonitis.

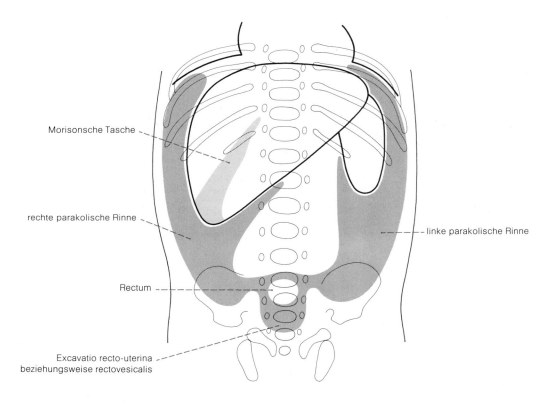

Morisonsche Tasche

rechte parakolische Rinne

linke parakolische Rinne

Rectum

Excavatio recto-uterina
beziehungsweise rectovesicalis

*Abb. 3-60*  Schematische Darstellung freier intraperitonealer Flüssigkeit bei einem Neugeborenen in Rückenlage. Beiderseits setzen sich die parakolischen Rinnen weit nach kranial hinauf fort. Beim Neugeborenen besteht im Gegensatz zum Erwachsenen keine kraniale Begrenzung der linken parakolischen Rinne nach oben durch ein Lig. phrenicocolicum.

Röntgenologisch kann man größere intraperitoneale Flüssigkeitsansammlungen erkennen. Auf einer in Rückenlage angefertigten Abdomen-Übersichtsaufnahme können die Flanken verschattet sein („Flankenstreifen-Zeichen"). Die lufthaltigen Darmschlingen sammeln sich zentral am höchsten Punkt an und haben einen vergrößerten Abstand voneinander. Wird der untere rechte Leberwinkel von Flüssigkeit umspült, so wird er röntgenologisch unsichtbar („Leberwinkel-Zeichen"). Beim älteren Kind kann freie intraperitoneale Flüssigkeit beiderseits seitlich oberhalb der Harnblase in den paravesikalen Recessus [536] erkennbar werden. Auf einer Abdomen-Übersichtsaufnahme in Rückenlage kommen dadurch Verschattungen zustande, deren Form mit Hundeohren verglichen wird ("dog's ears"-Zeichen, vergleiche [208]).

Die Verteilung pathologischer intraperitonealer Flüssigkeit innerhalb der Bauchhöhle wird durch eine Kontrastmittelbeimengung besonders gut erkennbar. Ein Beispiel zeigt die Abb. 3-61 eines Neugeborenen mit einer Urethralklappe und intrauterin entstandener Perforation der Harnblase [652]. Bei einem Miktionszystourethrogramm trat das Kontrastmittel aus der Harnblase in die Bauchhöhle über. Dadurch wurde der die Organe umspülende Urinaszites kontrastiert, die Bauchorgane traten negativ hervor. Eine Perforation der Harnblase mit Urinaszites kann bei einer subvesikalen Obstruktion auftreten, in seltenen Fällen jedoch auch spontan, ohne Abflußbehinderung [521, 561].

Möglicherweise kann freie Flüssigkeit von der Bauchhöhle in die Pleuraräume übertreten. Swischuk [770] berichtet über ein Neugeborenes mit Pleuraergüssen und intrapleuralen Verkalkungen bei Mekoniumperitonitis.

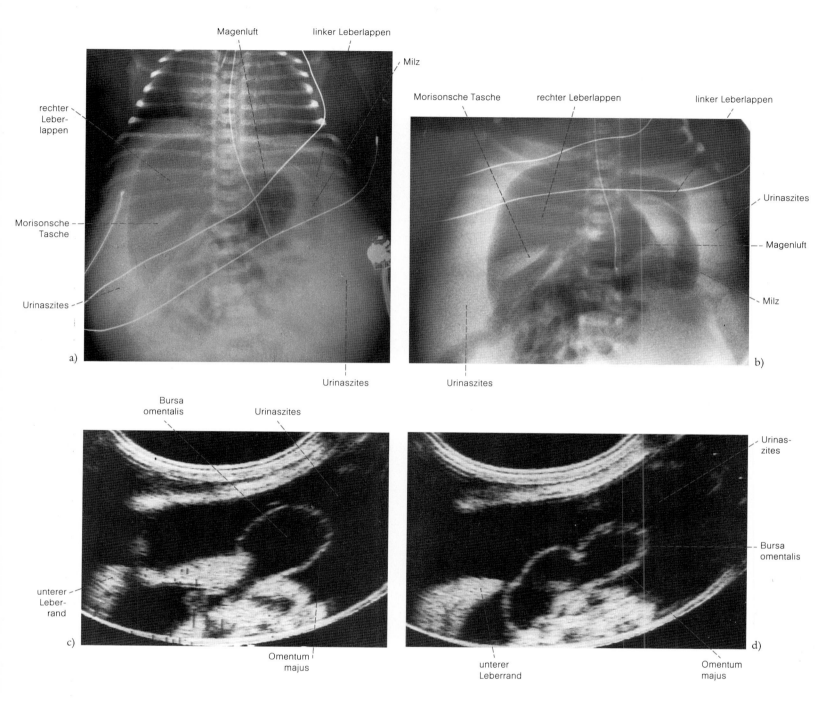

**Abb. 3-61**   Männliches Neugeborenes mit großem Urinaszites bei Urethralklappe und intrauteriner Harnblasenruptur. Während eines Zysto-
grammes Austritt von Kontrastmittel aus der Harnblase in die Bauchhöhle, dadurch positiver Kontrast des Urinaszites mit negativer Darstellung der Bauchorgane.
a) und b) Röntgenaufnahmen in Rückenlage;   c) und d) sonographische
Längsschnitte. Großer Urinaszites in der Bauchhöhle und in der Bursa
omentalis. Das Omentum majus zeigt flottierende Bewegungen.

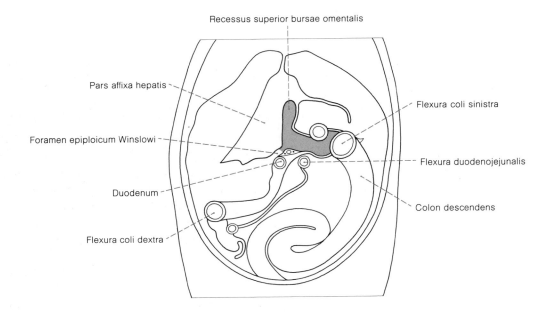

Abb. 3-62  Schematische Darstellung der dorsalen Wand der *Bursa omen-*
*talis* (rot; vergleiche Abb. 3-37). Der obere Recessus ragt weit nach kranial
hinauf, er liegt links neben der unteren Hohlvene.

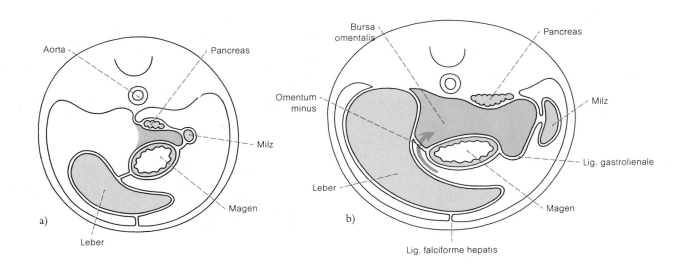

Abb. 3-63  Schematische Darstellung der Entwicklung der Bursa omen-
talis (rot; verändert nach Langman [460]).
a) embryonal;  b) fetal. Ursprünglich waren ventrales und dorsales
Mesenterium median ausgerichtet. Durch Entwicklungsbewegungen der
Bauchorgane und teilweiser Verwachsung mit der dorsalen Wand der
Peritonealhöhle entsteht die Bursa omentalis als ein Hohlraum. Dieser ist
nur durch das Foramen epiploicum (roter Pfeil in b) mit der übrigen
Bauchhöhle verbunden.

Die *Bursa omentalis* stellt einen besonderen peritonealen Raum dar. Während der Embryonalentwicklung entsteht sie im Verlaufe der Wachstumsbewegungen der Oberbauchorgane (Abb. 3-63). Die Wand dieser Tasche wird durch das ventrale und dorsale Mesogastrium und -duodenum gebildet, in welchem sich das Pancreas und die Milz entwickeln. Schließlich besitzt die Bursa omentalis nur noch eine enge Verbindung zur übrigen Bauchhöhle (Foramen epiploicum Winslowi). Durch eine zunehmende Aussackung des Mesogastrium dorsale nach kaudal entsteht das Omentum

majus, dessen Blätter erst später zu einer schürzenartigen Platte verschmelzen (Abb. 3-64). Beim Feten, Frühgeborenen und beim reifen Neugeborenen sind die beiden Blätter des Omentum majus noch nicht verschmolzen, so daß der Recessus inferior omentalis einen relativ großen potentiellen Raum darstellt. Nach kranial reicht der schmale Recessus superior der Bursa omentalis zwischen unterer Hohlvene und Oesophagus weit hinauf. Nach links erstreckt sich die Bursa omentalis mit ihrem Recessus lienalis bis zur Milz.

> Die Bursa omentalis stellt normalerweise nur einen schmalen Verschiebespalt dar, kann sich aber bei einer Flüssigkeitsvermehrung in der Bauchhöhle ballonartig aufweiten.

Die Abbildung 3-65 zeigt als ein seltenes Beispiel die lokalisierte Ansammlung von 750 ml galligem Ascites in der Bursa omentalis bei einem jungen Säugling nach Spontanperforation der extrahepatischen Gallenwege und sekundärer Verklebung des Foramen epiploicum [667].

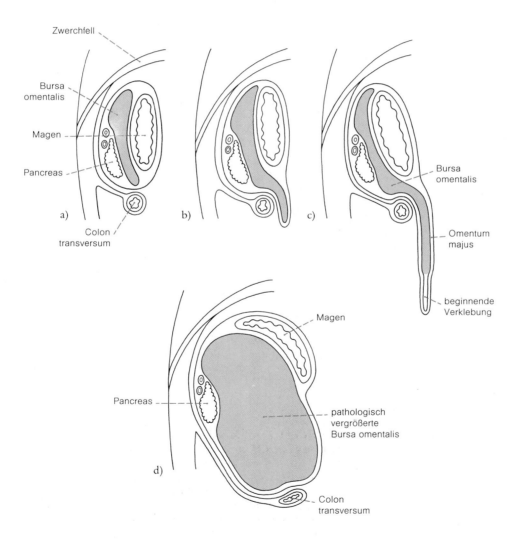

*Abb. 3-64* Bursa omentalis: Entwicklung (a bis c, verändert nach Töndury [790]) und pathologische Erweiterung (d). Medianschnitte, schematisch. Mit der Entwicklung des großen Netzes dehnt sich die Bursa omentalis nach unten aus; distal beginnt die Obliteration durch Verklebung der beiden Blätter des Omentum majus (c). Im pathologischen Falle (d) kann sich die Bursa omentalis erheblich erweitern (vgl. Abb. 3-65).

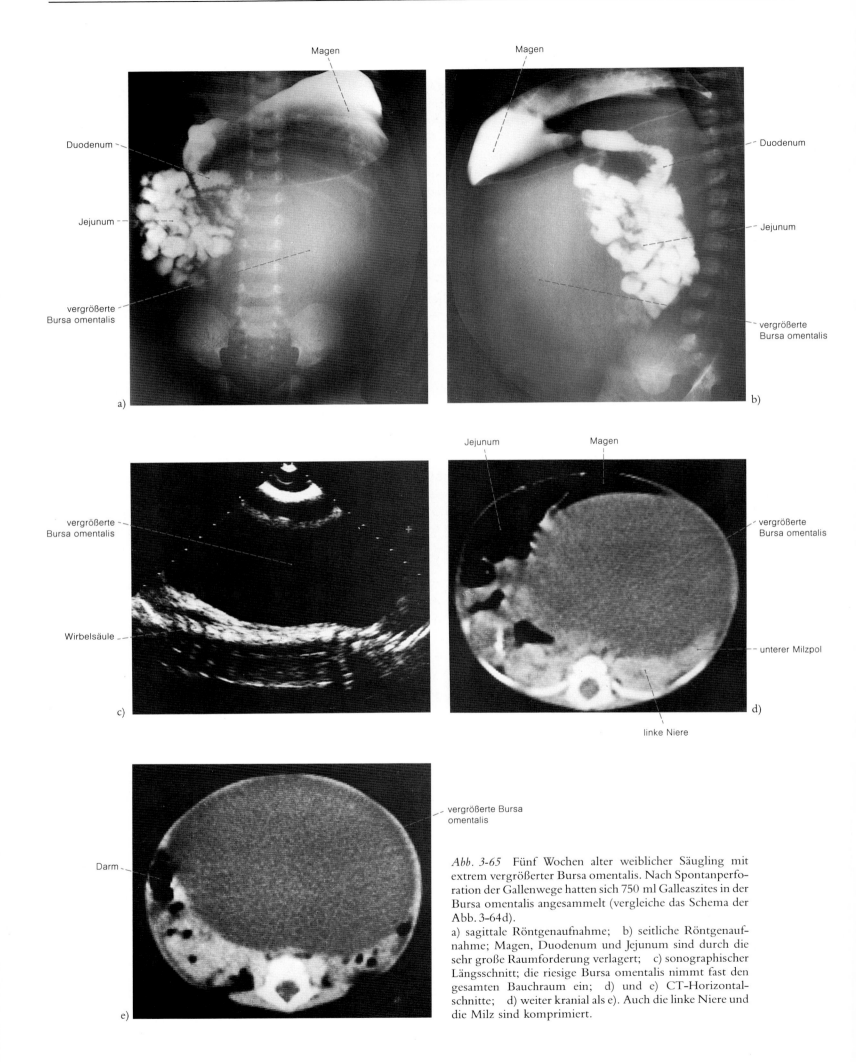

Magen

Duodenum

Jejunum

vergrößerte
Bursa omentalis

a)

Magen

Duodenum

Jejunum

vergrößerte
Bursa omentalis

b)

vergrößerte
Bursa omentalis

Wirbelsäule

c)

Jejunum     Magen

vergrößerte
Bursa omentalis

unterer Milzpol

linke Niere

d)

Darm

vergrößerte Bursa
omentalis

e)

*Abb. 3-65* Fünf Wochen alter weiblicher Säugling mit extrem vergrößerter Bursa omentalis. Nach Spontanperforation der Gallenwege hatten sich 750 ml Galleaszites in der Bursa omentalis angesammelt (vergleiche das Schema der Abb. 3-64d).
a) sagittale Röntgenaufnahme;   b) seitliche Röntgenaufnahme; Magen, Duodenum und Jejunum sind durch die sehr große Raumforderung verlagert;   c) sonographischer Längsschnitt; die riesige Bursa omentalis nimmt fast den gesamten Bauchraum ein;   d) und e) CT-Horizontalschnitte;   d) weiter kranial als e). Auch die linke Niere und die Milz sind komprimiert.

## Magen

Beim Neugeborenen liegt der Magen meistens quer. In aufrechter Position hat die Magenblase einen relativ großen Abstand vom Zwerchfell, bedingt durch den noch sehr großen linken Leberlappen (vergleiche Kapitel II, Abb. 2-37). Der Korpusanteil des Magens ist erst gering entwickelt. Die spätere Incisura angularis ist noch kaum ausgeprägt [464]. Der Mageneingang schmiegt sich dem Hiatus oesophageus an. Ein intraabdominaler Ösophagusabschnitt ließ sich bei unseren anatomischen Präparaten nicht nachweisen. Ein normaler Neugeborenenmagen kann sich bei starker Füllung erheblich erweitern. Eine Mikrogastrie ist sehr selten. Kräftige Falten finden sich sowohl im Magen als auch im Pyloruskanal (siehe Abb. 3-66b). Im Vergleich zur Größe des Magens ist der normale Pyloruskanal des Neugeborenen relativ lang. Die glatten Muskelbündel der Pars pylorica konzentrieren sich in einer Ringschicht. Sie sind über longitudinale Bündel mit dem Magenantrum und dem Bulbus duodeni konstruktiv verknüpft [482].

Eine spastisch-hypertrophe Pylorusstenose kommt beim Neugeborenen als angeborene Form selten vor [379]. Meist tritt diese Erkrankung im Alter von einigen Wochen auf. Bei klinischem Verdacht auf eine spastisch-hypertrophe Pylorusstenose kann heute in den meisten Fällen die Diagnose sonographisch geklärt werden [264, 285, 291, 301, 322, 765]. Durch die Sonographie ist die klassische Röntgendiagnostik der spastisch-hypertrophen Pylorusstenose in den Hintergrund getreten (Literatur siehe bei [464]; bezüglich der röntgenologischen Darstellung allein mit Luft als Kontrastmittel siehe [365, 366]).

Der Magenfundus liegt der linken Niere und der linken Nebenniere eng an (vergleiche Abb. 3-85). Daher kann bei der Sonographie ein gefüllter Magenfundus mit einem Nebennierentumor verwechselt werden.

Luft im Magen findet sich oftmals sogar bei solchen Kindern, die während oder direkt nach der Geburt gestorben sind und überhaupt nicht geatmet haben.

So sieht man bei einem therapeutischen Abort oder bei Totgeburten, die nicht beatmet wurden, manchmal auf dem Röntgenbild eine Luftblase im Magen bei vollständig unbelüfteten Lungen. Das Kind konnte also schlucken, hat aber keinen Atemzug ausgeführt.

Ein seltenes Beispiel einer Magenerkrankung bei einem Neugeborenen zeigt die Abb. 3-71. Ein blutendes Magenulkus unklarer Ätiologie konnte angiographisch nachgewiesen werden (vergleiche [246]). Über einen Nabelarterienkatheter konnte diese Angiographie mit einfacher Technik (100-mm-Kamera, zwei Bilder pro Sekunde) durchgeführt werden. Die Indikation zur Angiographie ergab sich aus der zunehmenden Anämisierung trotz Bluttransfusionen. Der Befund sprach mehr für ein umschriebenes Ulcus und weniger für eine diffuse großflächige Sickerblutung. Dadurch war die Operation indiziert, welche das Ulcus an der Magenhinterwand bestätigte. Nach Übernähen des Ulcus war der postoperative Verlauf komplikationslos.

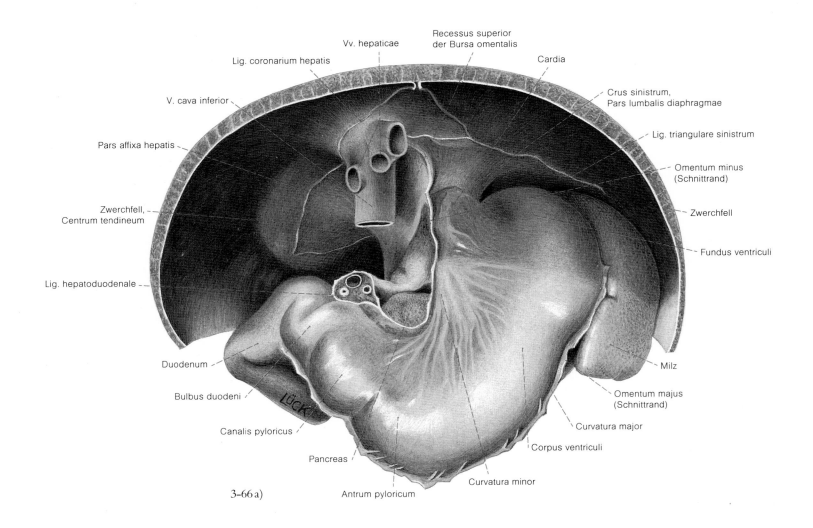

Recessus superior
der Bursa omentalis

Vv. hepaticae

Cardia

Lig. coronarium hepatis

Crus sinistrum,
Pars lumbalis diaphragmae

V. cava inferior

Lig. triangulare sinistrum

Pars affixa hepatis

Omentum minus
(Schnittrand)

Zwerchfell,
Centrum tendineum

Zwerchfell

Fundus ventriculi

Lig. hepatoduodenale

Duodenum

Milz

Bulbus duodeni

Omentum majus
(Schnittrand)

LÜCK

Curvatura major

Canalis pyloricus

Corpus ventriculi

Pancreas

3-66 a)

Antrum pyloricum

Curvatura minor

Abb. 3-66  Anatomisches Präparat des Magens und des Duodenums eines
Frühgeborenen der 32. SSW p.m., mit Zwerchfell und Milz.
a) Magen und Duodenum intakt, Bursa omentalis eröffnet;  b) distaler
Oesophagus, Magen, Pylorus und Bulbus duodeni eröffnet. Das Zwerchfell und die Zwerchfellschenkel sind in der Ebene des Hiatus oesophageus
durchtrennt. Die Zwerchfellschenkel (Crura diaphragmae) sind kräftig
ausgebildet und umfassen eine relativ lange Strecke des distalen Oesophagus. Ein intraperitonealer Ösophagusabschnitt ist nicht nachweisbar. Der
Schnitt A bis B entspricht der sonographischen Ebene der Abb. 3-67a und
trifft den Mageneingang und -ausgang gleichzeitig. Die Ebene C bis D
entspricht dem sonographischen Längsschnitt durch den Pyloruskanal
(Abb. 3-68 c–f).

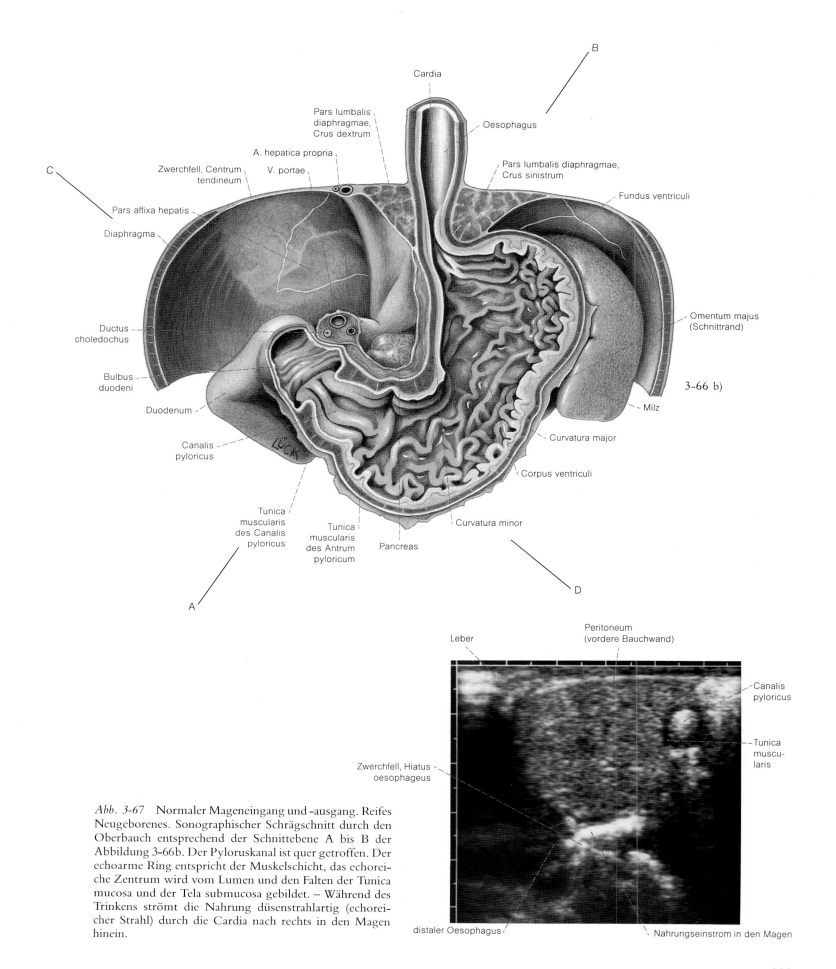

B

Cardia

Pars lumbalis
diaphragmae,
Crus dextrum

A. hepatica propria

Zwerchfell, Centrum
tendineum

V. portae

Oesophagus

Pars lumbalis diaphragmae,
Crus sinistrum

C

Pars affixa hepatis

Diaphragma

Fundus ventriculi

Ductus
choledochus

Bulbus
duodeni

Duodenum

Canalis
pyloricus

LÜCK

Omentum majus
(Schnittrand)

3-66 b)

Milz

Curvatura major

Corpus ventriculi

Tunica
muscularis
des Canalis
pyloricus

Tunica
muscularis
des Antrum
pyloricum

Pancreas

Curvatura minor

D

A

Peritoneum
(vordere Bauchwand)

Leber

Canalis
pyloricus

Tunica
muscu-
laris

Zwerchfell, Hiatus
oesophageus

distaler Oesophagus

Nahrungseinstrom in den Magen

*Abb. 3-67* Normaler Mageneingang und -ausgang. Reifes
Neugeborenes. Sonographischer Schrägschnitt durch den
Oberbauch entsprechend der Schnittebene A bis B der
Abbildung 3-66b. Der Pyloruskanal ist quer getroffen. Der
echoarme Ring entspricht der Muskelschicht, das echoreiche Zentrum wird vom Lumen und den Falten der Tunica
mucosa und der Tela submucosa gebildet. – Während des
Trinkens strömt die Nahrung düsenstrahlartig (echoreicher Strahl) durch die Cardia nach rechts in den Magen
hinein.

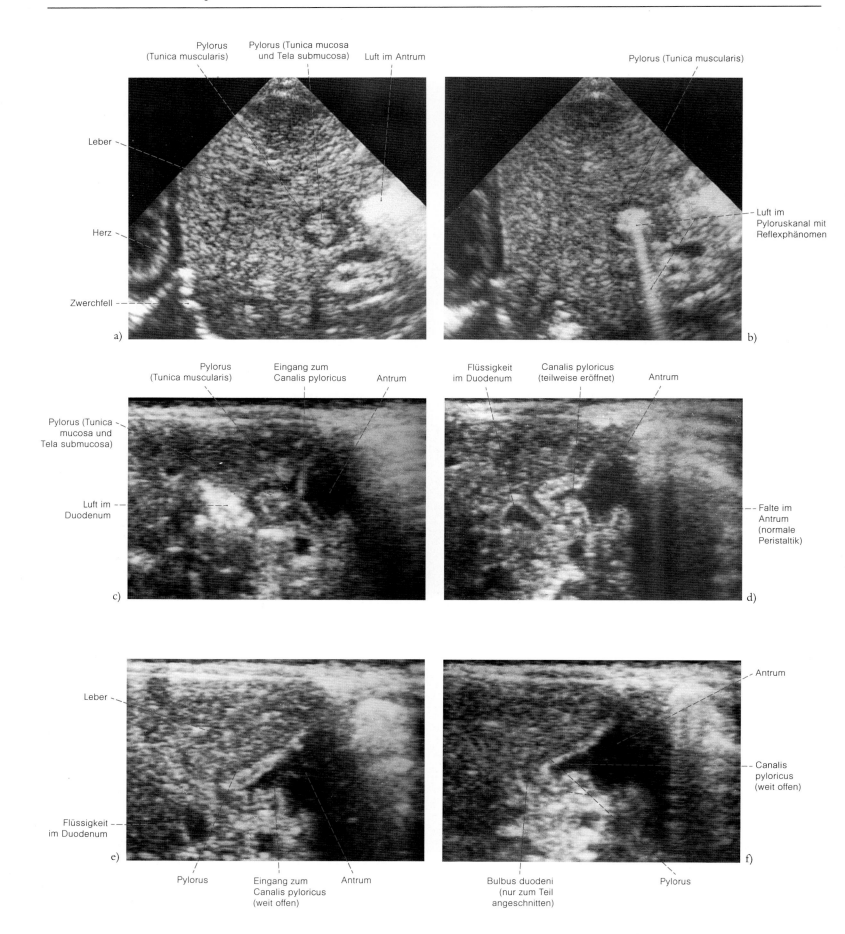

*Abb. 3-68* Sonogramme des normalen Pylorus. Reifes Neugeborenes.
a) und b) Querschnitte. Bei b) tritt Luft durch den Pyloruskanal hindurch.
c) bis f) Längsschnitte entsprechend der Ebene C–D der Abb. 3-66b.
Verschiedene Eröffnungs- und Kontraktionsphasen des Pyloruskanals,
normale Peristaltik des Magenantrums. Da der Pyloruskanal gebogen ist,
wird der Übergang zum Bulbus duodeni in diesen Schnittebenen nicht
getroffen.

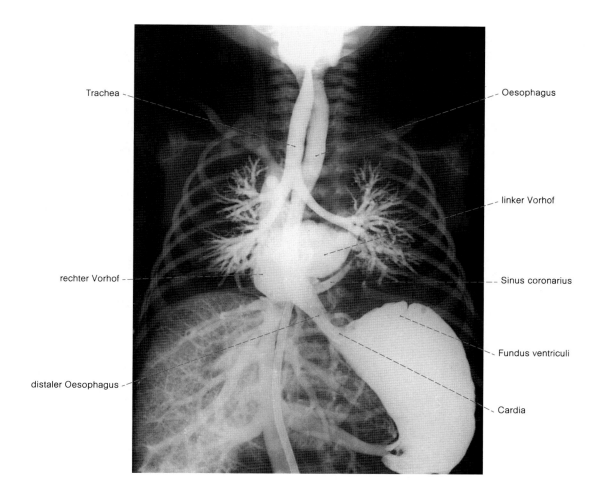

Trachea

Oesophagus

linker Vorhof

rechter Vorhof

Sinus coronarius

Fundus ventriculi

distaler Oesophagus

Cardia

*Abb. 3-69*  Frühgeborenes der 32. SSW p.m. Postmortale röntgenologische Darstellung der normalen topographischen Beziehungen des Magens und des Oesophagus zu den Thoraxorganen. Cardia und Magenfundus haben einen relativ weiten Abstand zu denjenigen Herzanteilen, die dem Oesophagus anliegen (linker Vorhof, Sinus coronarius). Der relativ lange distale Ösophagusabschnitt – überwiegend dem Vestibulum entsprechend – wird von den kräftigen Zwerchfellschenkeln umschlossen. Ein intraperitonealer Ösophagusabschnitt ist nicht erkennbar (vergleiche Abb. 3-66b).

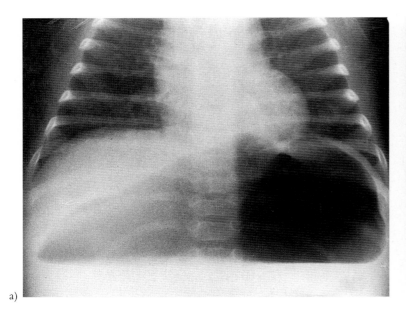

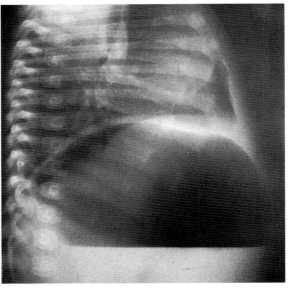

Abb. 3-70   Magen bei Neugeborenen.
a) und b) normaler Magen mit Flüssigkeit und Luft prall gefüllt. Der
Flüssigkeitsspiegel erstreckt sich fast durch den gesamten Oberbauch;
c) Mikrogastrie bei einem Neugeborenen mit multiplen Fehlbildungen.

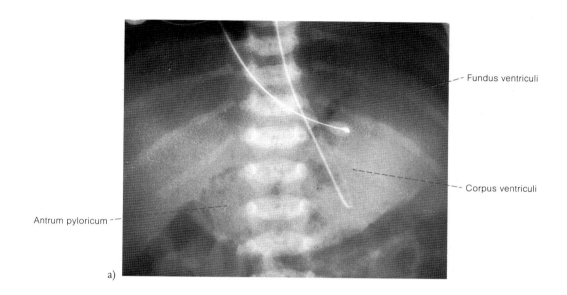

Fundus ventriculi

Corpus ventriculi

Antrum pyloricum

a)

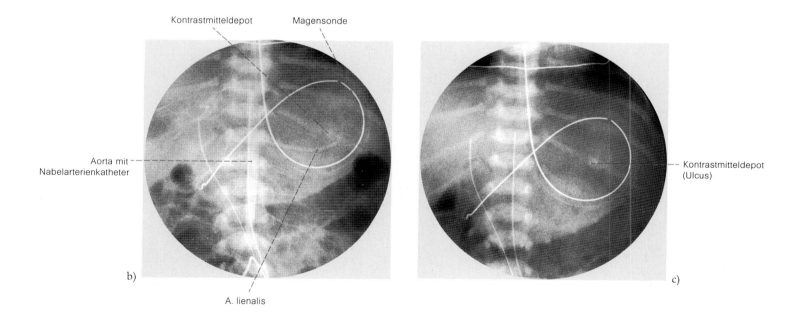

Kontrastmitteldepot

Magensonde

Aorta mit
Nabelarterienkatheter

Kontrastmitteldepot
(Ulcus)

b)

c)

A. lienalis

*Abb. 3-71* Blutendes Magenulkus bei einem Neugeborenen, 2. Lebenstag. Zunehmende Anämisierung trotz Bluttransfusion. Angiographisch: Verdacht auf Ulcus an der Hinterwand des Magenkorpus, operativ bestätigt.

a) Abdomenübersichtsaufnahme in Rückenlage. Der Magen ist mit Blut und Blutkoageln tamponiert. Verdacht auf Pneumatosis ventriculi; b) und c) zwei Phasen der Angiographie über den Nabelarterienkatheter. Nach vier Sekunden (b) und deutlicher nach 40 Sekunden (c) sieht man ein umschriebenes Kontrastmitteldepot, welches bei der Operation exakt dem Ulcus ventriculi entsprach.

# Leber

Die Leber nimmt besonders in der frühen Fetalzeit einen großen Raum ein. Sie ist zunächst fast symmetrisch geformt (Abb. 3-72). Erst später überwiegt der rechte Leberlappen.

Eine Agenesie des rechten Leberlappens mit Hypertrophie des linken Lappens kommt als seltene Fehlbildung vor [645].

Anatomisch und physiologisch bestehen während der Entwicklung Unterschiede zwischen den beiden Leberlappen [212]. Der segmentale Aufbau der Leber wurde besonders von Healey et al. [325, 326] untersucht. Die Leberarterien, die Pfortaderäste und die Gallenwege sind segmental angeordnet. Die Lebervenen verlaufen intersegmental.

Luft in der Gallenblase und in den Gallenwegen kommt beim Neugeborenen äußerst selten vor. Die Abbildung 3-75 zeigt ein Neugeborenes mit familiären multiplen Darmatresien. Der Ductus choledochus und die Gallenblase hatten sich durch duodenobiliären Reflux mit Luft angefüllt [65, 796]. Gelegentlich lassen sich auf Röntgenbildern von Neugeborenen bläschen- oder streifenförmige Luftansammlungen in Projektion auf die Leber erkennen. Als Ursachen kommen hierfür in Frage:

1. Gas in den Pfortaderverzweigungen bei Pneumatosis intestinalis (nekrotisierende Enterokolitis);

2. Luft in den Lebergefäßen bei systemischer Luftembolie (vergleiche Kapitel II, Abb. 2-133);

3. iatrogen über einen Nabelvenenkatheter eingeführte Luft;

4. Gas in den intrahepatischen Gallenwegen, bei Neugeborenen äußerst selten vorkommend;

5. intrahepatische Luft nur vorgetäuscht durch Überlagerung mit einem Luftbronchogramm in hinteren unteren Lungenabschnitten.

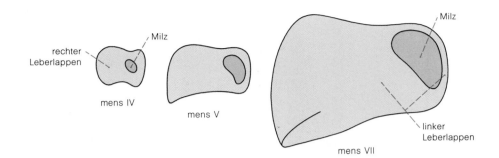

Abb. 3-72 Leber und Milz bei Feten. Schemata nach postmortalen Angiographien, im gleichen Maßstab gezeichnet. Im 4. Fetalmonat sind rechter und linker Leberlappen noch gleich groß, die Milzanlage ist vergleichsweise klein. Im weiteren Verlauf der Fetalentwicklung wird der linke Leberlappen relativ kleiner, die Milzgröße nimmt zu. Bei einem Frühgeborenen des 7. Schwangerschaftsmonats reicht der noch voluminöse linke Leberlappen weit nach lateral und überlagert den Milzschatten noch vollständig.

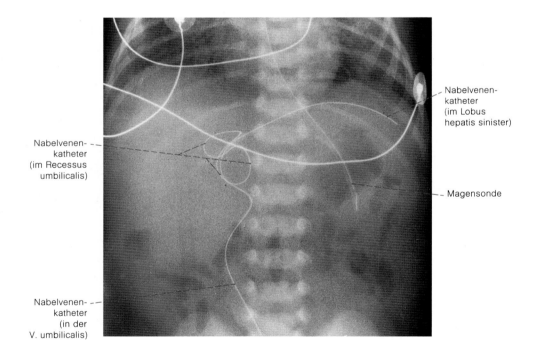

Abb. 3-73 Reifes Neugeborenes. Notfallmäßig wurde ein Nabelvenenkatheter zu tief eingeführt. Die in einem linken Pfortaderast liegende Katheterspitze reicht weit nach lateral und dokumentiert dadurch die Größe des linken Leberlappens beim Neugeborenen (keine Perforation!). Mehrere Schleifenbildungen des Katheters zeigen, wie geräumig der Recessus umbilicalis ist (vergleiche Abb. 3-18).

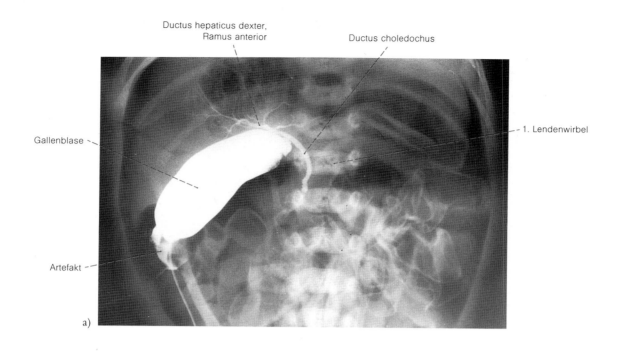

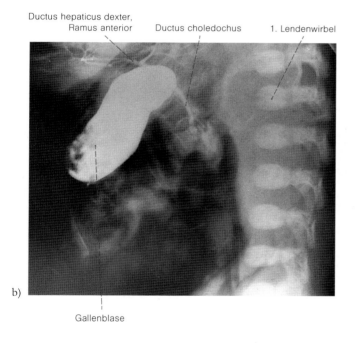

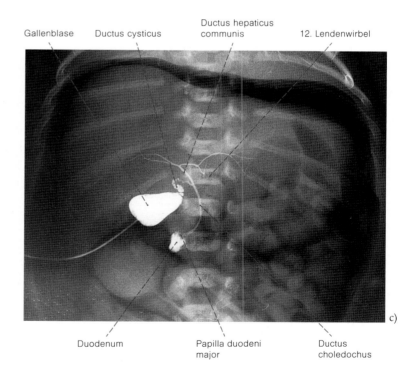

*Abb. 3-74* Normale Gallenblase und -wege. Postmortale Kontrastmittel-injektion in die Gallenblase nach Präparation.

a) und b) reifes Neugeborenes. Die Gallenblase ist groß und prall gefüllt. Diese Größe hat eine Gallenblase intra vitam bei einem parenteral ernähr-ten Neugeborenen oder Säugling. Der Ductus choledochus verläuft in Höhe Th 12 bis L 2 rechts paramedian in einem Bogen nach dorsal hinab. Er verläuft zusammen mit der A. hepatica propria und der V. portae im Lig. hepatoduodenale (vergleiche Abb. 3-28).

a) sagittal; b) seitlich; c) Frühgeborenes der 30. SSW p.m. Die Gallen-wege sind kontrahiert. Geringer Kontrastmittelübertritt in das Duo-denum.

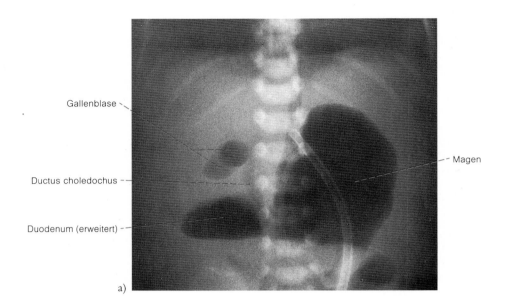

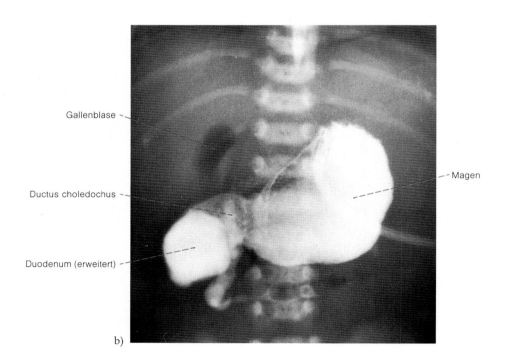

*Abb. 3-75* Neugeborenes mit duodenobiliärem Reflux. Luft in den Gallenwegen und in der Gallenblase bei angeborenen multiplen Darmatresien (in diesem Falle nicht familiär). Postoperativer Zustand, Witzel-Fistel im Magen; das proximale Duodenum ist erweitert.
a) 9. Lebenstag;   b) 14. Lebenstag; der distale Anteil des Ductus choledochus ist durch Kontrastmittelreflux markiert, der proximale Anteil ebenso wie die Gallenblase sind luftgefüllt.

Auch sonographisch läßt sich intrahepatische Luft als reflexreiche und bewegliche Echos nachweisen.

Bei der sonographischen Untersuchung von parenteral ernährten Neugeborenen und Säuglingen fällt eine sehr große Gallenblase auf. Über atypischen echoreichen Gallenblaseninhalt bei Neugeborenen berichten Avni et al. [25].

## Milz

Verglichen mit der großen fetalen Leber stellt sich die Milz klein dar (siehe Abb. 3-72). Die Milz liegt zunächst noch relativ zentral dorsal, von dem voluminösen linken Leberlappen überlagert. Später rückt die Milz weiter nach lateral. Über eine angeborene Fusion von Leber und Milz berichteten Cotelingham et al. [144]. Auch mit anderen Organen wie Niere [277] und Gonade [303] kommen Fusionen vor.

Eine Asplenie und eine Polysplenie sind oft mit anderen Fehlbildungen kombiniert, besonders mit angeborenen Herzfehlern.

## Darm

Die Entwicklung des *Mitteldarmes* ist ein komplizierter Vorgang innerhalb eines langen Zeitraumes, beginnend in der frühen Embryonalperiode, und zur Zeit der Geburt noch nicht vollständig abgeschlossen.

Der Mitteldarm entspricht dem von der A. mesenterica superior versorgten Darmabschnitt. Er reicht vom Duodenum (von der Gegend der Einmündung des Ductus choledochus) bis ungefähr zur Mitte des Colon transversum.

In der Embryonalentwicklung verlängert sich der Darm – besonders der Mitteldarm – schneller, als sich die Bauchhöhle vergrößert. Dies führt zu komplizierten Entwicklungsbewegungen des Darmes. Etwa in der 5. bis

6. Embryonalwoche findet eine Herniation der Mitteldarmschleife in die Nabelschnur hinein statt (Abb. 3-76a). Die Nabelschleife dreht sich in der Folgezeit um 180° (von vorn gesehen entgegen dem Uhrzeigersinn). Durch rasches Wachstum verlängert sich besonders das präarterielle (orale) Segment. Dieses wird als erstes in die Bauchhöhle zurückverlagert. Diese Rückverlagerung findet in einer sehr kurzen Phase ungefähr in der 10. oder 11. Woche statt. Dabei dreht sich die Nabelschleife um weitere 90°, so daß insgesamt eine Drehung von 270° ausgeführt wurde (Abb. 3-76c).

Das Colon ascendens verlängert sich. Dabei aszendiert die rechte Kolonflexur bei allmählicher relativer Verkleinerung der Leber; das Caecum deszendiert nach rechts (Abb. 3-76d). Die endgültige Anordnung bildet sich über einen langen Zeitraum aus, ungefähr von der 12. Fetalwoche bis über die Geburt hinaus.

> Das bedeutet, daß beim Neugeborenen die endgültige Anordnung oftmals noch nicht erreicht ist. Die Rotation um 270° kann zwar schon vollendet sein, aber die Duodenalschleife ist noch nicht in allen Fällen endgültig fixiert. Das Colon ascendens kann ebenfalls noch mobil und weit kranial subhepatisch gelegen sein. Diese kraniale Lage des Caecum ist also beim Neugeborenen nicht gleichbedeutend mit einer Malrotation [131].

Schließlich findet eine streckenweise Fixierung bestimmter Darmabschnitte an der dorsalen Bauch- beziehungsweise Beckenwand statt (Duodenum, Colon ascendens und descendens sowie das Rectum).

Die Drehung des prä- und postarteriellen Segmentes der Mitteldarmschleife kann auch unabhängig voneinander verlaufen, das heißt, die Rotation des Duodenums und die des Colons verlaufen nicht immer zu gleichen Zeiten. Störungen dieser Entwicklungsbewegungen führen zu mannigfaltigen Darmlageanomalien.

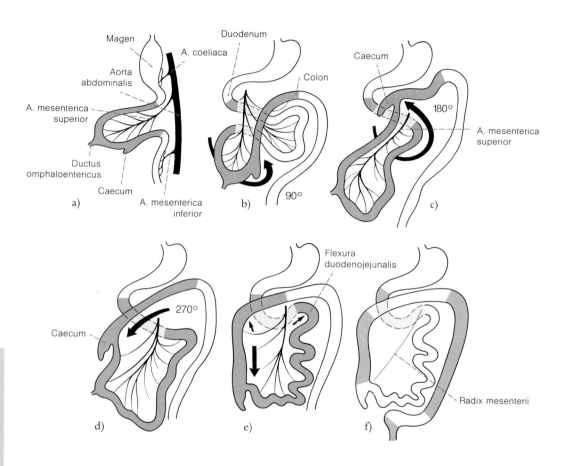

*Abb. 3-76*  Schemata der normalen Entwicklung des Mitteldarmes: Längenwachstum, Drehung um 270°, Ascensus der Flexura duodenojejunalis und der rechten Kolonflexur, Descensus des Caecums, streckenweise sekundäre Fixierung an der Bauchwand (verändert nach Gross [293], vergleiche Gray und Skandalakis [289]).
a) 5. Embryonalwoche, seitlich. Mitteldarmschleife in die Nabelschnur herniiert;  b) bis f) sagittal; b) 10. Embryonalwoche, nach einer Drehung von 90° entgegen dem Uhrzeigersinn (Pfeil);  c) 11. Embryonalwoche, Drehung 180° (Pfeil). Mitteldarmschleife noch in der Nabelschnurhernie;  d) Ende der 11. SSW p.m., Drehung 270° (Pfeil). Rückverlagerung der Mitteldarmschleife aus der Nabelschnurhernie in die Bauchhöhle; e) die endgültige Position der Darmabschnitte wird innerhalb eines langen Zeitraumes ab 12. Woche bis über die Geburt hinaus erreicht (Ascensus der Flexura duodenojejunalis und der rechten Kolonflexur sowie Descensus des Caecums, siehe Pfeile). Das Mesenterium ist noch nicht fixiert (Mesenterium commune);  f) endgültiges Stadium, welches auch beim reifen Neugeborenen noch nicht immer erreicht ist. Jetzt hat sich das Mesenterium an der hinteren Bauchwand angeheftet. Die Mesenterialwurzel (rote Linie) verläuft schräg von links oben nach rechts unten (vergleiche Abb. 3-37a und b).

Auch das Darmkaliber läßt eine Differenzierung nicht immer zu. Im Colon des Neugeborenen sind die Haustren erst gering entwickelt und werden bei einer Darmblähung ausgeglichen. Erst nach mehreren Monaten bilden sich die Haustren deutlicher aus [300].

Beim Embryo mündet der terminale Abschnitt des Enddarmes ebenso wie die Anlage des Urogenitaltraktes in die Kloake. Dieser gemeinsame terminale Raum wird vom Entoderm ausgekleidet und nach außen durch die Kloakenmembran abgeschlossen. Im Verlauf der 6. und 7. Embryonalwoche wird die Kloake durch das transversale Septum urorectale unterteilt. Damit ist das Rectum abgegrenzt; die das blinde Ende verschließende Analmembran reißt Ende der 8. Embryonalwoche ein [550]. Störungen dieser normalen Embryonalentwicklung führen zu mannigfaltigen Fehlbildungen, wie zum Beispiel Agenesien und Atresien mit und ohne Fistelbildung (Abb. 3-81). Ziel einer operativen Korrektur ist eine normale Funktion der Darmentleerung und der Kontinenz. Für eine Darmkontinenz ist der M. levator ani mit der Puborektalisschlinge besonders wichtig (Abb. 3-79 und 3-91f). Der M. puborectalis entspricht den kaudalen medialen Fasern des M. levator ani [481, 842]. Er entspringt symphysennahe am Os pubis und umgreift schlingenförmig die Flexura perinealis ani (im obersten Abschnitt des Canalis analis im Niveau der Linea anorectalis). Der M. puborectalis fusioniert dorsal und lateral mit dem M. sphincter ani externus. So kann man die Puborektalisschlinge entweder als einen zum Schambein verlängerten Zügel des äußeren Sphinkters oder als einen medialen unteren Teil des M. levator ani ansehen [481].

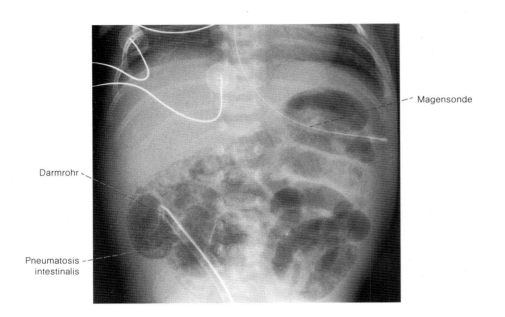

*Abb. 3-77*  Nekrotisierende Enterokolitis mit Pneumatosis intestinalis, 18. Lebenstag. Das Darmrohr ist viel zu tief eingeführt, dadurch wird das Colon sigmoideum weit ausgespannt. Besonders bei dieser Darmerkrankung erhöhte Perforationsgefahr! (Die Magensonde drängt die große Kurvatur des Magens bis an die laterale Bauchwand heran.)

Wenn die Rückverlagerung der Mitteldarmschleife aus der Nabelschnur in der 10. oder 11. Fetalwoche gestört wird, kann eine Omphalozele entstehen. Die Omphalozele ist häufig mit anderen Fehlbildungen kombiniert, die Nieren können auffällig weit kranial liegen [630].

Die Herniation der Mitteldarmschleife in die Nabelschnur hinein und die Rückverlagerung in die Bauchhöhle können intrauterin sonographisch dargestellt werden [162].

Falls die Rückbildung des Ductus omphaloentericus gestört wird, kann dieser embryonale Gang persistieren, oder es können sich verschiedene Formen eines Meckelschen Divertikels ausbilden. Eine komplexere Fehlbildung dieser Region wird als ileale Dysgenesie bezeichnet („Riesen-Meckelsches Divertikel").

Bei einer pränatalen Ultraschalluntersuchung stellt sich der Dünndarm enggestellt dar. Der Zusammenhang mit dem Mesenterium ist besonders dann gut zu erkennen, wenn sich

vermehrte freie Flüssigkeit in der Bauchhöhle befindet. Sofort postnatal schluckt das Neugeborene Luft. Diese passiert den Pylorus manchmal schon nach wenigen Minuten. In der Regel ist Luft während der ersten Lebensstunde im proximalen Dünndarm zu finden, nach ca. drei Stunden im gesamten Dünndarm. 90% der gesunden Neugeborenen zeigen nach drei bis vier Stunden Luft im Caecum und Colon ascendens, nach acht bis neun Stunden im Sigma [464].

Die Dünndarmfalten sind beim Neugeborenen und beim Säugling nur gering ausgeprägt.

Im geblähten Zustand können die Darmfalten vollkommen verstreichen, so daß sich bei geblähten Darmschlingen röntgenologisch im Nativbild Dünn- und Dickdarm oftmals nicht unterscheiden lassen.

Für das chirurgische Vorgehen bei anorektalen Malformationen ist die Höhe des Verschlusses in Relation zum M. puborectalis entscheidend. Tiefe infralevatorische und hohe supralevatorische Formen erfordern eine unterschiedliche Therapie.

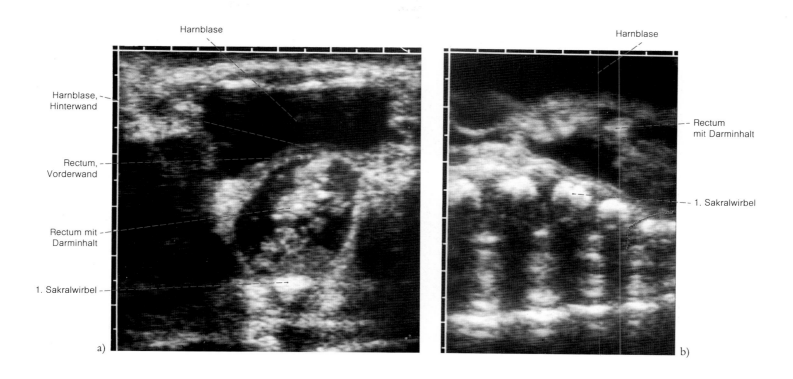

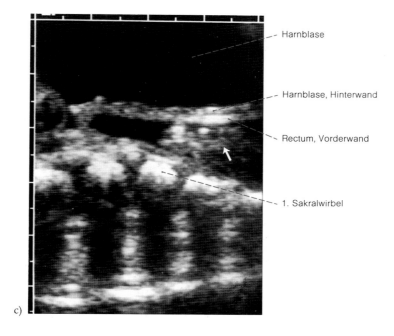

*Abb. 3-78* Normales Sonogramm des Rectums. Männliches Neugeborenes. Bei Prallfüllung a) und b) wölbt sich das Rectum von hinten her in die Harnblase vor, während der Defäkation (Pfeil in c) kontrahiert sich das Rectum und flacht sich ab (c). Die Hinterwand der Harnblase und die Rektumvorderwand liegen einander an. Die zwischen ihnen gelegene Excavatio rectovesicalis enthält keine vermehrte Flüssigkeit.
a) Querschnitt;   b) und c) Längsschnitte.

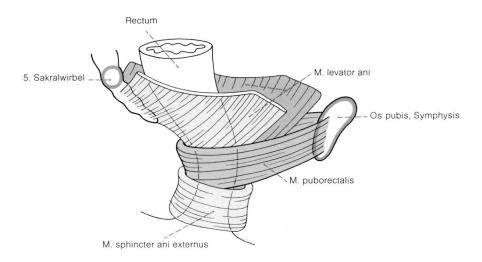

*Abb. 3-79* Schema des normalen Rectums eines Neugeborenen mit den für die Kontinenz wichtigen Muskeln, Ansicht von links (verändert nach Stephens und Smith [757]). Rot eingezeichnet sind die Puborektalisschlinge, die Symphyse und der 5. Sakralwirbel.

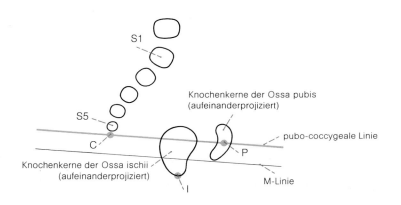

*Abb. 3-80* Schema der bei anorektalen Fehlbildungen empfohlenen Orientierungslinien und -punkte auf einer seitlichen Röntgenaufnahme des Beckens beim Neugeborenen. Diese Hilfslinien und -punkte können bei der Differenzierung hoher supralevatorischer und tiefer infralevatorischer Formen der anorektalen Malformationen hilfreich sein. Täuschungsmöglichkeiten müssen bedacht werden (Berdon et al. [54]). P-C-Linie (pubo-coccygeale Linie; Stephens und Smith [757]): von der Mitte der röntgenologisch sichtbaren, bumerangartig geformten Knochenkerne der beiden aufeinanderprojizierten Ossa pubis (P) zum Unterrand des Knochenkernes S 5 (C). M-Linie; Cremin [150]: Parallele zur P-C-Linie in der Mitte zwischen der P-C-Linie und dem I-Punkt (durch die Grenze zwischen den oberen zwei Dritteln und dem unteren Drittel der röntgenologisch sichtbaren, aufeinanderprojizierten Knochenkerne der Ossa ischii). I.: Untere Spitze der Knochenkerne der Ossa ischii; Kelly [408].

Der M. sphincter ani internus ist bei anorektalen Fehlbildungen vorhanden. Lambrecht und Lierse [455] konnten bei Ferkeln mit angeborenen anorektalen Malformationen sogar bei intermediären und hohen Formen einen normalen M. sphincter internus nachweisen. Dieser Muskel umgab jeweils den proximalen Anteil der Fistel. Das Vorhandensein dieses für die Kontinenz wichtigen Muskels sogar bei hohen Formen der anorektalen Fehlbildungen ist für die Planung einer operativen Korrektur von großem Interesse [453, 454, 455, 456].

Präoperativ sollte versucht werden, den Typ der Fehlbildung exakt zu klären und nach einem der zahlreichen Einteilungsschemata zu definieren [155, 199, 401, 415, 464, 681, 685, 756, 757, 758]. Für eine röntgenologische Abklärung können verschiedene Orientierungslinien hilfreich sein (siehe Abb. 3-80). Hierbei müssen jedoch Täuschungsmöglichkeiten bedacht werden, auf welche besonders Berdon et al. [54] hingewiesen haben. Diese Fehldeutungen (zum Beispiel durch reichlichen Mekoniumgehalt des Rectums, beim Pressen etc.) sind bei der Röntgendiagnostik sowohl mit Luft (Seitenaufnahme mit nach unten hängendem Kopf) als auch mit positivem Kontrastmittel möglich.

Die diagnostische Abklärung der anorektalen Malformation kann auch sonographisch erfolgen [322, 600]. Über die Darstellung im Computertomogramm berichteten Kohda et al. [438].

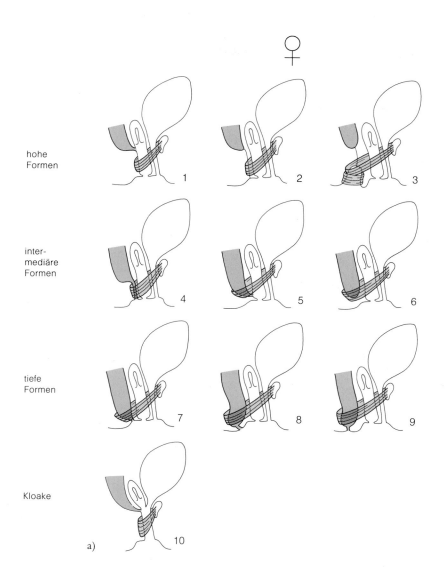

a) *weiblich:*

1 = anorektale Agenesie mit rektovaginaler Fistel
2 = anorektale Agenesie ohne Fistel
3 = Rektumatresie
4 = Analagenesie mit rektovestibulärer Fistel
5 = Analagenesie mit rektovaginaler Fistel
6 = Analagenesie ohne Fistel
7 = anovestibuläre Fistel
8 = anokutane Fistel ("covered anus", inkomplett)
9 = Analstenose
10 = Kloake

*Abb. 3-81* Einteilung der anorektalen Fehlbildungen nach dem "Wingspread-Workshop" (verändert nach Stephens und Smith [757]; vergleiche mit den normalen Verhältnissen der Abb. 3-79).

b) *männlich:*

1 = anorektale Agenesie mit rektoprostatischer Urethralfistel
2 = anorektale Agenesie ohne Fistel
3 = Rektumatresie
4 = Analagenesie mit rektobulbärer Urethralfistel
5 = Analagenesie ohne Fistel
6 = anokutane Fistel ("covered anus", inkomplett)
7 = Analstenose

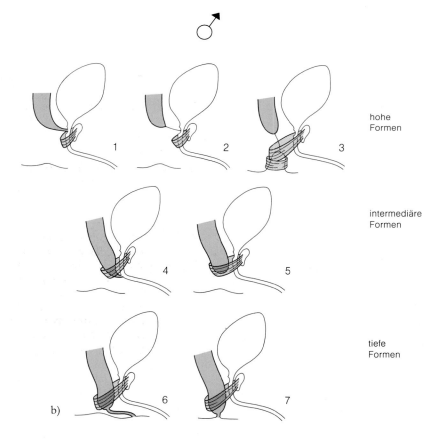

# 3. Retroperitonealraum

## Nieren und ableitende Harnwege

In der Embryonalzeit stellen die Anlagen der Vorniere (Pronephros) und die der Urniere (Mesonephros) Vorstufen der definitiven Nierenanlage der Nachniere (Metanephros) dar. Pro- und Mesonephros sind mit dem Vor- beziehungsweise Urnierengang verbunden. Die bleibende Niere (Metanephros) wird zu Beginn der 5. Embryonalwoche angelegt und gewinnt Anschluß an die Ureterknospe. Bereits drei Wochen später wird erstmals Urin gebildet. Der in die Amnionflüssigkeit ausgeschiedene Urin wird vom Feten verschluckt und resorbiert. Bei fehlender fetaler Nierenfunktion (zum Beispiel bei beidseitiger Nierenagenesie = Potter-Syndrom) entsteht ein Fruchtwassermangel mit „Oligohydramnion-Deformität" (charakteristisches Gesicht mit tiefsitzenden Ohren, flacher, gebogener Nase und fliehendem Kinn, große Hände und deformierte Füße). Die volle Funktion der Nieren ist intrauterin nicht lebensnotwendig, da die harnpflichtigen Substanzen über die Placenta ausgeschieden werden können.

Die Niere aszendiert vom Becken in die Lumbalregion. Dieser Ascensus ist nur relativ, bedingt durch das Wachstum des kaudalen Körperendes und durch die Verminderung der Körperkrümmung. Während dieser Verlagerung wird die Niere mit jeweils kranialen Blutgefäßen verknüpft, die kaudalen bilden sich zurück. Dadurch wird die Entstehung von Gefäßanomalien, wie zum Beispiel von akzessorischen Nierenarterien, verständlich. Ist der Ascensus der Nachniere unvollständig, so resultiert eine kaudale Ektopie (zum Beispiel eine Beckenniere). Die Niere kann zu weit kranial gelagert sein, so zum Beispiel gelegentlich bei einem Kind mit einer Omphalozele [630]. Auch eine intrathorakale Position der Niere

ist möglich, kann sogar erst verzögert aufgetreten sein [801].

Der Hilus der embryonalen Niere ist anfangs nach ventral gerichtet. Während des Ascensus dreht sich der Hilus um ca. 90°, so daß er schließlich nach medial zeigt. Verschiedenste Rotationsanomalien sind möglich. Die Niere des Feten und des Neugeborenen ist in Lappen (Renculi) unterteilt, die sich auf der Oberfläche durch deutliche Furchen abgrenzen (siehe Abb. 3-82 bis 3-87). Erst jenseits des Säuglingsalters verstreichen die Lappengrenzen allmählich. Reste sind manchmal noch im Kleinkindesalter sichtbar und dürfen nicht mit pyelonephritischen narbigen Einziehungen verwechselt werden.

Die Niere eines Neugeborenen ist in der Regel 5 cm lang (4 bis 6 cm; siehe [305]; vergleiche auch [66, 161, 182, 422, 689]). Die Form der Neugeborenenniere unterscheidet sich von der des älteren Kindes durch die renkuläre Lappung und den tief eingezogenen Hilus. Auf dem Schnitt ist das Parenchym breiter als im späteren Alter. Entsprechend stellt sich das Nierenbecken relativ kleiner dar, das peripelvine Fett ist geringer ausgebildet.

Die Neugeborenenniere ist von der großen Nebenniere stärker überlagert. Dorsal der Niere reicht der hintere untere Pleurarezessus tief hinab ([157]; siehe Abb. 3-83 und 3-85).

Eine Röntgenuntersuchung der Nieren durch ein intravenöses Urogramm sollte in der ersten Lebenswoche nur bei dringender klinischer Indikation durchgeführt werden. Das Kontrastmittel stellt für die Niere im Neugeborenenalter eine größere Belastung dar als später. Es kann zu einer intrarenalen Ausfällung von Tamm-Horsfall-Eiweiß kommen [55]. Eine transitorische akute tubuläre Blockade

könnte begünstigt werden (vergleiche [27, 818]).

Eine Sonographie sollte als erste Untersuchung durchgeführt werden. Das sonographische Bild der Neugeborenenniere zeigt die oben beschriebenen anatomischen Besonderheiten. Weiterhin kann die Nierenrinde beim gesunden Neugeborenen echoreicher sein als die Leber. Die Markpyramiden stellen sich zum Teil auffällig groß dar. Sie sind echoarm und dürfen nicht mit Zysten oder erweiterten Kelchen verwechselt werden. Das zentrale Echo ist kleiner als im späteren Alter.

Bei fetalen und neonatalen Nieren können die renkulären Lappungen und die tiefe Einziehung des Nierenhilus im sonographischen Schnittbild Septierungen und Parenchymdefekte vortäuschen: „interrenkuläres Septum" ([322, 358, 373]; siehe Abb. 3-83 und 3-84).

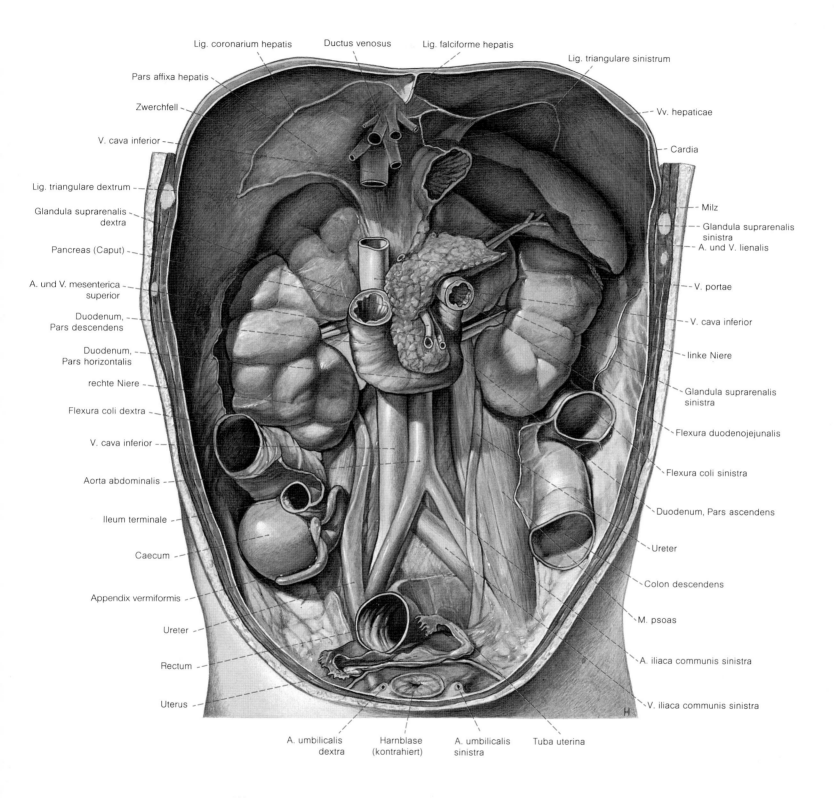

Lig. coronarium hepatis
Ductus venosus
Lig. falciforme hepatis
Lig. triangulare sinistrum
Pars affixa hepatis
Zwerchfell
Vv. hepaticae
V. cava inferior
Cardia
Lig. triangulare dextrum
Milz
Glandula suprarenalis dextra
Glandula suprarenalis sinistra
A. und V. lienalis
Pancreas (Caput)
V. portae
A. und V. mesenterica superior
V. cava inferior
Duodenum, Pars descendens
linke Niere
Duodenum, Pars horizontalis
Glandula suprarenalis sinistra
rechte Niere
Flexura duodenojejunalis
Flexura coli dextra
Flexura coli sinistra
V. cava inferior
Duodenum, Pars ascendens
Aorta abdominalis
Ureter
Ileum terminale
Colon descendens
Caecum
M. psoas
Appendix vermiformis
A. iliaca communis sinistra
Ureter
Rectum
V. iliaca communis sinistra
Uterus

A. umbilicalis dextra
Harnblase (kontrahiert)
A. umbilicalis sinistra
Tuba uterina

*Abb. 3-82* Retroperitoneale Organe eines weiblichen Frühgeborenen der 32. SSW p.m. Die Nieren zeigen eine glatte Oberfläche (renkuläre Lappung). Im Vergleich mit anderen Organen sind die Nebennieren auffällig groß. Die linke Nebenniere liegt medial der oberen Nierenhälfte. Der relative Hochstand der Ileozökalregion ist bei Frühgeborenen und reifen Neugeborenen nicht pathologisch.

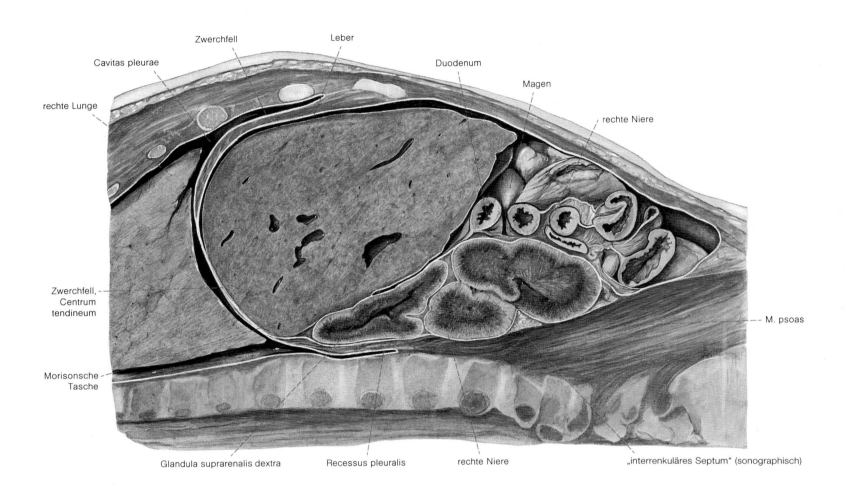

Cavitas pleurae

Zwerchfell

Leber

Duodenum

Magen

rechte Niere

rechte Lunge

Zwerchfell,
Centrum
tendineum

Morisonsche
Tasche

M. psoas

Glandula suprarenalis dextra

Recessus pleuralis

rechte Niere

„interrenkuläres Septum" (sonographisch)

*Abb. 3-83*  Schräger Längsschnitt durch die rechte Niere und Nebenniere, entsprechend einer sonographischen Schnittführung (vergleiche Abb. 3-84). Fet der 27. SSW p.m. Durch die gelappte Oberfläche und die tiefe Einkerbung im Hilusbereich wird eine Unterteilung der Niere auf diesem Schnitt vorgetäuscht (sonographisch als „interrenkuläres Septum" bezeichnet). Die Nebenniere ist sehr groß (Normalbefund!).

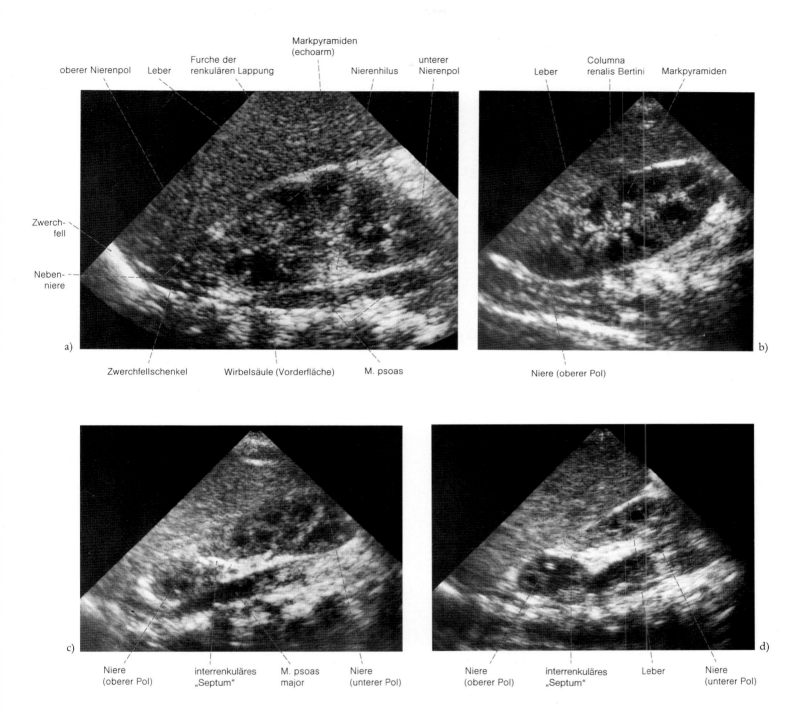

*Abb. 3-84* Sonographische Längsschnitte durch die rechte Niere beim
Neugeborenen.
a) reifes Neugeborenes. Mark und Rinde lassen sich gut unterscheiden. Die
Nebenniere ist groß; b) bis d) Neugeborenes, 12. Lebenstag; b) dieser
Längsschnitt zeigt die rechte Niere als ein einheitliches Organ; c) und d)
auf diesen weiter medial geführten Längsschnitten wirkt das Nierenparen-
chym unterteilt („interrenkuläres Septum").

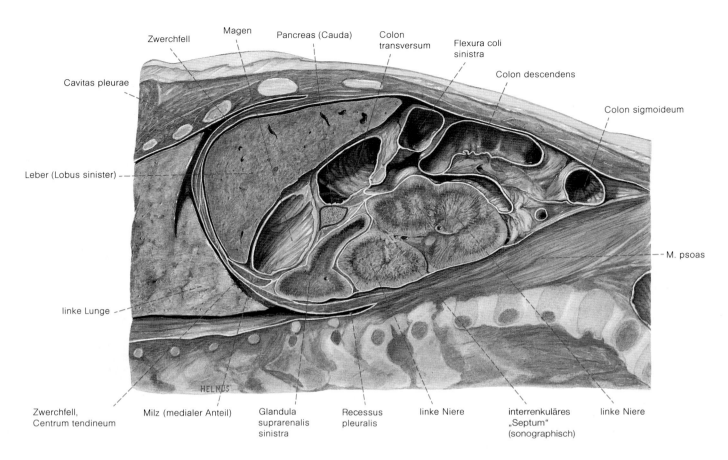

*Abb. 3-85* Schräger Längsschnitt durch den medianen Anteil der linken Niere und Nebenniere entsprechend einer sonographischen Schnittführung. Fet der 27. SSW p.m. (derselbe Fall wie in Abb. 3-83). Durch die tiefe Einkerbung der renkulär gelappten Niere im Hilusbereich wird eine Septierung vorgetäuscht (sonographisch: „interrenkuläres Septum").

Normale große Nebenniere. Der linke Leberlappen ist in dieser Entwicklungsstufe noch sehr groß. Auf diesem relativ weit medial geführten Schnitt ist die Milz gerade eben getroffen. Durch Luft im Colon kann bei dieser Schnittführung die Ultraschalluntersuchung der linken Niere erschwert werden.

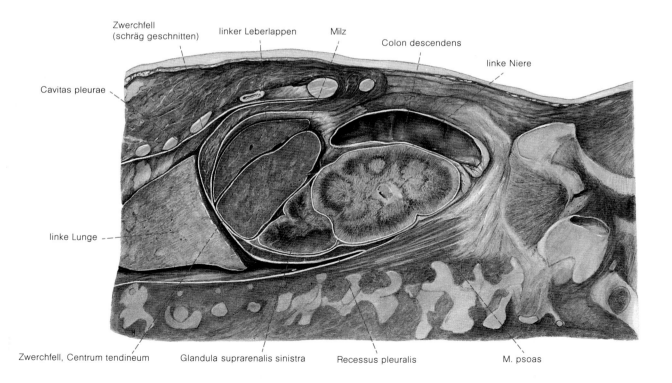

*Abb. 3-86* Derselbe Fall wie in den Abbildungen 3-83 und 3-85; Weiter lateral geführter schräger Längsschnitt durch die linke Niere und Nebenniere. Jetzt ist ein größerer Anteil der Milz getroffen, immer noch vom linken Leberlappen überlagert. Bei einer entsprechenden sonographischen Schnittführung könnte vermehrte intraperitoneale Flüssigkeit gut zwischen Milz einerseits und linker Niere und Nebenniere andererseits nachgewiesen werden. Die Luft im Colon ist weniger störend als auf dem weiter medial gelegenen Schnitt der Abbildung 3-85. In diesem lateralen Anteil wird keine Septierung der Niere vorgetäuscht.

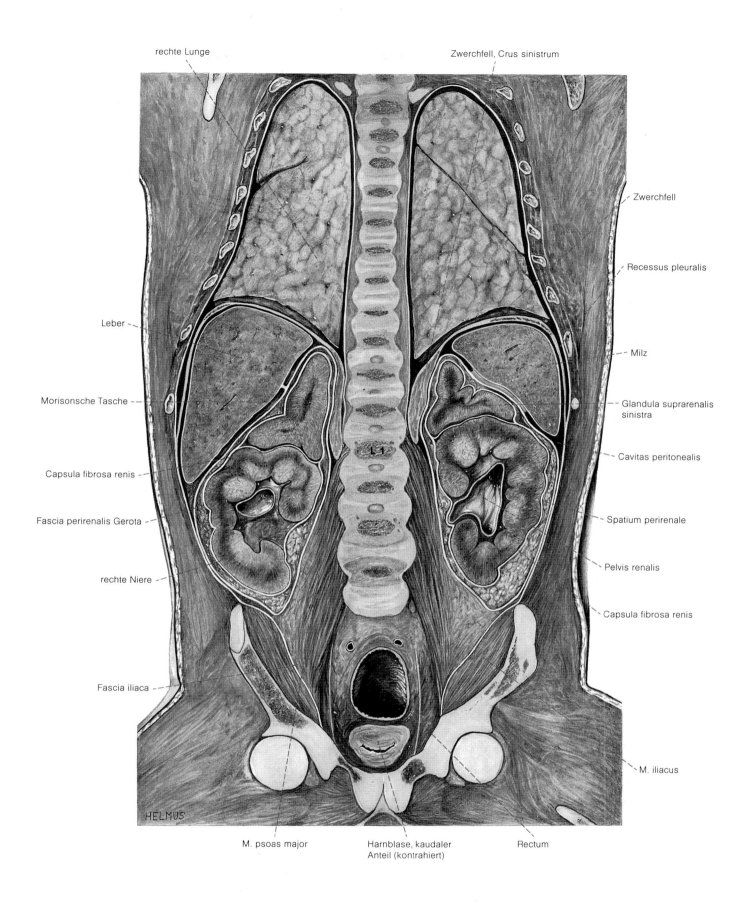

rechte Lunge

Zwerchfell, Crus sinistrum

Zwerchfell

Recessus pleuralis

Leber

Milz

Morisonsche Tasche

Glandula suprarenalis sinistra

Cavitas peritonealis

Capsula fibrosa renis

Spatium perirenale

Fascia perirenalis Gerota

Pelvis renalis

rechte Niere

Capsula fibrosa renis

Fascia iliaca

M. iliacus

HELMUS

M. psoas major

Harnblase, kaudaler Anteil (kontrahiert)

Rectum

*Abb. 3-87* Frontalschnitt durch den Rumpf eines männlichen Feten der 26. SSW p.m. Die großen Nieren und Nebennieren werden vom Perirenal-raum umschlossen, welcher nach außen durch die Gerota-Faszie (Fascia renis = Fascia perirenalis) begrenzt wird. Die Zwerchfellschenkel sind kräftig ausgebildet. Der kaudale Pleurarezessus reicht medial und lateral weit nach unten hinab.

In der Umgebung der Nieren und der Nebennieren lassen sich drei *extraperitoneale Räume* unterscheiden (Abb. 3-92):

1. Der *Perirenalraum* (rot), welcher die Nieren und die Nebennieren umgibt und durch die Fascia renis (= Perirenalfaszie = Gerota-Faszie; rote Linie) umschlossen wird. Der Raum enthält die Capsula adiposa renis, den Ureter, seine Gefäße und die Keimdrüsengefäße. Das vordere Blatt dieser Faszie wird Fascia renis anterior oder Prärenalfaszie, das hintere Blatt Fascia renis posterior oder Postrenalfaszie genannt. Dieser Raum enthält das perirenale Fettgewebe und ist nach medial und kaudal für den Durchtritt des Gefäßnervenstieles und des Ureters offen. Er erstreckt sich entlang den Psoasmuskeln bis in das Becken hinab. Nach lateral und kranial ist der Perirenalraum durch Verlötung des vorderen und hinteren Blattes geschlossen [481] und reicht rechts bis an die Pars affixa hepatis des Zwerchfells heran [427]. Medial können der linke und der rechte Perirenalraum über einen sehr schmalen Spalt ventral der Aorta und der Vena cava inferior miteinander in Verbindung stehen ([427]; in der Abb. 3-92 nicht eingezeichnet). Lateral vereinigen sich das vordere und das hintere Blatt der Gerota-Faszie zu einem einheitlichen Faszienblatt, welches ventral in das Peritoneum übergeht und von Meyers [536] als „laterokonale Faszie" bezeichnet wird (Abb. 3-92). Die Capsula fibrosa renis liegt der Nierenoberfläche direkt an.

2. Der *vordere Pararenalraum* liegt zwischen dem vorderen Blatt der Gerota-Faszie und dem Peritoneum und wird beiderseits lateral von der „laterokonalen Faszie" begrenzt. Innerhalb des vorderen pararenalen Raumes liegen das Colon ascendens und descendens, das Duodenum und das Pancreas, also die sekundär extraperitoneal gelegenen Anteile beziehungsweise Derivate des Darmtraktes.

3. Der *hintere Pararenalraum* ist ein schmaler Spalt zwischen dem hinteren Blatt der Gerota-Faszie und der „laterokonalen Faszie" einerseits und der

Fascia transversalis beziehungsweise der Faszie des M. psoas andererseits. Dieser hintere pararenale Raum enthält im Gegensatz zu den beiden vorher genannten Räumen keine größeren Organe. Er ist nach lateral zur Flanke und nach unten zum Becken hin offen.

Diese drei extraperitonealen Räume spielen eine wesentliche Rolle bei der Ausbreitung von pathologischen Prozessen, zum Beispiel nach Kolonperforation, von perirenalen Abszessen, Hämatomen oder Urinomen [536].

Flüssigkeit im vorderen Pararenalraum (zum Beispiel nach Kolonperforation) kann sich weit nach ventral in die Bauchhöhle vorwölben und eventuell in das Mesocolon transversum ausdehnen. Bei älteren Kindern kann sich der Pararenalraum bei einer Pancreatitis ödematös vergrößern und dabei im Sonogramm echodichter werden [772]. Im Computertomogramm können die die Peri- und Pararenalräume begrenzenden Faszien sichtbar gemacht werden. Sonographisch sind die Faszien zwar nicht erkennbar, aber die Topographie dieser retroperitonealen Räume und Organe läßt sich besonders bei koronarer Schnittführung [501] ähnlich übersichtlich darstellen wie in koronar eingestellten Kernspintomogrammen (vergleiche Abb. 3-87).

Die embryonale *Harnblasenanlage* steht mit der Allantois in Verbindung, welche sich schon während der Harnblasenentwicklung zu einem dünnen Gang, dem Urachus, zurückbildet. Schließlich wird der Urachus zu einem fibrösen Strang zwischen Harnblasenscheitel und Nabel, dem Lig. umbilicale medianum.

Die kaudalen Anteile der Wolffschen Gänge (Urnierengänge) werden in die dorsale Harnblasenwand einbezogen. So münden die ursprünglich als Knospen von den Wolffschen Gängen abgehenden Ureteren schließlich mit eigenen Ostien direkt in die Harnblase ein (Abb. 3-96).

Eingehende anatomische, radiologische und sonographische Untersu-

chungen der kompliziert gebauten Ureterostien verdanken wir unter anderem Hutch [377], Williams [838], Fendel [227], Chrispin et al. [129], Stephens [756], Marchall et al. [508], Schneider et al. [693]. Der distale intramurale Ureterabschnitt verläuft schräg durch die Blasenwand hindurch. Die Funktion des Ureterostiums wird durch drei wichtige anatomische Strukturen gewährleistet [377]:

1. Unterstützende Schichten innerhalb der Blasenwandmuskulatur, auf welchen der intramurale Ureterabschnitt liegt.

2. Die Waldeyersche Scheide, welche mit ihren kollagenen und elastischen Fasern den Ureter mit der Blasenwand verbindet.

3. Die Fusion des Daches des intramuralen Ureterabschnittes mit der Harnblasenmukosa.

Veränderungen des ureterovesikalen Überganges sind vielfältig und klinisch von großer Bedeutung: vesiko-ureteraler Reflux, Stenosen, Divertikel, Ureterozelen etc.

Beim Neugeborenen und Säugling ragt die gefüllte Harnblase weit nach kranial in das Abdomen hinein und ist in stärkerem Maße mit Peritoneum überzogen als beim Erwachsenen, bei welchem die Harnblase mehr innerhalb des Beckens liegt.

Dadurch erfolgt beim Neugeborenen eine Blasenruptur eher in die Peritonealhöhle hinein als in späterem Alter.

Eine stark gefüllte Harnblase kann beim Neugeborenen und Säugling bis über Nabelhöhe hinaufreichen. Die Nähe der Blase zum Nabel muß unter anderem auch beim Anschnitt ("cutdown") des Umbilicus zum Einführen eines Nabelarterienkatheters bedacht werden. Hierbei ist eine Verletzung des Harnblasenscheitels möglich [402]. Bei entleerter Harnblase entsteht an der vorderen unteren Bauchwand zwischen den beiden durch die Nabelarterien hervorgerufenen Ligamenta umbilicalia medialia eine Grube (siehe Abb. 3-53). Hier kann sich in Rückenlage freie intraperitoneale Luft ansammeln (siehe Abb. 3-52). In kontrahiertem Zustand stellt sich die Blasenwandmuskulatur beim Neugeborenen im Sonogramm normalerweise auffällig dick dar [322]. Dies darf nicht als entzündliche oder hypertrophische Blasenwandverdickung fehlgedeutet werden.

Die Harnblase kann normalerweise beim weiblichen Neugeborenen nicht nur durch Darmschlingen (zum Beispiel durch das Rectum, siehe Abb. 3-78), sondern auch durch den postnatal relativ großen Uterus eingedellt werden (Abb. 3-94; vergleiche [661, 664]). Im pathologischen Fall können paravesikale Tumoren oder ein stark erweiterter distaler Ureter die Harnblasenwand imprimieren.

Wird Luft in der Harnblase nachgewiesen, so muß nach einer Fistelverbindung zum Darm gesucht werden – falls nicht die Luft iatrogen durch einen Katheter eingeführt wurde.

## Nebennieren

> Die *Nebennieren* sind beim Feten und Neugeborenen relativ groß; das ist besonders durch das starke Wachstum der Rinde bedingt. Demgegenüber ist das Mark relativ klein.

In der 6. Embryonalwoche beginnt die Entwicklung der Nebennierenrinde aus dem Mesoderm. Das Nebennierenmark ist neuroektodermaler Herkunft; in der 7. Embryonalwoche lagern sich die aus der Neuralleiste stammenden Zellen als Markanlage der Nebennierenrinde an.

Nach der Geburt verkleinern sich die Nebennieren. Während der ersten zwei bis drei Wochen verlieren sie ungefähr ein Drittel ihres Gewichtes; das Gewicht zur Zeit der Geburt erreicht die Nebenniere erst wieder im Alter von etwa 2 Jahren [551]. Dieser Gewichtsverlust erfolgt überwiegend durch Rückbildung des primitiven fetalen Rindenanteiles [542].

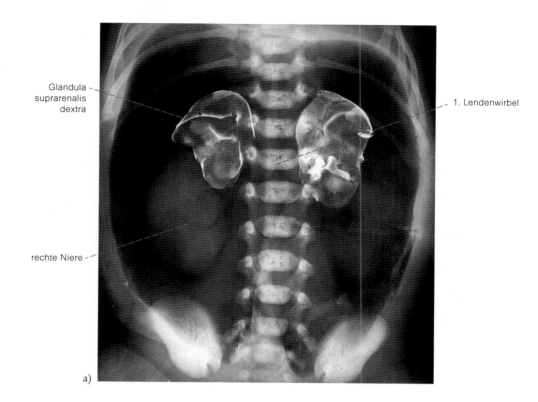

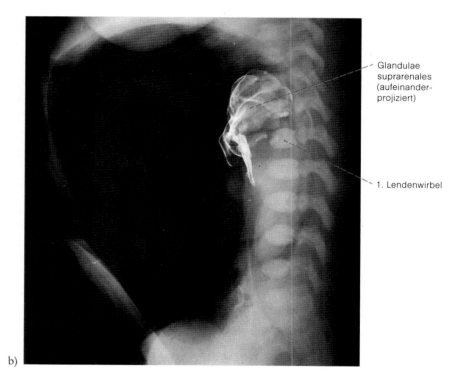

*Abb. 3-88* Postmortale Röntgenaufnahme eines reifen männlichen Neugeborenen nach anatomischer Präparation. Die Nebennieren wurden freipräpariert und mit Kontrastmittel bestrichen. Normalbefund. Beide Nebennieren sind groß und erstrecken sich über vier Wirbelhöhen; sie liegen para- und prävertebral. Die linke Nebenniere reicht noch weiter nach medial als die rechte.
a) sagittal;  b) seitlich.

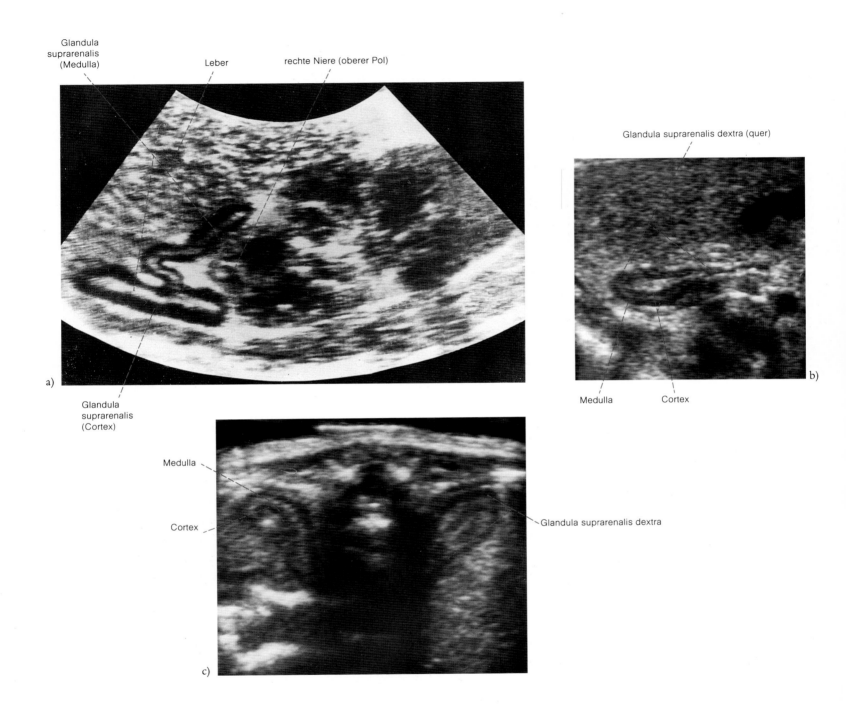

Abb. 3-89  Sonographische Darstellung der rechten Nebenniere beim Neugeborenen. Die Nebenniere ist groß und liegt kranial und medial dem oberen Nierenpol an. Die dreifache Schichtung (Rinde – Mark – Rinde) ist gut erkennbar.
a) Längsschnitt (aus Winkler, Abel und Helmke [845]);   b) Querschnitt (Rückenlage);   c) Querschnitt durch beide Nebennieren (Bauchlage).

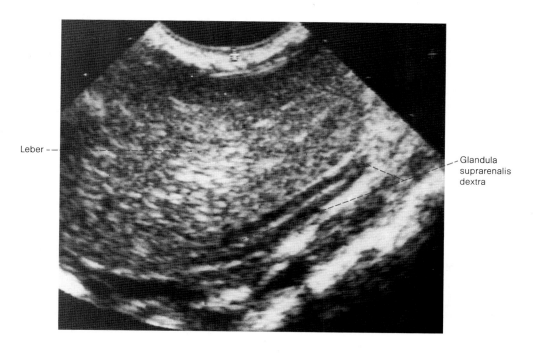

Leber

Glandula
suprarenalis
dextra

*Abb. 3-90* Neugeborenes mit einem Potter-Syndrom (beidseitige Nierenagenesie). Längsschnitt durch die rechte Nebenniere. Bei fehlender
Niere hat sich die Nebenniere flach ausgebreitet und ist jetzt nicht mehr
abgewinkelt, sondern scheibenförmig.

Sonographisch lassen sich beim Neugeborenen die Nebennieren gut darstellen [845, 846]. Im Längsschnitt sitzen sie kappenförmig oder wie ein umgekehrtes V dem oberen Nierenpol kranial und medial auf (Abb. 3-83 bis 3-86). Im Querschnitt stellen sie sich als bogige oder geschwungene Strukturen dar (Abb. 3-91a und b sowie Abb. 3-89). Das im Neugeborenenalter relativ gering ausgebildete Mark ist zentral als eine schmale echoreiche Schicht erkennbar, von den kräftig ausgeprägten echoarmen Rindenschichten umgeben. Oppenheimer et al. [601] fanden sonographisch keinen signifikanten Seitenunterschied bezüglich der Nebennierengröße. Bei einer Nierenagenesie kann sich die Nebenniere in der Gegend des Nierenlagers flach ausbreiten und verliert dabei ihre hut- oder V-förmige Gestalt und darf nicht als Tumor oder Niere fehlgedeutet werden [522].

Nebennierenblutungen können sonographisch frühzeitig diagnostiziert und in ihrem Verlauf kontrolliert werden. Differentialdiagnostisch muß stets ein Neuroblastom erwogen werden. Das sicherste für eine Nebennierenblutung sprechende sonographische Zeichen ist die allmähliche Verkleinerung. Ein Wechsel der Echogenität kann sehr unterschiedlich erfolgen. Ein durch eine Blutung kompliziertes Neuroblastom kann diagnostisch große Schwierigkeiten bereiten und muß immer bedacht werden [210]. Nebennierenblutungen lagern allmählich Kalk ein und werden dann erst röntgenologisch in der Abdomenübersichtsaufnahme sichtbar. Diese Verkalkungen können persistieren. Bereits bei der Geburt sichtbare Nebennierenverkalkungen weisen auf eine intrauterine Entstehung von Nebennierenblutungen hin, möglicherweise durch pränatalen „Streß" bedingt [565].

# Pancreas

Das *Pancreas* entwickelt sich ursprünglich aus einer ventralen und dorsalen entodermalen Knospe des Duodenums (bei einem Embryo von ca. 30 Tagen und einer Länge von ungefähr 5 mm; [460]. Die ventrale Anlage wandert mit der Einmündung des Ductus choledochus nach hinten und vereinigt sich mit der dorsalen Pankreasanlage. Hieraus werden Varianten des Ductus pancreaticus Wirsungi und des Ductus pancreaticus accessorius Santorini verständlich. Der Pankreasschwanz reicht weit nach links (siehe Abb. 3-82 und 3-85) und schmiegt sich dem Milzhilus breit an. Die dem Pancreas benachbarten Venen sind sonographisch besonders deutlich erkennbar. Die V. lienalis verläuft dorsal meistens am Oberrand des Pancreas. Die V. mesenterica superior liegt hinter dem Pancreas an der Grenze vom Corpus zum Caput pancreatis. Der Processus uncinatus reicht hinter die oberen Mesenterialgefäße. Der Zusammenfluß der V. mesenterica superior und der V. lienalis zur V. portae fällt sonographisch als besonders geräumiger Venenabschnitt auf und wird als Confluens bezeichnet. Die Größe des kindlichen Pancreas im Ultraschallbild untersuchten Coleman et al. [142].

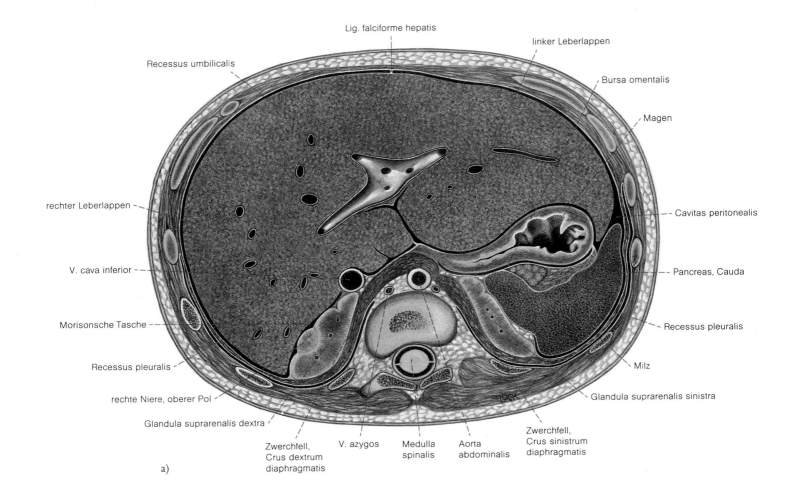

*Abb. 3-91* Horizontalschnitte durch den Bauch und das Becken eines männlichen Neugeborenen, jeweils von unten betrachtet (entsprechend einem Computertomogramm).
a) Querschnitt durch den Oberbauch; getroffen sind der größte Teil der Leber, die Milz und die Nebennieren;   b) Querschnitt durch die Leber, das Pancreas und die oberen Nierenpole;   c) Querschnitt durch den rechten Leberlappen, die Gallenblase und die Mitte der Nieren;   d) Querschnitt durch den Darmbauch in Höhe der unteren Pole der Leber und der Nieren, kurz oberhalb des Nabels;   e) Querschnitt in Höhe des Beckeneinganges;   f) Querschnitt durch den Beckenboden mit der Puborektalisschlinge.

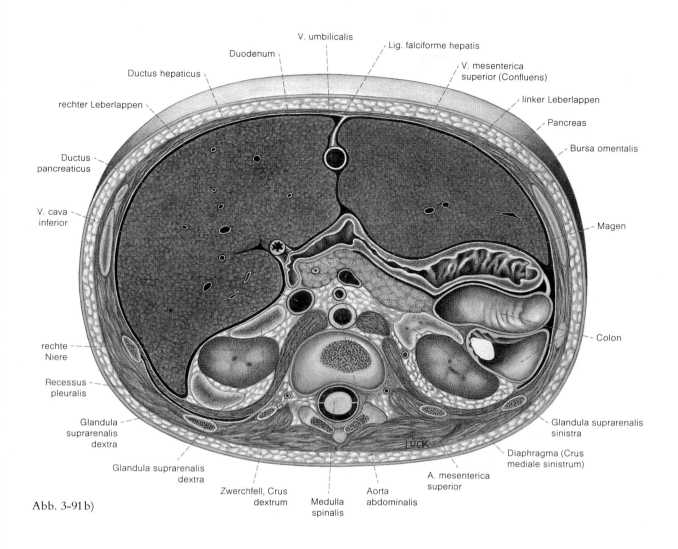

V. umbilicalis

Duodenum

Lig. falciforme hepatis

V. mesenterica superior (Confluens)

Ductus hepaticus

linker Leberlappen

rechter Leberlappen

Pancreas

Ductus pancreaticus

Bursa omentalis

V. cava inferior

Magen

Colon

rechte Niere

Recessus pleuralis

Glandula suprarenalis sinistra

Glandula suprarenalis dextra

Diaphragma (Crus mediale sinistrum)

Glandula suprarenalis dextra

A. mesenterica superior

Zwerchfell, Crus dextrum

Medulla spinalis

Aorta abdominalis

LÜCK

Abb. 3-91 b)

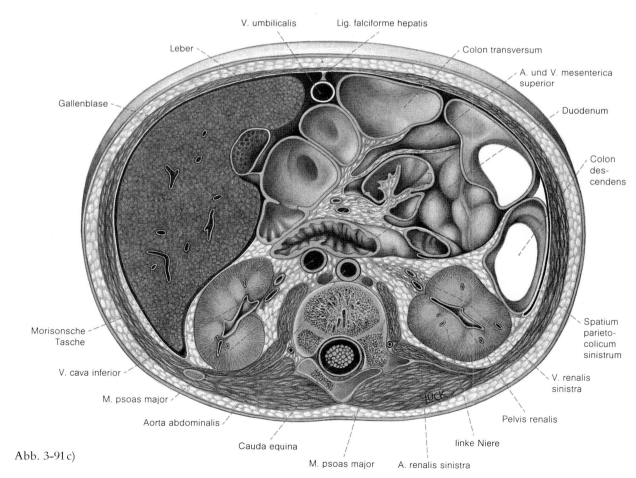

V. umbilicalis

Lig. falciforme hepatis

Leber

Colon transversum

A. und V. mesenterica superior

Gallenblase

Duodenum

Colon descendens

Morisonsche Tasche

Spatium parieto-colicum sinistrum

V. cava inferior

V. renalis sinistra

M. psoas major

Pelvis renalis

Aorta abdominalis

Cauda equina

linke Niere

M. psoas major

A. renalis sinistra

LÜCK

Abb. 3-91 c)

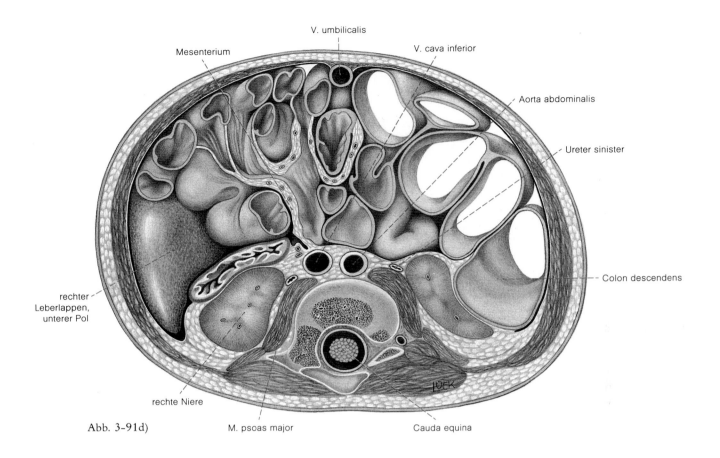

Mesenterium

V. umbilicalis

V. cava inferior

Aorta abdominalis

Ureter sinister

Colon descendens

rechter
Leberlappen,
unterer Pol

rechte Niere

M. psoas major

Cauda equina

Abb. 3-91d)

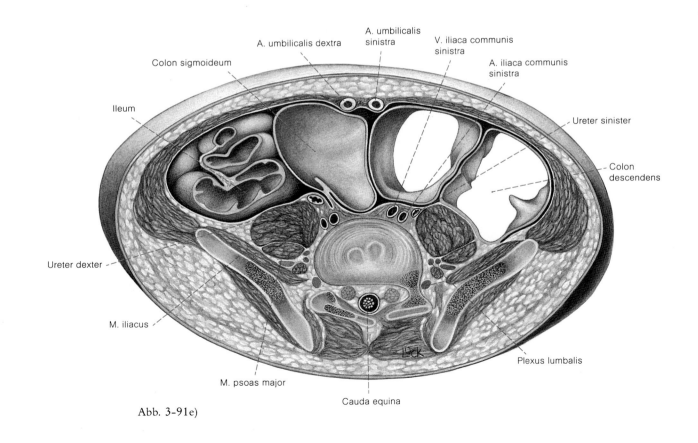

Colon sigmoideum

A. umbilicalis dextra

A. umbilicalis
sinistra

V. iliaca communis
sinistra

A. iliaca communis
sinistra

Ileum

Ureter sinister

Colon
descendens

Ureter dexter

M. iliacus

Plexus lumbalis

M. psoas major

Cauda equina

Abb. 3-91e)

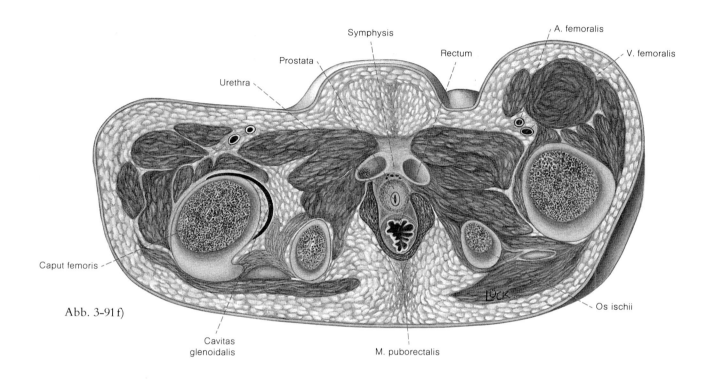

Urethra

Prostata

Symphysis

Rectum

A. femoralis

V. femoralis

Caput femoris

Cavitas
glenoidalis

M. puborectalis

Os ischii

Abb. 3-91 f)

LÜCK

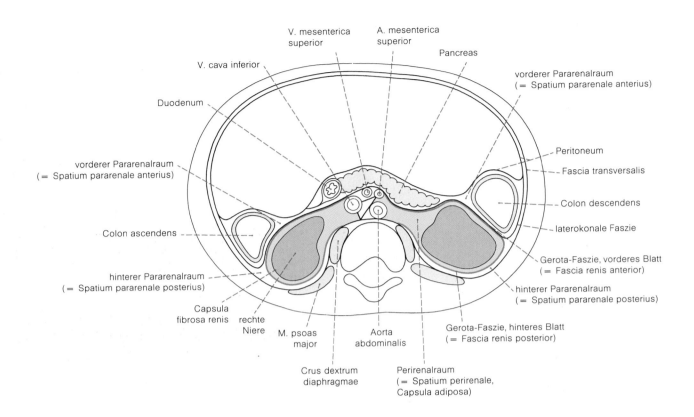

*Abb. 3-92* Schematischer Querschnitt durch den Retroperitonealraum in Höhe der Nieren, von unten betrachtet (verändert nach Meyers [536]). Die Gerota-Faszie (= perirenale Faszie = Fascia renis) umschließt den Perirenalraum (rot). Ventral liegt der vordere Pararenalraum, welcher Colon, Pancreas und Duodenum umgibt. Dorsal bildet der hintere Pararenalraum einen schmalen Spalt zwischen dem hinteren Blatt der Gerota-Faszie und der Muskelfaszie des M. psoas major beziehungsweise der Fascia transversalis.

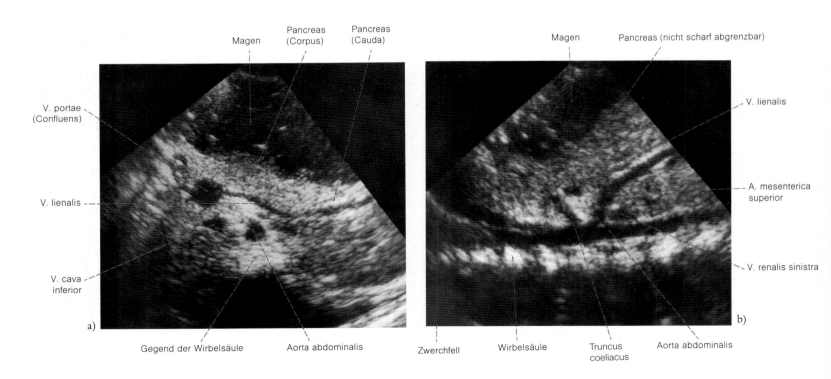

*Abb. 3-93* Sonographische Schnitte durch den Oberbauch. Reife Neugeborene, Normalbefunde.
a) quer;   b) längs

# Innere Genitalorgane

Die *inneren Genitalorgane* sind sonographisch auch beim Neugeborenen gut zu beurteilen [18, 322, 584]. Das Hohlraumsystem ist besonders bei Intersexualität röntgenologisch durch eine Genitographie übersichtlich darstellbar [221, 222, 249, 661, 712, 713, 715, 839]. Die Embryonalentwicklung ist in der Abbildung 3-95 schematisch dargestellt.

> Der Uterus ist beim Neugeborenen durch den pränatalen Einfluß mütterlicher Hormone auffällig groß (Abb. 3-94). Er ist länger und dicker als später in der Präpubertalzeit und kann sich deutlich in die Harnblase vorwölben [661, 664].

Die durchschnittliche Länge beträgt beim Neugeborenenuterus nach Nussbaum et al. [584] 3,4 cm (2,3 bis 4,6 cm).

Corpus und Cervix sind beim Neugeborenen ungefähr gleich dick. Nach ca. vier bis sechs Wochen nimmt die Entwicklung der mütterlichen Hormone ab, der Uterus wird insgesamt kleiner. Dabei verringert sich besonders die Größe des Corpus uteri, so daß vor der Pubertät der Korpusanteil schmaler und kürzer ist als die dickere und längere Cervix, die dann zwei Drittel des gesamten Uterus ausmacht [18, 322].

Orsini [605] hat die weitere Entwicklung des Uterus und der Ovarien bei Kindern sonographisch untersucht.

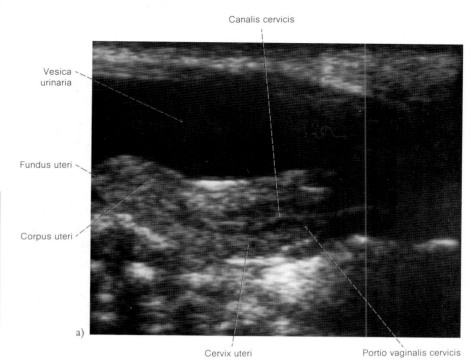

a)

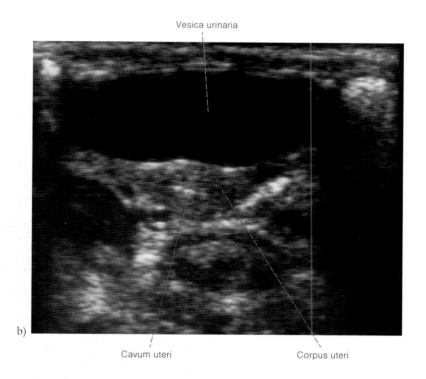

b)

*Abb. 3-94* Sonogramm eines Neugeborenenuterus. Durch den pränatalen Einfluß mütterlicher Hormone ist der Uterus beim Neugeborenen auffällig groß, er zeigt in diesem Falle eine normale Länge von 3,5 cm. Der Uterus wölbt die dorsale Harnblasenwand vor.

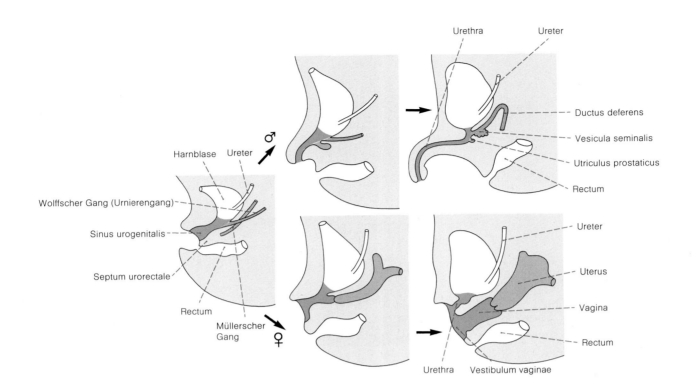

**Abb. 3-95** Normale Entwicklung des embryonalen Sinus urogenitalis (rot). Das linke Schema zeigt das indifferente Stadium. Aus dem Sinus urogenitalis entwickelt sich beim männlichen Geschlecht (obere Reihe) die Urethra, beim weiblichen Geschlecht (untere Reihe) die Urethra, das Vestibulum vaginae und die Vagina. – Aus den Müllerschen Gängen entstehen beim Mädchen Uterus und Tuben, beim Jungen bilden sich diese Gänge bis auf den Utriculus prostaticus zurück. Aus den Wolffschen Gängen (Urnierengängen) entwickeln sich beim Jungen die Samenbläschen, die Samenleiter und die Nebenhodengänge; beim Mädchen bilden sich die Wolffschen Gänge zurück. Eine Störung dieser Entwicklung führt zu verschiedenen Intersexformen.

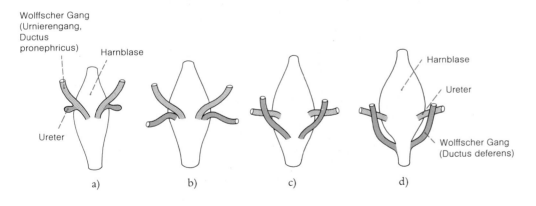

**Abb. 3-96** Schematische Darstellung der Lageveränderungen der Ureteren (grau) und der Wolffschen Gänge (Urnierengänge) während der Embryonalentwicklung (verändert nach Langman [460]). Ursprünglich mündet der Ureter in den Wolffschen Gang (a). Im Verlauf der weiteren Entwicklung werden die Urnierengänge teilweise in die Wand der Harnblase einbezogen (b). Schließlich münden die Ureteren und die Wolffschen Gänge getrennt, nach einer Drehung münden die Urnierengänge (Ductus deferentes) schließlich wesentlich weiter distal als die Ureteren.

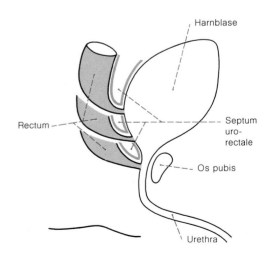

**Abb. 3-97** Schematische Darstellung anorektaler Fehlbildungen mit verschieden hohen Fisteln beim männlichen Geschlecht (verändert nach Stephens [756]). Bei ungenügender Ausbildung des Septum urorectale (rot) kann in seltenen Fällen sogar eine hohe rektovesikale Fistel entstehen.

# Kapitel IV

# Skelett, Extremitäten

## Einleitung

Schon bald nach der Entdeckung der Röntgenstrahlen wurde auch das Skelett von menschlichen Feten, Frühgeborenen und reifen Neugeborenen mit dieser neuen Methode untersucht. Bereits 1900 veröffentlichte Lambertz [452] eine röntgenologische Studie über die Entwicklung des menschlichen Knochengerüstes während des fetalen Lebens. Er betonte, „daß es

immer wichtiger wird, mittels der X-Strahlen gleichsam sehen zu lernen…". Inzwischen liegen zahlreiche detaillierte radiologische Untersuchungen der Skelettentwicklung vor (zum Beispiel [403, 588, 589, 590, 592, 593, 594, 788]).

Die Abbildungen 4-1 bis 4-3 zeigen *Röntgenübersichtsaufnahmen* verschiedener fetaler Stadien. In diesen frühen

Altersstufen sehen wir jedoch nur einen relativ kleinen Teil des Skeletts im Röntgenbild. Besonders bei Frühgeborenen, aber auch bei reifen Neugeborenen sind die ausgedehnten knorpeligen Anteile im Röntgenübersichtsbild nicht sichtbar (vergleiche Kapitel I, „Schädelbasis").

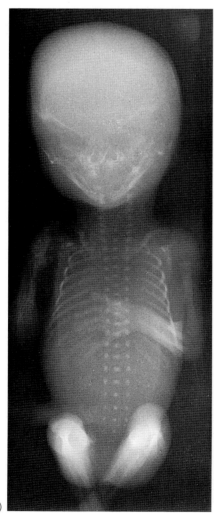

a)

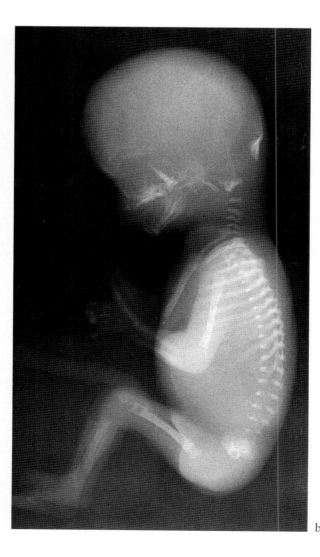

b)

*Abb. 4-1* Röntgenaufnahme eines Feten der 15. SSW p.m. (SSL = 10 cm). Das Skelett ist nur geringgradig verknöchert. Die noch kleinen Knochenkerne der Wirbelsäule sind weit voneinander getrennt, der größte Teil des Skeletts ist noch knorpelig. a) sagittal;  b) seitlich.

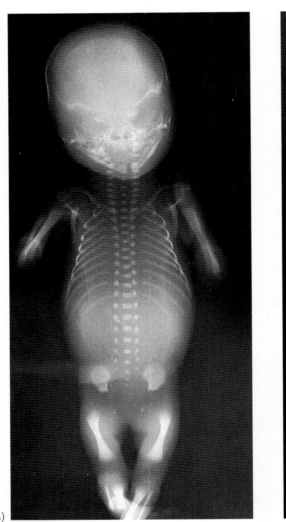

a)

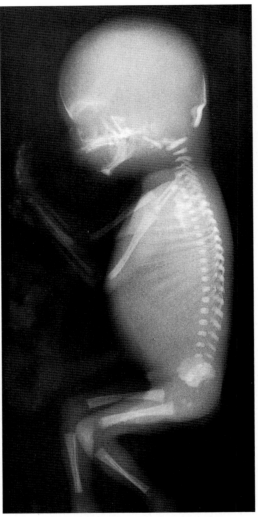

b)

*Abb. 4-2*   Fet der 18. SSW p.m. (SSL = 13 cm). Allmählich zunehmende Ossifizierung. Weiteres Auftreten von Knochenkernen, zum Beispiel im Os ischii. Dieser unreife Fet ist noch nicht lebensfähig; er hat keine Luft eingeatmet oder verschluckt.
a) sagittal;   b) seitlich.

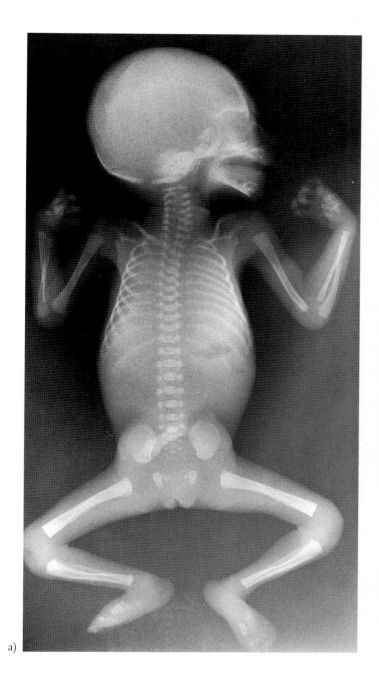

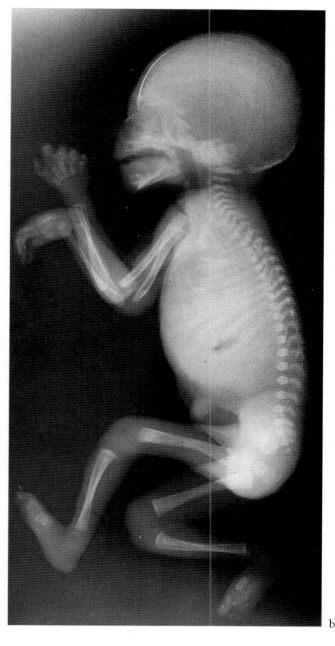

a)                                                                                      b)

*Abb. 4-3*   Fet der 24. SSW p.m. (SSL = 21,5 cm, SFL = 31 cm). Fortge-
schrittene Verknöcherung des Skeletts. Sectio wegen Placenta praevia. Der
Fetus starb bei der Geburt, es wurde keine Beatmung durchgeführt. Es
findet sich Luft im Magen, jedoch nicht in der Lunge. Das Kind hat also
geschluckt, jedoch nicht geatmet. Frühgeborene dieser Entwicklungsstufe
könnten am Leben erhalten werden.
a) sagittal;   b) seitlich.

# 1. Hals

Auf Röntgenbildern des Halses ist beim reifen Neugeborenen das *Zungenbein* fast immer verknöchert, zumindest im Corpus, meistens auch im Cornu majus. In der Fetalentwicklung ist bis einschließlich des 7. Monats nur ausnahmsweise auf dem Röntgenbild bereits Kalk im Zungenbeinkörper zu sehen. Ab 8. Monat sieht man bei einem Teil der Fälle eine beginnende Verkalkung im Zungenbein, und zwar im Corpus früher als in den Cornua majora.

# 2. Rumpfskelett

## Wirbelsäule

Die Entwicklung der Knochenkerne der *Wirbelsäule* läßt sich radiologisch und auch sonographisch [63] verfolgen. Da beim Neugeborenen und beim jungen Säugling die Wirbelsäule noch weitgehend knorpelig ist, kann man in diesem Alter das Rückenmark sonographisch gut darstellen [576].

Der *Dens* des 2. Halswirbels zeigt meistens ab 6., praktisch immer ab 7. Schwangerschaftsmonat einen Knochenkern an der Basis. Die Densspitze dagegen ist zunächst noch knorpelig. Der sich entwickelnde Knochenkern ist anfangs rund, später kegelförmig.

Vom *Atlas* ist der hintere größere Anteil des Atlasbogens bereits sehr früh – schon im 3. Fetalmonat – röntgenologisch sichtbar. Der vordere Atlasbogen zeigt röntgenologisch erst viel später einen Knochenkern, hier ist bis zum 8. Monat keine Verknöcherung sichtbar. Im 9. Monat und beim reifen Neugeborenen ist erst in einem Teil der Fälle dieser Kern auf dem Röntgenbild erkennbar. Seine ventrale Kontur ist rundlich, dorsal ist er gerade begrenzt. Die Verknöcherung beginnt also im *Dens* deutlich und im *Zungenbein* ein wenig früher als im *vorderen Atlasbogen*.

Der Dens ist mit dem Corpus des Epistropheus durch die subdentale Synchondrose verbunden. Diese Verbindung bleibt noch lange knorpelig und ist auf Röntgenbildern noch im späten Kindesalter in Resten erkennbar (vergleiche [793]). Eine traumatische Sprengung dieser Synchondrose ist noch im Kleinkindesalter möglich („Denssockelfraktur", siehe [793]).

In der Regel beginnt die Ossifikation der *Wirbel* in der 9. Embryonal-

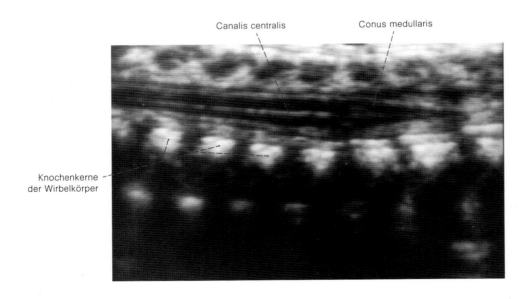

*Abb. 4-4* Sonogramm der Wirbelsäule eines reifen Neugeborenen (BWS/LWS). Medianschnitt, von dorsal her geschallt. Links im Bild: kranial, rechts: kaudal. Die Wirbelsäule ist beim reifen Neugeborenen noch so wenig ossifiziert, daß durch die knorpeligen Anteile hindurch das Rückenmark sonographisch sichtbar gemacht werden kann.

woche in drei Verknöcherungszentren: ein Knochenkern im Wirbelkörper und jeweils ein Knochenkern im rechten und linken Wirbelbogen [20]. Zwei oder mehr Kerne können im Wirbelkörper vorkommen. Zur Zeit der Geburt sind diese Ossifikationszentren noch nicht verschmolzen. Auf den sagittalen Röntgenbildern sind die Knochenkerne im rechten und linken Wirbelbogen durch einen Spalt getrennt. Echte sagittale Wirbelkörperspalten sowie auch koronare Wirbelkörperspalten sind Anomalien; sie kommen isoliert oder kombiniert mit anderen Fehlbildungen vor. Erst im Alter von mehreren Jahren entsteht eine vollständige knöcherne Verbindung der drei Knochenkerne eines Wirbels.

Sekundäre Zentren wie die Ringapophyse des Wirbelkörpers oder sekundäre Knochenkerne in den Spitzen der Quer- und der Dornfortsätze entstehen erst in der Adoleszenz.

Die Zwischenwirbelscheibe wölbt sich nach ventral weiter vor als die knorpelige Vorderfläche des Wirbelkörpers (siehe Abb. 2-1 und 3-54 a). Dadurch kann die V. cava inferior von dorsal her ein wenig eingedellt werden.

Schon beim Neugeborenen können bestimmte röntgenologische Veränderungen der Wirbelsäule wegweisend für die Diagnose sein. Ein Beispiel ist die Currarino-Triade [160, 368, 419, 852]. Hierbei weist eine auf dem Röntgenbild sichtbare asymmetrische Einkerbung des Os sacrum ("scimitardefect") auf das Vorliegen eines präsakralen Tumors und einer Rektumstenose hin; klinisch steht die Obstipation im Vordergrund.

## Rippen

Die Ossifikation der *Rippen* beginnt bereits in der 9. Embryonalwoche mit einem Knochenkern in der Nähe des zukünftigen Angulus costae. Beim Neugeborenen sind Teile der Rippe noch knorpelig, zum Beispiel das Collum und das Tuberculum costae; deshalb stellt sich die kostovertebrale Verbindung beim Neugeborenen im Röntgenbild ganz anders dar als später. Beim Neugeborenen scheint der mediale Anteil der Rippe neben und etwas oberhalb des Wirbelquerfortsatzes zu enden. Hier kann im Röntgenbild eine Rippenfraktur vorgetäuscht werden. Die Verknöcherung wird erst später vollendet; noch im Alter von ca. 15 Jahren treten Epiphysenkerne im Tuberculum und im Caput costae auf. Geburtstraumatisch bedingte Rippenfrakturen sind äußerst selten [786]. Sie werden bei Frühgeborenen öfter beobachtet als bei reifen Neugeborenen. Als Lokalisation ist die Axillarlinie bevorzugt. Bei pathologisch verändertem (zum Beispiel entkalktem) Skelett treten Rippenfrakturen eher auf. Differentialdiagnostisch muß bei Rippenfrakturen im Säuglingsalter an eine Kindesmißhandlung gedacht werden.

## Sternum

Im *Sternum* beginnt die Ossifikation im 5. bis 6. Fetalmonat. Die Ausbildung der sternalen Knochenkerne ist sehr variabel. In der Regel treten diese im Manubrium unpaar auf; meistens als ein einziger Kern, gelegentlich als zwei Kerne, wobei der kleinere Kern kranial oder kaudal liegen kann. Im Sternumkörper setzt die Verknöcherung meistens im kranialen Bereich mit einem unpaaren Knochenkern ein, im mittleren und unteren Bereich meistens mit paarigen, asymmetrischen Knochenkernen. Im Sternumkörper kann die Ossifikation gelegentlich auch kaudal beginnen. Das Xiphoid verknöchert in der Regel erst später, zwischen dem 5. und dem 18. Lebensjahr [289]. Sehr vielfältige

Anomalien der Ossifikation des Sternums werden unter anderem bei angeborenen Herzfehlern beobachtet.

## Knochen des Schultergürtels

Die *Schlüsselbeine* gehören zu den am frühesten verknöcherten Skelettanteilen. Schon bei Feten des 3. Schwangerschaftsmonats läßt sich röntgenologisch die beginnende Ossifikation erkennen, ungefähr gleichzeitig mit Teilen der Schädelbasis, des Ober- und Unterkiefers. Histologisch ist die Verknöcherung der Clavicula schon im 2. Schwangerschaftsmonat in einem oder in zwei Zentren nachweisbar.

Die *Schulterblätter* können auf dem seitlichen Röntgenbild des Neugeborenenthorax bogige Verdichtungslinien hervorrufen oder sogar einen „Pseudotumor" vortäuschen [35, 770].

Eine Akromionfraktur als Geburtstrauma ist sehr selten [367].

Im *Sonogramm* lassen sich knorpelige Strukturen darstellen, ein Beispiel ist das Schultergelenk des Neugeborenen und des Säuglings [861]. Weiterhin können knorpelige Skelettanteile als ein „Schallfenster" benutzt werden, um tiefer gelegene Strukturen und Organe sonographisch darzustellen. So kann man zum Beispiel das Rückenmark (siehe Abb. 4-4) bei Frühgeborenen, reifen Neugeborenen und jungen Säuglingen noch mit Ultraschall untersuchen [859, 862, 566]; später wird dies mit zunehmender Knochenreifung unmöglich.

Die pränatale Sonographie des Skelettsystems hat für die intrauterine Reifebestimmung des Feten und zur Früherkennung von Skelettfehlbildungen eine große Bedeutung erlangt (zum Beispiel [309, 746]).

Postnatal bietet die Sonographie die Möglichkeit einer schonenden, nichtinvasiven und beliebig oft zu wiederholenden Untersuchungsmethode von Gelenken, zum Beispiel des Schultergelenkes (Abb. 4-7).

Eine geburtstraumatisch entstandene Epiphysenlösung der Schulter läßt sich sonographisch erkennen und in ihrem Verlauf verfolgen [861].

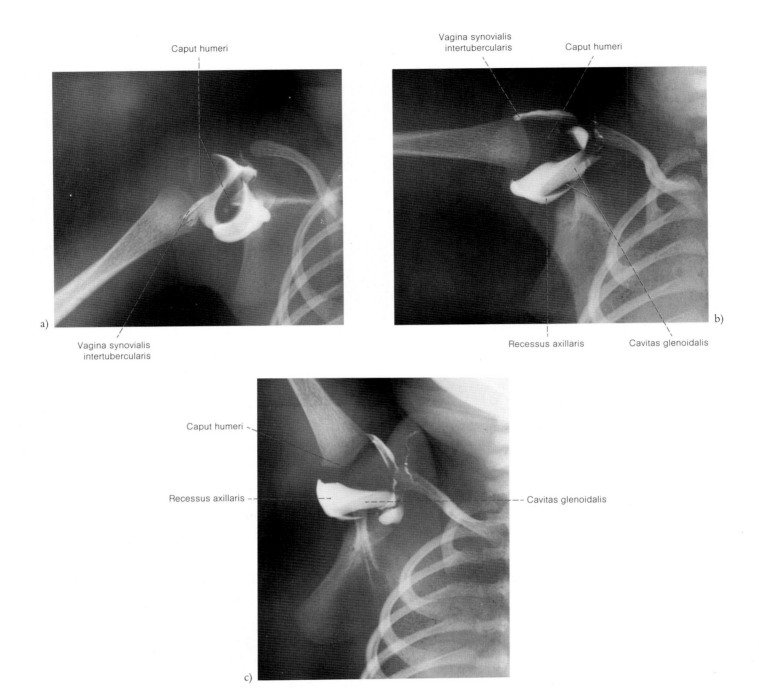

Caput humeri

Vagina synovialis
intertubercularis

a)

Vagina synovialis
intertubercularis

Vagina synovialis
intertubercularis   Caput humeri

b)

Recessus axillaris   Cavitas glenoidalis

Caput humeri

Recessus axillaris ‒ ‒ ‒   ‒ ‒ ‒ Cavitas glenoidalis

c)

*Abb. 4-5*   Rechtes Schultergelenk eines Frühgeborenen der 30. SSW p.m.
Postmortales Arthrogramm.
a) bis c) verschiedene Armhaltungen:
a) geringe Abduktion, innenrotiert;   b) Abduktion 90°, außenrotiert;
c) Arm erhoben. Der Humeruskopf und die Schultergelenkspfanne sind
noch knorpelig. Die lange Bizepssehne verläuft durch die Gelenkhöhle und
wird nach distal von der Vagina synovialis intertubercularis umgeben.

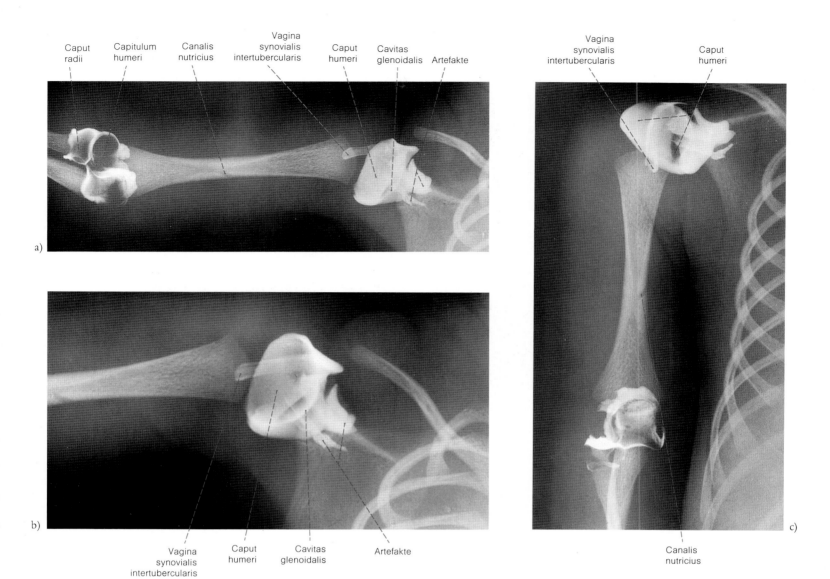

Caput radii Capitulum humeri Canalis nutricius Vagina synovialis intertubercularis Caput humeri Cavitas glenoidalis Artefakte

a)

Vagina synovialis intertubercularis Caput humeri

Vagina synovialis intertubercularis Caput humeri Cavitas glenoidalis Artefakte

b)

Canalis nutricius

c)

*Abb. 4-6* Postmortale Arthrogramme der rechten Schulter und des rechten Ellenbogens bei einem Frühgeborenen der 32. SSW p.m. Der intraartikuläre Anteil der langen Bizepssehne kommt als Aussparung innerhalb der mit der Gelenkhöhle in Verbindung stehenden Sehnenscheide (Vagina synovialis intertubercularis) zur Darstellung.

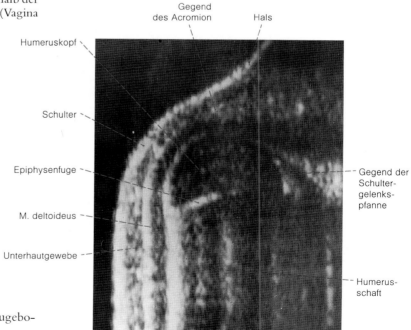

Humeruskopf
Schulter
Epiphysenfuge
M. deltoideus
Unterhautgewebe

Gegend des Acromion
Hals
Gegend der Schultergelenkspfanne
Humerusschaft

*Abb. 4-7* Sonogramm des rechten Schultergelenks eines reifen Neugeborenen. Längsschnitt von lateral.

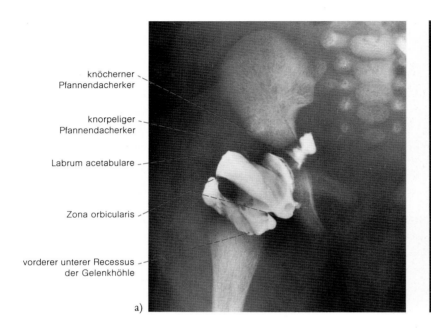

knöcherner
Pfannendacherker

knorpeliger
Pfannendacherker

Labrum acetabulare

Zona orbicularis

vorderer unterer Recessus
der Gelenkhöhle

a)

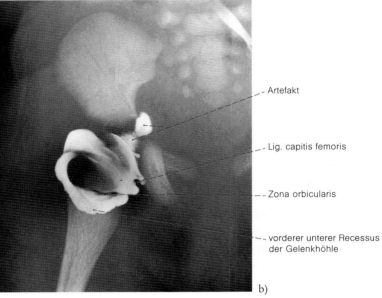

Artefakt

Lig. capitis femoris

Zona orbicularis

vorderer unterer Recessus
der Gelenkhöhle

b)

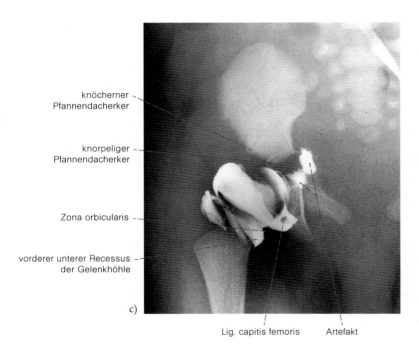

knöcherner
Pfannendacherker

knorpeliger
Pfannendacherker

Zona orbicularis

vorderer unterer Recessus
der Gelenkhöhle

c)

Lig. capitis femoris    Artefakt

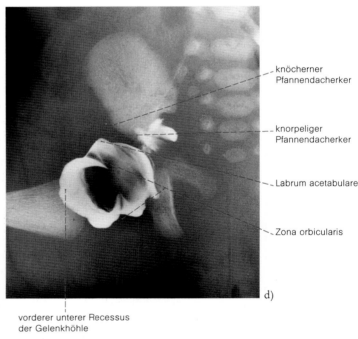

knöcherner
Pfannendacherker

knorpeliger
Pfannendacherker

Labrum acetabulare

Zona orbicularis

d)

vorderer unterer Recessus
der Gelenkhöhle

*Abb. 4-8*  Rechtes Hüftgelenk eines weiblichen Feten der 30. SSW p.m.
Postmortale Arthrographie.
a) Mittelstellung;   b) Außenrotation;   c) Innenrotation;   d) Abduktion
und Außenrotation.
Je nach Gelenkstellung werden verschiedene Bereiche der Gelenkhöhle mit
Kontrastmittel aufgefüllt. Der vordere untere Recessus der Gelenkhöhle
reicht weit nach kaudal hinab, bis vor den knöchernen Anteil des Femurs
(hier kann sonographisch ein Hüftgelenkerguß nachgewiesen werden).
Der freie scharfkantige Rand des Labrum acetabulare ragt in die Gelenkhöhle hinein und wird von Kontrastmittel umspült; deshalb wird die
Labrumspitze auf den Abbildungen von Kontrastmittel überlagert.

# Knochen des Beckengürtels

Die *Sonographie der Hüftgelenke* im Neugeborenen- und Säuglingsalter hat sich in den letzten Jahren zu einer Routinemethode entwickelt; am besten standardisiert ist die Methode nach Graf, welcher sich als erster seit 1980 systematisch mit der Ultraschalluntersuchung der Hüfte beschäftigte [280, 281, 282, 283, 284].

Diese sonographische Untersuchungstechnik hat eine weite Verbreitung gefunden (zum Beispiel [458, 698, 699, 827, 854, 860]).

Auch andere Techniken der Hüftsonographie mit unterschiedlichen Schallebenen wurden beschrieben (zum Beispiel [93, 94, 275, 310]).

Die anatomischen Verhältnisse des Hüftgelenkes bei Frühgeborenen und Neugeborenen zeigen die Abbildungen 4-11a und b.

Der hyaline Knorpel der Gelenkpfanne stellt sich sonographisch sehr echoarm dar. Das Labrum acetabulare besteht aus Faserknorpel und ist im Sonogramm echoreicher als der hyaline Knorpel. Die Hüftgelenkskapsel setzt lateral am Labrum acetabulare an, der freie, scharfkantige Labrumrand liegt vollständig innerhalb der Gelenkhöhle (Abb. 4-10). Am Oberschenkel reicht die Gelenkhöhle vorn weiter nach kaudal hinab als hinten.

Vorn setzt die Gelenkkapsel an der Linea intertrochanterica an. In dieser Höhe ist der Femur bei Neugeborenen bereits verknöchert, in den übrigen Abschnitten setzt die Gelenkkapsel am Knorpel an. Dieser vordere untere Recessus der Hüftgelenkshöhle ist für die Sonographie bedeutsam, da sich hier – auch bei älteren Kindern – intraartikuläre Flüssigkeit im Ultraschallbild leicht nachweisen läßt [682, 854]. Die Zona orbicularis stellt einen ringförmigen Verstärkungszug der Gelenkkapsel dar. Sie umfaßt den Schenkelhals wie eine Schlinge.

Das Zentrum der Fossa acetabuli ist durch Fettpolster, Synovialzotten und durch das Lig. capitis femoris ausgefüllt.

Das Lig. capitis femoris verläuft innerhalb der Gelenkhöhle, es ist je nach Gelenkstellung und -belastung plattgedrückt oder es stellt einen rundlichen intraartikulären Strang dar (Abb. 4-9 und 4-12).

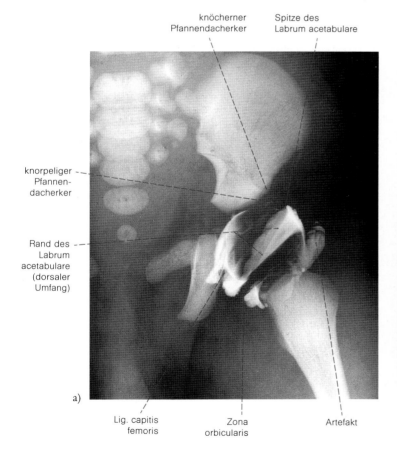

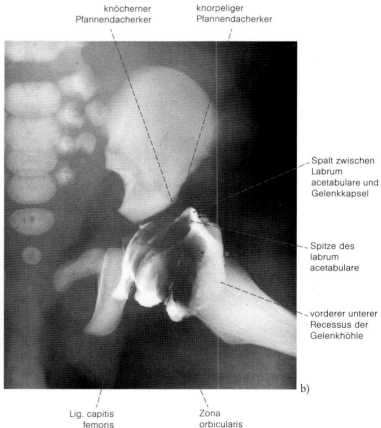

knöcherner Pfannendacherker — Spitze des Labrum acetabulare — knöcherner Pfannendacherker — knorpeliger Pfannendacherker

knorpeliger Pfannendacherker — Spalt zwischen Labrum acetabulare und Gelenkkapsel

Rand des Labrum acetabulare (dorsaler Umfang) — Spitze des labrum acetabulare

vorderer unterer Recessus der Gelenkhöhle

a) — Lig. capitis femoris — Zona orbicularis — Artefakt — Lig. capitis femoris — Zona orbicularis — b)

*Abb. 4-9* Normales linkes Hüftgelenk eines reifen männlichen Neugeborenen. Postmortales Arthrogramm.
a) geringe und b) stärkere Abduktion und Außenrotation. Der knorpelige Hüftkopf ist groß. Während der knöcherne Pfannendacherker noch wenig ausgeprägt ist, wird der Hüftkopf durch den knorpeligen Pfannendach-erker und durch das weit nach lateral vorspringende Labrum acetabulare gut überdacht. Keine Hüftdysplasie. Der freie, scharfkantige Rand des Labrum acetabulare taucht in das Kontrastmittel ein. Der schmale Spalt zwischen dem Labrum acetabulare und der Gelenkkapsel ist durch das Kontrastmittel leicht aufgeweitet.

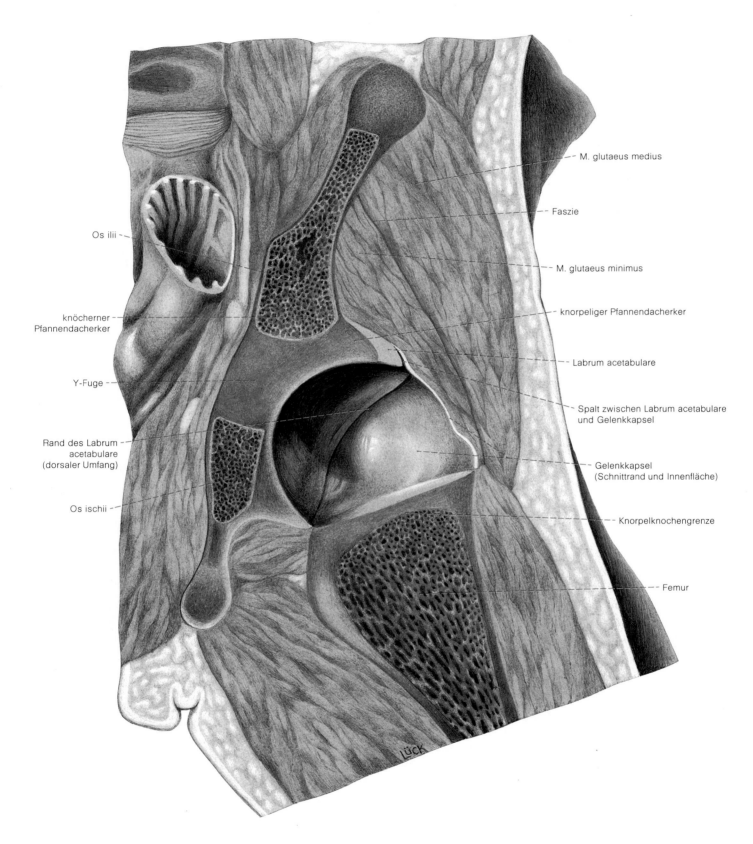

M. glutaeus medius

Faszie

M. glutaeus minimus

knorpeliger Pfannendacherker

Labrum acetabulare

Spalt zwischen Labrum acetabulare
und Gelenkkapsel

Gelenkkapsel
(Schnittrand und Innenfläche)

Knorpelknochengrenze

Femur

Os ilii

knöcherner
Pfannendacherker

Y-Fuge

Rand des Labrum
acetabulare
(dorsaler Umfang)

Os ischii

*Abb. 4-10*  Einblick in das linke Hüftgelenk eines Frühgeborenen der
32. SSW p.m. Frontalschnitt. Der knorpelige Hüftkopf wurde entfernt.
Normalbefund. Der Faserknorpel des Labrum acetabulare ist makrosko-
pisch von dem hyalinen Knorpel der Hüftpfanne zu unterscheiden.
Zwischen dem Labrum acetabulare und der Gelenkkapsel findet sich eine
spaltförmige Tasche der Gelenkhöhle.

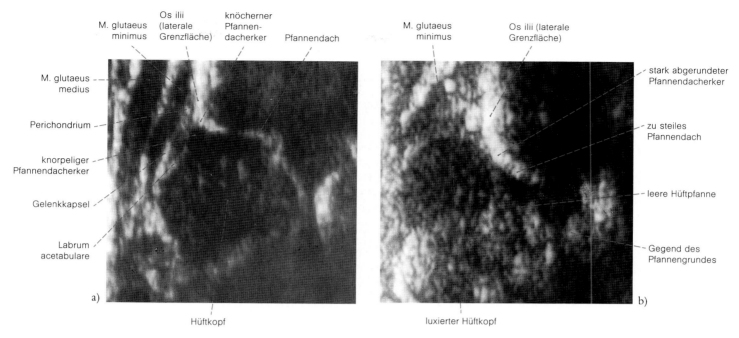

M. glutaeus minimus
Os ilii (laterale Grenzfläche)
knöcherner Pfannendacherker
Pfannendach

M. glutaeus medius
Perichondrium
knorpeliger Pfannendacherker
Gelenkkapsel
Labrum acetabulare

a)

Hüftkopf

M. glutaeus minimus
Os ilii (laterale Grenzfläche)

stark abgerundeter Pfannendacherker
zu steiles Pfannendach
leere Hüftpfanne
Gegend des Pfannengrundes

b)

luxierter Hüftkopf

*Abb. 4-11* Sonogramme der rechten Hüfte bei zwei Neugeborenen.
a) Normalbefund;   b) Hüftluxation bei Meningomyelocele.

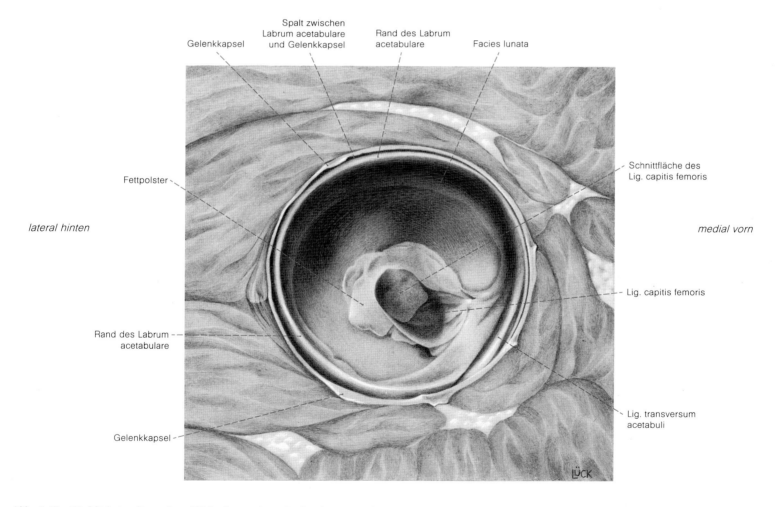

Gelenkkapsel
Spalt zwischen Labrum acetabulare und Gelenkkapsel
Rand des Labrum acetabulare
Facies lunata

Fettpolster

lateral hinten

Rand des Labrum acetabulare

Gelenkkapsel

Schnittfläche des Lig. capitis femoris

medial vorn

Lig. capitis femoris

Lig. transversum acetabuli

LÜCK

*Abb. 4-12* Einblick in die rechte Hüftpfanne eines Frühgeborenen der 33. SSW p.m. Muskulatur, Gelenkkapsel und das Lig. capitis femoris sind durchtrennt, der Hüftkopf ist entfernt. Das Lig. capitis femoris hat keine mechanische Funktion; es verläuft nach vorn unten medial in Richtung zum Lig. transversum acetabuli. Die Fossa acetabuli wird durch das Lig. capitis femoris und durch Fettpolster ausgefüllt.

# 3. Extremitätenknochen

Auch die Röhrenknochen der *Extremitäten* sind zur Zeit der Geburt nur teilweise verknöchert. Die meisten Epiphysen sind noch knorpelig.

Beim reifen Neugeborenen zeigt die distale Femurepiphyse einen wenige Millimeter großen Knochenkern (Béclardscher Knochenkern; vergleiche [641]). Ein etwas kleinerer Kern ist auch in der proximalen Tibiaepiphyse in der Regel nachweisbar. Die Epiphysen des Schulter- und des Hüftgelenkes sowie der übrigen kleineren Gelenke weisen beim Neugeborenen noch keinen Knochenkern auf.

In der Kompakta der Diaphysen der Röhrenknochen, zum Beispiel des Femurs, sind röntgenologisch deutliche Gefäßkanäle sichtbar (Canalis nutricius, siehe Abb. 4-6a bis c und 4-13a und b), die nicht als Frakturspalten fehlgedeutet werden dürfen.

Die distalen Metaphysen von Radius und Ulna zeigen bei Neugeborenen, Säuglingen und Kleinkindern eine interessante morphologische Besonderheit [466, 586, 587]. Zwischen dem konkavbogig konturierten Anteil der Metaphyse und der Epiphysenfuge befindet sich ein kurzer, in Längsrichtung *gerade* begrenzter distaler metaphysärer Abschnitt (perichondraler Ring nach Laval-Jeantet). Dieser kragenartige Ring ist beim Neugebo-

renen im Durchschnitt knapp 2 mm lang. Gelegentlich kann beim Säugling in Verlängerung dieses metaphysären Ringes ein kleiner, nach distal gerichteter Knochensporn erkennbar sein; hierbei handelt es sich um einen Normalbefund.

Bei Säuglingen mit einer Rachitis verschwindet der geradlinig konturierte Ring an der distalen Metaphyse von Radius und Ulna, in der frühen Heilungsphase wird er wieder sichtbar [586].

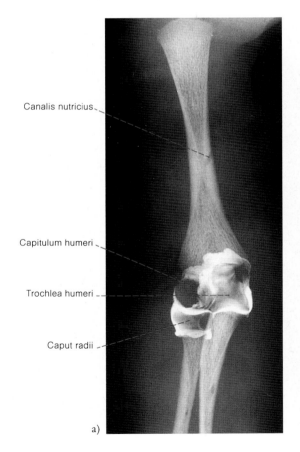

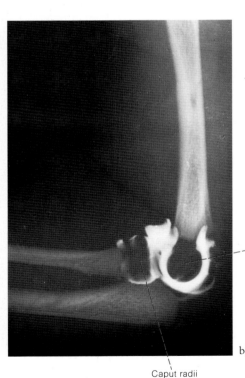

*Abb. 4-13*   Rechtes Ellenbogengelenk eines Frühgeborenen der 32. SSW p.m. (vergleiche Abb. 4-6). Auf diesem postmortalen Arthrogramm werden die noch knorpeligen Anteile des Ellenbogens erkennbar.

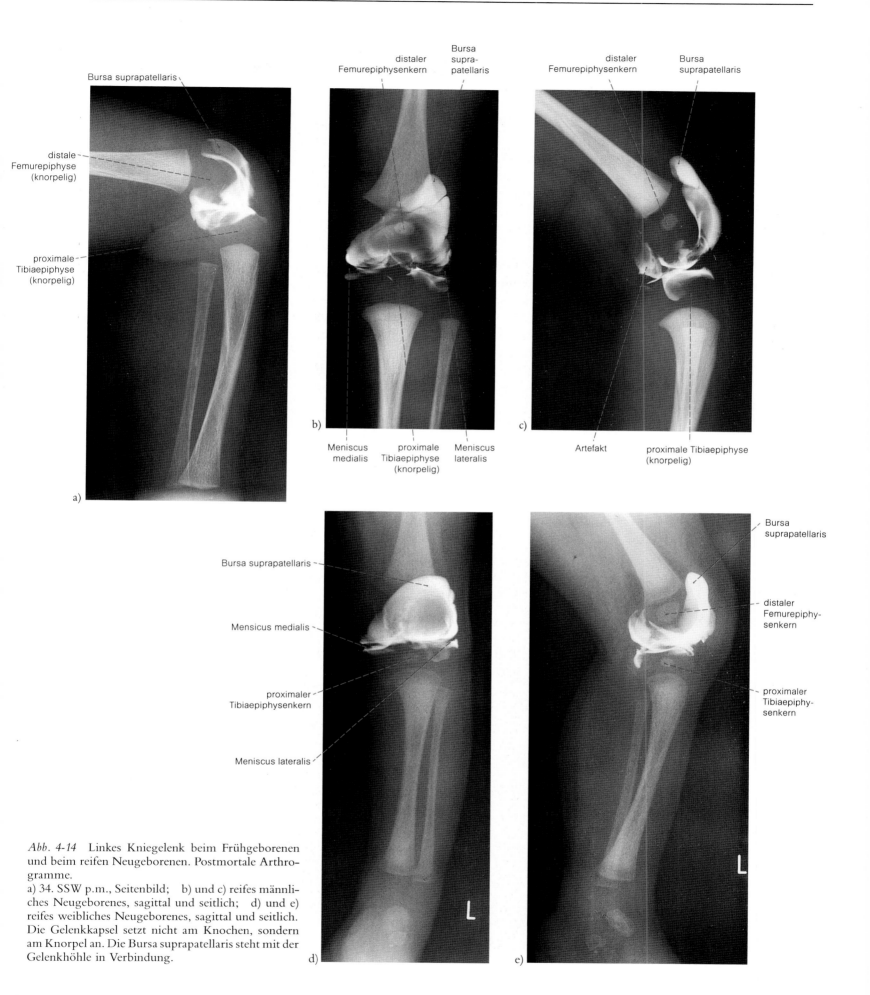

Bursa suprapatellaris

distale Femurepiphyse (knorpelig)

proximale Tibiaepiphyse (knorpelig)

a)

distaler Femurepiphysenkern

Bursa suprapatellaris

b)

Meniscus medialis  proximale Tibiaepiphyse (knorpelig)  Meniscus lateralis

distaler Femurepiphysenkern

Bursa suprapatellaris

c)

Artefakt  proximale Tibiaepiphyse (knorpelig)

Bursa suprapatellaris

Mensicus medialis

proximaler Tibiaepiphysenkern

Meniscus lateralis

d)

Bursa suprapatellaris

distaler Femurepiphysenkern

proximaler Tibiaepiphysenkern

e)

*Abb. 4-14* Linkes Kniegelenk beim Frühgeborenen und beim reifen Neugeborenen. Postmortale Arthrogramme.
a) 34. SSW p.m., Seitenbild;  b) und c) reifes männliches Neugeborenes, sagittal und seitlich;  d) und e) reifes weibliches Neugeborenes, sagittal und seitlich. Die Gelenkkapsel setzt nicht am Knochen, sondern am Knorpel an. Die Bursa suprapatellaris steht mit der Gelenkhöhle in Verbindung.

# 4. Extremitätengefäße

Die Kenntnis der Anatomie der *Blutge-fäße der Extremitäten* ist für Punktionen, Katheterisierungen, Angiographien und für Doppler-Sonographien uner-läßlich. Sowohl bei den Arterien als auch besonders bei den Venen ist die Variabilität groß. Als Beispiel seien die zahlreichen Varianten der A. radialis und ulnaris erwähnt [78, 398, 767, 829].

## Obere Extremität

Die *Arterien des Armes* sind in den post-mortalen Arteriogrammen der Abbil-dungen 4-15a und b und 14-16 darge-stellt. Die Aa. circumflexae humeri anterior und posterior stammen meist aus der A. axillaris, gelegentlich aus einem ihrer Äste; sie umschließen das Collum chirurgicum humeri. Die

A. brachialis stellt die Fortsetzung der A. axillaris dar, sie verläuft an der Ulnarseite des Humerus. Ihr erster Ast ist die A. profunda brachii, die dorsal vom Humerus an die Radialseite des Ellenbogengelenks zieht. In der Abbil-dung 4-16 kann man eine A. nutricia humeri erkennen, die von der A. bra-chialis aus schräg von oben medial nach unten durch die Kompakta des

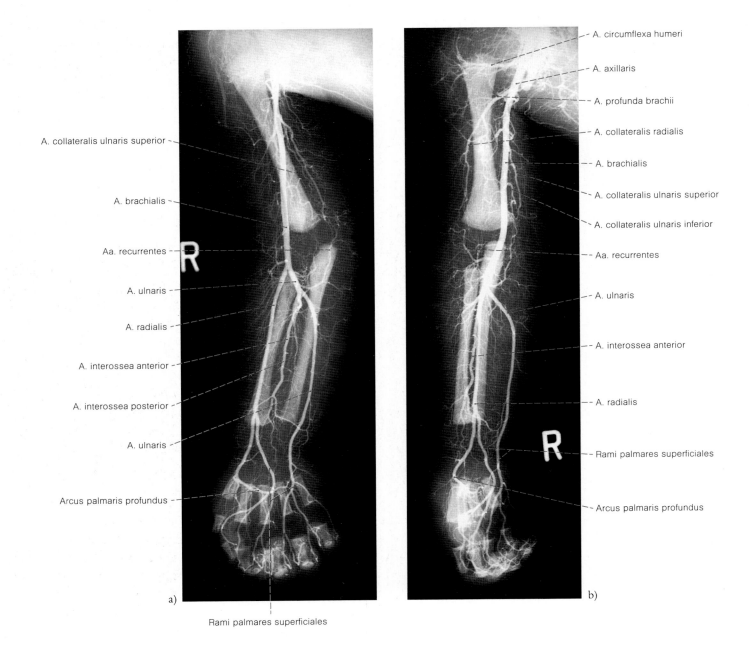

A. collateralis ulnaris superior

A. brachialis

Aa. recurrentes

A. ulnaris

A. radialis

A. interossea anterior

A. interossea posterior

A. ulnaris

Arcus palmaris profundus

a)

Rami palmares superficiales

A. circumflexa humeri

A. axillaris

A. profunda brachii

A. collateralis radialis

A. brachialis

A. collateralis ulnaris superior

A. collateralis ulnaris inferior

Aa. recurrentes

A. ulnaris

A. interossea anterior

A. radialis

Rami palmares superficiales

Arcus palmaris profundus

b)

*Abb. 4-15*  Rechter Arm eines Frühgeborenen der 33. SSW p.m. Post-mortales Arteriogramm.
a) von vorn, Unterarm supiniert;   b) von vorn, Unterarm in Mittelstel-lung zwischen Supination und Pronation.

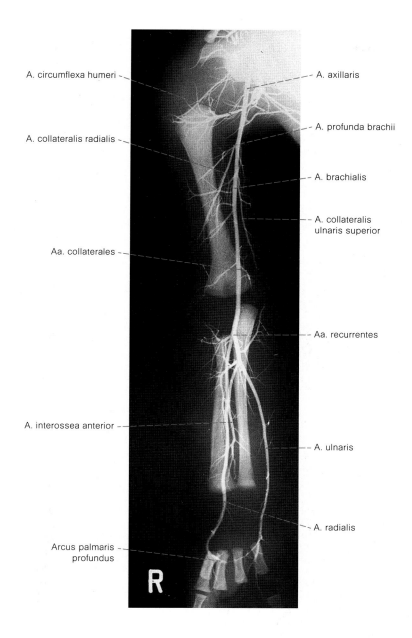

A. circumflexa humeri

A. collateralis radialis

Aa. collaterales

A. interossea anterior

Arcus palmaris profundus

A. axillaris

A. profunda brachii

A. brachialis

A. collateralis ulnaris superior

Aa. recurrentes

A. ulnaris

A. radialis

R

*Abb. 4-16* Postmortales Arteriogramm des rechten Armes eines reifen Neugeborenen. Ansicht von vorn, Unterarm weitgehend supiniert.

## Untere Extremität

Die *Arterien des Beines* sind in den Abbildungen 4-17a bis c und 4-18 dargestellt. Die A. femoralis bildet die Fortsetzung der A. iliaca externa nach dem Durchtritt durch die Lacuna vasorum. Nach dorsolateral zweigt die A. profunda femoris ab, welche die Aa. circumflexae femoris medialis und lateralis und Aa. perforantes abgibt. Weiter distal zweigt die A. genus descendens von der A. femoralis ab.

Nach ihrem Austritt aus dem Adduktorenkanal setzt sich die Femoralarterie als A. poplitea fort, die den Kniebereich über die oberen und unteren medialen und lateralen Kniearterien versorgt und sich dann in die A. tibialis posterior und anterior aufteilt. Die A. tibialis anterior verläuft bogig nach vorn, sie durchbohrt dabei die Membrana interossea, beteiligt sich über rückläufige Arterien an der Versorgung des Kniebereiches (Aa. recurrens tibialis anterior und posterior). Nach Abgabe von Ästen an die Unterschenkelmuskulatur und an das obere Sprunggelenk setzt sich die A. tibialis anterior auf dem Fußrücken als A. dorsalis pedis fort. Diese gibt Äste zur Fußwurzel und zum Mittelfuß sowie zu den Zehen ab. Die A. tibialis posterior zieht nach Abgabe der A. peronea (= A. fibularis) dorsal der Tibia und des oberen Sprunggelenks zur Fußsohle hinab; dort zweigt sie sich in die Aa. plantares mediales und laterales auf. Diese beiden Äste stehen untereinander und mit den Aufzweigungen der Aa. dorsales pedis durch variabel gestaltete Arterienbögen (Arcus plantares beziehungsweise A. arcuata) in Verbindung.

Die *Venen des Beines* sind noch variabler ausgebildet als die Arterien. Die Venen des Fußes bilden entsprechend den Arterien Gefäßbögen aus: Arcus venosus plantaris und dorsalis pedis.

Die oberflächlichen Venen des Beines sammeln sich in den Vv. saphenae magna und parva.

Die V. *saphena magna* beginnt an der medialen Fußseite und sammelt den größten Teil der medialen oberflächlichen Hautvenen des Beines. Sie tritt unterhalb des Leistenbandes durch den Hiatus saphenus (Öffnung in der

Humerus in den Markraum hineinzieht. Zum Ellenbogengelenk verlaufen Kollateralarterien, die miteinander anastomosieren.

Nach der Aufgabelung der A. brachialis in die A. radialis und ulnaris zweigen rekurrierende Arterien ab und ziehen ebenfalls zum Ellenbogengelenk, um in das Rete articulare cubiti einzustrahlen. Von der A. ulnaris geht die A. interossea communis ab, die einen vorderen und einen hinteren Ast abgibt. An der Volarseite des distalen Radiusendes läßt sich der Puls der A. radialis besonders gut tasten. Etwas weiter distal zweigt sich die A. radialis auf in Zuflüsse zu den volaren und dorsalen Arterienbögen der Hand.

Die *Venen des Armes* zeigen eine besonders große Variabilität. Punktionen für intravenöse Injektionen werden beim Neugeborenen oft am Handrücken (Rete venosum dorsale manus) oder in der Ellenbeuge (V. cephalica an der Radialseite, V. mediana cubiti in der Mitte oder V. basilica an der Ulnarseite) durchgeführt. Von hier aus können dünne Verweilkatheter eingeführt werden, über die V. cephalica von lateral her oder über die V. basilica von medial her in die V. axillaris und weiter zentralwärts.

Fascia lata) hindurch und mündet in die V. femoralis. Vor dem Innenknöchel ist die V. saphena magna auch beim Neugeborenen meistens leicht zu punktieren.

Die *V. saphena parva* sammelt die Venen am lateralen Fußrand und verläuft am Unterschenkel dorsal zur V. poplitea.

Die Vv. tibiales anteriores und posteriores und die Vv. peroneae (= Vv. fibulares) stellen die *tiefen* Unterschenkelvenen dar, die sich zur V. poplitea vereinigen. Die Fortsetzung ist die V. femoralis. Sie nimmt unterhalb der Leiste die tiefe Vene des Oberschenkels auf (V. profunda femoris).

Für Gefäßpunktionen in der Leistenregion ist die Kenntnis der Topographie wichtig: Die V. femoralis liegt medial (siehe Abb. 4-17 a), der N. femoralis lateral und die A. femoralis in der Mitte.

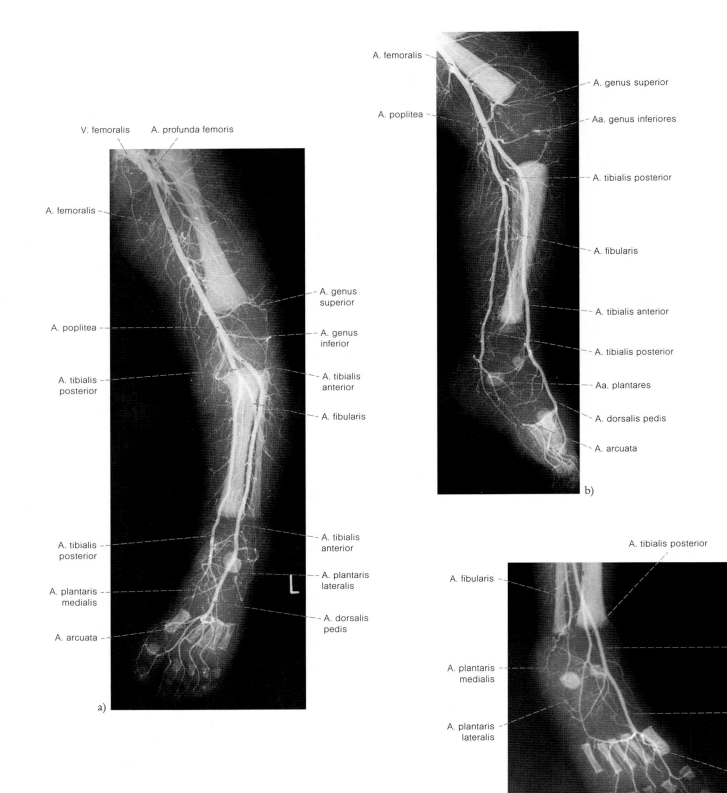

*Abb. 4-17* Arterien des Beines. Frühgeborenes der 33. SSW p.m. Postmortales Arteriogramm (derselbe Fall wie in Abb. 4-9).
a) linkes Bein sagittal;   b) linkes Bein seitlich;   c) rechter Fuß dorsovolar.

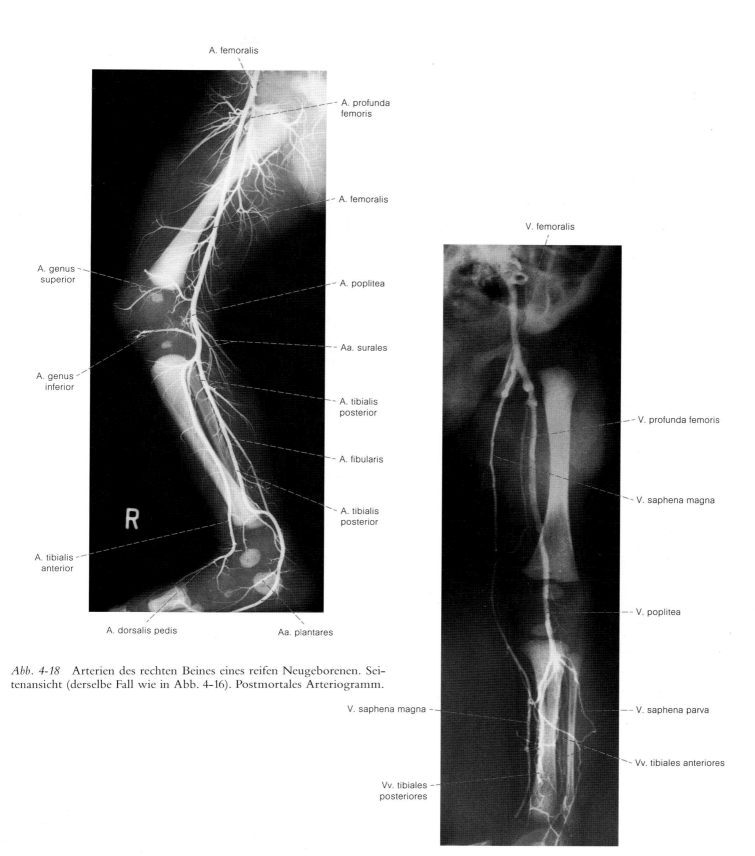

A. femoralis

A. profunda
femoris

A. femoralis

A. genus
superior

A. poplitea

Aa. surales

A. genus
inferior

A. tibialis
posterior

A. fibularis

A. tibialis
posterior

A. tibialis
anterior

R

A. dorsalis pedis

Aa. plantares

*Abb. 4-18*  Arterien des rechten Beines eines reifen Neugeborenen. Seitenansicht (derselbe Fall wie in Abb. 4-16). Postmortales Arteriogramm.

V. femoralis

V. profunda femoris

V. saphena magna

V. poplitea

V. saphena magna

V. saphena parva

Vv. tibiales anteriores

Vv. tibiales
posteriores

*Abb. 4-19*  Venen des linken Beines eines elf Tage alten weiblichen Neugeborenen. Normalbefund (Phlebogramm intra vitam durch i.v.-Kontrastmittelinjektion am Fußrücken).

# Anhang

# Literatur

1. Aaronson, I. A., S. Cywes, J. H. Louw: Spontaneous esophageal rupture in the newborn. J. pediat. Surg. 10 (1975) 459–466.

2. Ablow, R. C.: Complication of neonatal intensiv care. In: Kassner, E. G. (ed.) Iatrogenic Disorders of the Fetus, Infant and Child, pp. 191–274. Springer, Berlin–Heidelberg–New York 1985.

3. Ablow, R. C., E. L. Effman: Hepatic calcifications associated with umbilical vein catheterization in the newborn infant. Amer. J. Roentgenol. 114 (1972) 380–385.

4. Abrams, H. L.: The vertebral and azygos venous system and some variations in systemic venous return. Radiology 69 (1957) 508–515.

5. Abrams, H. L. (ed.) Angiography, 3rd ed. Little, Brown, Boston 1983.

6. Acheson, R. M.: Measuring the pituitary fossa from radiographs. Brit. J. Radiol. 29 (1956) 76–80.

7. Adams, F. H., A. J. Moss, G. C. Emmanouilides: Closure of the ductus arteriosus and foramen ovale. In: Cassels, D. E. (ed.): The Heart and Circulation in the Newborn and Infant. Grune & Stratton, New York–London 1966.

8. Adzick, N. S., M. R. Harrison, P. L. Glick, R. L. Villa, W. Finkbeiner: Experimental pulmonary hypoplasia and oligohydramnios: Relative contributions of lung fluid and fetal breathing movements. J. pediat. Surg. 19 (1984) 658–665.

9. Alavi, S. M., Th. E. Keats, W. M. O'Brien: The angle of tracheal bifurcation: its normal mensuration. Amer. J. Roentgenol. 108 (1970) 546–549.

10. Alboulker, J. P. Pradat, J. Metzger, L. Harispe, N. Dodan, B. Bringer: Hypertension intracrânienne par kyste du septum bloquant les trous de MONRO. Neuro-chirurgie 14 (1968) 901–907.

11. Alexander, B.: Die Entwicklung der knöchernen Wirbelsäule. Fortschr. Röntgenstr., Ergänzungsband 13 (1906).

12. Allan, J. E., Th. S. Morse, Th. R. Frye, H. W. Clathworthy jr.: Vena cavagrams in infants and children. Ann. Surg. 160 (1964) 568–574.

13. Allen, R. W. jr., A. L. Lung, P. D. Lester: Effectiveness of chest tube evacuation of pneumothorax in neonates. J. Pediat. 99 (1981) 629–634.

14. Alzamora, V., A. Rotta, G. Battilana, et al: On the possible influence of great altitudes on the determination of certain cardiovascular anomalies. Pediatrics 12 (1953) 259–262.

15. Amato, M.: Ultrasonographische Lokalisierung der Nabelarterienkatheter. Pädiatr. Praxis 33 (1986) 327.

16. Amodio, J. B., W. E. Berdon, S. J. Abramson, K. S. Oh, K. Oudjhane, J. T. Wung: Retrocardiac pneumomedia-stinum in association with tracheal and esophageal perforations. Pediat. Radiol. 5 (1986) 380–383.

17. Anacker, H.: Erkrankungen der Venen im Mediastinum. In: Diethelm, L., F. Heuck, O. Olsson, F. Strnad, H. Vieten, A. Zuppinger (Hrsg.): Handbuch der Medizinischen Radiologie, Bd. 10, Teil 2b, S. 417–465. Springer, Berlin–Heidelberg–New York 1974.

18. Andre, C., B. Le Bihan: Sonographie der Beckenorgane. In: Kalifa, G. (Hrsg.): Sonographie in der Pädiatrie, S. 387–433. Edition Medizin VCH, Weinheim 1985.

19. Ardran, G. M., F. H. Kemp: The nasal and cervical airway in sleep in the neonatal period. Amer. J. Roentgenol. 108 (1970) 537–542.

20. Arey, L. B.: Developmental Anatomy. Saunders, Philadelphia–London 1974.

21. Atlas, S. W., A. Shkolnik, T. Naidich: Sonographic recognition of agenesis of the corpus callosum. ANJR 6 (1985) 369–375.

22. Auer, J.: The development of the human pulmonary veins and its major variations. Anat. Rec. 101 (1948) 581–594.

23. Avery, M. E., B. D. Fletcher: The Lung and its Disorders in the Newborn Infant. Saunders, Philadelphia–London–Toronto 1981.

24. Avery, M. E., H. W. Taeusch: Schaffer's Disease of the Newborn. Saunders, Philadelphia–London–Toronto 1984.

25. Avni, E. F., C. Matos, D. van Gansbeke, F. Muller: Atypical gallbladder content in neonates: ultrasonic demonstration. Ann. Radiol. 29 (1986) 267–273.

26. Avni, E. F., C. Matos, G. van Regemorter, J. P. Goolaerts, F. Diard: Symptomatic patent urachus in children: the contribution of ultrasound. Ann. Radiol. 30 (1987) 482–485.

27. Avni, E. F., M. Spehl-Robberecht, D. Lebrun, H. Gomes, L. Garel: Transient acute tubular disease in the newborn. Ann. Radiol. 26 (1983) 175–182.

28. Azouz, E. M.: Apparent or true neonatal hipp dislocation? Radiological differential diagnosis. Canad. med. Ass. J. 129 (1983) 595–597.

29. Babcock, D. S., B. K. Han: Cranial Ultrasonography of Infants. Williams & Wilkins, Baltimore–London 1981.

30. Bachmann, K. D.: Die angeborene Duodenalstenose. Dtsch. med. Wschr. 105 (1980) 1428–1430.

31. Baden, M., D. R. Kirks: Transient dilatation of the ductus arteriosus; the „ductus bump". J. Pediat. 84 (1974) 858–860.

32. Bahia, J. O., D. K. B. Boal, S. R. Karl, G. W. Gross: Ultrasonographic detection of spontaneous perforation of the extrahepatic bile ducts in infancy. Pediatr. Radiol. 16 (1986) 157–159.

33. Baker, D. H., W. E. Berdon, L. S. James: Proper localization of umbilical arterial and venous catheters by lateral roentgenograms. Pediatrics 43 (1969) 34–39.

34. Baleriaux, D., L. Jeanmart: Orbital phlebography. Vortrag 12. Kongreß der Europäischen Gesellschaft für Pädiatrische Radiologie, Madrid 1975.

35. Balsam, D., W. E. Berdon, D. H. Baker: The scapula as a cause of a spurious posterior mediastinal mass on lateral chest films of infants. J. pediat. Surg. 9 (1974) 501–503.

36. Banner, R. L., R. D. Brasfield: Surgical anatomy of the hepatic veins. Cancer 11 (1958) 22–23.

37. Barclay, A. E., K. J. Franklin, M. M. L. Prichard: The Foetal Circulation. Blackwell, Oxford 1946.

38. Barcroft, J.: Researches on Pre-natal Life. Thomas, Springfield 1947.

39. Bardeen, R.: Die Entwicklung des Skeletts und des Bindegewebes. In: Keibel, F., F. P. Mall (Hrsg.): Handbuch der Entwicklungsgeschichte des Menschen. Bd. I, S. 296–456. Hirzel, Leipzig 1910.

40. Barkovich, A. J., B. O. Kjos, D. E. Jackson, D. Norman: Normal maturation of the neonatal and infant brain: MR imaging at 1.5 T. Radiology 166 (1988) 173–180.

41. Baron, R. L., D. D. Stark, B. L. McClennan, J. G. Shanes, G. L. Davis, D. D. Koch: Intrathoracic extension of retroperitoneal urine collections. Amer. J. Roentgenol. 137 (1981) 37–41.

42. Bar-Ziv, J., Y. Barki, Y. Itzchak, A. J. Mares: Posterior mediastinal accessory thymus. Pediatr. Radiol. 14 (1984) 165–167.

43. Bednarek, F., L. Kuhns: Proper position of the endotracheal tube tip on chest radiographs. J. Pediat. 86 (1975) 972.

44. Behrmann, R. E.: The fetus and the newborn infant. In: Nelson: Textbook of Pediatrics. Saunders, Philadelphia–London–Toronto 1975.

45. Bellini, F., G. Beluffi, N. Principi: Total intravenous hyperalimentation (TIH) complications in childhood: a radiological survey. Pediat. Radiol. 14 (1984) 6–10.

46. Benacerraf, B. R., M. F. Greene: Congenital diaphragmatic hernia: US diagnosis prior to 22 weeks gestation. Radiology 158 (1986) 809–810.

47. Benninghoff, A., K. Goerttler: Lehrbuch der Anatomie des Menschen. Urban & Schwarzenberg, München–Wien–Baltimore 1979.

48. Bercoff, E., R. Colin, M. Benozio, A. Janvresse, J. Berland, J. P. Fillastre: Infrahepatic interruption of the inferior vena cava with portal continuation. Radiology 154 (1985) 771–772.

49. Berdon, W. E.: The neonate and the

young infant. In: Caffey, J.: Pediatric X-ray Diagnosis, 8th. ed. Year Book Publ., Chicago 1985.

50. Berdon, W. E., D. H. Baker: The neonate and young infant. In: Caffey, J.: Pediatric X-ray Diagnosis. Lloyd-Luke Medical Books, London 1973.

51. Berdon, W. E., D. H. Baker: Azygos vein dilatation in acquired obstruction of the inferior vena cava. Pediat. Radiol. 2 (1974) 221–224.

52. Berdon, W. E., D. H. Baker, W. Casarella: Liver disease in children: portal hypertension, hepatic masses. Sem. Roentgenol. 10 (1975) 207–214.

53. Berdon, W. E., D. H. Baker, L. S. James: The ductus bump. A transient physiologic mass in chest roentgenograms of newborn infants. Amer. J. Roentgenol. 95 (1965) 91–98.

54. Berdon, W. E., D. H. Baker, J. A. Becker, A. C. Uson: Ectopic ureterocele. Radiol. Clin. N. Amer. 6 (1968) 205–214.

55. Berdon, W. E., R. H. Schwartz, J. Becker, D. H. Baker: Tamm-Horsfall proteinuria. Radiology 92 (1969) 714–722.

56. Berger, P. E., D. C. Harwood-Nash, C. R. Fitz: The dorsum sellae in infancy and childhood. Pediat. Radiol. 4 (1976) 214–220.

57. Bergerhoff, W.: Röntgenologische Schädelmessung. In: Diethelm, L., F. Heuck, O. Olsson, F. Strnad, H. Vieten, A. Zuppinger (Hrsg.): Handbuch der Medizinischen Radiologie, Bd. 7, Teil 1, S. 102–121. Springer, Berlin–Göttingen–Heidelberg 1963.

58. Bergstrand, I.: Das Pfortadergebiet. In: Diethelm, L., F. Heuck, O. Olsson, F. Strnad, H. Vieten, A. Zuppinger (Hrsg.): Handbuch der Medizinischen Radiologie, Bd. 10, Teil 3, S. 310–351. Springer, Berlin–Heidelberg–New York 1964.

59. Bertin: Sur le cours du sang dans le foie du foetus humain. Premier mémoire, Mém. Acad. roy. Sci., p. 323–365. Paris 1753.

60. Bettex, M., N. Genton, M. Stockmann: Kinderchirurgie. Thieme, Stuttgart–New York 1982.

61. Beyer, D., U. Mödder: Diagnostik des akuten Abdomens mit bildgebenden Verfahren. Springer, Berlin–Heidelberg–New York–Tokio 1985.

62. Biegert, J.: Fortschritte in der Kenntnis der menschlichen Evolution. Vjschr.-naturforsch. Ges. Zürich 105 (1960) 73–95.

63. Birnholz, J. C.: Fetal lumbar spine: Measuring axial growth with US. Radiology 158 (1986) 805–807.

64. Blake, N. S.: Beak sign in duodenal duplication cyst. Pediatr. Radiol 14 (1984) 232–233.

65. Blake, N. S., P. Puri: Hereditary multiple atresias: Radiological and pathological aspect. Ann. Radiol. 29 (1986) 656–659.

66. Blane, C. E., F. L. Bookstein, M. A. DiPietro, R. C. Kelsch: Sonographic standards for normal infant kidney length. Amer. J. Roentgenol. 145 (1985) 1289–1291.

67. Blank, R. H., M. Silbiger: Cricopharyngeal achalasia as a cause of respiratory distress in infancy. J. Pediat. 81 (1972) 95–97.

68. Blechschmidt, E.: Vom Ei zum Embryo. Deutsche Verlagsanstalt, Stuttgart 1968.

69. Bliesener, J. A.: Intrakranielle Veränderungen im Säuglings- und frühen Kindesalter. Mschr. Kinderheilk. 129 (1981) 200–215.

70. Bliesener, J. A.: Schädelinnenraum. In: Bücheler, E., G. Friedmann, M. Thelen (Hrsg.): Real-time-Sonographie des Körpers. Thieme, Stuttgart–New York 1983.

71. Bliesener, J. A.: Entwicklung und derzeitiger Stand der Schädelsonographie im Säuglingsalter. Ultraschall Klin. Prax. 2 (1987) 77–86.

72. Blocker, S. H., S. Corriveau, W. T. Chao, J. Perlman, J. L. Ternberg: Use of low intensity roentgen ray imaging for determination of tube and catheter placement in the young primate: Implication for use of the lixiscope in the surgical neonate. J. pediat. Surg. 21 (1986) 351–354.

73. Bluestone, Ch. D., S. E. Stool: Pediatric Otolaryngology. Saunders, Philadelphia 1983.

74. Boal, D. K. B., E. P. Schwenkter: The infant hip.: assessment with real-time US. Radiology 157 (1985) 667–672.

75. Boijsen, E.: Angiographic studies of the anatomy of single and multiple renal arteries. Acta radiol. Diagn. (Stockh.) Suppl. 183 (1959).

76. Bollinger, B., S. Vinther: Systemic air embolism in the neonate. Pediat. Radiol. 19 (1988) 52.

77. Bondi, J. Z.: Zur Anatomie und Physiologie der Nabelgefäße. Z. Geburtshilfe und Gynäkologie 54 (1905) 1–18.

78. Bookstein, J. J.: Arteriography. In: Poznanski, A. K.: The Hand in Radiological Diagnosis. Saunders, Philadelphia–London–Toronto 1974.

79. Boros, S. J., M. C. Mammel, P. K. Lewallen, J. M. Coleman, M. J. Grodon, J. Ophoven: Necrotizing tracheobronchitis: A complication of high-frequency ventilation. J. Pediatr. 109 (1986) 95–100.

80. Bosma, J. F.: Anatomy of the Infant Head. The Johns Hopkins University Press, Baltimore–London 1986.

81. Bowen III, A. D., F. L. Quattromani: Infraazygos pneumomediastinum in the newborn. Amer. J. Roentgenol. 135 (1980) 1017–1021.

82. Boyden, E. A.: Segmental Anatomy of the Lungs. McGraw-Hill, New York 1955.

83. Boyden, E. A.: Development of the human lung. In: Brennermann's Practice of Pediatrics, Vol. IV, Chap. 64. Harper and Row, Hagerstown 1972.

84. Brans, Y., W. Ceballos, G. Cassady: Umbilical catheters and hepatic abscesses. Pediatrics 53 (1974) 264–266.

85. Braune, M.: Pitfall of THAM-injection with a newborn. Ann. Radiol. 16 (1973) 97–99.

86. Brill, P. W., H. A. Mitty, L. Strauss: Renal vein thrombosis: A cause of intrarenal calcification in the newborn. Pediat. Radiol. 6 (1977) 172–175.

87. Brill, P. W., A. Jagannath, P. Winchester, J. A. Markisz, K. Zirinsky: Adrenal hemorrhage and renal vein thrombosis in the newborn: MR imaging. Radiology 170 (1989) 95–98.

88. Brill, P. W., P. Winchester, A. R. Levin, A. Y. Griffith, E. Kazam, K. Zirinsky: Aortic aneurysm secondary to umbilical artery catheterization. Pediat. Radiol. 15 (1985) 199–201.

89. Brismar, J.: Orbital phlebography: I. Technique. Acta radiol. Diagn. (Stockh.) 15 (1974) 369–382.

90. Brismar, J.: Orbital phlebography: II Anatomy of superior ophthalmic vein and its tributaries. Acta radiol. Diagn. (Stockh.) 15 (1974) 481–496.

91. Brismar, J.: Orbital phlebography: III. Topography of intraorbital veins. Acta radiol. Diagn. (Stockh.) 15 (1974) 577–594.

92. Brismar, J.: Orbital phlebography: IV. The cavernous sinuses and adjacent venous sinuses of the skull base. Acta radiol. Diagn. (Stockh.) 16 (1975) 1–16.

93. Brockmann, W. P., H. v. Wilmsdorf: „Gelenke". In: Bücheler, E., G. Friedmann, M. Thelen (Hrsg.): Real-time-Sonographie des Körpers. Thieme, Stuttgart 1983.

94. Brockmann, W. P., H. v. Wilmsdorf, L. Weh, U. Korn: Fortschritte in der Frühdiagnostik der kongenitalen Hüftdysplasie durch Real-time-Sonographie. Fortschr. Röntgenstr. 140 (1984) 555–650.

95. Broman, I.: Über die Entwicklung und „Wanderung" der Zweige der Aorta abdominalis beim Menschen. Anat. Hefte 36 (1908) 407–549.

96. Broman, I.: Die Entwicklung des Menschen vor der Geburt. Bergmann, München 1927.

97. Brown, Z. A., J. M. Clark, A. L. Jung: Systemic gas embolus. A discussion of its pathogenesis in the neonate, with a review of the literature. Amer. J. Dis. Childh. 131 (1977) 984–985.

98. Bryan, E. M., H. G. Kohler: The missing umbilical artery. Arch. Dis. Childh. 49 (1974) 844–852.

99. Bucher, U., L. Reid.: Development of the intrasegmental bronchial tree. The pattern of branching and development of cartilage at various stages of intrauterine life. Thorax 16 (1961) 207–218.

100. Bücheler, E.: Die lumbale Veno- und retrograde Azygographie. Fortschr. Med. 88 (1970) 664–666.

101. Bücheler, E.: Die direkte Angiographie des Vertebralplexus, der lumbalen Venen und des Azygosvenensystems. In: Ergebnisse der medizinischen Radiologie, Band III, S. 1–77. Thieme, Stuttgart 1971.

102. Bücheler, E., A. Düx, A. Sobbe: Die renolumbale Anastomose im direkten retroperitonealen Veno- und selektiven Azygogramm. Fortschr. Röntgenstr. 109 (1968) 712–720.

103. Bücheler, E., A. Düx, P. Thurn: Membranöser Verschluß und Agenesie der Vena cava inferior. Fortschr. Röntgenstr. 105 (1966) 806–811.

104. Bücheler, E., A. Düx, P. Thurn: Die Röntgendiagnostik der Nierenvenenthrombose. Fortschr. Röntgenstr. 106 (1967) 800–811.

105. Burbige, K. A., R. L. Lebowitz: Mega-

cystis-Megaureter-Syndrome. J. Urol. 131 (1984) 1133–1136.

106. Burney, B., E. A. Franken: Chest film diagnosis of patent ductus arteriosus in infant with hyaline membrane disease. Amer. J. Roentgenol. 130 (1978) 1149.

107. Burstein, J., L.-A. Papile, R. Burstein: Intraventricular hemorrhage and hydrocephalus in premature newborns: A prospective study with CT. Amer. J. Roentgenol. 132 (1979) 633–635.

108. Burt, T. B., P. D. Lester: Neonatal pneumopericardium. Radiology 142 (1982) 81–84.

109. Butler, H.: Some derivates of the foregut venous plexus of the albino rat with reference to man. J. Anat. (Lond) 86 (1952) 95–109.

110. Butler, H.: Post-natal changes in the intra-abdominal umbilical vein. Arch. Dis. Childh. 29 (1954) 427–435.

111. Butler, H.: The development of certain human dural venous sinuses. J. Anat. (Lond.) 91 (1957) 510–526.

112. Butt, W., D. Havill, A. Daneman, K. Pape: Hemorrhage and cyst development in the cavum septi pellucidi and cavum Vergae. Pediat. Radiol. 15 (1985) 368–371.

113. Buttenberg, H.: Splenoportographic findings secondary to umbilical vein catheterizations. Ann. Radiol. 16 (1973) 90–94.

114. Buurmann, R., E. Bücheler: Die Mißbildungen der unteren Hohlvene. Fortschr. Röntgenstr. 125 (1976) 337–345.

115. Caffey, J.: In: Silverman, F. N. (ed.): Caffay's Pediatric X-ray Diagnosis. 8th ed. Year book Medical Publ., Chicago 1985.

116. Campbell, R. E.: Roentgenologic features of umbilical vascular catheterization in the newborn. Amer. J. Roentgenol. 112 (1971) 68–76.

117. Campbell, R. E., T. R. Boggs jr., J. A. Kirkpatrick jr.: Early neonatal pneumoperitoneum from progressive massive tension pneumomediastinum. Radiology 114 (1975) 121–126.

118. Capitanio, M. A., J. A. Kirkpatrick jr.: Upper respiratory tract obstruction in infants and children. Radiol. Clin. N. America 6 (1968) 265–277.

119. Capitanio, M. A., J. A. Kirkpatrick jr.: Nasopharyngeal lymphoid tissue. Radiology 96 (1970) 389–391.

120. Capitanio, M. A., J. A. Kirkpatrick jr. Obstructions of the upper airway in children as reflected on the chest radiograph. Radiology 107 (1973) 159–161.

121. Capitanio, M. A., B. J. Wolfson, E. N. Faerber, J. L. Williams, R. K. Balsara: Obstruction of the airway by the aorta: An observation in infants with congenital heart disease. Amer. J. Roentgenol. 140 (1983) 675–679.

122. Casola, G., W. Scheible, G. R. Leopold: Large umbilical cord: a normal finding in some fetuses. Radiology 156 (1985) 181–182.

123. Cassels, D. E.: The Ductus Arteriosus. Thomas, Springfield 1973.

124. Cauldwell, E. W., B. J. Anson: The visceral branches of the abdominal aorta: topographical relationships. Amer. J. Roentgenol. 73 (1943) 27–57.

125. Chambers, S. E., G. M. A. Hendry, S. R. Wild: Real time ultrasound scanning of the head in neonates and infants, including a correlation between ultrasound and computed tomography. Pediat. Radiol. 15 (1985) 4–7.

126. Chang, L. W. M., F. A. Lee, J. L. Gwinn: Normal lateral deviation of the trachea in infants and children. Amer. J. Roentgenol. 109 (1970) 247–251.

127. Chiba, T., T. Kisugi, H. Igura, T. Mineta, K. Takebe, S. Yaoita: Persistierender kleinzystischer zervikaler Thymus beim Neugeborenen. Z. Kinderchirurgie 39 (1984) 265–266.

128. Chinn, D. H., R. A. Filly, P. W. Callen: Ultrasonic evaluation of fetal umbilical and hepatic vascular anatomy. Radiology 144 (1982) 153.

129. Chrispin, A. R., I. Gordon, C. Hall, C. Metreweli: Diagnostic Imaging of the Kidney and Urinary Tract in Children. Springer, Berlin–Heidelberg–New York 1980.

130. Cimmino, C. V.: Some radio-diagnostic notes on pneumomediastinum, pneumothorax and pneumopericardium. Virginia Medical Monthly 94 (1967) 205–212.

131. Cipel, L.: Radiology of the Acute Abdomen in the Newborn. Grune and Stratton, New York–San Francisco–London 1978.

132. Claiborne, A. K., C. M. Martin, W. H. McAlister, M. J. Gast: Antenatal diagnosis of cystic adenomatoid malformation: effect on patient management. Pediat. Radiol. 15 (1985) 337–339.

133. Clarke, T. A., D. K. Edwards: Pulmonary pseudocysts in newborn infants with respiratory distress syndrome. Amer. J. Roentgenol. 133 (1979) 417–421.

134. Claudon, M., L. Lemaitre, J. P. Francke, B. Gosselin, J. Remy: The laryngeal saccule: radiological features in normal children and in upper airway obstructions. Ann. Radiol. 27 (1984) 138–144.

135. Claus, D., J. P. Coppens: Sonography of mediastinal masses in infants and children. Ann. Radiol. 27 (1984) 150–159.

136. Cocchi, U.: Retropneumoperitoneum und Pneumomediastinum. Fortschr. Röntgenstr., Ergänzungsband 79, Thieme, Stuttgart 1957.

137. Cochran, W. D., H. T. Davis, C. A. Smith: Advantages and complications of umbilical artery catheterization in the newborn. Pediatrics 42 (1968) 769–777.

138. Cogswell, J. J., D. M. Easton: Cor pulmonale in the Pierre Robin syndrome. Arch. Dis. Childh. 49 (1974) 905–908.

139. Cohen, M. B., R. Schreiner, J. Lemons: Neonatal pneumoperitoneum without significant adventitious pulmonary air: Use of metrizamide to rule out perforation of the bowel. Pediatrics 69 (1982) 587–589.

140. Cohen, M. D.: Pediatric Magnetic Resonance Imaging. Saunders, Philadelphia 1986.

141. Cohen, M. D., T. R. Weber, J. L. Grosfeld: Bowel perforation in the newborn: Diagnosis with metrizamide. Radiology 150 (1984) 65–69.

142. Coleman, B. G., P. H. Arger, H. K. Rosenberg, C. B. Mulhern, W. Ortega, D. Stauffer: Gray-scan sonographic assessment of pancreatitis in children. Radiology 146 (1983) 145–150.

143. Congdon, E. D.: Transformation of the aortic arch system during development of the human embryo. Contrib. Embryol., Carnegie Inst. Wash. 14 (1922) 47–110.

144. Cotelingham, J. D., R. Saito: Hepatolienal fusion: Case report of an unusual lesion. Human Pathology 9 (1978) 234–236.

145. Couture, A., L. Cadier: Echographie Cérébrale par Voie Transfontanellaire. Editions Vigot, Paris 1983.

146. Cowley, A. R., D. M. Moody, E. Alexander, M. R. Ball, D. W. Laster: Distinctive C.T. appearance of cyst of the cavum septi pellucidi. Amer. J. Roentgenol. 133 (1979) 548–550.

147. Crelin, E. S.: Anatomy of the Newborn; an Atlas. Lea & Febiger, Philadelphia 1969.

148. Crelin, E. S.: Development of the lower respiratory system. Clinical Symposia, New Jersey 27 (1975) No. 4.

149. Cremin, B. J., S. Cywes, J. H. Louw: A rational radiological approach to the surgical correction of anorectal anomalies. Surgery 71 (1972) 801.

150. Cremin, B. J., S. Cywes, J. H. Louw: Radiological Diagnosis of Digestive Tract Disorders in the Newborn. Butterworths, London 1973.

151. Cronan, J. J., R. C. Ablow, L. W. Young: Radiological case of the month Amer. J. Dis. Childh. 135 (1981) 369–370.

152. Cumming, W. A., M. Akhtar, C. Ferenizi, W. Feteih: Cricopharyngeal ring. A case report. Pediat. Radiol. 16 (1986) 152–153.

153. Cunningham: Textbook of Anatomy. Oxford University Press, London 1972.

154. Curci, M. R., A. W. Dibbens: Bilateral chylothorax in a newborn. J. pediat. Surg. 15 (1980) 663–665.

155. Curelaru, I., L.-E. Linder, B. Gustavsson: Displacement of catheters inserted through internal jugular veins with neck flexion and extension. Intens. Care Med. 6 (1980) 179–183.

156. Currarino, G., J. H. Jackson jr.: Calcification of the ductus arteriosus and ligamentum Botalli. Radiology 94 (1970) 139.

157. Currarino, G., L. E. Pinckney: Renal displacement caused by a supradiaphragmatic, paraspinal Ewing-like sarcoma and simulating an adrenal mass. Radiology 139 (1981) 603–607.

158. Currarino, G., A. Weinberg: Dystrophic calcification in obliterated umbilical artery. Pediat. Radiol. 15 (1985) 346–347.

159. Currarino, G., B. Williams: Causes of congenital unilateral pulmonary hypoplasia. Pediat. Radiol. 15 (1984) 15–24

160. Currarino, G., D. Coln, T. Votteler: Triad of anorectal, sacral, and presacral anomalies. Amer. J. Roentgenol. 137 (1981) 395–398.

161. Currarino, G., B. Williams, K. Dana: Kidney length correlated with age: Normal values in children. Radiology 150 (1984) 703–704.

162. Cyr, D. R., L. A. Mack, S. A. Schoenecker, R. M. Patten, T. H. Shepard, W. P. Shuman, A. A. Moss: Bowel migration in the normal fetus: US Detection. Radiology 161 (1986) 119–121.

163. Dabelow, A.: Über Korrelationen in der phylogenetischen Entwicklung der Schädelform II. Gegenbaurs morph. Jahrb. 63 (1929) 84–133.

164. Dane, T. E. B., E. G. King: Fatal cardiac tamponade and other mechanical complications of central venous catheters. Br. J. Surg. 62 (1975) 6–10.

165. Daum, R., H. J. Denecke, K. Fahr: Beitrag zur Problematik der Achalasie des M. cricopharyngicus. Z. Kinderchir. 27 (1979) 193.

166. Davis, L. A.: Verticle fissure line. Amer. J. Roentgenol. 84 (1960) 451.

167. Davis, L. A., J. Dobbing: Scientific Foundations of Pediatrics. W. Heinemann Medical Books, London 1974.

168. Dawes, G. S.: Changes in the circulation at birth. In: Cassels, D. E. (ed.): The Heart and Circulation in the newborn Infant, pp. 74–79. Grune & Stratton, New York– London 1966.

169. Dawes, G. S.: Foetal and neonatal Physiology. A comparative Study of the Changes at Birth. Year Book Medical. Publ., Chicago 1968.

170. Decker, K., H. Backmund: Pädiatrische Neuroradiologie. Thieme, Stuttgart 1970.

171. Delaporte, B., M. Labrune, M. C. Imbert, M. Dehan: Early echographic findings in nonhemorrhagic periventricular leukomalacia of the premature infant. Pediat. Radiol. 15 (1985) 82–84.

172. Delattre, J. F., M. C. Plainfossé, J. H. Alexandre, J. P. Palot, A. Ducasse, A. Hernigou, J. B. Flament: Anatomical bases of echography of the liver. Applications in preoperative echography. Anat. Clin. 6 (1984) 229–238.

173. Dhande, V., J. Kattwinkel, B. Alford: Recurrent bilateral pleural effusions secondary to superior vena cava obstruction as a complication of central venous catheterization. Pediatrics 72 (1983) 109–113.

174. Diamond, L. K.: Erythroblastosis foetalis or haemolytic disease of newborn. Proc. roy. Soc. Med. 40 (1947) 546–550.

175. DiChiro, G., K. B. Nelson: The volume of the sella turcica. Amer. J. Roentgenol. 87 (1962) 989–1008.

176. DiChiro, G., L. Wener: Angiography of the spinal cord. J. Neurosurg. 39 (1973) 1–29.

177. DiChiro, G., T. Harrington, L. C. Fried: Microangiography of human fetal spinal cord. Amer. J. Roentgenol. 118 (1973) 193–199.

178. Diemer, A.: Central venous silastic catheters in newborns: localisation by sonography and radiology. Pediat. Radiol. 17 (1987) 15–17.

179. Dietrich, R. B., H. Kangarloo: Kidneys in infants and children: Evaluation with MR. Radiology 159 (1986) 215–221.

180. Dilenge, D., B. Perey, G. Geraud, S. Nutik: Angiographic demonstration of the cervical vertebral venous plexus in man: J. canad. Ass. Radiol. 26 (1975) 77–81.

181. Dinkel, E., R. Lehnart, J. Tröger, H. Peters, M. Dittrich: Sonographic evidence of intraperitoneal fluid. An experimental study and its clinical implications. Pediat. Radiol. 14 (1984) 299–303.

182. Dinkel, E., M. Ertel, M. Dittrich, H. Peters, M. Berres, H. Schulte-Wissermann: Kidney size in childhood: sonographical growths charts for kidney length and volume. Pediat. Radiol. 15 (1985) 38–43.

183. Dinsmore, R. E., G. L. Wismer, R. A. Levine: Magnetic resonance imaging of the heart: positioning and gradient angle selection for optimal imaging planes. Amer. J. Roentgenol. 143 (1984) 1135–1142.

184. DiPietro, M. A., B. A. Brody, R. L. Teele: The calcar avis: demonstration with cranial US. Radiology 156 (1985) 363.

185. Dittrich, M., H.-M. Straßburg, E. Dinkel, B.-J. Hackelöer: Zerebrale Ultraschalldiagnostik in Pädiatrie und Geburtshilfe. Springer, Berlin–Heidelberg–New York–Tokyo 1985.

186. Donn, S. M., L. R., Kuhns: Mechanism of endotrachealtube movement with change of head position in the neonate. Pediat. Radiol. 9 (1980) 37.

187. Douglas-Jones, J., S. Bustamante, M. Mirza: Pneumopericardium in a newborn. J. pediat. Surg. 16 (1981) 75–76.

188. Doyon, D. L., D. S. Aron-Rosa, A. Ramée: Orbital veins and cavernous sinus. In: Newton, Th., D. G. Potts (eds.): Radiology of the Skull and Brain, Vol. II, Book 3, pp. 2220–2254. Mosby, St. Louis 1974.

189. Drasin, G. F., R. H. Daffner, R. F. Sexton, W. C. Cheatham: Epidural venography: diagnosis of herniated lumbar intervertebral disc and other disease of the epidural space. Amer. J. Roentgenol. 126 (1976) 1010–1016.

190. Düx, A.: Cavography and retroperitoneal venography in the pre-operative diagnosis of pancreatic diseases. In: Anacker, H. (ed.): Efficiency and Limits of radiologic Examinations of the Pancreas, pp. 124–134. Thieme, Stuttgart 1975.

191. Düx, A., E. Bücheler, A. Sobbe: Die kombinierte retroperitoneale Veno- und Cavographie. Methodik, Indikation und Ergebnisse. Röntgen-Bl. 21 (1968) 495–518.

192. Düx, A., E. Bücheler, A. Sobbe: Die klinische Bedeutung der direkten Azygographie. Radiologe 10 (1970) 192–201.

193. Düx, A., E. Bücheler, M. Dohmen, R. Felix: Die direkte retrograde Azygographie. Fortschr. Röntgenstr. 107 (1967) 309–328.

194. Dunbar, J. S.: Upper respiratory tract obstruction in infants and children. Amer. J. Roentgenol. 109 (1970) 227–246.

195. Dunn, P. M.: Localisation of the umbilicus catheter by postmortem measurement. Amer. J. Dis. Childh. 41 (1966) 69–75.

196. Dunnill, M. S.: Postnatal growth of the lung. Torax 17 (1962) 329–333.

197. Dworsky, M., E. Kohaut, H. P. Jander, R. Ceballos: Neonatal embolism due to thrombosis of the ductus arteriosus. Radiology 134 (1980) 645–646.

198. Ebel, K.-D.: Die Röntgen-Kinematographie des Schluckaktes im Kindesalter. Fortschr. Röntgenstr. 107 (1967) 794–798.

199. Ebel, K.-D.: Anal- und Rektumagenesie. In: Friedmann, G., W. Wenz, K.-D. Ebel, E. Bücheler: Dringliche Röntgendiagnostik, S. 219–223. Thieme, Stuttgart 1974.

200. Ebel, K.-D.: Zur Röntgendiagnostik des Thymus im Kindesalter. Radiologe 20 (1980) 379–383.

201. Ebel, K.-D.: Röntgenologische Abklärung anorektaler Fehlbildungen. In: Hofmann, S., V. Kap-Herr (Hrsg.): Anorektale Fehlbildungen, S. 37–45. Gustav Fischer, Stuttgart–New York 1984.

202. Ebel, K.-D.: Die Schädelbasis im Wachstumsalter. Röntgenpraxis 38 (1985) 330–336.

203. Ebel, K.-D., E. Willich: Die Röntgenuntersuchung im Kindesalter, 2. Aufl. Springer, Berlin–Heidelberg–New York 1979.

204. Edwards, D. K., C. B. Higgins, E. A. Gilpin: The cardiothoracic ratio in newborn infants. Amer. J. Roentgenol. 136 (1951) 907.

205. Edwards, J. E.: Pathologic and developmental considerations in anomalous pulmonary venous connection. Proc. Staff Meet. Mayo Clin. 28 (1953) 441–540.

206. Effmann, E. L., R. C. Ablow, R. J. Touloukian, J. H. Seashore: Radiographic aspects of total parenteral nutrition during infancy. Radiology 127 (1978) 195.

207. Ehlers, I.: Anatomie der Hirnarterien bei menschlichen Feten. Dissertation, Anat. Inst. Univ. Hamburg 1959.

208. Eisenberg, R. L.: Atlas of Signs in Radiology. Lippincott, Philadelphia 1984.

209. Eklöf, O., G. Löhr, L. Okmian: Submucosal perforation of the esophagus in the neonate. Acta radiol. Diagn. (Stockh.) 8 (1969) 187.

210. Eklöf, O., W. Mortensson, B. Sandstedt: Suprarenal haematoma versus neuroblastoma complicated by haemorrhage. Acta radiol. Diagn. (Stockh.) 27 (1986) 3–10.

211. Ellerbroek, C., W. L. Smith: Neonatal small left colon in an infant with cystic fibrosis. Pediat. Radiol. 16 (1986) 162–163.

212. Emery, J. L.: Functional asymmetry of the liver. Ann. N. Y. Acad. Sci. 3 (1963) 37–54.

213. Emery, J. L. (ed.): The Anatomy of the developing Lung. Heinemann Medical Books, 1969.

214. Emmrich, P.: Die Anwendung des Cava-Katheters in der pädiatrischen Intensivpflege. Mschr. Kinderheilk. 119 (1971) 218–222.

215. Engel, S.: Die Lunge des Kindes. Thieme, Stuttgart 1950.

216. Engel, S.: The prenatal Lung. Pergamon Press, Oxford 1966.

217. Erfurth, F., H.-V. Gülzow, R. Kellner: Das Problem der Nabelvenenkatheterisierung. Kinderärztl. Praxis 42 (1974) 120–128.

218. Evans, H. M.: On the development of the aortae, cardinal and umbilical veins, and the other blood vessels of vertebrate embryos from capillaries. Anat. Rec. 3 (1909) 498–518.

219. Evans, H. M.: Die Entwicklung des Blutgefäßsystems. In: Keibel, F., F. P. Mall: Handbuch der Entwicklungsgeschichte des Menschen, Bd. II, S. 551–687. Hirzel, Leipzig 1911.

220. Fagelmann, D., B. F. Kanzer: Azygos continuation of a left inferior vena cava with a retroaortic right renal vein. J. canad. Ass. Radiol. 36 (1985) 158–160.

221. Fauré, C.: Radiologie de l'appareil génital en pédiatrie. Dans: Lefebve, J., C. Fauré, J. Sauvegrain, H. Nahum, M. Fortier-Beaulieu, M. Hassan: Traité de Radio-diagnostic, Tome 18: Radiopédiatrie, Nr. 1, pp. 551–562. Masson, Paris 1973.

222. Fauré, C., M. Fortier-Beaulieu, N. Josso: La génitographie dans les états intersexués (à propos de 86 cas). Ann. Radiol. 12 (1969) 259.

223. Fays, J., M. C. Bretagne: Unusual evolution of a mycotic hypogastric arterial aneurysm after arterial umbilical catheterization. Pediat. Radiol. 9 (1980) 50–52.

224. Feldtmann, R. W.: Spontaneous mediastinal emphysema. J. pediat. Surg. 15 (1980) 648.

225. Felix, W.: Die Entwicklung der Harn- und Geschlechtsorgane. In: Keibel, F., F. P. Mall: Handbuch der Entwicklungsgeschichte des Menschen, Bd. 2, S. 732–955. Hirzel, Leipzig 1911.

226. Felson, B.: Chest roentgenology. Saunders, Philadelphia 1973.

227. Fendel, H.: The radiology of the vesico-ureteric junction. In: Eklöf, O. (ed.): Current concepts in Pediatric Radiology, pp., 94–114. Springer, Berlin–Heidelberg–New York 1977.

228. Feneis, H.: Anatomisches Bildwörterbuch. Thieme, Stuttgart–New York 1988.

229. Fenner, A., H. von der Hardt (Hrsg.): Pädiatrische Pneumologie, S. 3–7. Springer, Berlin–Heidelberg–New York 1985.

230. Fernandez-Serrats, A. A., B. Vlahovitch, S. A. Parker: The arteriographic pattern of the insula: Its normal appearance and variations in cases of tumor of the cerebral hemispheres. J. Neurol. Neurosurg. Psychiat. 31 (1968) 379–390.

231. Ferner, H.: Anatomische und phlebographische Studien der inneren Hirnvenen des Menschen. Z. Anat. Entwickl. Gesch. 120 (1958) 481–491.

232. Ferris, E. J.: The inferior vena cava. In: Abrams, H. L. (ed.): Angiography. Little, Brown, Boston 1971.

233. Ferris, E. J., F. A. Hipona, P. C. Kahn, E. Philipps, J. H. Shapiro: Venography of the inferior Vena Cava and its Branches. Williams & Wilkins, Baltimore 1969.

234. Filler, R. M., P. J. Rosello, R. L. Lebowitz: Life-threatening anoxic spells caused by tracheal compression after repair of esophageal atresia: Correction by surgery. J. pediat. Surg. 11 (1976) 739–748.

235. Finer, N. N., R. R. Moriartey, J. Boyd, H. J. Philips, A. R. Stewart, O. Ulan: Postextubation atelectasis: A retrospective review and a prospective controlled study. J. Pediat. 94 (1979) 110–113.

236. Fischer, A. Q., J. C. Anderson, R. M. Shuman, W. Stinson: Pediatric Neurosonography. John Wiley & Sons, New York 1985.

237. Fischer, E.: Die Lageabweichungen der vorderen Hirnarterien im Gefäßbild. Zbl. Neurochir. 3 (1938) 300–313.

238. Fisher, R. L., G. DiChiro: The small sella turcica. Amer. J. Roentgenol. 91 (1964) 996–1008.

239. Flechsig, P.: Anatomie des menschlichen Gehirns und Rückenmarks (auf myelomagnetischer Grundlage). Thieme, Leipzig 1920.

240. Flechsig, P.: Die myelogenetische Gliederung der Leitungsbahnen des Linsenkernes beim Menschen. Ber. Verh. sächs. Akad. Wiss. Leipzig, Math. phys. Klasse 73 (1921) 295.

241. Fletcher, B. D.: Medial herniation of the parietal pleura: a useful sign of pneumothorax in supine neonates. Amer. J. Roentgenol. 130 (1978) 469–472.

242. Fletcher, B. D.: Diagnostic radiology of the respiratory tract. In: Kendig, E. L., V. Chernick (eds.): Disorders of the Respiratory Tract in Children, pp. 96–141. Saunders, Philadelphia–London 1983.

243. Fletcher, B. D., R. C. Cohn: Tracheal compression and the innominate artery: MR evaluation in infants. Radiology 170 (1989) 103–107.

244. Fliegel, C. P., P. W. Nars: Aberrant umbilical vein. Pediat. Radiol. 14 (1984) 55–56.

245. Fliegel, C. P., B. Herzog, E. Signer, P. Nars: Bleeding gastric ulcer in a newborn infant studied by transumbilical aortography. Vortrag der Europäischen Gesellschaft für Pädiatrische Radiologie, Stockholm 1976.

246. Fliegel, C. P., B. Herzog, F. Signer, P. Nars: Bleeding gastric ulcer in a newborn infant diagnosed by transumbilical aortography. J. pediat. Surg. 12 (1977) 589–591.

247. Floyd, G. D.; W. P. Nelson: Developmental interruption of the inferior vena cava with azygos and hemiazygos substitution. Radiology 119 (1976) 55–57.

248. Ford, D. H.: Anatomy of the Central Nervous System in Review. Elsevier, Amsterdam–Oxford–New York 1975.

249. Fortier-Beaulieu, M.: Les ambiguités sexuelles, méthode d'exploration intérêr du rayon horizontal. Matérial et techniques en radiologie pédiatrique, pp. 145–152. Expansion Scientifique, Paris 1973.

250. Franken, E. A. jr.: The midline occipital fissure: Diagnosis of fracture versus anatomic variants. Radiology 93 (1969) 1043–1046.

251. Franken, E. A.: Pneumomediastinum in newborn with associated dextroposition of the heart. Amer. J. Roentgenol. 109 (1970) 252–260.

252. Franklin, K. J., A. E. Barclay, M. M. L. Prichard: The Circulation in the Foetus. Blackwell Scientific, Oxford 1946.

253. Freund, H., M. Schüler: Pseudotumor cerebri complication internal jugular vein cannulation for total perenteral nutrition. Z. Kinderchir. 21 (1977) 175–177.

254. Friedland, G. W., R. Filly: The postcricoid impression masquerading as an esophageal tumor. Amer. J. Dig. Dis. 20 (1975) 297.

255. Friedland, G. W., M. M. Axman, T. Love: Neonatal „urinothorax" associated with posterior urethral valves. Brit. J. Radiol. 44 (1971) 471–474.

256. Friedman, W. F., M. J. Hirschklau, M. P. Printz, P. T. Pitlick, S. E. Kirkpatrick: Pharmacologic closure of patent ductus arteriosus in the premature infant. New Engl. J. Med. 295 (1976) 526–529.

257. Fuchs, W. A.: Der diagnostische Wert der Cavographie. Radiol. Clin. (Basel) 30 (1961) 129–149.

258. Fuchs, W. A.: Vena cava inferior. In: Diethelm, L., F. Heuck, O. Olsson, F. Strnad, H. Vieten, A. Zuppinger (Hrsg.): Handbuch der Medizinischen Radiologie, Bd. 10, Teil 3. Springer, Berlin–Göttingen–Heidelberg 1964.

259. Gangitano, E. S., J. J. Pomerance, S. L. Gans: Successful surgical repair of iatrogenic lung perforation in a neonate. J. pediat. Surg. 16 (1981) 70–71.

260. Gargano, F. P., J. D. Meyer, J. J. Sheldon: Transfemoral ascending lumbar catheterization of the epidural veins in lumbar disk disease. Radiology 111 (1974) 329–336.

261. Garris, J. B., H. Kangarloo, W. F. Sample: Ultrasonic diagnosis of infrahepatic interruption of the inferior vena cava with azygos (hemiazygos) continuation. Radiology 134 (1980) 179.

262. Garza-Mercado, R.: Giant cyst of the septum pellucidum. J. Neurosurg. 55 (1981) 646–650.

263. Gauntlett, I., M. Hochmann, A. W. Duncan: Tracheal compression by the upper pouch in oesophageal atresia without tracheo-oesophageal fistula. Pediat. Surg. Int. 1 (1986) 243–245.

264. Geer, L. L., G. Gaisie, V. S. Mandell, J. H. Scatliff, D. D. Thullen: Evolution of pyloric stenosis in the first year of life. Pediat. Radiol. 15 (1985) 205–206.

265. Gelderen, C. van: Die Morphologie der Sinus durae matris. Z. Anat. Entwickl.-gesch. 74 (1924) 432–449.

266. Gerhardt, P., W. Frommhold: Atlas of Anatomic Correlations in CT and MRI. Thieme, Stuttgart 1988.

267. German, J. C., G. H. Mahour, M. M. Wooley: Esophageal atresia and associated anomalies. J. pediat. Surg. 11 (1976) 299–306.

268. Gershater, R., R. C. Holgate: Lumbar epidural venography in the diagnosis of disc herniations. Amer. J. Roentgenol. 126 (1976) 992–1002.

269. Giedion, A., K. Nolte: The non obstructive pharyngo-esophageal cross roll. Ann. Radiol. 16 (1973) 129–135.

270. Gilsanz, V., D. Emons, M. Hansmann, M. Meradji, J. S. Donaldson, F. Omenaca, J. Quero, B. L. Tucker: Hydrothorax, ascites and right diaphragmatic hernia. Radiology 158 (1986) 243–246.

271. Girdany, B. R., W. K. Sieber, M. Z. Osman: Traumatic pseudodiverticulum of the pharynx in newborn infants. New Engl. J. Med. 280 (1969) 237.

272. Godwin, J. D., D. F. Merten, M. E. Baker: Paramediastinal pneumatocele: Alternative explanations to gas in the pulmonary ligament. Amer. J. Roentgenol. 145 (1985) 525–530.

273. Göthlin, J., H. Dencker, K.-G. Tranberg: Technique and complications of transumbilical catheterization of the portal vein and its tributaries. Amer. J. Roentgenol. 125 (1975) 431–436.

274. Goldstein, R. B., R. A. Filly, A. Toi: Septal veins: A normal finding on neonatal cranial sonography. Radiology 161 (1986) 623–624.

275. Gomes, H., B. Menateau, J. Motte, P. Robiliard: Sonography of the neonatal hip: a dynamic approach. Ann. Radiol. 30 (1987) 503–510.

276. Gonzalez, C., I. I. Kricheff, J. P. Lin, S. Lorber: Evaluation of the Vlahovitch system for the measurement of the Sylvian triangle; with computer analysis of the results. Radiology 94 (1970) 535–539.

277. Gonzalez-Crussi, F., S. Raiblev, T. V. Ballantine, J. L. Grosfeld: Splenorenal fusion. Amer. J. Dis. Childh. 131 (1977) 994–996.

278. Gooding, C. A., R. K. Kerlan jr., R. C. Brasch, A. C. Brito: Medially deployed thoracostomy tubes: Cause of aortic obstruction in newborns. Amer. J. Roentgenol. 136 (1981) 511–514.

279. Gorenstein, A. I., R. L. Gordon, E. Shifrin, K. Abu-Dalu: Collateral pathways in inferior vena caval obstruction children, including the cavo-portal route. Pediat. Radiol. 10 (1981) 225–228.

280. Graf, R.: The diagnosis of hip dislocation by the ultrasonic compound treatment. Arch. orthop. Unfallchir. 97 (1980) 117.

281. Graf, R.: Fundamentals of sonographic diagnosis of infant hip dysplasia. J. pediatr. Orthop. 4 (1984) 735–740.

282. Graf, R.: Classification of hip joint dysplasia by means of sonography. Arch. orthop. Unfallchir. 102 (1984) 248–255.

283. Graf, R.: Sonographie der Säuglingshüfte. Enke, Stuttgart 1986.

284. Graf, R., P. Schuler: Die Säuglingshüfte im Ultraschallbild – Ein Atlas. edition Medizin, VCH, Weinheim 1986.

285. Graif, M., Y. Itzchak, I. Avigad, S. Strauss, T. Ben-Ami: The pylorus in infancy: overall sonographic assessment. Pediat. Radiol. 14 (1984) 14–17.

286. Grant, E. G.: Neurosonography of the Pre-Term Neonate. Springer, New York–Berlin–Heidelberg–Tokyo 1986.

287. Graviss, E. R., R. K. Danis, J. E. Lewis, P. J. Beach, M. J. Silberstein, A. E. Brodeur: Peritoneography-diagnosis of delayed-onset right-sided diaphragmatic hernias masquerading as pleural effusion. J. Pediatr. 97 (1980) 119–122.

288. Gray, H.: Anatomy, 35th ed. Longman, Edinburgh 1973.

289. Gray, S. W., J. E. Skandalakis: Embryology for Surgeons. Saunders, Philadelphia–London–Toronto 1972.

290. Greitz, T., E. Lindgren: Cerebral vascular anatomy. In: Abrams, H. L. (ed.): Angiography, 2nd. ed. Vol. I, pp. 169–203. Little, Brown, Boston 1971.

291. Grignon, A., D. Filiatrault, H. Patriquin, J. Boisvert, G. Perreault: Echographie de la stenose du pylore. J. canad. Ass. Radiol. 35 (1984) 271–275.

292. Griscom, N. Th., M. E. B. Wohl, J. A. Kirkpatrick jr.: Lower respiratory infection: how infants differ from adults. Radiol Clin. N. Amer. 16 (1978) 367–387.

293. Gross, R. E.: The Surgery of Infancy and Childhood. Saunders, Philadelphia 1953.

294. Grünebaum, M., N. Th. Griscom: Protrusion of the lung apex through Sibson's fascia in infancy. Thorax 33 (1978) 290–294.

295. Grünebaum, M., G. Moskowitz: The retropharyngeal soft tissues in young infants with hypothyroidism. Amer. J. Roentgenol. 108 (1970) 543–545.

296. Grünwald, P.: Die Entwicklung der Vena cava caudalis. Z. mikrosk.-anat. Forsch. 43 (1938) 275–331.

297. Gusnard, D. A., T. P. Naidich, D. K. Yousefzadeh, V. M. Haughton: Ultrasonic anatomy of the normal neonatal and infant spine: correlation with cryomicrotome sections and CT. Neuroradiology 28 (1986) 493–511.

298. Habersang, R., H. J. Kaufmann: Das Röntgenbild des offenen Ductus arteriosus beim Neugeborenen. Arch. Kinderheilk. 181 (1970) 249–265.

299. Hall, B. D.: Choanal atresia and associated multiple anomalies. J. Pediatr. 95 (1979) 395–398.

300. Hall, C. M., S. Lingam: Diagnostic Paediatric Imaging. Springer, Heidelberg 1986.

301. Haller, J. O., H. L. Cohen: Hypertrophic pyloric stenosis: diagnosis using US. Radiology 161 (1986) 335–339.

302. Haller, U., L. Wille (Hrsg.): Diagnostik intrakranieller Blutungen beim Neugeborenen. Springer, Berlin–Heidelberg–New York–Tokyo 1983.

303. Halvorsen, J. F., O. Stray: Splenogonadal fusion. Acta paediat. scand. 67 (1978) 379–381.

304. Hammond, D. I.: The „ring around the artery" sign in pneumomediastinum. J. canad. Ass. Radiol. 35 (1984) 88–89.

305. Han, B. K., D. S. Babcock: Sonographic measurements and appearance of normal kidneys in children. Amer. J. Roentgenol. 145 (1985) 611–616.

306. Han, B. K., D. S. Babcock, A. E. Oestreich: Normal thymus in infancy: sonographic characteristics. Radiology 170 (1989) 471–474.

307. Handa, H., J. Handa, M. Tazumi: Tentorial branch of the internal carotid artery (arteria tentorii). Amer. J. Roentgenol. 98 (1966) 595–598.

308. Hang, S. Y., J. M. Tishler, J. S. Aldrete: Extraperitoneal gas: compartmental localization and identification of source. J. canad. Ass. Radiol. 36 (1985) 17–21.

309. Hansmann, M., B.-L. Hackelöer, A. Staudach: Ultraschalldiagnostik in Geburtshilfe und Gynäkologie. Springer, Berlin–Heidelberg–New York–Tokyo 1985.

310. Harcke, H. T., L. E. Grissom: Sonographic evaluation of the infant hip. Sem. Ultrasound, CT, and MR 7 (1986) 331–338.

311. Hardt, H. von der: Entwicklung der Lungenfunktion. In: Fenner, A., H. von der Hardt (Hrsg.): Pädiatrische Pneumologie, S. 7–14. Springer, Berlin–Heidelberg–New York–Tokyo 1985.

312. Harell, G.: Ventral portal vein. Amer. J. Roentgenol. 121 (1974) 369–373.

313. Harris, G. B. C.: Radiographic features of thoracic complications occuring in infants in the intensive care nursery. In: Herman, P. G. (ed.): Iatrogenic Thoracic Complication. Springer, Berlin–Heidelberg–New York 1983.

314. Harrison, M. R., M. S. Golbus, R. A. Filly: The Unborn Patient. Prenatal Diagnosis and Treatment. Grune & Stratton, New York–London 1984.

315. Hartmann, H.: Anatomie der Hirnvenen bei menschlichen Feten. Dissertation. Anat. Inst. Univ. Hamburg 1959.

316. Harwood-Nash, D. C.: Development of cerebral vessels. Section II. Cerebral vessels in infants and children. In: Newton, Th. H., D. G. Potts (eds.): Radiology of the Skull and Brain, Vol. II, Book 1, pp. 1131–1141. Mosby, St. Louis 1974.

317. Hasso, A. N., J. R. Berntson, G. H. Wilson, J. Vignaud: Neuroradiology of the sphenoidal region. Radiology 114 (1975) 619–627.

318. Haswell, D. M., T. J. Berrigan jr.: Anomalous inferior vena cava with accessory hemiazygous continuation. Radiology 119 (1976) 51–54.

319. Haupt, H.: Das Neugeborene. Thieme, Stuttgart 1974.

320. Hausdorf, G.: Die Sonographie der kaudalen Lebervenen. Mschr. Kinderheilk. 130 (1982) 830–834.

321. Hausdorf, G.: Sonography of caudal hepatic veins in Children. Pediat. Radiol. 14 (1984) 376–379.

322. Hayden, C. K., L. E. Swischuk: Pediatric Ultrasonography. Williams & Wilkins, Baltimore–London–Los Angeles–Sydney 1987.

323. Hayek, H. W., G. Weissenbacher: Über die Lage von Kunststoffkathetern in der Nabelvene im klinischen Routinebetrieb. Z. Kinderheilk. 106 (1969) 235–248.

324. Hayreh, S. S.: The ophthalmic artery. Section I: Normal gross anatomy. In: Newton, Th. H., D. G. Potts (eds.): Radiology of the Skull and Brain; Vol. II, Book 2, pp. 1333–1350. Mosby, St. Louis 1974.

325. Healey, J. E. jr., P. C. Schroy: Anatomy of the biliary ducts within the human liver. Arch. Surg. 66 (1953) 599–616.

326. Healey, J. E. jr., J. A. Sterling: Segmental anatomy of the newborn live. Ann. N. Y. Acad. Sci. 111 (1963) 25–36.

327. Heidsieck, E.: Zur Skeletotopie der großen Äste der Bauchaorta. Anat. Anz. 66 (1928) 6–24.

328. Heikkinen, E. S., S. Similä: Aneurysm of ductus arteriosus in infancy: report of two surgically treated cases. J. pediat. Surg. 7 (1972) 392–397.

329. Heikkinen, E. S., S. Similä, J. Laitinen, T. Larmi: Infantile aneurysm of the ductus arteriosus. Acta paediatr. scand. 63 (1974) 241–248.

330. Heinrich, A.: Das normale zerebrale Arteriogramm in den verschiedenen Altersstufen. Z. f. Altersforsch. 11 (1940) 240–245.

331. Heitzman, E. R.: The Mediastinum. Radiologic Correlation with Anatomy and Pathology. Mosby, St. Louis 1988.

332. Helander, C. G., A. Lindbom: Venography of the inferior vena cava. Acta Radiol. 52 (1959) 257–268.

333. Heller, R. M., S. G. Kirchner: The newborn. Advanced Exercises in Diagnostic Radiology 12, p. 66. Saunders, Philadelphia–London–Toronto 1979.

334. Heller, R. M., S. G. Kirchner, J. A. O'Neill: Perforation of the pharynx in the newborn: a near look-alike for esophageal atresia. Amer. J. Roentgenol. 129 (1977) 335.

335. Hellerer, O., G. Buchner: Topographie der Lebervenenmündung. Fortschr. Röntgenstr. 125 (1976) 243–246.

336. Hellwege, H. H.: persönliche Mitteilung (1988).

337. Helmig, F.-J., H. Klumpp: Der seltene Fall einer doppelseitigen Relaxation des Zwerchfells. Klin. Pädiat. 192 (1980) 379–383.

338. Helmke, K., P. Winkler: Sonographisch ermittelte Normwerte des intrakraniellen Ventrikelsystems im ersten Lebensjahr. Mschr. Kinderheilk. 135 (1987) 148–152.

339. Helmke, J., P. Winkler, C. Kock: Sonographic examination of the brain stem area in infants. An echographic and anatomic analysis. Pediat. Radiol. 17 (1987) 1–6.

340. Hempel, K.-J., A. Elmohamed: Anatomie, Formvarianten und Typisierung des venösen intrakraniellen Systems beim Menschen. Radiologie 11 (1971) 451–457.

341. Herman, P. G. (ed.): Iatrogenic Thoracic Complications. Springer, New York–Heidelberg–Berlin 1983.

342. Hermanutz, K. D., E. Bücheler, E. Klais: Möglichkeiten und Grenzen der Kavographie in der Tumordiagnostik. Fortschr. Röntgenstr. 122 (1975) 230–237.

343. Heymann, M. A., A. M. Rudolph, N. H. Silverman: Closure of the ductus arteriosus in premature infants by inhibition of prostaglandin synthesis. New Engl. J. Med. 295 (1976) 530–533.

344. Hiatt, J. R., R. A. Williams, S. E. Wilson: Intraabdominal abscess: etiology and pathogenesis. Sem. Ultrasound 4 (1983) 71–79.

345. Higgins, Ch. B., T. G. Disessa, S. E. Kirkpatrick, C. C. Ti: Assessment of patent ductus arteriosus in preterm infants by single lateral film aortography. Radiology 135 (1980) 641.

346. Hinckley, M. E.: Thoracic-duct thrombosis with fatal chylothorax caused by a long venous catheter. New Engl. J. Med. 280 (1969) 95–86.

347. Hirche, U., D. Roloff: Radiologische Aspekte der Nabelvenenkatheterisierung. Fortschr. Röntgenstr. 120 (1974) 307–310.

348. Hirvonen, L., T. Peltonen, M. Ruokola. Angiocardiography of the newborn with contrast injected into the umbilical veins. Ann. paediat. Fenn. 7 (1961) 124–130.

349. Hislop, A., L. Reid: Fetal and childhood development of the intrapulmonary veins in man – branching pattern and structure. Thorax 28 (1973) 313–319.

350. Hislop, A., L. Reid: Development of the acinus in the human lung. Thorax 29 (1974) 90–94.

351. Hislop, A., L. Reid: Growth and development of the respiratory system – anatomical development. In: Davis, J. A., J. Dobbing (eds.): Scientific Foundations of Paediatrics, p. 214. Heinemann medical books 1974.

352. Hislop, A., E. Hey, L. Reid: The lungs in congenital bilateral renal agenesis and dysplasia. Arch. Dis. Childh. 54 (1979) 32–88.

353. Hoboken: (1969) zitiert in: Walsh, S. Z., W. W. Meyer, J. Lind: The Human Fetal and Neonatal Circulation , p. 38. Thomas, Springfield 1974.

354. Hochhauser, L., D. J. Alton: Prolapse of an ectopic ureterocele into both urethra and ipsilateral orthotopic ureter. Pediat. Radiol. 16 (1986) 167–168.

355. Hochstetter, F.: Beiträge zur Entwicklungsgeschichte des menschlichen Gehirns. I. Teil. Deuticke, Wien–Leipzig 1919.

356. Hochstetter, F.: Beiträge zur Entwicklungsgeschichte der craniozerebralen Topographie des Menschen. Akad. Wiss. Wien. Math.-Naturwiss. Kl. 106 (1943) 22–36.

357. Hofert, F. E.: Die portale Hypertension beim Kind. Beobachtungen an 20 Fällen. Dissertation Hamburg 1968.

358. Hoffer, F. A., A. M. Hanabergh, R. L. Teele. The interrenicular junction: a mimic of renal scarring on normal pediatric sonograms. Amer. J. Roentgenol. 145 (1985) 1075–1078.

359. Hofmann- von Kap-Herr, S. (Hrsg.): Anorektale Fehlbildungen. Fischer, Stuttgart–New York 1984.

360. Hohenfellner, R., J. W. Thüroff, H. Schulte-Wissermann (Hrsg.): Kinderurologie in Klinik und Praxis. Thieme, Stuttgart–New York 1986.

361. Holthusen, W.: Zur Röntgenanatomie der Kardiaregion beim Säugling. Röfo 105 (1966) 397–405.

362. Holthusen, W.: The antrum cardiacum in infancy: its site and shape in normal individuals and in hiatus hernia. Ann. Radiol 10 (1967) 529–535,

363. Holthusen, W.: Über das Verhalten des Verschlußsegments der Speiseröhre bei der Hiatushernie des Säuglings. Fortschr. Röntgenstr. 113 (1970) 746–753.

364. Holthusen, W.: Läßt sich die Schleimhautgrenze an der Cardia röntgenographisch darstellen? 13. Internationaler Kongreß für Pädiatrie, Wien 1971.

365. Holthusen, W.: Erbrechen im Säuglingsalter. Dargestellt aus kinderradiologischer Sicht. Mschr. Kinderheilk. 120 (1972) 274–278.

366. Holthusen, W.: Pädiatrische Röntgendiagnostik des Magens. In: Classen, M., W. Dölle, W. Frik, R. Herzer, W. Holthusen et al.: Erkrankungen des Magens S. 68–81. Thieme, Stuttgart 1977.

367. Holthusen, W., R. D. Schulz, W. Müller: Die Fraktur des Akromion, eine bisher unbekannte Geburtsverletzung. Vortrag auf dem Kongreß der Gesellschaft für Pädiatrische Radiologie, Stuttgart 1983.

368. Holthusen, W., T. Birtel, B. Brinkmann, J. Gunkel, C. Janneck, E. Richter: Die Currarino-Triade. Fortschr. Röntgenstr. 143 (1985) 83–89.

369. Holtz, S., W. E. Powers: Inferior vena cavagrams. Radiology 78 (1962) 583–590.

370. Horbar, J. D., K. A. Leahy, J. F. Lucey: Ultrasound identification of lateral ventricular asymmetry in the human neonate. J. clin. Ultrasound 11 (1983) 67–69.

371. Horowitz, B. L., G. E. Woodson, R. N. Bryan: CT of laryngeal tumors. Radiol. Clin. N. Amer. 22 (1984) 265–279.

372. Hoyt, W. F., Th. H. Newton, M. T. Margolis: The posterior cerebral artery. Section I: Embryology and developmental anomalies. In: Newton, Th. H., D. G. Potts (eds.): Radiology of the Skull and Brain, Vol. II, Book 2, pp. 1540–1549. Mosby, St. Louis 1974.

373. Hricak, H., T.L. Slovis, C. W. Callen, P. W. Callen, R. N. Romanski: Neonatal kidneys: sonographic-anatomic correlation. Radiology 147 (1983) 699–702.

374. Huang, Y. P., B. S. Wolf: The basal cerebral vein and its tributaries. In: Newton, Th. H., D. G. Potts (eds.): Radiology of the Skull and Brain, Vol. II, Book 3, pp. 2111–2154. Mosby, St. Louis 1974.

375. Hughes, W. T. jr.: Kinderärztliche Untersuchungs- und Behandlungstechnik. Thieme, Stuttgart 1966.

376. Humphrey, G. H.: The circulation in the fetus and in the newborn. Film, Institut für den Wissenschaftlichen Film, Nr. WO 240.1, 1948.

377. Hutch, J. A.: Saccule formation at the ureterovesical junction in smooth walled bladders. J. Urol. 86 (1961) 390–399.

378. Hyde, I.: Traumatic para-mediastinal air cysts. Brit. J. Radiol. 44 (1971) 380–383.

379. Inon, A., M. Dominguez, A. Rivarola: Congenital pyloric stenosis: an unusual clinical presentation. J. pediat. Surg. 17 (1982) 417–419.

380. Inselman, L. S., R. B. Mellins: Growth and development of the lung. J. Pediatrics 98 (1981) 1–15.

381. Isaacson, G., M. C. Mintz, E. S. Crelin: Atlas of Fetal Sectional Anatomy. Springer, New York–Berlin–Heidelberg–Tokyo 1986.

382. Jakob, Ch.: Vom Tierhirn zum Menschenhirn. Lehmann, München 1911.

383. Jeanmart, L.: Mise en évidence du système vasculaire normal par angiographie „ombilicale" chez le foetus de rat. Acta anat. (Basel) 68 (1967) 26–31.

384. Jeanmart, L.: Évolution topographique des differents vaisseaux cérébraux chez le foetus humain. J. belge Radiol. 51 (1968) 136–141.

385. Jeanmart, L.: Study of the cerebral vascularization of the human fetus by transumbilical angiography. Vortrag Europäische Gesellschaft für Pädiatrische Radiologie, Paris 1972.

386. Jeanmart, L.: Study of the cerebral vascularization of the human fetus by transumbilical angiography. Angiology 25 (1974) 334–349.

387. Jönsson, G., G. F. Saltzman: Infundibulum of patent ductus arteriosus: diagnostic sign of conventional roentgenograms. Acta radiol. Diagn. (Stockh.) 38 (1952) 8–16.

388. Johnson, M. A., B. M. Rogers, B. Alford, G. R. Minor, A. Shaw: Esophageal atresia with double fistula: the missed anomaly. Ann. thorac. Surg. 38 (1984) 195–200.

389. Johnson, M. A., J. M. Pennock, G. M. Bydder, R. E. Steiner, D. J. Thomas, R. Hayward et al.: Clinical NMR imaging of the brain in children, AJNR 4 (1983) 1013–1026.

390. Johnson, J. F., F. S. Basilio, P. C. Pettett, E. J. Reddick. Hemoperitoneum secondary to umbilical artery catheterization in the newborn. Radiology 134 (1980) 60.

391. Jones, R., A. Bodnar, Y. Roan, D. Johnson: Subglottic stenosis in newborn intensive care unit graduates. Amer. J. Dis. Childh. 135 (1981) 367–368.

392. Jorch, G.: Intrazerebrale Blutströmung bei Früh- und Neugeborenen mit Fontanellen-Dopplerultraschall. Der Kinderarzt 18 (1987) 9–13.

393. Kahle, W.: Zur Entwicklung des menschlichen Zwischenhirnes. Studien über die Matrixphasen und die örtlichen Reifungsunterschiede im embryonalen menschlichen Gehirn. II. Mitteilung. Dtsch. Z. f. Nervenheilk. 175 (1956) 259–318.

394. Kahle, W.: Die Entwicklung der menschlichen Großhirnhemisphäre. Schriftenreihe Neurologie Bd. 1. Springer, Berlin–Heidelberg–New York 1969.

395. Kahle, W., H. Leonhardt, W. Platzer: Taschenatlas der Anatomie. Thieme, Stuttgart–New York 1984.

396. Kahn, P. C.: Selective venography of the branches. In: Ferris, E. J., et al.: Venography of the inferior vena cava and its branches. Williams & Wilkins, Baltimore 1969.

397. Kalifa, G. (ed.): Sonographie in der Pädiatrie. edition medizin VCH, Weinheim 1985.

398. Kappert, A.: Lehrbuch und Atlas der Angiologie. Huber, Bern–Stuttgart–Wien 1972.

399. Kassner, E. G., A. Baumstark, D. Balsam, J. O. Haller: Passage of feeding catheters into the pleural space: a radiographic sign of trauma to the pharynx and esophagus in the newborn. Amer. J. Roentgenol. 128 (1977) 19–22.

400. Kassner, E. G., A. Baumstark, M. N. Kinkhabwala, R. C. Ablow, J. O. Haller: Calcified thrombus in the inferior vena cava in infants and children. Pediat. Radiol. 4 (1976) 167–171.

401. Katsumata, K.: A group study for the classification of anorectal anomalies in Japan with comments to the international classification (1970). J. pediat. Surg. 17 (1982) 302–308.

402. Kaufman, J. M., S. Pai, T. L. Austin, R. I. Macpherson: Neonatal bladder injury occuring after umbilical artery catheterization by cutdown. JAMA 250 (1983) 2968–2970.

403. Kaufmann, H.: Röntgenbefunde am kindlichen Becken bei angeborenen Skelettaffektionen und chromosomalen Aberrationen. Thieme, Stuttgart 1964.

404. Kaufmann, H. J., K. Weisser: Die transumbilicale Aortographie und selektive Arteriographie im Neugeborenenalter. Fortschr. Röntgenstr. 98 (1963) 699–704.

405. Kaufmann, H. J., A. Olafsson, K. Weisser: Angiographic evaluation of the renal artery in the newborn. Austral. Radiol. 14 (1970) 64–69.

406. Keats. T. E., T. H. Smith. An Atlas of Normal Developmental Roentgen Anatomy. Year Book Medical Publ., Chicago–London 1977.

407. Kelleher, J., M. A. Radkowski: Pericardial calcification in an neonate secondary to chest tube. Pediat. Radiol. 11 (1981) 212–213.

408. Kelly, J. H.: Cine radiography in anorectal malformations. J. pediat. Surg. 4 (1969) 538.

409. Kendig, E. L., V. Chernick: Disorders of the Respiratory Tract in Children. Saunders, Philadelphia–London–Toronto 1983.

410. Keuth, V., C. Conter, J. Wilhelmi: Zur Position des Nabelvenenkatheters. Mschr. Kinderheilk. 120 (1972) 175–179.

411. Khoss, A. E., W. Ponhold, A. Pollak, M. Schlemmer, M. Weninger: Abdominal aortic aneurysm in a premature neonate with disseminated candidiasis: ultrasound and angiography. Pediat. Radiol. 15 (1985) 420–421.

412. Kier, E. L.: Embryology of the normal optic canal and its anomalies. An anatomic and roentgenographic study. Invest. Radiol. 1 (1966) 346–362.

413. Kier, E. L.: The infantile sella turcica. Amer. J. Roentgenol. 102 (1968) 747–767.

414. Kier, E. L.: Development of cerebral vessels. Section I: Fetal cerebral arteries: a phylogenetic and ontogenetic study. In: Newton, T. H., D. G. Potts (eds.): Radiology of the Skull and Brain, Vol. II, Book 1, pp. 1089–1130. Mosby, St. Louis 1974.

415. Kiesewetter, W. B.: Rectum and anus. In: Ravitch, M. M.: Pediatric Surgery. Year Book Medical Publ., Chicago–London 1979.

416. Kirks, D. R., J. D. Bowie: Cranial ultrasonography of neonatal periventricular/intraventricular hemorrhage: who, how, why and when? Pediat. Radiol. 16 (1986) 114–119.

417. Kirks, D. R., S. A. O'Byrne: The value of the lateral abdominal roentgenogram in the diagnosis of neonatal hepatic portal venous gas. Amer. J. Roentgenol. 122 (1974) 153–158.

418. Kirks, D. R., T. A. McCook, G. A. Serwer: Aneurysm of the ductus arteriosus in the neonate. Amer. J. Roentgenol. 134 (1980) 573.

419. Kirks, D. R., D. F. Merten, H. C. Filston, W. J. Oakes: The Currarino triad: complex of anorectal malformation, sacral bone abnormalities, and presacral mass. Pediat. Radiol. 14 (1984) 220–225.

420. Kitterman, J. A., R. H. Phibbs, W. H. Tooley: Catheterization of umbilical vessels in newborn infants. Pediat. Clin. N. Amer. 17 (1970) 895–913.

421. Kizer, K. W., P. C. Goodman: Radiographic manifestations of venous air embolism. Radiology 144 (1982) 35.

422. Klare, B., B. Geiselhardt, H. Wesch, K. Schärer, H. Immich, E. Willich: Radiological kidney size in childhood. Pediat. Radiol. 9 (1980) 153–160.

423. Klaus, M. H., A. A. Fanaroff: Das Risiko-Neugeborene. Fischer, Stuttgart–New York 1978.

424. Kleinman, P., P. Winchester: Pseudotumor of the nasal fossa secondary to mucoid impaction in choanal atresia. Pediat. Radiol. 4 (1975) 47–48.

425. Kluth, D.: Atlas of esophageal atresia. J. pediat. Surg. 11 (1976) 901.

426. Knapp, K.: Vascular problems in young infants. Vortrag 16. Kongreß der Europäischen Gesellschaft für Pädiatrische Radiologie, Köln 1979.

427. Kneeland, J. B., Y. H. Auh, W. A. Rubenstein, K. Zirinsky, H. Morrison, J. P. Whalen, E. Kazam: Perirenal spaces: CT evidence for communication across the midline. Radiology 164 (1987) 657–664.

428. Knight, L., J. Tobin jr., P. R. L'Heureux: Hydrothorax: a complication of hyperali-mentation with radiologic manifestations. Radiology 111 (1974) 693–695.

429. Knight, P. J., G. Abdenour: Pneumoperitoneum in the ventilated neonate: Respiratory or gastrointestinal origin? J. Pediatrics 98 (1981) 972–974.

430. Knuttson, F.: Normale Roentgenologie der Pleura parietalis. Acta radiol. Diagn. (Stockh.) 13 (1932) 638–650.

431. Koch, H.: Katheterisierung der Nabelgefäße. In: Loewenich, V. von, H. Koch: Pädiatrische Intensivbehandlung. Thieme, Stuttgart 1974.

432. Kock, C., K. Helmke, P. Winkler: The region of the midbrain. Anatomy and pecularities of its presentation in sonography. Anat. Clin. 7 (1985) 209–214.

433. Kodama, S.: Über die Entwicklung des striären Systems beim Menschen. Neurolpsych. Abh. 5 (1927) 1.

434. Köpsel, I.: Die Brauchbarkeit der Schädelbasis-Winkel-Messung für die Diagnose der Hirnentwicklung im Kindesalter. In: Müller, D. (Hrsg.): Neuroradiologische Diagnostik und Symptomatik der Hirnentwicklung im Kindesalter, S. 179–190. VEB Verlag Volk u. Gesundh., Berlin 1963.

435. Körney, S.: Zur Faseranatomie des Striatum, des Zwischen- und Mittelhirnes aufgrund der Markreifung in den ersten drei Lebensmonaten. Z. anat. Entwickl. gesch. 81 (1926) 620.

436. Köteles, G.: X-ray diagnosis in neonates. Akademiai Kiado, Budapest 1982.

437. Kogutt, S.: „Rocker-Bottom-Thymus" – A new sign of pneumomediastinum in the newborn. JAMA 246 (1981) 770–771.

438. Kohda, E., M. Fujioka, H. Ikawa, J. Yokoyama: Congenital anorectal anomaly: CT evaluation. Radiology 157 (1985) 349–352.

439. Kollmann, J.: Handatlas der Entwicklungsgeschichte des Menschen, Bd. I und II, 2. Teil. Fischer, Jena 1907.

440. Kopecky, K., M. Cohen, R. Schreiner: Therapeutic neuromuscular paralysis in neonates: characteristic radiographic features. Amer. J. Roentgenol. 139 (1982) 25–30.

441. Krayenbühl, H., H. R. Richter: Die zerebrale Angiographie. Thieme, Stuttgart 1952.

442. Krayenbühl, H., M. G. Yasargil: Die zerebrale Angiographie, 2. Aufl. Thieme, Stuttgart 1965.

443. Krepler, P.: Gonadenschutz bei Hüftvergleichsaufnahmen von Säuglingen. Der Kinderarzt 8 (1977) 817–823.

444. Kuhns, L. R., M. P. Sherman, A. K. Poznanski: Determination of neonatal maturation on a chest radiograph. Radiology 102 (1972) 597–603.

445. Kummer, B.: Untersuchungen über die ontogenetische Entwicklung des menschlichen Schädelbasiswinkels. Z. Morphol. Anthropol. 43 (1952) 331–360.

446. Kunad, Th.: Nabelvenenkatheterisierung. Mschr. Kinderheilk. 122 (1974) 772–776.

447. Kurlander, G. J., Ch. H. Helmen: Subpulmonary pneumothorax. Amer. J. Roentgenol. 96 (1966) 1019–1021.

448. Kwong, M. S., M. Dinner: Neonatal appendicitis masquerading as necrotizing enterocolitis. J. Pediatr. 96 (1980) 917–918.

449. Lachman, E.: A comparison of the posterior boundaries of lungs and pleura as demonstrated on the cadaver and on the roentgenogram of the living. Anat. Rec. 83 (1942) 521–542.

450. Lallemand, D., J. Sauvegrain, J. L. Mareschal: Laryngo-tracheal lesions in infants and children. Ann. Radiol. 16 (1973) 293–304.

451. Lallemand, D., S. Chagnon, D. Buriot, C. Griscelli, Y. Menu: Tracheomegalie et déficit immunitaire chez l'enfant. Ann. Radiol. 24 (1981) 67–72.

452. Lambertz: Atlas der normalen und pathologischen Anatomie in typischen Röntgenbildern. Die Entwicklung des menschlichen Knochengerüstes während des fötalen Lebens. Lucas Gräfe und Sillem, Hamburg 1900.

453. Lambrecht, W.: Morphologische Untersuchungen bei Ferkeln mit angeborenen Analatresien. Habilitationsschrift, Universität Hamburg 1986.

454. Lambrecht, W., W. Lierse: The internal sphincter in anorectal malformations: Morphologic investigations in neonatal pigs. J. pediat. Surg. 22 (1987) 1160–1168.

455. Lambrecht, W., W. Lierse: Morphologische Untersuchungen bei Ferkeln mit angeborenen Analatresien. Z. Kinderchir. 42 (1987) 350–351.

456. Lambrecht, W., T. Riebel, G. Weinland: Gefäßversorgung des Rektums bei Analatresie. Angiographische Untersuchungen bei neugeborenen Ferkeln. Z. Kinderchir. 41 (1986) 340–343.

457. Lang-Jensen, T., R. Nielsen, M. B. Sorensen, E. Jacobsen: Primary and secondary displacement of central venous catheters. Acta anaesth. scand. 24 (1980) 216–218.

458. Langer, R., H. J. Kaufmann: Hüftsonographie bei untergewichtigen Frühgeborenen. Der Kinderarzt 17 (1986) 1569–1570.

459. Langer, R., H. J. Kaufmann: Intraperikardiale Zwerchfellhernie. Klin. Pädiatrie 198 (1986) 359.

460. Langman, J.: Medizinische Embryologie. Thieme, Stuttgart–New York 1980.

461. Larroche, J. Cl.: Iatrogenic lesions following umbilical catheterization. Ann. Radiol. 16 (1973) 88–90.

462. Lassrich, M. A.: Habilitationsschrift, Universität Hamburg 1959.

463. Lassrich, M. A.: Zur Entwicklung der motorischen Funktionen des oberen Verdauungstraktes. In: Linneweh, F. (Hrsg.): Die physiologische Entwicklung des Kindes. Springer, Berlin 1959.

464. Lassrich, M. A., H. Prévôt: Röntgendiagnostik des Verdauungstraktes bei Kindern und Erwachsenen. Thieme, Stuttgart–New York 1983.

465. Lassrich, M. A., E. Richter: Röntgendiagnostik des Respirationstraktes beim Kind. In: Schinz: Radiologische Diagnostik in Klinik und Praxis, hrsg. von Frommhold, W., W. Dihlmann, H. St. Stender, P. Thurn, Band I, Teil 1. Thieme, Stuttgart–New York 1987.

466. Laval-Jeantet, N. Balmain, M. Juster, J. Bernard: Relations of the perichondral ring to the cartilage in normal and in pathological growth. Ann. Radiol. 11 (1968) 327–335.

467. Lee, S. B., J. P. Kuhn: Esophageal perforation in the neonate. Amer. J. Dis. Childh. 1930 (1976) 325.

468. Leekam, R. N., M. Matzinger, G. Haber: Sonographic demonstration of a patent umbilical vein in portal vein tumor thrombosis. J. Ass. canad. Radiol. 35 (1984) 316–317.

469. Lefebrvre, J., L. Fauré, J. Metzger, N. Mettier: Action du cerveau sur le crâne au cours des premières anées de la vie. J. Radiol. Electrol. 36 (1955) 297–307.

470. LeJars, F.: Les voies de sûreté de la veine rénale. Bull. Soc. anat. Paris 63 (1988) 504–517.

471. Leonhardt, H.: Innere Organe. In Kahle, W., H. Leonhardt, W. Platzer: Taschenatlas der Anatomie. Thieme, Stuttgart–New York 1984.

472. Leonidas, J. C., R. A. Fellows: Congenital absence of the ductus venosus: with direct connection between the umbilical vein and the distal inferior vena cava. Amer. J. Roentgenol. 126 (1976) 892–895.

473. Leonidas, J. C., I. Bahn, R. G. K. McCauley: Persistent localized pulmonary interstitial emphysema and lymphangiectasia: a causal relationship? Pediatrics 64 (1979) 165–171.

474. LePage, J.: Transfemoral ascending lumbar catheterization of the epidural veins. Radiology 111 (1974) 337–339.

475. Lerona, P. T., H. H. Tewfink: Bifurcation of the aorta: landmark for pelvic irradiation. Radiology 115 (1975) 735.

476. Levick, R. K.: Perforation and stricture of the colon following exchange transfusion. Ann. Radiol. 16 (1973) 94–97.

477. Levin, B.: The continuous diaphragm sign. A newly recognized sign of pneumomediastinum. Clin. Radiol. 24 (1973) 337–338.

478. Lewis, F. T.: In: Keibel, F., F. P. Mall: Handbuch der Entwicklungsgeschichte des Menschen, Band II. Hirzel, Leipzig 1911.

479. Lierse, W.: Abbildungen 246 bis 247 in: Pernkopf, E.: Atlas der topographischen und angewandten Anatomie des Menschen, Bd. 2, 2. Aufl. Urban & Schwarzenberg, München–Wien–Baltimore 1980.

480. Lierse, W.: Die Biokonstruktion des Darmrohrs als Grundlage seiner Bewegung. Hexagon Roche 11. Jahrgang, Heft 4 (1983) 1–5.

481. Lierse, W.: Becken. In: Lanz, T. von, W. Wachsmuth: Praktische Anatomie, 2. Band, Teil 8a. Springer, Berlin–Heidelberg–New York–Tokyo 1984.

482. Lierse, W.: Der gastro-duodenale Übergang – seine Anatomie und Steuerung. Hexagon Roche 12 (1984) 1–6.

483. Lillard, R. L., R. P. Allen: The extrapleural air sign in pneumomediastinum. Radiology 85 (1965) 1093–1098.

484. Lim, M. O., E. L. Gresham, E. A. Franken jr., R. D. Leake: Osteomyelitis as a complication of umbilical artery catheterization. Radiology 125 (1977) 570.

485. Lind, J., W. W. Meyer: Functional and structural changes of the liver circulation following birth. In: Dorfman, A. (ed.): Child care in health and disease. Year Book Medical. Publ., Chicago 1968.

486. Linde, L. M., S. M. Higashino, G. Berman, S. O. Sapin, G. C. Emmanouilides: Umbilical vessel cardiac catheterization and angiocardiography. Circulation 34 (1966) 984–988.

487. Lindenberg, R.: Entwicklungsgeschichte der Gefäße des Zentralnervensystems. In: Lubarsch, O., H. Henke, R. Rössle: Handb. spez. pathol. Anat. u. Histol. Bd. XIII, 1. Teil/Bandteil B, S. 1072–1078. Springer, Berlin–Göttingen–Heidelberg 1957.

488. Lindstrom, R. R., M. T. Gyepes: Aortography through the umbilical artery in the newborn. In: Gyepes, M. T. (ed.): Angiography in Infants and Children, pp. 1–27. Grune and Stratton, New York–London 1974.

489. Lloyd, G. A. S.: Pathological veins in the orbit. Brit. J. Radiol. 47 (1974) 570–578.

490. Lombardi, G., A. Passerini: Venography of the orbit: Technique and anatomy. Brit. J. Radiol. 41 (1968) 282–286.

491. Lopez, M., E. Sauerbrei: Septic arthritis of the hip joint: sonographic and CT findings. J. canad. Ass. Radiol. 36 (1985) 322–325.

492. Loré, J. M. jr., J. L. Madden, F. P. Gerold: Pre-existing portocaval shunts. Cancer 11 (1958) 24–27.

493. Lucas, R. V., R. C. Anderson, K. Amplatz, P. Adams jr., J. E. Edwards: Congenital causes of pulmonary venous obstruction. Ped. Clin. N. A. 10 (1963) 781–836.

494. Lusted, L. B., T. E. Keats: Atlas of Roentgenographic Measurements. Year Book Medical Publ., Chicago 1972.

495. Lusza, G.: Röntgenanatomie des Gefäßsystems. Ambrosius Barth, 1972.

496. Mack, L. A., E. C. Alvord jr.: Neonatal cranial ultrasound. Sem. Ultrasound III 3 (1982) 216.

497. Macklin, C. C.: The skull of a human foetus of 40 mm. Amer. J. Anat. 16 (1914) 317–426.

498. Macklin, C. C.: Transport of air along sheaths of pulmonic blood vessels from alveoli to mediastinum. Arch. int. Med. 64 (1939) 913–926.

499. Macklin, M. T., C. C. Macklin: Malignant interstitial emphysema of the lungs and mediastinum as an important occult complication in many respiratory diseases and other conditions: an interpretation of the clinical literature in the light of laboratory experiment: Medicine (Baltimore) 23 (1944) 281–358.

500. Mafee, M. F.: CT of the normal larynx. Radiol. Clin. N. Amer. 22 (1984) 251–264.

501. Magill, H. L., I. L. D. Tonkin, H. Bada, W. Riggs Jr.: Advantages of coronal ultrasonography in evaluating the neonatal retroperitoneum. J. Ultrasound. Med. 2 (1983) 289–295.

502. Mahboubi, S., S. Bordon, W. Potsic: Lingual cyst: Report of two cases. Amer. J. Roentgenol. 133 (1979) 751–752.

503. Makuuchi, M., H. Hasegawa, S. Yamazaki, Y. Bandai. G. Watanabe, T. Ito: The inferior right hepatic vein: Ultrasonic demonstration. Radiology 148 (1983) 213.

504. Mall, F. P.: On the development of the blood vessels of the brain in the human embryo. Amer. J. Anat. 4 (1904 u. 1905) 1–17.

505. Mall, F. P.: A study of the structural unit of the liver. Amer. J. Anat. 5 (1906) 227–308.

506. Malmgren, N., S. Laurin, K. Ivancev, A. Békassy: Mediastinal pseudomass: Pneumonia and atelectasis behind left pulmonary ligament. Pediat. Radiol. 17 (1987) 451–453.

507. Mandell, G. A., H. S. Chawla: Chest tube positioning in neonatal pleural herniation. Amer. J. Roentgenol. 137 (1981) 1029–1031.

508. Marchal, G. J., A. L. Baert, R. Eeckels, W. Proesmans: Sonographic evaluation of the normal ureteral submucosal tunnel in infancy and childhood. Pediat. Radiol. 13 (1983) 125–129.

509. Marchand, P.: The anatomy and applied anatomy of the mediastinal fascia. Thorax 6 (1951) 359–368.

510. Marinelli, M., Ph. V., M. A. Ortiz, C. E. R. Alden: Acquired eventration of the diaphragm: A complication of chest tube placement in neonatal pneumothorax. Pediatrics 67 (1981) 552–554.

511. Markowitz, R. I.: The anterior junction line: a radiographic sign of bilateral pneumothorax in neonates. Radiology 167 (1988) 717–719.

512. Martin, D. J., K. E. Pape, A. Daneman: The site of neonatal periventricular hemorrhage. Ann. Radiol. 27 (1984) 243.

513. Martin, E., C. Boesch, R. Gruetter: Combination of magnetic resonance imaging (MRI) and spectroscopy (MRS) to investigate the developing human brain in-vivo using a high-field (2,35 Tesla) system. Europ. J. Pediatr. 147 (1988) 216.

514. Martin, E., R. Kikinis, C. Boesch, J. Briner, Z. Hausheer: Investigation of early brain maturation in neonates, infants and age matched anatomical preparations: improved spatial resolution with high field MRI (2,35 T) (abstr.). In: Society of Magnetic Resonance in Medicine: Book of abstracts, Vol. I., p. 47. Society of Magnetic Resonance in Medicine, Berkeley, California 1987.

515. Martin, E., R. Kikinis, C. Boesch, M. Zuerrer, P. Kaelin: Scoring of brain maturation in developmentally handicapped children with high-field MR imaging. 590. Vortrag, 74th Scientific Assembly and annual meeting, RSNA Chicago 1988.

516. McAlister, W. H., M. J. Siegel: Fatal aspirations in infancy during gastrointestinal series. Pediat. Radiol. 14 (1984) 81–83.

517. McArdle, C. B., C. J. Richardson, D. A. Nicholas, M. Mirfakhraee, C. K. Hayden, E. G. Amparo: Developmental features of the neonatal brain: MR imaging. Part I. Gray-White Matter Differentiation and Myelination. Radiology 162 (1987) 223–229.

518. McArdle, C. B., C. J. Richardson, D. A. Nicholas, M. Mirfakhraee, C. K. Hayden, E. G. Amparo: Developmental features of the neonatal brain: MR Imaging. Part II. Ventricular Size and Extracerebral space. Radiology 162 (1987) 230–234.

519. McCarten, K. M., H. K. Rosenberg, S. Bordon IV, G. A. Mandell: Delayed appearance of right diaphragmatic hernia associated with group B streptococcal infection in newborns. Radiology 139 (1981) 385.

520. McClure, C. F. W., E. G. Butler: The development of the vena cava inferior in man. Amer. J. Anat. 35 (1925) 331–383.

521. McDonald, J., A. V. Murphy: Neonatal ascites from spontaneous rupture of the bladder. Arch. Dis. Childh. 50 (1975) 956–958.

522. McGahan, J. P., M. R. Myracle: Adrenal hypertrophy: possible pitfall in the sonographic diagnosis of renal agenesis. J. Ultrasound. Med. 5 (1986) 265–268.

523. McLachlan, M. S. F., E. D. Williams, M. C. Path, R. W. Fortt, F. H. Doyle: Estimation of pituitary gland dimensions from radiographs of the sella turcica. Brit. J. Radiol 41 (1968) 323–330.

524. Mende. D.: Singularem casum insertionis venae umbilicalis in partem artrii cordis dextri anteriorum. Nova Acta Acad. Caesar. Leop. Carol. 13 (1826) 869–874.

525. Merklin, R. J., N. A. Michels: The variant renal and suprarenal blood supply with data in the inferior phrenic, ureteral and gonadal arteries. J. int. Coll. Surg. 29 (1958) 41–47.

526. Merritt, C. R. B., J. P. Goldsmith, M. J. Sharp: Sonographic detection of portal venous gas in infants with necrotizing enterocolitis. Amer. J. Roentgenol. 143 (1984) 1059–1062.

527. Meschan, I.: Analysis of Roentgen Signs in General Radiology. Saunders, Philadelphia–London–Toronto 1973.

528. Meschan, I.: An Atlas of Anatomy Basic to Radiology. Saunders, Philadelphia–Toronto 1975.

529. Meschan, I.: Röntgenanatomie. Enke, Stuttgart 1987.

530. Meyer, W. W.: Calcinose der „foetalen Strecke" der Beckenarterien im Kindesalter. Beitr. pathol. Anat. 138 (1968) 149–156.

531. Meyer, W. W.: Frühformen der Calcinose der menschlichen Arterien. Sandorama VI, 1971.

532. Meyer, W. W., J. Lind: The ductus venosus and the mechanism of its closure. Arch. Dis. Childh. 41 (1966) 597–603.

533. Meyer, W. W., J. Lind: Calcifications of the carotid siphon – a common finding in infancy and childhood. Arch. Dis. Childh. 47 (1972) 355–362.

534. Meyer, W. W., H. J. Rumpelt, A. C. Yao, J. Lind: Structure and closure mechanism of the human umbilical artery. Eur. J. Pediat. 128 (1978) 247–259.

535. Meyerhoff, K., M. Kaiser, P. Neb: Anomalous insertion of the inferior vena cava into the portal vein. Vortrag im Allgemeinen Krankenhaus St. Georg, Hamburg 1984.

536. Meyers, M. A.: Dynamic Radiology of the Abdomen. Springer, New York–Heidelberg–Berlin 1982.

537. Michels, N. A.: Blood Supply and Anatomy of the Upper Abdominal Organs. Lippincott, Philadelphia 1955.

538. Miller, F. J., W. C. Maddrey, R. N. Sheff, D. P. Harrington, R. J. White: Hepatic venography and hemodynamics in patients with alcoholic hepatitis. Radiology 115 (1975) 313–317.

539. Miller, K. E., D. K. Edwards, S. Hilton, D. Collins, F. Lynch, R. Williams: Acquired lobar emphysema in premature infants with BPD: iatrogenic disease? Radiology 138 (1981) 589.

540. Miller, M. H., S. F. Handel, J. D. Soan: Transfemoral lumbar epidural venography. Amer. J. Roentgenol. 126 (1976) 1003–1009.

541. Mitchell, S. C.: The ductus arteriosus in the neonatal period. J. Pediat. 51 (1957) 12–17.

542. Mitty, H. A.: Embryology, anatomy, and anomalies of the adrenal gland. Seminars in Roentgenology 23 (1988) 271.

543. Moessinger, A. C., J. M. Driscoll jr., H. J. Wigger: High incidence of lung perforation by chest tube in neonatal pneumothorax. J. Pediatrics 92 (1978) 635–637.

544. Momose, J.: Developmental approach in the analysis of roentgenograms of the pediatric skull. Radiol. Clin. N. Amer. 9 (1971) 99–116.

545. Monie, I. W.: Umbilical vein entering right artrium: comments on previously reported human case. Teratology 4 (1971) 461–464.

546. Moniz, E.: L'encéphalographie artérielle, son importance dans la localisation des tumeurs cérébrales. Rev. neurol. 34 (1927) 72–83.

547. Monsaingeon, V., S. Thabault, F. Bomsel: Normal vascular anatomy of transfontanellar real time ultrasound in the newborn. Ann. Radiol. 27 (1984) 228.

548. Montupet, P., R. B. Galifer, J. C. Pous, J. Valayer: Calcinose vésicale et pelvienne du nourisson, cinq observations. Ann. Chir. Infant. Paris 18 (1977) 477–484.

549. Moore, K. L.: Before We are Born. Basic Embryology and Birth Defects. Saunders, Philadelphia–London–Toronto 1974.

550. Moore, K. L.: Embryologie. Schattauer, Stuttgart–New York 1980.

551. Moore, K. L.: The Developing Human. Saunders, Philadelphia–London–Toronto 1988.

552. Morin, Ch., H. T. Harcke, G. D. MacEwen: The infant hip: real-time US assessment of acetabular development. Radiology 157 (1985) 673.

553. Morris' Human Anatomy. Blakiston, Philadelphia–Toronto 1947.

554. Morrison, S. C., B. D. Fletcher: Infraazygos pneumomediastinum versus pulmonary ligament air collection: CT evaluation. Pediat. Radiol. 15 (1985) 129–130.

555. Moseley, J. E.: Loculated pneumomediastinum in the newborn. A thymic „Spinnaker Sail" sign. Radiology 75 (1960) 788–790.

556. Moskowitz, P. S., N. Th. Griscom: The medial pneumothorax. Radiology 120 (1976) 143–147.

557. Moss, A. J., G. Emmanouilides, E. R. Duffie jr.: Closure of the ductus arteriosus in the newborn infant. Pediatrics 32 (1963) 25–30.

558. Müller, M. E.: Hüfterkrankungen beim Kind. Huber, Bern–Stuttgart–Wien 1979.

559. Mulhern, C. B., P. H. Arger, W. T. Miller, A. Chait: The specifity of renal vein thrombosis. Amer. J. Roentgenol. 125 (1975) 291–299.

560. Muller, R. F., M. M. Figley: The arteries of the abdomen, pelvis, and thigh. Amer. J. Roentgenol. 77 (1957) 296–311.

561. Murphy, D., M. Simmons, E. J. Guiney: Neonatal urinary ascites in the absence of urinary tract obstruction. J. pediat. Surg. 13 (1978) 529–531.

562. Naclerio, E. A.: The „V sign" in the diagnosis of spontaneous rupture of the esophagus (an early roentgen clue). Amer. J. Surg. 93 (1957) 291–298.

563. Nadas, A. S.: Patent ductus revisited. New Engl. J. Med. 295 (1976) 563–564.

564. Nagel, J. W., J. S. Sims, C. E. Aplin II, E. R. Westmark: Refractory hypoglycemia associated with a malpositioned umbilical artery catheter. Pediatrics 64 (1979) 315–317.

565. Naidech, H. J., H. S. Chawla: Bilateral adrenal calcification at birth in a neonate. Amer. J. Roentgenol. 140 (1983) 105–106.

566. Naidich, T. P., R. M. Quencer: Clinical Neurosonography. Springer, New York– Berlin–Heidelberg–Tokyo 1987.

567. Naidich, T. P., D. A. Gusnard, D. K. Yousefzadeh: Sonography of the internal capsule and basal ganglia in infants. AJNR 6 (1985) 909–917.

568. Naidich, T. P., D. G. McLone, K. H. Fulling: The Chiari II malformation: Part IV: The hindbrain deformity. Neuroradiology 25 (1983) 179–197.

569. Naidich, T. P., R. M. Pudlowski, J. B. Naidich: CT signs of Chiari II malformation Part II: Midbrain and cerebellum. Radiology 134 (1980) 391–398.

570. Naidich, T. P., R. M. Pudlowski, J. B. Naidich: CT signs of the Chiari II malformation: Part III. Ventricles and cisterns. Radiology 134 (1980) 657–663.

571. Naidich, T. P., D. K. Yousefzadeh, D. A. Gusnard, J. B. Naidich: Sonography of the internal capsule and basal ganglia in infants. Radiology 161 (1986) 615–621.

572. Naidich, T. P., R. M. Pudlowski, J. B. Naidich, M. Gornisch, F. J. Rodriguez: CT signs of the Chiari II malformation: Part I. Skull and dural partitions. Radiology 134 (1980) 65–71.

573. Nars, P. W.: Herzbeutel-Tamponade als Komplikation von Zentralvenenkathetern. Klin. Pädiat. 195 (1983) 25. Vortrag.

574. Neal, W. A., J. W. Reynolds, C. W. Jarvis, H. J. Williams: Umbilical artery catheterization: demonstration of arterial thrombosis by aortography. Pediatrics 50 (1972) 6–13.

575. Neill, C. A.: Development of the pulmonary veins with reference to the embryology of anomalies of pulmonary venous return. Pediatrics 18 (1956) 880–887.

576. Nelson, M. D. Jr., J. A. Sedler, F. H. Gillies: Spinal cord central echo complex: histoanatomie correlation. Radiology 170 (1989) 479–481.

577. Netter, F. H.: Nervous System. The CIBA collection of medical illustrations, Vol. I. CIBA, New York 1967.

578. Newton, T. H., C. A. Gooding: Compression of superior sagittal sinus by neonatal calvarial molding. Radiology 115 (1975) 635–639.

579. Newton, Th. H., R. L. Mani: The vertebral artery. In: Newton, Th. H., D. G. Potts (eds.): Radiology of the Skull and

580. Nishimura, K., K. Togashi, K. Itoh, Y. Dodo, S. Tanada, Y. Nakano, K. Torizuka: Enlarged umbilical vein as a sign of portal hypertension: detection by lateral radiography. Radiology 155 (1985) 294.

581. Norman, M. G., L. E. Becker: Cerebral damage in neonates resulting from arteriovenous malformation of the vein of Galen. J. Neur. Neurosurg. Psych. 37 (1974) 252–258.

582. Novick, G., B. Ghelman, M. Schneider: Sonography of the neonatal and infant hip. Amer. J. Roentgenol. 141 (1983) 639–645.

583. Nowell, M. A., D. B. Hackney, R. A. Zimmerman, L. T. Bilaniuk, R. I. Grossman, H. I. Goldberg: Immature brain: Spinecho pulse sequence parameters for highcontrast MR imaging. Radiology 162 (1987) 272–273.

584. Nussbaum, A. R., R. C. Sanders, M. D. Jones: Neonatal uterine morphology as seen on real-time US. Radiology 160 (1986) 641–643.

585. Oestreich, A. E.: Pediatric Radiology. 3rd ed. Medical Examination Publications, New York 1984.

586. Oestreich, A. E., B. Ahmad: The metaphysical collar of Laval – Jeantet – its normal appearance in infancy and its role in the diagnosis of rickets. Poster No. 28, Congress of the European Society of Pediatric Radiology, Montreux 1988.

587. Oestreich, A. E., A. H. Crawford: Atlas of Pediatric Orthopedic Radiology. Thieme, Stuttgart 1985.

588. Ogden, J. A.: Skeletal growth mechanism injury patterns. J. pediat. Orthopedics 2 (1982) 371–377.

589. Ogden, J. A.: Radiology of postnatal skeletal development. X. Patella and tibial tuberosity. Skeletal Radiol. 11 (1984) 246–257.

590. Ogden, J. A.: Radiology of postnatal skeletal development: XI. The first cervical vertebra. Skeletal Radiol. 12 (1984) 12–20.

591. Ogden, J. A., G. J. Conlogue, M. L. Bronson: Radiology of postnatal skeletal development. III. The clavicle. Skeletal Radiol. 4 (1979) 196.

592. Ogden, J. A., G. J. Conlogue, P. Jensen: Radiology of postnatal skeletal development: The proximal humerus. Skeletal Radiol. 2 (1978) 153–160.

593. Ogden, J. A., J. K. Beall, G. J. Conlogue, T. R. Light: Radiology of postnatal skeletal development. IV. Distal radius and ulna. Skeletal Radiol. 6 (1981) 255–266.

594. Ogden, J. A., G. J. Conlogue, M. L. Bronson, P. S. Jensen: Radiology of postnatal skeletal development. II: The manubrium and sternum. Skeletal Radiol. 4 (1979) 189–195.

595. O'Gorman, L. D., R. A. Cottingham, E. N. Sargent, B. J. O'Loughlin: Mediastinal emphysema in the newborn: A review and description of the new extrapleural gas sign. Dis. Chest 53 (1968) 301–308.

596. Ohba, S., H. Tsuchiya, S. Kohno, M. Hamazaki: Ureteritis and pyelitis emphyse

matosa in a neonate. Pediat. Radiol. 14 (1984) 116–117.

597. Ohlsson, A., W. A. Cumming, H. Najjar: Neonatal aspiration syndrome due to vernix caseosa. Pediat. Radiol. 15 (1985) 193–195.

598. Oppenheimer, D. A., B. A. Caroll: Ultrasonic localization of neonatal umbilical catheters. Radiology 142 (1982) 781.

599. Oppenheimer, D. A., B. A. Carroll, K. E. Garth: Ultrasonic detection of complications after umbilical arterial catheterization in the neonate. Radiology 145 (1982) 667–672.

600. Oppenheimer, D. A., B. A. Carroll, S. J. Shochat: Sonography of imperforate anus. Radiology 148 (1983) 127–128.

601. Oppenheimer, D. A., B. A. Carroll, S. Yousem: Sonography of the normal neonatal adrenal gland. Radiology 146 (1983) 157–160.

602. Oppenheimer, D. A., B. A. Carroll, K. E. Garth, B. R. Parker: Sonographic localization of neonatal umbilical catheters. Amer. J. Roentgenol. 138 (1982) 1025–1032.

603. Oppermann, H. C., L. Wille, H. E. Ulmer: Der Neugeborenenthorax. Springer, Berlin–Heidelberg–New York 1982.

604. Oppermann, H. C., L. Wille, M. Obladen, E. Richter: Systemic air embolism in the respiratory distress syndrome of the newborn. Pediat. Radiol. 8 (1979) 139–145.

605. Orsini, L. F., S. Salardi, G. Pilu, L. Bovicelli, E. Cacciari: Pelvic organs in premenarcheal girls: real time ultrasonography. Radiology 153 (1984) 113–116.

606. Oski, F. R., D. M. Allen, L. K. Diamond: Portal hypertension – complication of umbilical vein catheterization. Pediatrics 31 (1963) 297–302.

607. Ozonoff, M. B.: Pediatric Orthopedic Radiology. Saunders, Philadelphia 1979.

608. Padget, D. H.: The circle of Willis. Its embryology and anatomy. In: Dandy, W. E. (ed.): Intracranial Arterial Aneurysms, pp. 67–95. Ithaca, New York 1945.

609. Padget, D. H.: The development of the cranial arteries in the human embryo. Contr. Embryol., Carnegie Inst. 32 (1948) 205–261.

610. Padget, D. H.: The cranial venous system in man in reference to development, adult configuration, and relation to the arteries. Amer. J. Anat. 98 (1956) 307–355.

611. Padget, D. H.: The development of the cranial venous system in man, from the viewpoint of comparative anatomy. Contr. Embryol., Carnegie Inst. 36 (1957) 79–140.

612. Panteliadis, Ch.: Parenterale Ernährung. In: Loewenich, V. von, H. Koch: Pädiatrische Intensivbehandlung. Thieme, Stuttgart 1974.

613. Pape, K. E., D. L. Armstrong, P. M. Fitzhardinge: Central nervous system pathology associated with mask ventilation in the very low birthweight infant: A new etiology for intracerebellar hemorrhages. Pediatrics 58 (1976) 473–483.

614. Pape, K. E., J. S. Wigglesworth, G. B. Avery: Haemorrhage, ischaemia and the perinatal brain. Clinics in Developmental

Medicine Nos. 69/70, Heinemann, London–Lippincott, Philadelphia 1979.

615. Parke, W. W.: Photographic Atlas of Fetal Anatomy. University Park Press, Baltimore–London–Tokyo 1975.

616. Patriquin, H. B., G. Beauregard, J. S. Dunbar: The right pleuromediastinal reflection in children. J. canad. Ass. Radiol. 27 (1976) 9–15.

617. Patriquin, H. W.: Pitfalls to avoid: a chest mass in a tachypenic child. J. canad. Ass. Radiol. 34 (1983) 301–302.

618. Patten, B. M.: The cardiovascular system. In: Morris' Human Anatomy, pp. 583–785. Blakiston, Philadelphia–Toronto 1947.

619. Patten, B. M.: Human Embryology, 3rd ed. McGraw-Hill, New York–Toronto–Sydney–London 1968.

620. Pearse, B., E. Sauerbrei, D. Leddin: The ultrasonic and CT diagnosis of gas in the mesenteric-portal venous system. J. canad. Ass. Radiol. 33 (1982) 269–272.

621. Peck, D. R., R. M. Lowman: Roentgen aspects of umbilical vascular catheterization in newborn. Radiology 89 (1967) 874–877.

622. Peeters, F. L. M.: Die Arteriae tentorii. Fortschr. Röntgenstr. 109 (1968) 65–69.

623. Peñaloza, D., J. Arias-Stella, F. Sime, S. Recavarren, E. Marticorena: The heart and pulmonary circulation in children al high altitudes – physiological, anatomical and clinical observations. Pediatrics 34 (1964) 568–582.

624. Pernkopf, E.: Atlas der topographischen und angewandten Anatomie des Menschen. Band I und II, hrsg. v. H. Ferner. Urban & Schwarzenberg, München–Wien–Baltimore 1980.

625. Peter, K., G. Wetzel, F. Heiderich: Handbuch der Anatomie des Kindes. Bergmann, München 1938.

626. Phelps, D. L., R. S. Lachman, R. D. Leake, W. Oh: The radiological localization of the major tributaries in the newborn infant. J. Pediatr. 81 (1972) 336–339.

627. Philipps, A. F., J. C. Rowe, J. R. Raye: Acute diaphragmatic paralysis after chest tube placement in a neonate. Amer. J. Roentgenol. 136 (1981) 824–825.

628. Philipps, E. J.: Embryology, normal anatomy and anomalies. In: Ferris, E., F. A. Hipona, P. C. Kahn, E. J. Philipps, J. H. Shapiro (eds.): Venography of the Inferior Vena Cava and its Branches. Williams & Wilkins, Baltimore 1969.

629. Philp, T., F. Cockburn, J. M. Anderson: Abdominal aortography in the newborn via the umbilical artery. Clin. Radiol. 24 (1973) 54–61.

630. Pinckney, L. E., P. S. Moskowitz, R. L. Lebowitz, P. Fritzsche: Renal malposition associated with omphalocele. Radiology 129 (1978) 677.

631. Pitman, R. G., G. M. Fraser: The postcricoid impression on the esophagus. Clin. Radiol. 16 (1965) 37.

632. Platzer, W.: Der Carotissiphon und seine anatomische Grundlage. Fortschr. Röntgenstr. 84 (1956) 200–206.

633. Pörksen, Ch., E. Richter, N. Bleese, B. Mosler: Das Cava-superior-Syndrom beim Neugeborenen als Komplikation venöser Dauerkatheter. Vortrag

33. Tagung der Nordwestdeutschen Gesellschaft für Kinderheilkunde, Oldenburg 1984.

634. Pörksen: Persönliche Mitteilungen, 1987.

635. Poland, R. L., T. L. Slovis, S. Shankaran: Normal values for ventricular size as determined by real time sonographic techniques. Pediat. Radiol. 15 (1985) 12–14.

636. Potts, D. G., G. T. Svare, R. T. Bergeron: The developing brain. Correlation between radiologic anatomical findings. Acta radiol. Diagn. (Stockh.) 9 (1969) 430–439.

637. Poznanski, A. K.: The Hand in Radiologic Diagnosis. Saunders, Philadelphia–London–Toronto 1984.

638. Prévôt, H.: Beitrag zur topographischen Anatomie des Ovars im 1. Lebensjahr. Fortschr. Röntgenstr. 104 (1966) 266–268.

639. Pribram, H. F. W., T. R. Boulter, W. M. F. McCormick: The roentgenology of the meningo-hypophyseal trunk. Amer. J. Roentgenol. 98 (1966) 583–594.

640. Purovit, D. M., et al.: Bronchial laceration in a newborn with persistent posterior pneumomediastinum. J. pediat. Surg. 20 (1985) 82–85.

641. Pyle, S. I., N. L. Hoerr: Radiographic Atlas of Skeletal Development of the Knee. Thomas, Springfield 1955.

642. Quattromani, F. L., L. C. Foley, A. Bowen III: Fascial relationship of the thymus: Radiologic-pathologic correlation in neonatal pneumomediastinum. Amer. J. Roentgenol. 137 (1981) 1209–1211.

643. Rabinowitz, J. G.: Pediatric Radiology. Lippincott, 1978.

644. Rabinowitz, J. G., B. S. Wolf: Roentgen significance of the pulmonary ligament. Radiology 87 (1966) 1013–1020.

645. Radin, D. R., P. M. Colletti, P. W. Ralls, W. D. Boswell jr., J. M. Halls: Agenesis of the right lobe of the liver. Radiology 164 (1987) 639–642.

646. Raimondi, A. J.: Pediatric Neuroradiology. Saunders, Philadelphia–London–Toronto 1972.

647. Rakic, P., P. I. Yakovlev: Development of the corpus callosum and cavum septi in man. J. comp. Neurol. 132 (1968) 45–72.

648. Raval, B., J. Yeakley, J. H. Harris jr.: Normal Anatomy for Multiplanar Imaging. Williams & Wilkins, Baltimore 1987.

649. Ravin, C. E., G. W. Smith, P. D. Lester, T. C. McLoud, C. E. Putman: Posttraumatic pneumatocele in the inferior pulmonary ligament. Radiology 121 (1976) 39–41.

650. Reich, W. J., M. J. Nechtow, J. Bogdan: The iliac arteries. A gross anatomic study based on dissection of 75 fresh cadavers: clinical and surgical correlation. J. Intern. Col. Surg. 41 (1964) 53–57.

651. Reifferscheid, P.: Persönliche Mitteilungen, 1987.

652. Reifferscheid, P., E. Schaefer, A. Flach: Spontanperforation der Harnblase des Neugeborenen. Poster Nr. 28, XII. Symposium der Deutsch-Österreichischen Gesellschaft für Neonatologische und Pädiatrische Intensivmedizin, Kiel 1986.

653. Reifferscheid, P., H. B. Eckstein, A. Flach, K. Rager: Wandnekrosen der Harnblase des Neugeborenen als Komplikation eines Nabelkatheters. Dtsch. med. Wschr. 98 (1973) 727–731.

654. Reilly, J. B.: Permanent paraplegia produced by migration of a left saphenous venous catheter into the retroperitoneal and extra-dural space. Ann. Radiol. 16 (1973) 101–102.

655. Retzius, G.: Das Menschenhirn. Norstedt & Söner, Stockholm 1896.

656. Reuter, S. R., H. C. Redman: Gastrointestinal Angiography. Saunders, Philadelphia–London–Toronto 1972.

657. Rex, H.: Beiträge zur Morphologie der Säugerleber. Morph. Jb. 14 (1888) 517–617.

658. Richter, E.: Die Entwicklung des Globus pallidus und des Corpus subthalamicum. Monogr. a. d. Gesamtgeb. Neur. u. Psych., Heft 108. Springer, Berlin–Heidelberg–New York 1965.

659. Richter, E.: Röntgenologische Darstellung eines offenen Canalis craniopharyngeus. Klin. Pädiat. 184 (1972) 428–430.

660. Richter, E.: Larynxzyste beim Neugeborenen. Klin. Pädiat. 185 (1973) 162–164.

661. Richter, E.: Genitographie bei Kindern. Fortschr. Röntgenstr. 122 (1975) 257–262.

662. Richter, E.: Röntgenanatomische Untersuchungen der Nabelvene, des Ductus venosus und der Pfortader bei menschlichen Feten und Neugeborenen. Fortschr. Roentgenstr. 124 (1976) 552–558.

663. Richter, E.: Postmortem angiocardiography in newborn infants with congenital malformation of the heart and great vessels. Pediat. Radiol. 4 (1976) 133–138.

664. Richter, E.: Röntgendiagnostik des Harntraktes beim Kind: Mögliche Fehldeutungen. Röntgenpraxis 35 (1982) 199–206.

665. Richter, E., W. Holthusen, M. A. Lassrich: Beispiele radiologisch nachweisbarer Früh- und Spätkomplikationen der Nabelvenenkatheterisierung. Vortrag 13. Jahrestagung der Gesellschaft für Pädiatrische Radiologie, Stuttgart 1976.

666. Richter, E., W. Pirsig, A. Tänzer: Offener Canalis cranio-pharyngeus mit sphenopharyngealer Meningoenzephalozele. H. N. O. (Berl.) 23 (1975) 240–245.

667. Richter, E., E. Schaefer, P. Reifferscheid: Giant bursa omentalis in an infant: spontaneous perforation of the extrahepatic bile ducts. Vortrag, Congress of the European Society of Pediatric Radiology and North American Society of Pediatric Radiology, Toronto 1987.

668. Richter, E., H. Glöbl, W. Holthusen, M. A. Lassrich: Intrahepatic calcifications in infants and children following umbilical vein catheterization. Ann. Radiol. 27 (1984) 117–124.

669. Richter, H. R.: zit. in: Krayenbühl, H., M. G. Yasargil: Die zerebrale Angiographie, 2. Aufl., S. 58. Thieme, Stuttgart 1965.

670. Rickenbacher, J.: Embryologie der Hirngefäße. Normale und pathologische Anatomie des Hirngefäßsystems. In: Gänshirt, H. (Hrsg.): Der Hirnkreislauf. Thieme, Stuttgart 1972.

671. Ring, B. A.: Normal middle cerebral

artery. In: Newton, Th. H., D. G. Potts (eds.): Radiology of the Skull and Brain, Vol. II, Book 2, p. 1442–1470. Mosby, St. Louis 1974.

672. Roguin, N., H. Hammermann, S. Korman, E. Riss: Angiography of azygos continuation of inferior vena cava in situs ambiguus with left isomerism (polysplenia syndrome). Pediat. Radiol. 14 (1984) 109.

673. Rosen, M. S., S. B. Reich: Umbilical venous catheterization in the newborn: Identification of correct positioning. Radiology 95 (1970) 335–340.

674. Rothman, S. L. G., E. L. Kier, W. E. Allen, A. G. Pratt: Arteriographic topography of orbital lesions. Amer. J. Roentgenol. 122 (1974) 607–620.

675. Rudolph, A. M.: Congenital Diseases of the Heart. Year Book Medical Publ., Chicago 1974.

676. Rudolph, A. M., M. A. Heymann, K. A. W. Teramo, C. T. Barrett, N. C. R. Räihä: Studies on the circulation of the previable human fetus. Pediat. Res. 5 (1971) 452–465.

677. Rumack, C. M., M. L. Johnson: Perinatal and Infant Brain Imaging: Year Book Medical Publ., Chicago 1984.

678. Saez, F., A. Marco, A. Martinez, J. A. Lopez, M. J. Vita, C. Paramo, F. Larrea: Transient idiopathic subpleural cysts in the newborn: an observation in two patients. Pediat. Radiol. 15 (1985) 249–250.

679. Sanders, C. F.: The placement of the umbilical venous catheter in the newborn and its relationship to the anatomy of the umbilical vein, ductus venosus and portal venous system. Clin. Radiol. 29 (1978) 303–308.

680. Sanders, L. D., S. Jequier: Ultrasound demonstration of prenatal renal vein thrombosis. Pediat. Radiol. 19 (1989) 133–135.

681. Santulli, T. V., W. B. Kiesewetter, A. H. Bill jr.: Anorectal anomalies: A suggested international classification. J. pediat. Surg. 5 (1970) 281–287.

682. Sattler, H., U. Harland: Arthrosonographie. Springer, Berlin–Heidelberg–New York–London–Paris–Tokyo 1988.

683. Scammon, R. E.: A summary of the anatomy of the infant and child. In: Abt, A. I. (ed.): Pediatrics, Vol. I, pp. 257–444. Saunders, Philadelphia–London 1923.

684. Scammon, R. E., E. H. Norris: On the time of the post-natal obliteration of the fetal blood-passage (foramen ovale, ductus arteriosus, ductus venosus). Anat. Rec. 15 (1918) 165–180.

685. Schärli, A. F.: Mißbildungen von Rektum und Anus. In: Bettex, M., N. Genton, M. Stockmann: Kinderchirurgie. Thieme, Stuttgart–New York 1982.

686. Schechter, D. C.: Congenital absence or deficiency of lung tissue. The congenital subtractive bronchopneumonic malformations. Ann. thorac. Surg. 6 (1968) 286–313.

687. Schiefer, W., K. Vetter: Das zerebrale Angiogramm in den verschiedenen Altersstufen. Zbl. Neurochir. 17 (1957) 218–231.

688. Schild, J. P., A. Wuilloud, H. Kollberg,

E. Bossi: Tracheal perforation as a complication of nasotracheal intubation in a neonate. J. Pediat. 88 (1976) 631–632.

689. Schlesinger, A. E., G. L. Hedlund, W. P. Pierson, D. M. Null: Normal standards for kidney length in premature infants: Determination with US. Radiology 164 (1987) 127–129.

690. Schlesinger, B.: The insulo-opercular arteries of the brain, with special reference to angiography of striothalamic tumors. Amer. J. Roentgenol. 70 (1953) 555–563.

691. Schmeidel, G.: Die Entwicklung der Arteria vertebralis des Menschen. Gegenbaur's Morph. Jahrb. 71 (1932) 399–408.

692. Schmidt, H., Fischer, E.: Die okzipitale Dysplasie. Thieme, Stuttgart 1960.

693. Schneider, K., H. Fendel, M. M. Kohn: Differential diagnosis of intra- and perivesical abnormalities using bladder air/$CO_2$ contrast sonography. Pediat. Radiol. 16 (1986) 309.

694. Schnitzlein, H. N., F. R. Murtagh: Imaging Anatomy of the Head and Spine. Urban & Schwarzenberg, Baltimore–München 1985.

695. Schoenmakers, J., H. Vieten: Postmortale Angiogramme des kleinen Kreislaufs. In: Diethelm, L., F. Henck, O. Olsson, F. Strnad, H. Vieten, A. Zuppinger (Hrsg.): Handbuch der Medizinischen Radiologie, Band 10, Teil 3, S. 225–258. Springer, Berlin–Göttingen–Heidelberg 1964.

696. Schoenmakers, J., H. Vieten: Postmortale Angiogramme des Pfortadergebietes. In: Diethelm, L., F. Henck, O. Olsson, F. Strnad, H. Vieten, A. Zuppinger (Hrsg.): Handbuch der Medizinischen Radiologie, Band 10, Teil 3, S. 352–370. Springer, Berlin–Göttingen–New York 1964.

697. Schröder, H.: Pharynx- und Oesophagusperforationen bei Neugeborenen. Mschr. Kinderheilk. 132 (1984) 615–618.

698. Schuler, P.: Die sonographische Differenzierung von Hüftreifungsstörungen. Orthop. Praxis 3 (1984) 218–227.

699. Schulz, R. D., M. Zieger: Principles of ultrasonography of the hip in the newborn and young infant. In: Donner, M. W., F. H. W. Heuck (eds.): Radiology today, vol. 4. Springer, Berlin–Heidelberg–New York–Tokyo 1987.

700. Schumacher, R.: Hirnsonographie durch die große Fontanelle–Normalanatomie. Der Kinderarzt 15 (1984) 497–502.

701. Schumacher, R.: Hirnsonographie durch die große Fontanelle–Hirnblutungen. Der Kinderarzt 15 (1984) 653–656.

702. Schwartz, M. Z., R. M. Filler: Tracheal compression as a cause of apnea following repair of tracheoesophageal fistula: treatment by aortopexy. J. pediatr. Surg. 15 (1980) 842–848.

703. Seeger, W., W. Mann: Atlas of Topographical Anatomy of the Brain and Surrounding Structures. Springer, Wien–New York 1985.

704. Seibert, J. J., L. S. Parvey: The telltale triangle: use of the supine cross table lateral radiograph of the abdomen in early detection of pneumoperitoneum. Pediat. Radiol. 5 (1977) 209–210.

705. Seibert, J. J., M. M. Weinstein, A. Ehren-

berg: Catheter-related complications of total parenteral nutrition in infants. Pediat. Radiol. 4 (1976) 233–237.

706. Seibert, J. J., R. E. McCarthy, J. E. Alexander, B. J. Taylor, R. W. Seibert: Acquired bone dysplasia secondary to catheter-related complications in the neonate. Pediat. Radiol. 16 (1986) 43–46.

707. Seitchik, M. M., M. Poll, E. L. Komrad, I. D. Baronofsky: Studies in visceral arteriography. Surg. Gynec. Obstet. 111 (1960) 192–196.

708. Shah, K. J., J. J. Corkery: Necrotizing enterocolitis following umbilical vein catheterization. Clin. Radiol. 29 (1978) 295–301.

709. Shapiro, K., A. Marmarou, H. Portnoy: Hydrocephalus. Raven, New York 1984.

710. Shaw, C. M., E. C. Alvord jr.: Cava septi pellucidi et Vergae: Their normal and pathological states. Brain 92 (1969) 213–224.

711. Shaw, N., et al.: Superior vena caval (SVC) and right atrial (RA) thrombosis complication central hyperalimentation (HA) in premature infants. Clin. Res. 29 (1981) 1444.

712. Shopfner, C. E.: Genitography in intersexual states. Radiology 82 (1964) 664.

713. Shopfner, C. E.: Genitography in intersex problems. Progr. pediat. Radiol. 3: Genitourinary Tract, pp. 97–115. Karger, Basel – Year Book, Chicago 1970.

714. Shopfner, C. E.: Iatrogenic pathology of the trigonal canal. Ann. Radiol. 16 (1973) 211–221.

715. Shopfner, C. E.: The genital tract. In: Caffey, J.: Pediatric X-ray diagnosis, Section 7, Vol. 2. Year Book Med. Publ. Lloyd-Luke, London 1973.

716. Shopfner, C. E., J. A. Hutch: The normal urethrogram. Radiol. Clin. N. Amer. 6 (1968) 165–189.

717. Shuman, W. P., J. V. Rogers, L. A. Mack, E. C. Alvord, jr., D. P. Christie: Real-Time Sonographic Sector Scanning of the Neonatal Cranium: Technique and Normal Anatomy. AJNR 2 (1981) 349–356.

718. Silverman, F. N.: Roentgen standards for size fo the pituitary fossa from infancy through adolescence. Amer. J. Roentgenol. 78 (1957) 451–460.

719. Singleton, E. B.: Radiologic considerations of intensiv care in the premature infant. Radiology 140 (1981) 291–300.

720. Slovis, T. L., S. Shankaran: Ultrasound in the evaluation of hypoxic-ischemic injury and intracranial hemorrhage in neonates: the state of art. Pediat. Radiol. 14 (1984) 67–75.

721. Slovis, T. L., B. Renfro, F. B. Watts, L. R. Kuhns, W. Belenky, J. Spoylar: Choanal atresia: precise CT evaluation. Radiology 155 (1985) 345.

722. Smith, T. H., G. Currarino, J. C. Rutledge: Spontaneous occurrence of localized pulmonary interstitial and endolymphatic emphysema in infancy. Pediat. Radiol. 14 (1984) 142–145.

723. Smith, W., E. A. Franken: Metrizamide as a contrast medium for visualization of the tracheobronchial tree: its drawbacks and possible advantages. Pediat. Radiol. 14 (1984) 158–160.

724. Solcher, H.: Zur Neuroanatomie u. Neuro-pathologie der Frühfetalzeit. Springer, Berlin–Heidelberg–New York 1968.

725. Sos, T. A., H. A. Baltaxe: Spurious complete obstruction of the inferior vena cava in an adult as a result of the valsalva maneuver. Radiology 119 (1976) 280.

726. Sovak, M., R. L. Soulen, F. A. Reichle: Blood flow in the human portal vein. Radiology 99 (1971) 531–536.

727. Spalteholz, W.: Handatlas der Anatomie des Menschen, Band III, 10. Aufl. Hirzel, Leipzig 1921.

728. Sparks, F. C.: Embolization of bleeding esophageal varices via umbilical vein. Arch. Surg. 117 (1982) 354.

729. Spatz, H.: Zur Anatomie der Zentren des Streifenhügels. Münch. med. Wschr. 68 (1921) 1441–1446.

730. Spatz, H.: Zur Ontogenese des Striatum und des Pallidum. Dtsch. Zeitschr. Nervenheilk. 81 (1924) 185–192.

731. Spatz, H.: Über die Entwicklungsge-schichte der basalen Ganglien des mensch-lichen Großhirns. Erg. H. Anat. Anz. 60 (1925) 54–68.

732. Spatz, H.: Physiologie und Pathologie der Stammganglien. Handbuch für Physio-logie, Band 10 (1927).

733. Spatz, H.: Über Gegensätzlichkeit und Verknüpfung bei der Entwicklung von Zwischenhirn und „Basaler Rinde". Allg. Z. Psychiat. 125 (1949) 166–177.

734. Spatz, H.: Freie Aussprache zu den Vorträgen 16 und 17. Verh. Dtsch. Ges. Kreislaufforsch. 19 (1953) 224–225.

735. Spatz, H.: Die Evolution des Menschhirns und ihre Bedeutung für die Sonderstel-lung des Menschen. Gießener Hochschul-gesellschaft 24 (1955) 52–74.

736. Spigos, D. G., J. W. Tauber, W. S. Tan, B. D. Mulligan: Umbilical venous cannu-lation: a new approach for embolisation of esophageal varices. Radiology 146 (1983) 53.

737. Spindola-Franco, H., B. G. Fish: Radiol-ogy of the Heart. Cardiac Imaging in Infants, Children and Adults. Springer, New York–Berlin–Heidelberg–Tokyo 1985.

738. Spivak, M.: On the anatomy of the so-called „valves" of umbilical vessels, with especial reference to the „valvulae Hobo-kenii". Anat. Rec. 66 (1936) 127–148.

739. Spivak, M.: On the presence or absence of nerves in the umbilical blood vessels of man and guinea pig. Anat. Rec. 85 (1943) 85–109.

740. Springer, M.: Der Canalis neurentericus beim Menschen. Z. Kinderchir. 11 (1972) 183–194.

741. Stahly, T. L., W. D. Tench: Lung entrap-ment and infarction by chest tube suction. Radiology 122 (1977) 307.

742. Stanley, P., L. Vachon, V. Gilsanz: Pulmonary sequestration with congenital gastroesophageal communication. Pediat. Radiol. 15 (1985) 343–345.

743. Starck, D.: Embryologie. Thieme, Stutt-gart 1975.

744. Stark, D. D., R. C. Brasch, C. A. Gooding: Radiographic assessment of venous catheter position in children: value of the lateral view. Pediat. Radiol. 14 (1984) 76.

745. Starshak, R. J., J. R. Sty, G. Woods, F. V. Kreitzer: Bridging bronchus: A rare airway anomaly. Radiology 140 (1981) 95–96.

746. Staudach, A.: Fetale Anatomie im Ultra-schall. Springer, Berlin–Heidelberg–New York–Tokyo 1986.

747. Stein, J. I., H. Rosegger, P. Schober, G. Maurer, W. D. Müller, H. Wendler: Infusothorax nach Hohlvenenkathete-rismus beim Neugeborenen. Klin. Pädiat. 195 (1983) 42.

748. Stein, R. L., A. E. Rosenbaum: Normal deep cerebral venous system. In: Newton, Th. H., D. G. Potts (eds.): Radiology of the Skull and Brain, Vol. II, Book 3, pp. 1904–1998. Mosby, St. Louis 1974.

749. Steinberg, H. V., M. E. Bernardino: Radiology of the liver. In: Gedgaudas-McClees, R. K. (ed.): Gastrointestinal Imaging. Churchill Livingstone, New York–Edinburgh–London–Melbourne 1987.

750. Stelzner, F.: Über den Dehnverschluß der terminalen Speiseröhre und seine Störungen. Dtsch. med. Wschr. 37 (1971) 1455–1460.

751. Stelzner, F., W. Lierse: Der angiomusku-läre Dehnverschluß der terminalen Speise-röhre. Langenbecks Arch. Chir. 321 (1968) 35–64.

752. Stelzner, F., W. Lierse: Weitere Untersu-chungen zur Insuffizienz des Dehnver-schlusses der terminalen Speiseröhre. Langenbecks Arch. Chir. 346 (1978) 177–185.

753. Stelzner, F., W. Lierse, F. Mannfrahs: Die hypoganglionäre und die aganglionäre Hochdruckzone des oberen Oesophagus (Oesophagusmund) und ihre besondere Blutgefäßversorgung (angiomuskulärer Schnürverschluß). Langenbecks Arch. Chir. 367 (1986) 187–196.

754. Štembera, Z. K., J. Hodr, J. Janda: Umbi-lical blood flow in healthy newborn infants during the first minutes after birth. Amer. J. Obstet. Gynec. 91 (1965) 568–574.

755. Štembera, Z. K., J. Hodr, V. Ganz, A. Fronek: Measurement of umbilical cord blood flow by local thermodilution. Amer. J. Obstet. Gynec. 90 (1964) 531–536.

756. Stephens, F. D.: Congenital malforma-tions of the urinary tract. Praeger, New York 1983.

757. Stephens, F. D., E. D. Smith: Ano-rectal malformations in children. Year Book Med. Publ., Chicago 1971.

758. Stephens, F. D., E. D. Smith: Classifica-tion, identification, and assessment of surgical treatment of anorectal anomalies. Report of a workshop meeting held 1984 at „Wingspread" Convention Center, Racine. Pediat. Surg. Int. 1 (1986) 200–205.

759. Stewart, D. R., D. G. Johnson, G. G. Myers: Hydrocephalus as a complication of jugular catheterization during total perenteral nutrition. J. pediat. Surg. 10 (1975) 771–777.

760. Stoeter, P., K. Voigt: Röntgenologische Gefäßdarstellung bei Embryonen und Feten. Fortschr. Röntgenstr. 124 (1976) 558–564.

761. Streeter, Gl. L.: Development alteration in the vascular system of the brain of human embryo. Contr. Embryol., Carnegie Inst. Washington, 8 (1918) 5–39.

762. Strife, J. L., A. S. Baumel, J. S. Dunbar: Tracheal compression by the innominate artery in infancy and childhood. Radio-logy 139 (1981) 73–75.

763. Strife, J. L., P. Smith, J. S. Dunbar: Chest tube perforation of the lung in premature infants: radiographic recognition. Amer. J. Roentgenol. 141 (1983) 73.

764. Strife, J. L., R. B. Towbin, P. Francis, J. P. Kuhn: Retained fetal lung fluid in two neonates with congenital absence of the pulmonary valve and tetralogy of Fallot. Radiology 141 (1981) 675–677.

765. Stunden, R. J., G. W. LeQuesne, K. E. T. Little: The improved ultrasound diagnosis of hypertrophic pyloric stenosis. Pediat. Radiol. 16 (1986) 200–205.

766. Süsse, H. J., R. Julitz: Über den Lobus venae azygos und die Kontrastdarstellung der Vena azygos. Fortschr. Röntgenstr. 86 (1957) 310–315.

767. Sutton, D.: Arteriography. Livingstone, Edinburgh–London 1962.

768. Svendsen, L. B., T. S. Johansen, P. Kristensen: Intestinal obstruction caused by aberrant umbilical vein. Acta chir. scand. 143 (1977) 191.

769. Swart, B.: Die Breite der Vena azygos als röntgendiagnostisches Kriterium. Fortschr. Röntgenstr. 91 (1959) 416–422.

770. Swischuk, L. E.: Imaging of the Newborn, Infant, and Young Child. 3rd ed., Williams and Wilkins, Baltimore–Hongkong–London–Sydney 1989.

771. Swischuk, L. E., C. K. Hayden jr.: The trachea in children. Sem. Roentgenol. 18 (1983) 7–14.

772. Swischuk, L E., C. K. Hayden jr.: Para-renal space hyperechogenicity in child-hood pancreatitis. Amer. J. Roentgenol. 145 (1985) 1085–1086.

773. Swobodnik, W., M. Herrman, J. E. Altwein, R. F. Basting: Atlas der Ultra-schallanatomie. Thieme, Stuttgart 1988.

774. Takashima, S., K. Tanaka: Development of cerebral architecture and its rela-tionship to periventricular leukomalacia. Arch. Neurol. (Chic.) 35 (1978) 11.

775. Takayasu, K., M. Moriyama, Y. Mura-matsu, H. Goto et al.: Intrahepatic venous collaterals forming via the inferior right hepatic vein in 3 patients with obstruction of the inferior vena cava. Radiology 154 (1985) 323.

776. Tam, P. K. H., F. L. Chan, H. Saing: Diagnosis and evaluation of esophageal atresia by direct sagittal CT. Pediat. Radiol. 17 (1987) 68–70.

777. Tam, P. K. H., F. L. Chan. C. K. Yeung, H. Saing: H-type tracheooesophageal fistula. Pediat. Radiol. 17 (1987) 509.

778. Tandler, J.: Zur Entwicklungsgeschichte der Kopfarterien bei den Mammalia. Morphol. Jahrb. 30 (1902) 275–373.

779. Taveras, J. M., E. H. Wood: Diagnostic Neuroradiology. Williams & Wilkins, Baltimore 1964.

780. Taybi, H.: Radiologie der Syndrome. Thieme, Stuttgart–New York 1982.

781. Teele, R. L.: Persönliche Mitteilung 1988.

782. Theander, G.: Congenital posterior midline pharyngeo-esophageal diverticula. Pediat. Radiol. 1 (1973) 153–155.

783. Theiler, K.: Entwicklung und normale Röntgenanatomie des Schädels. Handbuch der medizinischen Radiologie VII/1, S. 23–60. Springer, Berlin–Göttingen–Heidelberg 1963.

784. Théron, J.: Cervicovertebral phlebography: pathological results. Radiology 118 (1976) 73–81.

785. Thomas, D. F. M., G. Dumont, P. G. Ransley: Bladder calcification after umbilical catheterisation. Brit. med. J. 284 (1982) 405–406.

786. Thomas. P. S.: Rib fractures in infancy. Ann. Radiol. 20 (1977) 115–122.

787. Thompson, T. R.: Umbilical artery catheterization complicated by myotic aortic aneurysm in neonates. Advances in Pediatrics (Chicago) 27 (1980) 275.

788. Tillier, H., R. O'Rahilly: Normal Radiological anatomy. Thomas, Springfield 1968.

789. Todres, I. D., F. deBros, S. S. Kramer, F. M. B. Myolan, D. C. Shannon: Endotracheal tube displacement in the newborn infant. J. Pediat. 89 (1976) 126–127.

790. Töndury, G.: Angewandte und topographische Anatomie. Thieme, Stuttgart–New York 1981.

791. Tönnis, D.: Die angeborene Hüftdysplasie und Hüftluxation im Kindes- und Erwachsenenalter. Springer, Berlin–Heidelberg–New York 1984.

792. Tori, G.: Hepatic venography in man. Acta Radiol. 39 (1953) 89–97.

793. Torklus, D. von, W. Gehle: Die obere Halswirbelsäule, 3. Aufl. Thieme, Stuttgart 1987.

794. Trew, C. J.: Dissertatio epistolica de differentiis quibusdam inter hominem natum et nascendum intercedentibus deque vestigiis divini numinis inde colligendis. Norimbergae prostat apud Petr. Conr. Monath 1736.

795. Tsai, F. Y., J. Mahon, J. V. Woodruff, J. F. Roach: Congenital absence of bilateral vertebral arteries with occipital-basilar anastomosis. Amer. J. Roentgenol. 124 (1975) 281–286.

796. Tschäppeler, H., J. Plaschkes: Familiäre multiple gastointestinale Atresien. Vortrag Tagung der Gesellschaft für Pädiatrische Radiologie, Lübeck-Travemünde 1984.

797. Tseng, C. H., G. K. J. Chang, F. Lora: Congenital calcified thrombosis of inferior vena cava, bilateral renal veins and left spermatic vein. Pediat. Radiol. 6 (1977) 176–177.

798. Tucker, A. S.: The roentgen diagnosis of abdominal masses in children: Intravenous urography vs. inferior venacavagraphy. Amer. J. Roentgenol. 95 (1965) 76–90.

799. Tucker, A. S., R. J. Izant jr.: Inferior venacavagraphy. Progr. Pediat. Radiol. Vol. 3: Genito-Urinary Tract, pp. 82–96. Karger, Basel 1970.

800. Underwood, L. E., W. B. Radcliffe, F. C. Guinto: New standards for the assessment of sella turcica volume in children. Radiology 119 (1976) 651–654.

801. Usta, H. Y., F. Rizk: Delayed appearance of an intra-thoracic kidney. Pediat. Radiol. 14 (1984) 449–450.

802. Vachon, L., V. Gilsanz: CT visualization of posterior vertebral veins: a sign of vena caval obstruction. Pediat. Radiol. 16 (1986) 197–199.

803. Vailas, G. N., R. T. Brouillette, J. P. Scott, A. Skholnik, J. Conway, K. Wiringa: Neonatal aortic thrombosis: Recent experience. J. Pediatrics 109 (1986) 101–108.

804. Valvassori, G. E., R. A. Buckingham, L. Carter, W. N. Hanafee, M. F. Mafee: Head and Neck Imaging. Thieme, Stuttgart–New York 1988.

805. Vaughan, R. S., J. A. Menke, G. P. Giacoia: Pneumothorax: A complication of endotracheal tube suctioning. J. Pediat. 92 (1978) 633–634.

806. Vidyasagar, D., J. J. Downes, T. R. Boggs: Respiratory distress syndrome of newborn infants. Clin. Pediat. 9 (1970) 332–337.

807. Vignaud, J., A. N. Hasso, P. Lasjaunias, C. Clay: Orbital vascular anatomy and embryology. Radiology 111 (1974) 617–626.

808. Virchow, R.: Untersuchungen über die Entwicklung des Schädelgrundes. Reimer, Berlin 1857.

809. Vlahovitch, B., Ph. Frèrebeau, G. Ouaknine, M. Billet: Etude anatomo-artériographique des boucles artérielles du territoire sylvien supra- et infrainsulaire. Bull. Associat. Anatom. 144 (1968) 1749–1758.

810. Vlahovitch, B., Ph. Frèrebeau, A. Kuhner, M. Billet, C. Gros: Angioarchitecture des branches péripheriques corticales de l'artère sylvienne. J. Radiol. Electrol. Med. Nucl. 52 (1971) 439–446.

811. Vlahovitch, B., C. Gros, I. S. Adib-Yazdi, A. F. Serrats, M. Billet: Repérage du sillon insulaire superieur sur l'angiographie carotidienne de profil. Neurochirurgie 10 (1964) 91–100.

812. Vogler, E.: Aorta abdominalis und ihre großen Äste. In: Diethelm, L., F. Heuck, O. Olsson, F. Strnad, H. Vieten, A. Zuppinger (Hrsg.): Handbuch der Medizinischen Radiologie, Band 10, Teil 3, S. 259–309. Springer, Berlin–Göttingen– Heidelberg–New York 1964.

813. Vogt, C.: La myéloarchitecture du thalamus du ceropithêque. J. Psychol. Neurol. (Leipzig) 12 (1909) 285.

814. Vogt, C., O. Vogt: Zur Lehre der Erkrankungen des striären Systems. J. Psychol. Neurol. (Leipzig) 25 (1920) 627.

815. Vogt, E. C.: Congenital esophageal atresia. Amer. J. Roentgenol. 22 (1929) 463.

816. Voigt, K., P. Stoeter: Neuroradiologie der embryonalen Hirnentwicklung. Enke, Stuttgart 1980.

817. Volberg, F. M. jr., C. J. Everett, P. W. Brill: Radiologic features of inferior pulmonary ligament air collections in neonates with respiratory distress. Radiology 130 (1979) 357–360.

818. Volle, E., R. Langer, B. Ehnert, H.-J. Kaufmann: Passagere akute renale tubuläre Blockade des Neugeborenen. Vortrag Jahrestagung der Gesellschaft für Pädiatrische Radiologie, Lübeck-Travemünde 1984.

819. Volpe, J. J.: Neonatal intraventricular hemorrhage. New Engl. J. Med. 304 (1981) 886–891.

820. Vos, L. J. M., A. Eijgelaar, P. J. Kuijjer: Congenital posterolateral diaphragmatic hernia. Z. Kinderchir. 10 (1971) 147.

821. Vos, L. J. M., V. Potocky, F. H. L. Bröker, J. A. DeVries, C. Postma, E. Edens: Splenic vein thrombosis with oesophageal varices: a late complication of umbilical vein catheterization. Ann. Surg. 180 (1974) 152–156.

822. Walsh, S. Z., W. W. Meyer, J. Lind: The Human Fetal and Neonatal Circulation. Function and Structure. Thomas, Springfield 1974.

823. Weaver, R. L., E. W. Ahlgren: Umbilical artery catheterization in neonates. Amer. J. Dis. Childh. 122 (1971) 499–500.

824. Weber, A. L., S. DeLuca, D. C. Shannon: Normal and abnormal position of the umbilical artery and venous catheter on the roentgenogram and review of the complications. Amer. J. Roentgenol. 120 (1974) 361–367.

825. Wechsler, R. J., R. M. Steiner, I. Kinori: Monitoring the monitors: the radiology of thoracic catheters, wires, and tubes. Sem. Roentgenol. 28 (1988) 61–84.

826. Weissenbacher, G., H. W. Hayek: Überraschungen bei röntgenologischer Lagekontrolle von Nabelvenenkathetern. Ann. Radiol. 12 (1969) 321–326.

827. Weitzel, D., C. Humburg, H. Peters: Hüftgelenksonographie. Kinderarzt 16 (1985) 1191.

828. Wenz, W.: Abdominale Angiographie. Springer, Berlin–Heidelberg–New York 1972.

829. Wenz, W., D. Beduhn: Extremitätenarteriographie. Mit phlebo- und lymphographischen Untersuchungen. Springer, Berlin–Heidelberg–New York 1975.

830. Wesenberg, R. L.: The newborn chest. Harper & Row, New York–Evanston–San Francisco 1973.

831. Wesström, G., O. Finnström, G. Stenport: Umbilical artery catheterization in newborns: I. Thrombosis in relation to catheter type and position. Acta paediatr. scand. 68 (1979) 575–581.

832. Westcott, J. L., S. Cole: Barotrauma. In: Herman, P. G. (ed.): Iatrogenic Thoracic Complications, pp. 79–110. Springer, Berlin–Heidelberg–New York 1983.

833. Whalen, J. P.: Radiology of the abdomen: Anatomic basis. Lea and Febiger, Philadelphia 1976.

834. White, J. J., H. Brenner, M. E. Avery: Umbilical vein collateral circulation: caput medusae in newborn infant. Pediatrics 43 (1969) 391–395.

835. Wigglesworth, J. S., K. E. Pape: An integrated model for hemorrhage and ischemic lesions in the newborn brain. Early Hum. Development 2 (1978) 179–199.

836. Wilkinson, R. H., D. B. Wheeler: Pneumothorax and renal disease in a newborn. Ann. Radiol. 16 (1973) 235–238.

837. Wille, L., M. Obladen: Neugeborenen-Intensivpflege. Springer, Berlin–Heidelberg–New York–Tokyo 1984.

838. Williams, D. I.: Urology in Childhood. Springer, Berlin–Heidelberg–New York 1974.

839. Willich, E.: Die Kontrastmittelanwendung im Urogenitaltrakt im Kindesalter. Radiologe 12 (1972) 315.

840. Willich, E.: Der Thymus. 1. Bildgebende Diagnostik des Thymus vom Wachstums- bis ins Erwachsenenalter. In: Diethelm, L., F. Heuck, O. Olsson, F. Strnad, H. Vieten, A. Zuppinger (Hrsg.): Handbuch der medizinischen Radiologie, Band 9, Teil 5c, S. 319–390. Springer, Berlin– Heidelberg 1988.

841. Wilms, C. Sick: Die Entwicklung der Knochen der Extremitäten von der Geburt bis zum vollendeten Wachstum. Fortschr. Röntgenstr., Erg. Band 9 (1902).

842. Wilson, P. M.: Understanding the pelvic floor. S. Afr. med. J. 47 (1973) 1150.

843. Wind, E. S., B. G. Wisoff, M. G. Baron, D. Balsam, N. Gootman, D. Harrison: Mycotic aneurysm in infancy: a complication of umbilical artery catheterization. J. pediat. Surg. 17 (1982) 324–325.

844. Winkler, P., K. Helmke: Duplex-scanning of the deep venous drainage in the evaluation of blood flow velocity of the cerebral vascular system in infants. Pediat. Radiol. 19 (1989) 1.

845. Winkler, P., T. Abel, K. Helmke: Sonographische Darstellung der normalen Nebennieren bei Kindern und Jugendlichen. Eine Analyse der Formen und Reflexeigenschaften. Ultraschall 8 (1987) 271–277.

846. Winkler, P., T. Abel, K. Helmke: Neue Zeichen der echographischen Identifikation der Nebennieren bei Kindern und Jugendlichen. Fortschr. Roentgenstr. 148 (1988) 150–154.

847. Wittenborg, M. H., M. T. Gyepes, D. Crocker: Tracheal dynamics in infants with respiratory distress, stridor and collapsing trachea. Radiology 88 (1967) 653–662.

848. Wolfe, J. N., W. A. Evans: Gas in portal veins of the liver in infants: roentgenographic demonstration with postmortem anatomical correlation. Amer. J. Roentgenol. 74 (1955) 486–489.

849. Wolman, I. J.: Congenital stenosis of the trachea. Amer. J. Dis. Childh. 61 (1941) 1263.

850. Wood, B. P., V. M. Anderson, J. E. Mauk et al.: Pulmonary lymphatic air: locating „pulmonary intestinal emphysema" of the premature infants. Amer. J. Roentgenol. 138 (1982) 809.

851. Wynn et al.: Pseudoaneurysm of the thoracic aorta. Ann. thorac. Surg. 34 (1982) 186–191.

852. Yates, V. D., R. S. Wilroy, G. L. Whitington, J. C. H. Simmons: Anterior sacral defects: An autosomal dominantly inherited condition. J. Pediatrics 102 (1983) 239–242.

853. Yousefzadeh, D. K., T. P. Naidich: US anatomy of the posterior fossa in Children: correlation with brain sections. Radiology 156 (1985) 353–361.

854. Yousefzadeh, D. K., J. L. Ramilo: Normal hip in children: correlation of US with anatomic and cryomicrotome sections. Radiology 165 (1987) 647–655.

855. Yousefzadeh, D. K., K. C. Chow, E. A. Franken jr.: The aortic isthmus. Radiology 140 (1981) 701–703.

856. Yu, H. C., M. D. F. Deck: The clivus deformity of the Arnold-Chiari malformation. Radiology 101 (1971) 613–615.

857. Zaino, C., Th. C. Beneventano: Radiologic Examination of the Oropharynx and Esophagus. Springer, Berlin–Heidelberg–New York 1977.

858. Zaino, C., M. H. Poppel, H. G. Jacobson, H. Lepow: The Lower Esophageal Vestibular Complex. Thomas, Springfield 1963.

859. Zieger, M., U. Dörr: Pediatric spinal sonography. Part I. Anatomy and examination technique. Pediat. Radiol. 18 (1988) 9.

860. Zieger, M., S. Hilpert: Ultrasonography of the infant hip. Part IV: Normal development in the newborn and preterm neonate. Pediat. Radiol. 17 (1987) 470–473.

861. Zieger, M., U. Dörr, R. D. Schulz: Sonography of slipped humeral epiphysis due to birth injury. Pediat. Radiol. 17 (1987) 425–426.

862. Zieger, M., U. Dörr, R. D. Schulz: Pediatric spinal sonography. Part II: Malformations and mass lesions. Pediat. Radiol. 18 (1988) 105–111.

863. Zimmerman, R. D., et al.: Cranial CT findings in patients with meningomyelocele. Amer. J. Roentgenol. 132 (1979) 623–629.

864. Zsebök, Z.: Röntgenanatomie der Neugeborenen- und Säuglingslunge. Thieme, Stuttgart 1958.

865. Zumbro, G. L., M. J. Mellin, T. G. Nelson: Catheter placement in infants needing total parenteral nutrition utilizing common facial vein. Arch. Surg. 102 (1971) 71–73.

# Register

Kursive Ziffern verweisen auf Fundstellen in Abbildungen

## A

Abdomen 147
Achselfalte, vordere 112
Acromion 245
– Fraktur 243
Adenohypophyse 57
Aditus laryngis 56
Agger nasi 54
Allantois 228
Alveolarwülste 50
Alveolen 82–83
– Größe 83
– Zahl 83
Ampulla
– oesophagei 69, 71
– recti 198
Ampulle epiphrenische 69
Analmembran 218
Anencephalus 9
Angulus venosus 142
Antrum
– cardiacum 69, 71
– pyloricum 208
– – Tunica muscularis 209
Anulus
– inguinalis, profundus 200
– tympanicus 2
Anus 198
Aorta 78, 96, 190
– abdominalis 148, 149–150, 223, 232–234, 236
– ascendens 47, 93, 95, 128, 130, 131, 135, 149
– descendens 93, 101, 128–130
– dorsalis 148
– thoracica 131, 133, 149
Aortenäste, Höhen der größeren 152
Aortenbifurkation 148, 154, 178
Aortenbogen 70, 129–130, 132, 151
– embryonaler 131
Aortenisthmusstenose 133
Aortenwurzel, primitive 131
Appendix
– fibrosa hepatis 184
– vermiformis 185, 223
Aquaeductus, mesencephali 37, 41, 43
Arcus
– aortae 47, 131–132, 135, 138–139
– atlantis 55, 58
– dorsalis, pedis 253
– palmaris, profundus 252
– plantares 253
– venosus, plantaris 253
– vertebrae 59
Area
– nuda, der Leber 184, 190

Area, nuda,
– – des Zwerchfells 184
– striata 28
Arm
– Arterien 252
– Venen 253
Arnold-Chiarische Fehlbildung (Chiari II) 4
Arteria(-ae)
– abdominalis 149
– allantoideae 148
– arcuata 254
– axillaris 252, 253
– basilaris 10–14, 17, 43
– brachialis 252, 253
– callosomarginalis 13–14
– carotis, communis 10–11, 13, 59, 66, 128–129, 131
– – externa 10, 12–14, 58, 66
– – interna 5, 10, 13, 14–15, 58, 66
– cerebri, anterior 10, 11–13, 16, 29–30, 42–43
– – media 10, 11–14, 16, 30
– – posterior 10, 11, 13–14, 16
– circumflexa, femoris 253
– – humeri 252
– communicans, anterior 10
– – posterior 10, 11, 12, 14
– coronaria 128, 132
– coronaris, dextra 126
– dorsalis, pedis 253–254, 255
– ductus deferentis 152
– epigastrica, inferior 133, 150–151, 192
– – superior 133, 151
– facialis 14
– femoralis 150, 152, 235, 253, 254–255
– fibularis 253, 254–255
– gastrica, sinistra 174
– gastroduodenalis 153, 174
– gastroepiploica, dextra 149, 153
– genus 255
– glutea 149
– – inferior 149–150
– – superior 151
– hepatica, communis 46, 149, 153, 174
– – propria 153, 172, 174, 209
– hypogastrica 151
– hypoglossica 12
– iliaca, communis 148, 149–152, 182, 223, 234
– – externa 53, 148, 149–152, 162, 197, 253
– – interna 148, 151–152
– insulares 16
– intercostalis 111, 133
– – posterior 128
– interossea, anterior 252–253
– – communis 253
– – posterior 252
– lienalis 149, 153, 174, 223

Arteria(-ae)
– lingualis 14
– lumbales 148
– maxillaris 14
– mesenterica, inferior 149, 151, 153, 154
– – superior 148, 149–151, 153, 154, 217, 223, 233, 236
– nutricia, humeri 252
– obturatoria 149
– omphalomesentericae 148
– ophtalmica 15
– ovaricae 148
– pancreatico-duodenalis 153
– pericallosa 13–14, 16, 31
– peronea 253
– phrenica, inferior 128, 148, 149
– plantaris 253, 254–255
– poplitea 253, 254–255
– primitiva acustica 12
– profunda, brachii 252, 253
– – femoris 253, 255
– pulmonalis 46–47, 78, 84, 85, 93–94, 128, 131, 135, 138, 139, 149
– radialis 252, 253
– recurrentes 252
– renalis 148, 149, 151, 154, 233
– sacralis, mediana 149–151
– striatae 14
– subclavia 128–129
– – dextra 131
– – sinistra 131
– subcostalis 133
– supraorbitalis 14
– suprarenales 148
– suralis 255
– tentorii 15
– testiculares 148
– thoracica, interna 128–129, 133
– tibialis, anterior 253, 254–255
– – posterior 253, 254–255
– ulnaris 252, 253
– umbilicalis 147, 148, 149–150, 152-153, 162, 164, 197, 223, 234
– vertebralis 10–11, 13–14, 17, 58–59, 66, 128
– vesicalis, superior 148, 152
– vitellinae 148
Articulatio, femoris 188–189, 201
aryepiglottische Falte 65
Asplenie 87, 216
Aszites 84
– Galle- 206
– Urin- 202–203
Atelektase 88–89
Atembewegungen 68
– fetale 84

275